Anatomía holística

PIP WALLER

Anatomía holística

Una guía integral del cuerpo humano

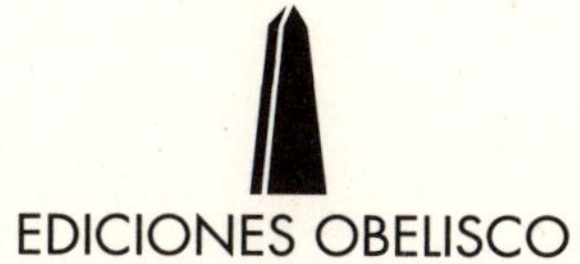

EDICIONES OBELISCO

Si este libro le ha interesado y desea que le mantengamos informado
de nuestras publicaciones, escríbanos indicándonos qué temas son de su interés
(Astrología, Autoayuda, Ciencias Ocultas, Artes Marciales, Naturismo,
Espiritualidad, Tradición…) y gustosamente le complaceremos.

Puede consultar nuestro catálogo en www.edicionesobelisco.com

*Los editores no han comprobado ni la eficacia ni el resultado de las recetas, productos,
fórmulas técnicas, ejercicios o similares contenidos en este libro. Instan a los lectores
a consultar al médico o especialista de la salud ante cualquier duda que surja.
No asumen, por lo tanto, responsabilidad alguna en cuanto a su utilización
ni realizan asesoramiento al respecto.*

Colección Salud y Vida Natural
Anatomía holística
Pip Waller

1.ª edición: junio de 2017
3.ª edición: julio de 2023

Título original: *Holistic Anatomy*

Traducción: *Juan Carlos Ruiz Franco*
Corrección: *M.ª Ángeles Olivera*
Maquetación: *Juan Bejarano*
Diseño de cubierta: *Enrique Iborra*

© 2010, Pip Waller
(Reservados los derechos)
© 2017, Ediciones Obelisco, S. L.
(Reservados los derechos para la presente edición)

Edita: Ediciones Obelisco, S. L.
Collita, 23-25 - Pol. Ind. Molí de la Bastida
08191 Rubí - Barcelona - España
Tel. 93 309 85 25
E-mail: info@edicionesobelisco.com

ISBN: 978-84-9111-234-1
Depósito Legal: B-12.458-2017

Printed in India

Agradecimientos

En primer lugar, mi más sincero agradecimiento a aquellos cuyas palabras cito directamente:

Peter Breggin, *Toxic Psychiatry: Drugs and Electroconvulsive Therapy – The Truth* [«Psiquiatría tóxica: Fármacos y terapia electroconvulsiva – La verdad»].

Stephen H. Burner, por frases de *The Lost Language of Plants: The Ecological Importance of Plant Medicines to Life on Earth* y *The Secret Teaching of Plants: The Heart as an Organ of Perception in the Direct Perception of Nature*. Un agradecimiento especial para Stephen por permitirme reproducir su maravilloso poema «Semen», de *The Secret Teaching of Plants*.

Sara Hamo, *The Golden Path to Natural Healing* [«El camino dorado hacia la curación natural»].

Deane Juhan, *Job's Body: A Handbook for Bodywork*.

Bruce H. Lipton, *La biología de la creencia: La liberación del poder de la conciencia, la materia y los milagros*.

Lynne McTaggart, *El campo* y *El experimento de la intención*.

Thomas Moore, *El alma del sexo*.

Deborah Sigrist, *Journey's End: A Guide to Understanding the Dying Process*.

Eric Maddern y Paul Hess, *Death in a Nut* (no citado exactamente, pero muy próximo a la versión de Eric de esta historia).

Roland McCraty, *Physiological Coherence*.

Lucy Harmer, sobre cortafuegos, estrés geopático, feng shui y limpieza de espacios.

Doctor A. M. Carson, director de la Escuela de Salud, Servicios Sanitarios, Deporte y Ciencias del Deporte, Instituto North East Wales, Wrexham, por su búsqueda de discursos.

Lorraine Horton, de la Escuela de Masaje Meridian (Birmingham), por el masaje ondulante de la piel y por sus ánimos y apoyo.

Hilary Butler, de la Sociedad de Concienciación sobre la Inmunización, por su recopilación de referencias sobre la fiebre.

Walter Last, *The New Medicine of Dr. Hammer*, www.hbcicom/wenonah/new/hamer.htm

Manual Lymphatic Drainage UK, por sus palabras sobre el drenaje linfático manual, en www.mlduk.org.uk

Michael Cole, por su información sobre el leafu, concentrado de proteína de hierba y ortigas. (Véase leafudevon@hotmail.com).

Después tenemos otros muchos que me han ayudado de muchísimas formas, y sin los cuales este libro no podía haber surgido:

Un enorme agradecimiento para mi querida amiga y maravillosa mujer Rachel Lloyd, cuyos bonitos dibujos han hecho que el libro sea un millón de veces mejor, y gracias a su adorable bebé Joseph, quien durmió lo suficiente para permitirle tener tiempo para hacerlo.

Gracias a Andy Garside, el fabuloso diseñador que, literalmente, llamó a mi puerta en el momento preciso e hizo que la primera versión de este libro (Corwen: The Dreaming Butterfly, 2008) pareciera adecuada (www.andygarside.com).

Todo mi amor y gratitud para mi querida hermana Lucy Harmer, por creer en mí, financiar mi proyecto y ayudarme de muchas maneras. No puedo imaginar qué podría haber hecho sin ella.

Gracias a mi adorable hijo Alex Whetstone, por trabajar con ahínco con el ordenador muy temprano por las mañanas, y por continuar con la tarea sin mí para permitirme escribir todo esto; gracias también a su padre, Miles Whetstone, y a mi madre y mi padre, Sheila y David Waller, por entretener a Ali mientras yo trabajaba.

Mucho amor y agradecimiento a mi madre política, Kate Harmer, por leer este libro en sus primeras fases y animarme, y por todo lo que me ha ayudado a lo largo de los años. Es para mí muy importante contar con Kate en mi vida.

No podía haberlo conseguido sin Patrick Mendes, mi divertido, guapo y muy especial lector de pruebas, quien ha aportado luz a mi vida y me ha enseñado todo tipo de cosas, no sólo sobre comas y puntos y comas.

Agradecimiento y amor para ti, Patch, y para Tatewari, por enviarte, además de bendecirme de innumerables formas.

Gracias al maravilloso Mark Jack, quien me ayudó a revisar errores e imprecisiones, y contribuyó con su amor y humor.

Gracias a Kath Antonis por señalar más imprecisiones, así como por ser tan bueno.

Gracias a Anja Saunders (Dashwood de soltera), que fundó la Academia de Salud Natural en Londres, y a Gillian Cleary, que creó el Centro Blarney de acupuntura y reflexología, en Cork (Irlanda). Las dos me permitieron comenzar a ejercer de profesora de anatomía y fisiología.

Gracias a Richard Ashley (Fash), por su fotografía del mar, y a Lynn Amanda Brown, por su estupenda foto de un fuego sagrado.

Gracias a la adorable e inteligente Anna Dowding por su ayuda con la lectura del borrador, y a su precioso hijo Joshua por permitírselo hacer.

Mi más sincero agradecimiento a la maravillosa Jessica Sevey, y a todo el equipo de North Atlantic Books, que han trabajado en este libro hasta conseguir que sea lo que ahora es.

Por último, pero no por ello menos importante, gracias a todos mis alumnos, quienes me han enseñado mucho a lo largo de los años, y a todos mis colegas y amigos que han echado un vistazo al libro en diversos momentos del proceso, y que han hecho comentarios y me han animado a continuar. Sin todo eso seguramente no habría podido llegar hasta el final.

Nota de la autora: éste no es un libro convencional: trata todo tipo de temas, relacionándolos con la anatomía, la fisiología y la patología. Si estás estudiando algún curso de cualquier tipo, seguirás necesitando la bibliografía recomendada. Este libro intenta ser, más que otra cosa, una forma de despertar las ganas de saber más.

Introducción

En todo un océano repleto de libros de anatomía y fisiología, ¿por qué escribir otro? Principalmente para contribuir a contradecir la idea de que la anatomía y la fisiología son áridas y aburridas, y para compartir y difundir mi peculiar estilo de presentar a los adultos el milagro del cuerpo, el espíritu hecho carne, con las numerosas oportunidades de filosofar, discutir, disfrutar sobre los aparentes dislates, y, además, ser consciente de cómo vivir bien, todo lo cual ofrece el tema que tratamos.

Asumiré que el lector tiene muy pocos conocimientos sobre la materia y comenzaré con una sencilla introducción al organismo, para después basarme en ello y añadir nuevos conocimientos. El objetivo es hacer que el lector entienda cómo funciona el organismo, y no tratar todos los detalles de lo que actualmente se sabe sobre anatomía, fisiología y patología. Parece que mucha gente estudia anatomía y fisiología hasta una profundidad considerable –incluso llegando a aprobar difíciles exámenes sobre la materia– sin lograr una verdadera comprensión. Este libro se propone remediar eso.

Mi objetivo es efectuar una exposición de una anatomía y una fisiología holísticas, y en algunos momentos algo más que ligeramente heréticas; es decir, un estudio de los mecanismos de acción del organismo, combinado con ideas interesantes sobre la aparición de ciencias como la física cuántica y la nueva biología, la anatomía emocional humana, los principios ecológicos y los paradigmas espiritual y energético. El lector verá que el estudio de la biología humana puede ponerse en relación con consideraciones más amplias sobre cómo un ser humano existe dentro e interactúa con el entorno y experimenta la existencia en términos emocionales y espirituales, además de físicos. Parte de lo que exponemos consiste en hechos científicos aceptados, parte pone en cuestión esos hechos, y otra parte son mis propias ideas y filosofía, basadas en observaciones propias y otras asimiladas de otros autores. Concluiré con un breve repaso a diversos paradigmas sobre la salud y la enfermedad, a la vez que daré comienzo a una exposición sobre lo que puede suponer la curación total del cuerpo, la mente, el espíritu y la sociedad global. Estoy familiarizada con algunas formas de medicina natural; son las que suelo mencionar como ejemplos. La no mención de otros sistemas no es indicio de su carencia de valor, sino sólo de mi falta de conocimiento. Espero que los estudiantes de esas disciplinas perdonen esta carencia y sigan considerando este libro útil como ayuda para entender las ciencias médicas.

Puesto que este libro *no* tiene como objetivo ser una obra académica, ofrezco en casi todos los casos referencias secundarias, e intento, siempre que puedo, indicar al lector fuentes para que amplíe conocimientos. A veces repito información para contribuir al proceso de aprendizaje. (Después de todo, la forma en que los humanos aprenden es mediante repetición, repetición y repetición). El lector puede tomarse todo con una buena cantidad de sal (hay que destacar que nuestros cuerpos están bañados por agua salada), y disfrutar de la divagación mental, lo cual le ayudará a recordar los hechos tal como son. Por cierto, aconsejo que tengas cuidado con adoptar una posición fija: sigue pensando por ti mismo, y en lugar de aceptar una perspectiva determinada, mantén la mente abierta y estate preparado para adaptar el pensamiento a medida que surja nueva información. La medicina ortodoxa moderna ofrece numerosos ejemplos de lo que ocurre cuando no se hace esto. Pongamos como ejemplo los antidepresivos: a comienzos de marzo de 2008, los titulares llenaron los periódicos afirmando que sólo funcionan en el 30 % de las personas. Pero ¿sabía el lector que toda la premisa de que las personas deprimidas tienen bajos niveles de serotonina en sus cerebros, teoría expuesta por primera vez en 1967, nunca se ha demostrado, a pesar de los numerosos intentos por lograrlo? Muchos médicos han aceptado esta teoría, incluidos los que trabajan en el campo de la salud mental, y el público suele creerla, a pesar de que lo más probable es que sea errónea.[1]

La fisiología aquí expuesta tiene un nivel bastante básico, sin llegar a simplificarla en exceso. En algunos momentos es más técnica de lo que necesitaría el lego o profesional de la salud (o similar); estos lectores pueden saltarse los fragmentos excesivamente detallados y limitarse a los más jugosos. Los estudiantes que deben profundizar obtendrán un conocimiento práctico sobre cómo funciona el cuerpo, y después podrán volver a sus libros de texto más detallados con energías renovadas.

El ser humano, en cuerpo, mente y espíritu, es una entidad hermosa y compleja; siempre se puede aprender más. En este sentido, he incluido algunas ideas contradictorias que podrían ser ciertas. Me encantaría recibir de los lectores nuevas ideas e información que desacrediten mis propias ideas, así como cualquier otra información que pueda resultar útil para entender nuestros cuerpos, mentes y existencia de este modo.

Por favor, ponte en contacto conmigo en la página web del libro (www.holisticanatomy.com).

Este libro está pensado para:

> Cualquiera que estudie, o tenga interés, en la medicina holística, especialmente aquellos que tienen menos del cien por cien de entusiasmo por la forma en que ven las cosas la anatomía y la fisiología. ¡Este libro les servirá de estímulo!
> Personas que quieran saber más sobre cómo funciona su organismo, pero que no deseen leer un libro de texto convencional.
> Aquellos que disfrutan con la ciencia, pero creen que puede estar un poco desarticulada.
> Sanadores y trabajadores energéticos que necesitan ponerse al día en lo relativo al espíritu, cuando se une a la carne.
> Cualquiera que tenga un cuerpo y tenga sed de conocimiento sobre él, que le guste contemplar la vida de soslayo.

Por favor, ten total libertad para tomar citas de este libro, siempre que menciones la fuente.

SECCIÓN 1

Cómo funciona el organismo

Esta sección trata sobre la anatomía y la fisiología
del organismo: cómo funciona el cuerpo, comenzando
con una visión general, para después examinar
la microestructura y la totalidad de los diversos
sistemas orgánicos.

CAPÍTULO 1

Una visión general sobre el cuerpo humano

En primer lugar, un poco de lenguaje anatómico básico y una orientación general.

Del mismo modo que el universo es una enorme danza de estrellas y planetas, que giran y se desplazan por un misterioso espacio, también el cuerpo humano es una creación increíblemente hermosa y compleja, con millones de millones de células que funcionan de diversas maneras para componer un conjunto integrado. (Con sólo pensar en la palabra «célula» me doy cuenta de en qué forma trasciende el enfoque separatista y mecanicista sobre la vida de la ciencia newtoniana, que permitió el nacimiento de la medicina moderna, brillante en sus procedimientos, y, no obstante, carente de conexiones entre las distintas partes del cuerpo; entre el cuerpo, la mente y el espíritu; entre la persona y su entorno).

Grupos de células similares se unen para formar tejidos. Diversos tejidos juntos constituyen estructuras con funciones específicas, llamadas órganos. Los órganos se unen con diversos conductos y estructuras de soporte para dar lugar a cosas llamadas sistemas. Éstos realizan varios tipos de funciones en el organismo, como los distintos departamentos de una compañía, o las diferentes partes de una comunidad: comunicación, control, captación de energía, eliminación de desechos, transporte, producción, etcétera.

El cuerpo existe en un estado de cambio y movimiento constantes. Hay un equilibrio interno, conocido como **homeostasis,** que se controla y mantiene constantemente. Ésta es la forma en que Occidente explica lo que los chinos llaman el yin y el yang: los opuestos complementarios que, durante la vida, siempre están moviendo y danzando juntos, haciendo y deshaciendo el equilibrio. (En la fisiología occidental, la homeostasis sólo está relacionada con funciones físicas).

En la vida no hay estabilidad: todo se mueve y cambia continuamente. Las sustancias químicas del organismo se mantienen en niveles óptimos. Se mueven por encima y por debajo de estos niveles, y al hacerlo permiten que nuestros cuerpos funcionen bien.

Pensando en su estudio (y siguiendo la tradición científica occidental, a la que le encanta separar para analizar y clasificar), dividimos el funcionamiento del organismo en sistemas y examinamos cada uno individualmente: la piel; el esqueleto; las articulaciones y los músculos; el corazón y la circulación; el compañero de la circulación, el sistema linfático; los pulmones; el sistema digestivo; el riñón y la vejiga urinaria; el sistema nervioso y los sentidos especiales; y el sistema reproductor.

No obstante, recordemos que las partes no pueden funcionar por separado: todas están conectadas en una complicada danza para mantener la homeostasis. Aunque cada célula tenga su vida individual y sus funciones, existe una cohesión general. Los sistemas endocrino y nervioso son claves en este sentido, pero no son el final de la historia; parece que hay una inteligencia que dirige el cuerpo y la mente, que conecta y de algún modo lo controla todo, que está más allá de lo que actualmente conoce la ciencia.[1]

Conectados los unos con los otros y con toda la vida...

Nosotros, los seres humanos, tampoco podemos funcionar por nosotros mismos. Nuestro mundo moderno nos lleva a tener la ilusión de la separación. Yo puedo vivir en mi casa, ir a trabajar en mi automóvil, sentarme en mi mesa y trabajar, comprar comida para cocinarla solo o con mi pequeña familia, con muy poco contacto con otros seres humanos. Tendencias políticas recientes en Gran Bretaña promocionaron positivamente esta idea, con la filosofía «no hay nada que sea la sociedad; sólo hay individuos».

La realidad es que no somos independientes. Dependemos los unos de los otros de modo absoluto y total (interdependientes) para nuestra supervivencia, tal como ha sido desde el comienzo de los tiempos, y tal como nuestras células dependen las unas de las otras para la supervivencia de nuestro cuerpo.

Hace mucho tiempo (alrededor de 3.500 millones de años), nuestros ancestros aún se encontraban en una forma química simple, flotando en la sopa primordial, cuando se dieron cuenta de que, si se unían, podían sobrevivir mejor. Así se formaron las primeras criaturas, quienes después vieron (hace 1.000 millones de años) que la unión de unas con otras generaba más oportunidades para multiplicarse. Aún llevamos **mitocondrias** dentro de nuestras células, que en su día fueron células más pequeñas **(bacterias)** que pasaron a formar parte de una célula mayor (fueron tragadas por ella o la invadieron). La relación tuvo éxito para ambas partes y sobrevivieron hasta llegar a ser el ladrillo constructor de nuestros cuerpos, la **célula** moderna.*

Por la mañana, un despertador fabricado en una industria situada al otro lado del mar me despierta. Me levanto y me visto con ropas confeccionadas en otro sitio. Como alimentos cultivados por personas de muchos países; empaquetados, transportados y vendidos para mí. Incluso antes de salir de casa por la mañana he tenido contacto con miles de otras vidas. Es imposible para un ser humano vivir aislado. Estamos conectados los unos con los otros, y con toda la vida, con la Tierra en la que vivimos, tan íntimamente como nuestras células forman parte de nosotros. Del mismo modo, al redactar este libro sobre anatomía,

---

* Parece que las bacterias suelen comportarse de un modo que trastoca el paradigma darwiniano de la «supervivencia de los más aptos». No sólo no compiten las unas con las otras, sino que las bacterias cooperan activamente e intercambian información importante sobre su entorno (por eso se vuelven con tanta rapidez inmunes a los antibióticos, incluso las que no se han expuesto a un antibiótico específico). Estas lejanas antepasadas nuestras son maestras en la labor de adaptarse a su ambiente. (Véase Stephen H. Buhner, *El lenguaje perdido de las plantas*). En realidad, cincuenta años antes de Darwin, el primer hombre que defendió la teoría de la evolución, Jean-Baptiste de Lamarck, insistía en la «instructiva» cooperación entre los organismos y su entorno. (Véase Bruce H. Lipton, *La biología de la creencia*).

fisiología y patología, estoy tratando sobre el cuerpo, la cultura, la sociedad, la Tierra, la política, la curación y la espiritualidad.

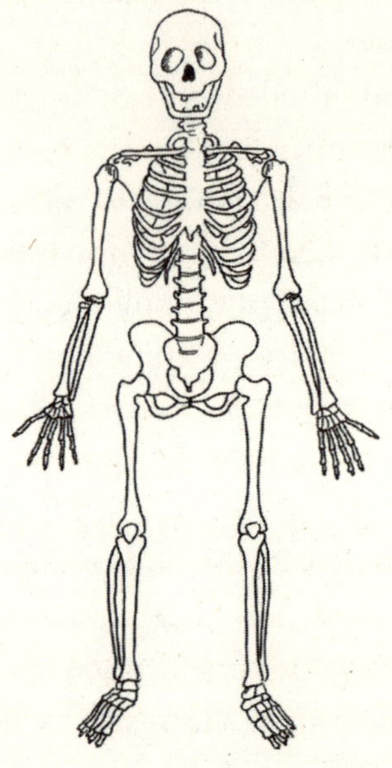

Figura 1.1. El esqueleto humano

Hay bacterias antiguas que parecen similares a las mitocondrias, pero recordemos que esto sólo es una teoría. Debemos tener cuidado y no elegir las pruebas que deseemos para componer la historia que más nos gusta. Por el contrario, la historia debe crearse en torno a los hechos no sesgados, y debemos estar dispuestos a cambiarla si es necesario. Pensemos en los creacionistas: les gusta su historia, por lo que sólo hacen caso a las pruebas que la apoyan, y rechazan las que la contradicen.

Anatomía y fisiología: estructura y función

La palabra **«anatomía»**, del griego «cortar», hace referencia al estudio de la *estructura*: ¿qué aspecto tiene?, ¿dónde está?, ¿cómo se combi-

22

na todo? El término nació del procedimiento de las autopsias (cortar cuerpos muertos), de las cuales surge gran parte del conocimiento anatómico. Esto puede explicar parte de la debilidad de la medicina occidental: el estudio de los cuerpos muertos no puede ofrecernos una información totalmente fiable sobre la anatomía viva.

Echemos un vistazo a las imágenes del esqueleto de cualquier libro de anatomía (¡incluido éste!). Fijémonos en el hueco tan grande que hay entre la parte superior del ilion (hueso de la cadera) y la costilla inferior. Hazte una idea sobre tu propio cuerpo; mira cuánto espacio hay entre estos dos huesos. Descubrirás que es bastante menos. Esto se debe a la forma en que los músculos mantienen y mueven el esqueleto, por lo que es distinto en la vida en relación con la muerte. Esto no pretende ser una crítica del estudio tradicional de la anatomía; pero es importante ser conscientes de la base de gran parte de este conocimiento, puesto que deseamos hacer un estudio de la anatomía viva.

La **fisiología** es el estudio de la vida, o de la *función*: ¿qué hace y cómo lo hace? Gran parte del conocimiento obtenido por la fisiología moderna procede de innumerables experimentos con animales.

La anatomía y la fisiología van unidas de forma natural. Solemos decir que existe una *complementariedad entre la estructura y la función*; por ejemplo, la sangre fluye en una dirección; en las venas fluye hacia el corazón (fisiología) debido a las válvulas unidireccionales (anatomía).

La **patología** es el estudio de lo que puede funcionar mal: la *enfermedad*. Hay muchos enfoques distintos. Este libro presentará un poco de patología occidental muy básica, que es extremadamente buena a la hora de describir lo que ocurre en los tejidos durante los procesos de enfermedad. También examinaremos diversos modelos holísticos de las causas de la enfermedad.

Una jerarquía de los niveles organizativos

Se dice que hay una jerarquía de **niveles organizativos** en el organismo. ¡Nos encanta formar una pirámide a partir de un círculo! Éstos son:

El nivel más simple es **químico.** Todo está hecho de átomos,* que se combinan para formar moléculas, que, a su vez, se unen para formar orgánulos… y así sucesivamente. Hay mucho más que está por venir: ¡prepárate!

A continuación viene **la célula,** limitada por una membrana semipermeable e inteligente; contiene un líquido llamado citoplasma. Todas las células tienen funciones comunes, pero hay una gran diferencia entre las células del cuerpo. Dentro del citoplasma existen orgánulos, que desempeñan las funciones básicas de la célula, entre los que están las mitocondrias, el núcleo, el cuerpo de Golgi y el retículo endoplasmático.

Las células y el material extracelular (material que hacen las células, que no son células y se encuentran en su exterior, como las fibras colágeno) se unen para formar **tejidos.** Hay cuatro tipos básicos: el tejido **epitelial** de recubrimiento; el tejido **muscular,** para moverse; el tejido **nervioso,** para comunicar y controlar; y el tejido **conectivo,** para… conectar. Los cuatro tipos de tejido están dispuestos de diversos modos en el cuerpo, formando sus órganos, conductos y estructuras de apoyo.

Los **órganos** son estructuras discretas que realizan funciones específicas. Hay muchos órganos en el cuerpo, entre ellos el corazón, los pulmones, el cerebro, el hígado, la vesícula biliar, el páncreas, los riñones, la vejiga urinaria y el útero. Están compuestos de los distintos tipos de tejidos. Los órganos huecos, como el corazón, tienen un revestimiento interno de tejido epitelial, una capa intermedia de músculo y una cobertura externa de tejido conectivo. Los conductos del cuerpo, como los vasos sanguíneos y linfáticos, los uréteres, las trompas de Falopio, la tráquea y el tracto gastrointestinal, tienen la misma estructura básica: un revestimiento interno de tejido epitelial, una capa intermedia de músculo liso y una cobertura externa de tejido conectivo.

---

* Los átomos están formados por «partículas subatómicas», que, según la física cuántica moderna, no son mucho más que algún tipo de misteriosa energía. Están compuestos de energía: vórtices de fotones y quarks que se mueven a gran velocidad y que, cuando los miramos detenidamente, desaparecen. (Véase Heinz R. Pagels, *El código cósmico: La física cuántica como lenguaje de la naturaleza*).

Los órganos y las estructuras de apoyo, como los conductos del aparato digestivo y los vasos sanguíneos, se unen para realizar áreas completas de funcionamiento dentro del cuerpo, y se conocen como **sistemas.** Los sistemas efectúan las funciones necesarias para la vida; por ejemplo, el corazón y los vasos sanguíneos forman el sistema cardiovascular, responsable del transporte por todo el cuerpo. Todos los sistemas funcionan unidos.

Todo el conjunto se denomina **organismo.** Es adecuado recordar que, aunque lo dividimos en partes separadas para estudiarlo, en realidad el organismo (¡nosotros!) es un conjunto que funciona de forma armoniosa en todas sus partes. El mantenimiento de la armonía y el equilibrio dentro del organismo se conoce en la fisiología occidental como **homeostasis** (aunque esto tiene relación sólo con el cuerpo). De modo único entre todas las culturas del mundo, la moderna ciencia occidental no reconoce la existencia del espíritu, y apenas está empezando a entender la mente. ¿Te consideras parte de un mundo altamente ordenado –un universo–, con sus propios sistemas de control y mecanismos de equilibrio homeostático? Esto parece inverosímil a los occidentales actuales, regidos por una visión puramente mecanicista del mundo, impuesta sobre el paradigma judeo-cristiano de un mundo que está ahí para su uso por parte de los seres humanos; pero es evidente para muchos pueblos tribales que viven en íntima armonía con la Tierra. ¿Cómo cambiarían para ti las cosas si te consideraras relacionado con todo, recordaras a cada bacteria como tu familiar cercano, conocieras la idoneidad no sólo de *tu* existencia como un hijo amado del universo, sino de otro ser, sea humano, animal, planta o mineral? Así es como viven los pueblos tribales que aún quedan en la Tierra, guardianes de las viejas tradiciones.

Agua, agua por todas partes…

El cuerpo humano, igual que la superficie terrestre, está compuesto por agua entre un 60 y un 70 %. Esta agua se encuentra por todas partes. Dentro de las células (donde se llama **líquido intracelular** o

citoplasma) y fuera de ellas **(líquido extracelular).** El líquido extracelular (exterior de las células) se encuentra tanto dentro como fuera de los espacios tisulares. Dentro de los espacios tisulares se llama líquido tisular o **intersticial,** y baña todas las células del organismo. Aquí hay un tipo de pegamento que mantiene unidas a las células y convierte al líquido tisular en una especie de gel, que se llama **ácido hialurónico.** También hay líquido extracelular que *no* se encuentra en los espacios tisulares: el plasma sanguíneo, la linfa y el fluido cerebroespinal.

Algunas bacterias y virus fabrican una enzima llamada hialuronidasa, que descompone este pegamento para poder moverse con más libertad. La equinácea, una planta bien conocida, es «antihialuronidasa»: puede detener la difusión por el cuerpo de los organismos invasores, impidiéndoles que descompongan nuestro líquido tisular. Los estudios han descubierto que la equinácea (*Purpurea* y *Angustfolia* son las especies activas) también incrementa la fagocitosis de materia extraña por parte de los glóbulos blancos, aumenta las linfoquinas y citoquinas que estimulan la función inmunitaria, es antiviral al menos externamente (in vitro), es antiinflamatoria y mejora la curación de heridas, y tiene cierta actividad antimicrobiana.[2]

Las funciones necesarias para la vida

El **mantenimiento de los límites** lo realiza la piel, y a nivel celular la membrana de cada célula, permeable selectivamente. En la medicina china, existe el nivel Wei, una energía protectora que circula por los meridianos, al nivel más superficial. Todos los sistemas curativos tienen una manera de describir una energía protectora alrededor del organismo.

Movimiento. En los animales, el tejido muscular permite el movimiento del cuerpo, no sólo de todo el cuerpo mediante los músculos esqueléticos, sino también del tracto digestivo y los sistemas cardiovascular, urinario y reproductor. Es interesante que las plantas también se mueven, aunque mucho más lentamente que nosotros. Muchas crecen hacia la luz y se desplazan conforme lo hace la luz. Algunas atrapan insectos, y muchas disponen de métodos para desplazar sus semillas a distancias enormes. Incluso poblaciones completas pueden moverse en respuesta a las condiciones cambiantes. Por ejemplo, con el calentamiento global, que causa una sequía creciente en el sur de Inglaterra, los bosques de hayas están amenazados. Sin embargo, actualmente están creciendo más al norte que antes, por lo que, con el paso del tiempo, todo el bosque se habrá desplazado hacia el norte.[3]

El **grado de reacción** es la capacidad para detectar los cambios y reaccionar ante ellos. Todas las células reaccionan, pero especialmente las nerviosas, y esto es lo que les permite realizar sus funciones de comunicación y control de las actividades corporales. El grado de reacción también se llama «irritabilidad», así que resulta agradable saber que ser irritable es una función esencial.

La **digestión** es la descomposición de los alimentos en partes asimilables.

El **metabolismo** en realidad engloba todas las reacciones químicas que tienen lugar en el interior de las células: descomponer cosas (catabolismo) y construir cosas (anabolismo). Así es como obtenemos energía.

La **excreción** es el acto de eliminar los desechos, las toxinas y todo el material que no podemos utilizar.

Reproducción. ¡Algunos dicen que lo es todo! A nivel celular tiene lugar constantemente porque numerosas células se reproducen y se replican para sustituir a las antiguas, ya desgastadas. Después está la tarea más compleja a nivel orgánico, por la que obtenemos nuevos organismos.

El **crecimiento** hace referencia al aumento en tamaño, además de en número, de las células en el interior del organismo. Muchas células nacen siendo sencillas y después se convierten en más complejas, ya que cambian su configuración conforme se desarrollan. Por ejemplo, todas las células de la sangre proceden de un antepasado común que se divide y se diferencia para dar lugar a los glóbulos rojos y blancos y las plaquetas, que son muy diferentes. También hay crecimiento fuera de las células, ya que crecen estructuras como el pelo y las fibras (por ejemplo, en el tejido conectivo).

Cavidades corporales y localización de los órganos

El esqueleto forma zonas de protección ósea para proteger a los órganos internos más blandos. El cráneo protege al cerebro, y la columna vertebral protege a la espina dorsal a su paso por ese canal óseo. La cavidad torácica, o tórax, protege el corazón y los pulmones, y la cavidad pélvica protege la vejiga urinaria y las **gónadas** femeninas (glándulas sexuales), u ovarios, en las mujeres. (Las gónadas del varón, los testículos, como sin duda sabrá el lector, se encuentran fuera de la cavidad abdominal o pélvica). El tórax está separado del abdomen por el músculo **diafragma,** que forma una cúpula, en sentido descendente, desde la parte inferior de las costillas hasta un tendón central plano.

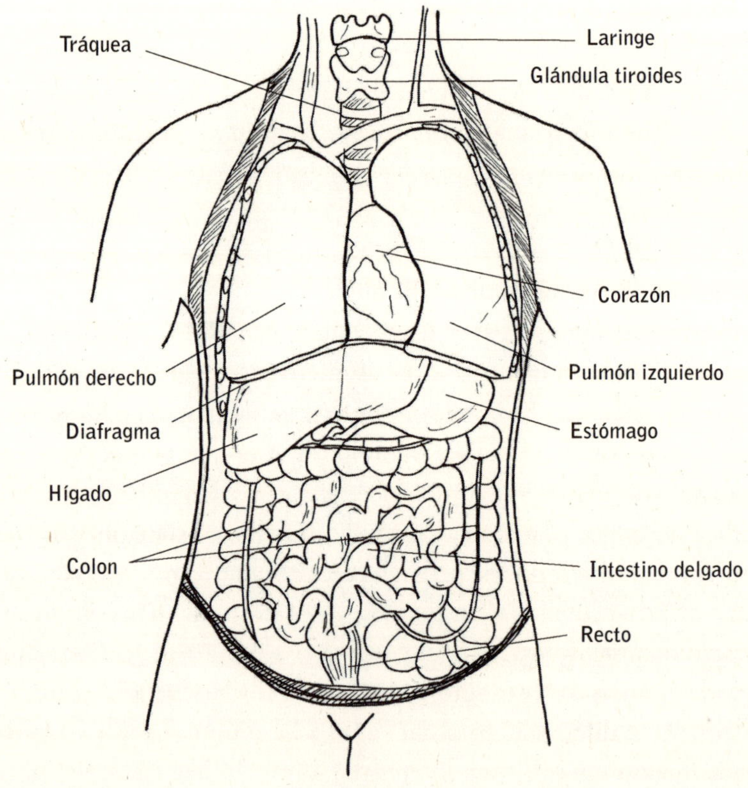

Figura 1.2. Localización de los órganos

Por debajo del diafragma, las costillas protegen la parte superior de la cavidad abdominal, y ahí están alojados los riñones, el hígado y el bazo. Los dos riñones se encuentran a cada lado de la espalda; si colocamos las manos en la espalda, sobre las costillas inferiores, estarán directamente sobre los riñones. El hígado ocupa el resto de la parte derecha, anterior y posterior, con la vesícula biliar unida a él por debajo. El bazo se encuentra en la parte izquierda, en la parte posterior. Los músculos del abdomen de la parte frontal y de los lados, y los músculos espinales y dorsales de la espalda, protegen la parte menos vulnerable del sistema digestivo, los intestinos. La parte inferior de la cavidad abdominal es la cavidad pélvica, que contiene los órganos reproductores y la vejiga urinaria.

Un repaso a los sistemas del cuerpo humano

Dediquemos un momento a ser conscientes de nuestro cuerpo: los huesos y los músculos que nos dan soporte, que nos mantienen erguidos, que nos permiten pasar las páginas y rascarnos la cabeza. Posiblemente haya algún dolor en algún sitio, que atrae nuestra atención hacia músculos específicos. De hecho, solemos tener el hábito de ser conscientes de nuestro cuerpo sobre todo cuando nos crea problemas.

Reúnete con un amigo y coloca tu cabeza sobre su pecho; podrás escuchar el «bum-bum» del latido del corazón. Tómale el pulso: pon un par de dedos en la parte interior de la muñeca, en la parte del pulgar, justo por fuera del gran tendón que podrás notar. Es el pulso radial: una oleada de movimiento de los vasos sanguíneos cuando se bombea la sangre por todo el cuerpo. Escucha el corazón y siente el pulso al mismo tiempo; escucharás el latido y justo después sentirás el pulso, ya que el corazón y los vasos sanguíneos funcionan en conexión. El **sistema cardiovascular** es el medio por el que se transportan cosas por todo el cuerpo. Nutrientes, productos de desecho, hormonas y, en la medicina tradicional china, la energía *chi*: todo ello depende de la circulación para desplazarse por el cuerpo.

El sistema circulatorio tiene como apoyo al **sistema linfático,** una serie de conductos llamados vasos linfáticos que parten de los tejidos y que, igual que las venas, eliminan los productos de desecho y el líquido. Este fluido linfático lo filtran y limpian los nódulos linfáticos, y después vuelve a la sangre. El sistema linfático también está muy relacionado con la **inmunidad,** al proteger el cuerpo de organismos externos, limpiar toxinas y destruir células anormales.

Concéntrate en tu respiración durante unos instantes. ¿Puedes sentir el tórax (pecho) expandiéndose hacia delante y hacia atrás, a los lados, arriba y abajo? Coloca las manos a cada lado de la parte superior del pecho, con las yemas de los dedos tocando las clavículas, y los codos apoyados en los costados. Ésa es la localización de tus pulmones. ¿Son más pequeños de lo que creías? Están entre los órganos más delicados de nuestro organismo y forman parte del **sistema respiratorio:** una serie de tubos que terminan en diminutos sacos aéreos, los alvéolos, que están rodeados por una red de pequeñísimos vasos sanguíneos. El oxígeno pasa desde los alvéolos hacia la sangre, y el dióxido de carbono desde la sangre hacia los alvéolos, para expulsarlo mediante la espiración.

Las células utilizan el oxígeno para quemar azúcar y grasa a fin de producir energía. (*Véase* capítulo 2). Hemos visto que el sistema respiratorio es el procedimiento por el que introducimos oxígeno en el organismo. ¿Qué ocurre con el azúcar y las grasas? Coloca la cabeza sobre el abdomen de tu amigo y escucha. En pocos instantes oirás borboteos y pequeñas explosiones, indicios de que el **sistema digestivo** está trabajando para descomponer el alimento en partes pequeñas y asimilables. Cuando son suficientemente pequeñas, estas moléculas que forman los alimentos se absorben por el torrente sanguíneo. Lo que no necesitamos se queda en el tracto gastrointestinal y después se excreta.

Ve y bebe algo, un vaso grande de agua. ¿Qué le ocurrirá a esta agua? En primer lugar, cruzará la pared intestinal y entrará en la sangre. Si se permitiese que estuviera indefinidamente en la sangre, la presión arterial se elevaría y la sangre estaría demasiado diluida. Necesitamos mantener una cantidad adecuada de líquido en nuestro cuerpo en todo momento. Este proceso está controlado por hormonas –mensajeros químicos– y por el cerebro. Éste también controla la secreción de hormonas; por ejemplo, la hormona antidiurética la producen células neurosecretoras especiales. Hormonas procedentes del riñón, el corazón y el cerebro controlan el equilibrio hídrico, y el cerebro controla la sed. Podemos conservar el agua, mantenerla en el interior de nuestro cuerpo, o reducir su nivel cuando hay demasiada. Esto se consigue gracias a los **riñones.** Estos sorprendentes órganos filtran la sangre y generan cantidades variables de orina. Además de agua, ésta contiene el nitrógeno de las proteínas utilizadas, en forma de urea, junto con otros productos de desecho que nos sobran. Cada minuto, los riñones filtran 125 mililitros de sangre, lo que significa que toda la sangre que hay en el cuerpo pasa por los riñones en menos de una hora.

Las hormonas son un tipo de fármacos caseros, esenciales para la forma en que el cuerpo se comunica consigo mismo y controla sus actividades. Se fabrican en lugares especializados llamados glándulas endocrinas, que los anatomistas describieron en el siglo XIX, además de en otros órganos, tejidos y células de todo el cuerpo. Se segregan directamente en el torrente sanguíneo, por lo que llegan a todas partes. Las **glándulas endocrinas** son la pineal y la pituitaria en el cerebro; la tiroides, situada en forma de pajarita alrededor del cuello; el timo, detrás del esternón; dos glándulas adrenales, cada una sobre cada uno de los riñones; las gónadas o glándulas sexuales; y los islotes de Langerhans en el páncreas, que sintetizan insulina. Los islotes de Langerhans no son una glándula endocrina en sentido estricto, pero sí se encuentran entre las diversas células y tejidos que fabrican hormonas; entre éstos se incluyen, entre muchos otros, el corazón, el hígado, los riñones, el estómago y los adipocitos.

El sistema endocrino no realiza toda la comunicación y el control. Le ayuda el **sistema nervioso:** el cerebro, la espina dorsal y los nervios. Este sistema despliega su cableado por todo el organismo. Cierra los ojos y mueve los dedos. ¿Qué estás *haciendo*? Tu cerebro está diciendo a tus dedos que se muevan: se trata del sistema nervioso motor. ¿Cómo sabes que lo estás haciendo? Gracias a tu sistema nervioso sensorial puedes *sentirlo*. Eso es todo, básicamente: los nervios sensoriales captan información y la transmiten al cerebro, quien decide qué hacer, y los nervios motores llevan a cabo esas decisiones ordenando a los músculos que se contraigan o a las glándulas que segreguen. ¡Es así de sencillo!

Más sobre la homeostasis

Como dije antes, en la fisiología occidental, la palabra «homeostasis» se relaciona solo con funciones físicas, especialmente el control de la temperatura, el azúcar en sangre y los fluidos corporales. Los órganos internos necesitan una temperatura casi constante para su óptimo funcionamiento. Cuando el ambiente es frío, conservamos el calor contrayendo los vasos sanguíneos de la piel (por eso tenemos un aspecto pálido) y tiritando: gran parte del calor de nuestro cuerpo lo generan los músculos que se contraen, por lo que tiritar es una forma involuntaria de mantenernos en movimiento. El calor lo transporta la sangre por todo el cuerpo, a modo de calefacción central. Cuando tenemos calor, nuestra piel enrojece cuando los vasos sanguíneos que hay en ella se dilatan, lo que permite expulsar calor del cuerpo. También sudamos, lo cual nos enfría, porque parte de la energía calorífica de la piel se disipa, con lo que el sudor se evapora.

Para que todo funcione bien, necesitamos una cantidad adecuada de agua en nuestro cuerpo: una cantidad excesiva o muy escasa puede generar problemas y llegar a matarnos. El equilibrio hídrico lo mantienen los riñones, que filtran en la sangre los desechos procedentes del nitrógeno (tóxicos para nosotros, alimento para las plantas) y los excretan, junto con cantidades variables de líquido, a través de los conductos de los uréteres, hacia la vejiga urinaria, y después fuera del cuerpo a través de la uretra.

La mayor parte de la energía que necesitamos para el cuerpo procede del azúcar llamado glucosa; digerimos los alimentos y absorbemos sus moléculas en el interior de la sangre. Necesitamos distintas cantidades de glucosa dependiendo de nuestra actividad: menos en reposo, mucha más durante el ejercicio (o cuando se piensa intensamente, como el lector está haciendo ahora). El azúcar de la sangre entra en el fluido intersticial y las células toman lo que necesitan. Se mantiene una cantidad adecuada en sangre mediante un cuidadoso almacenamiento de la glucosa que sobra (en forma de glucógeno por parte del hígado, o como grasa), o liberando cierta cantidad de estas reservas. El proceso lo controlan los sistemas endocrino y nervioso utilizando un **mecanismo**

de retroalimentación negativa. Esto significa que, cuando el nivel de algo se eleva en el cuerpo, el factor causante se reducirá. Por ejemplo, comer hace que se eleve la glucosa en sangre, lo cual también reducirá la sensación de hambre; aunque, por supuesto, por lo general disfrutamos del chocolate ignorando este mecanismo.

Más retroalimentación negativa

En el mundo de la fisiología, una retroalimentación negativa significa que, cuando los niveles *en ascenso* de determinada cosa (por ejemplo, calor o glucosa) los detecta el cuerpo (en concreto, mediante algún tipo de receptor nervioso), esa información se transmite a un centro de control (por lo general en el cerebro), que después envía una orden para poner en marcha algo que *reduzca* esa cosa. Si, por ejemplo, es calor, las órdenes serán ruborizar la piel y sudar para perder calor. Si es glucosa, puede tomarse de la sangre e introducir más en las células, así como transformar más en su forma de reserva, el glucógeno.

Es similar al termostato de una casa: si está programado a 18 °C, cuando la temperatura supera este nivel, la calefacción se desconecta automáticamente. Si la temperatura cae por debajo del nivel establecido, se conecta la calefacción, con lo cual se logra mantener una temperatura constante.

Hay pocos procesos corporales que funcionen por retroalimentación fisiológica positiva, que sobre todo significa que, cuanta más cantidad hay de algo, más se estimulará. El parto parece seguir este proceso, cuando la oxitocina (una hormona de la pituitaria) hace que el útero se contraiga, y esto después hace que se libere más oxitocina en forma de cascada, lo cual genera el parto. Otro ejemplo es la coagulación sanguínea, cuando un coágulo que empieza a formarse hace que se coagule más sangre. Tal vez también el amor funcione mediante un procedimiento de retroalimentación positiva: ¡cuánto más hay, más habrá!

CAPÍTULO 2

La química de la vida

Toda la vida del cuerpo comienza con la fusión de dos células para formar una sola: el diminuto zigoto del cual surgen todas las sorprendentes células, tejidos, órganos y sistemas de nuestros brillantes cuerpos. ¿O es el sexo con lo que da comienzo todo? ¿La gallina o el huevo? Dejaremos el sexo para más adelante, y lo utilizaremos en uno u otro momento para ilustrar nuestra vida anatómica.

En realidad, cuando vamos a lo esencial, todo consiste en *química*. Suelen escucharse gruñidos cuando la gente oye esta palabra. Pero la química es sólo el lenguaje del mundo físico. La química trata sobre cómo se configura la energía para dar forma a la materia. Una danza incesante de átomos, que forman y vuelven a formar moléculas, que se unen a otras moléculas, que se unen con otras para formar… ¡todo! En esto, la moderna ciencia occidental y las tradiciones energéticas místicas/religiosas/chamánicas están de acuerdo.

Todo lo que existe está compuesto de energía

¿Qué es la energía? Es una palabra que aplicamos de muchas maneras: entusiasmo, placer, fuerza vital, energía física, energía mental, energía emocional, energía espiritual, energía cinética, *chi*, *agni*, *prana*, pneuma, energía nuclear. Es el material que permite que tengan lugar las otras clases de cosas.

En la ciencia occidental, la definición es más limitada: la energía se define como la capacidad de un sistema para realizar un trabajo, y se mide con instrumentos. Esta definición de origen newtoniano (siglo XVII) en realidad llegó a su máximo esplendor en el siglo XIX, la era industrial, y refleja a la perfección la ética del trabajo de aquella época.

Resulta interesante observar que, en los últimos cincuenta años, la ciencia también se ha dado cuenta de que la energía es el material que dirige el universo, que controla todos los acontecimientos del universo, y que, de hecho, es el constituyente básico del universo. Aunque pueda medirse y cuantificarse, no tenemos una idea clara de qué es realmente. La física nos dice que la energía es la propiedad más fundamental del universo; todo puede crearse o disolverse en energía, incluida la misma materia.[1] Hay una agitación subyacente de energía por todas partes: el llamado «campo de punto cero».[2] Más adelante seguiremos hablando sobre esto.

Pensemos en la famosa fórmula de Einstein, $E = mc^2$ (la energía es igual a la materia por la velocidad de la luz al cuadrado, que es una constante). De algún modo significa que la energía no puede destruirse, sólo moverse o cambiar de una forma a otra. Los movimientos y cambios de energía los producen fuerzas como la atracción y repulsión de la fuerza eléctrica, o la atracción de la gravedad, que se produce porque toda la materia de un sitio atrae a toda la otra materia de ese sitio. Experimentamos esto al ser atraídos, o jalonados, por la Tierra.

(Para hacer justicia al gran Albert Einstein, él de ningún modo consideró al universo algo vacío y mecánico. Citándole: «La emoción más hermosa y profunda que podemos experimentar es la sensación de lo místico. Es el poder de toda la verdadera ciencia. Aquel para quien esta emoción sea algo extraño que no se sienta cautivado por el asombro, es como si estuviera muerto»).

Los antiguos sistemas espirituales de todo el mundo —incluidos el conocimiento védico de la India, el chamanismo o la medicina de la Tierra (del cual todos los pueblos tribales tienen su propia versión), y los métodos de curación espiritual— están de acuerdo con la física moderna en que la energía lo es todo, pero desde una perspectiva distinta. Todo lo que existe está hecho de energía, incluidos nosotros. Debido a esto, podemos comunicarnos con todo: hay algo en nuestro interior que puede experimentar, y de una forma muy subjetiva, comprender y utilizar esta energía. Este enfoque no puede separarse del hecho de vivir en estrecha armonía con todo lo que nos rodea: la naturaleza. La práctica védica consiste en darse cuenta de nuestra verdadera naturaleza; saber que somos pura conciencia, y que por eso conocemos todo y tenemos acceso a todo el conocimiento interior. Las prácticas chamánicas que utilizan este principio incluyen la manipulación del clima (influir en el clima mediante una entregada relación con los dioses que lo rigen), la visión a distancia para encontrar animales o plantas necesarios para sobrevivir y el descubrimiento de las causas de la enfermedad.

El pueblo hopi conoce desde hace mucho tiempo la interrelación de todas las formas de vida, y nos ha advertido de que, si exterminamos a los perritos de las praderas, no quedará ninguno que pida llover. Unos distraídos científicos, sabiendo que no había ninguna relación posible entre los perritos de la pradera y la lluvia, recomendaron la exterminación de todos los animales que excavasen en áreas desérticas donde se había plantado durante la década de 1950, para «proteger las escasas hierbas del desierto». Actualmente, toda la zona (no lejos de Chilchinbito, en Arizona) se ha convertido en casi un erial (de acuerdo con Bill Mollison en *Permacultura: un manual de planificación*). Resulta que todos los animales que excavan, desde las tuzas hasta las arañas, generan una red de túneles bajo el suelo, que después permite que el agua que hay bajo la tierra se evapore y se transforme en aire cargado de humedad, el cual forma nubes y, por tanto, proporciona lluvias. Stephen H. Buhner dice, en *El lenguaje perdido de las plantas: La importancia ecológica de las medicinas vegetales para la vida sobre la Tierra*, que «los pueblos indígenas siempre han tenido acceso a la mejor forma de investigación, que hace que los instrumentos científicos parezcan toscos en comparación, y a la que han tenido acceso los seres humanos de todos los lugares y épocas: el poder concentrado de la conciencia humana».

Por supuesto, «subjetivo» es una palabra un tanto sospechosa para la ciencia occidental, que prefiere que las cosas sean objetivas, conocer cómo son las cosas en y por sí mismas. Sin embargo, cada vez surgen más datos sobre el profundo efecto que el experimentador ejerce sobre el experimento (un experimento es algo que busca hechos objetivos). El mero hecho de que alguien esté realizando un experimento (subjetivo) puede cambiar el resultado que realmente tiene lugar (objetivo). Por ello, un resultado por completo objetivo parece ser imposible.

Muchas personas que trabajan en el campo de la medicina holística creen que se necesitan paradigmas totalmente nuevos de investigación para estudiar de manera adecuada este ámbito. Tal vez, al pretender ser por completo objetivos, nos arriesgamos a eliminar la profundidad y el poder de nuestra subjetividad, y permitimos que nos gobierne por ignorarla.

Parte de la energía que nos impulsa a nosotros, los seres humanos, y que nos permite pensar, movernos, aprender, amar, jugar y trabajar, es **electricidad.** Nuestras células están alimentadas por campos eléctricos, generados por las cargas positivas y negativas de las partículas del interior de los átomos, que impulsan corrientes de protones a través de las diminutas máquinas moleculares que hay dentro de ellas. Estas cargas positivas y negativas proceden de la descomposición de la glucosa, el combustible del cuerpo.

Todo está hecho de energía, pero también existen esas cosas llamadas partículas, que parecen estar ahí si no se las observa muy detenidamente. Ahora les echaremos un vistazo.

Las partículas más pequeñas son diminutas. Incluso los átomos están compuestos de un material real muy pequeño: energía que se mueve con rapidez y que nunca se detiene. El átomo tiene tres tipos de partículas: protones y neutrones, que se encuentran juntos en el centro del átomo formando una especie de núcleo, y electrones, que giran alrededor del núcleo.

Un átomo es algo parecido a esto: las bolas del centro son los protones y los neutrones; los cuerpos negativos que dan vueltas alrededor de ellos son los electrones. Sin embargo, en realidad un átomo es sobre todo espacio vacío. Si quisiéramos tener una descripción exacta, tendríamos que dibujar los electrones a una distancia de un kilómetro y medio.

En esta descripción, parece que los electrones dan vueltas claramente en torno al núcleo, cuando en realidad no es así. De hecho, no es posible decir de manera exacta dónde se encuentra un electrón en un momento determinado, ni adónde se dirige. Los científicos pueden calcular la probabilidad de que un electrón se encuentre en un volumen de espacio determinado, pero eso no es lo mismo que saber dónde está ese electrón.

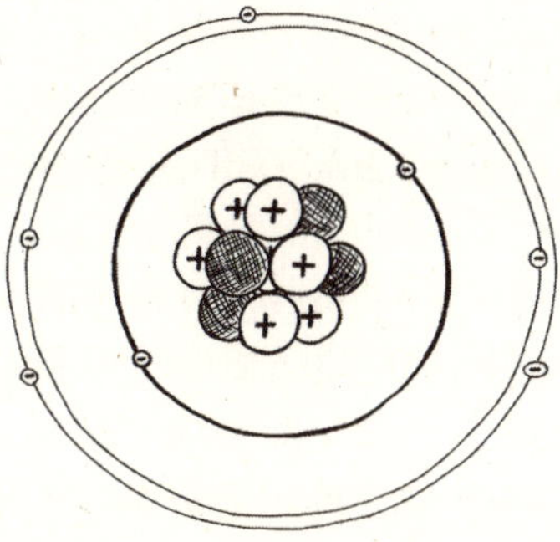

Figura 2.1. El átomo newtoniano

Los electrones, que tienen carga eléctrica negativa, son las partículas de materia más pequeñas. Después hay neutrones y protones, que son neutros y positivos, respectivamente. Los electrones dan vueltas, con una velocidad increíblemente rápida, en torno al centro de protones y neutrones del átomo.

Lo que nos parece sólido en realidad no lo es a cierto nivel. Hay partículas llamadas neutrinos que pueden moverse rápidamente atravesando grandes objetos sólidos —como la Tierra— y saliendo por el otro lado sin cambiar en absoluto. Estas partículas forman la base del universo, y los físicos modernos están descubriendo cosas verdaderamente sorprendentes sobre ellas. Por ejemplo, aparecen y desaparecen, *y nadie sabe adónde van.* Eso es lo que sucede con el campo de punto cero, así llamado porque los físicos enfrían las cosas hasta el cero absoluto para estudiar las partículas, lo que hace que se muevan con mucha más lentitud. Otro fenómeno fascinante es que, si aislamos por completo dos partículas del mismo tipo, que estén relacionadas entre sí (sincronizadas), y hacemos algo a una de ellas, la otra, en una cámara de aislamiento, se comporta como si se le hubiese hecho lo mismo.

Parece como si la física cuántica estuviese comenzando a reencontrarse con la antigua sabiduría chamánica de todas las culturas y dijese: «Vaya, el universo está hecho de energía de verdad, todo está conectado, y la conciencia humana tiene el poder de influir en la realidad».[3]

Bien, así es la vida, el universo y todo lo demás. Ahora volvamos a los átomos. Entre ellos se atraen y comparten sus electrones más externos; así tiene lugar lo que se llama «enlace químico». En cuanto dos o más átomos se enlazan, al resultado lo llamamos «molécula». Algunas moléculas son muy pequeñas, como, por ejemplo, el gas oxígeno (O_2), que consta de dos átomos de oxígeno, o el agua (H_2O), que consta de dos átomos de hidrógeno y uno de oxígeno. Algunas moléculas son enormes en comparación y constan de miles de átomos enlazados; por ejemplo, las grandes moléculas proteicas.

A algunos átomos les gusta especialmente unirse a otros átomos; si fuesen personas, serían del tipo gregario que acude a las fiestas. Un buen ejemplo es el oxígeno, a quien le gusta mezclarse.

Cuando tiene lugar un enlace químico, capta energía: podríamos decir que se encierra energía en el enlace. Cuando se rompe un enlace, se libera energía. Este proceso de destrucción (catabolismo) y construcción (anabolismo) es lo que llamamos «metabolismo». Más adelante hablaremos sobre esto.

Pensemos en el agua. Si queremos dividir el agua, necesitamos energía, es decir, una corriente eléctrica. Sin embargo, si unimos grandes cantidades de hidrógeno y de oxígeno, y añadimos un poco de energía de activación, obtendremos grandes cantidades de energía (¡y masas de metal que acabarán en la luna!). Por tanto, el oxígeno y el hidrógeno se encuentran inicialmente en un estado inestable y después ceden energía para unirse en un estado energético muy estable, pero menor.

En el cuerpo están teniendo lugar reacciones químicas constantemente. Todas ellas implican el uso o liberación de energía. En el cuerpo forman parte del metabolismo, que conlleva cambio. Hay dos fuerzas opuestas en el metabolismo que deben permanecer en equilibrio:

el anabolismo (construcción) y el catabolismo (destrucción). Ambas actividades son aceleradas por ciertas enzimas, catalizadores proteicos que impulsan las reacciones químicas sin que ellas cambien en modo alguno. Recordemos:

> › El anabolismo utiliza energía libre (por ejemplo, cuando se compacta glucosa para formar glucógeno en el hígado y los músculos).
> › El catabolismo desprende energía libre (por ejemplo, el glucógeno, cuando se descompone para formar glucosa).

Los átomos se clasifican en sustancias químicas discretas llamadas **elementos.** (¿Recuerdas la tabla periódica de tus años de instituto? No te preocupes, no vamos a ocuparnos de eso ahora). Se consideran los bloques constructores básicos de todos los compuestos moleculares del mundo. La visión tradicional afirma que un elemento no puede transformarse en otra cosa distinta, al menos no sin una enorme introducción de energía, pero cuando se junta con otros elementos surge todo tipo de sustancias sorprendentemente distintas.

Esto es al menos lo que sucede en el tubo de ensayo. Sin embargo, de acuerdo con una investigación de principios de la década de 1960, realizada por el científico francés Louis Kervran, los organismos vivos pueden transmutar unos elementos en otros. Por ejemplo, las gallinas ponen huevos con una cobertura compuesta casi por completo de calcio, aunque su dieta esté carente de este elemento, siempre que tengan potasio disponible, que se encuentra a un solo paso del calcio en su estructura atómica. (Se puede leer sobre esto en http://www.cheniere. org/books/aids/ch5.htm. Los experimentos de Kervran son convincentes, pero esta obra no es un hecho científico aceptado, al menos por el momento. Se consideró tan extraño que pocos científicos intentaron replicar los experimentos, aunque otros han efectuado trabajos similares desde entonces).

Hay 112 (y un máximo de 116) elementos en el universo conocido; y, debemos reconocerlo, los seres humanos no conocemos gran parte del conjunto. El cuerpo humano incluye principalmente sólo unos pocos de esos elementos, dispuestos de diversas maneras para formar moléculas, que se configuran en células y material «extracelular», como por ejemplo fibras y fluidos corporales.

En realidad, somos agua en su mayor parte (entre el 60 y el 70 % de nuestro peso corporal). Cuando están solos, los elementos H y O –hidrógeno y oxígeno– tienden a existir en forma de gas. Cuando se juntan se crea un líquido milagroso, el agua. El agua es el medio perfecto para el constante flujo y reflujo de sustancias químicas; el agua y las otras sustancias químicas de las que estamos constituidos están siempre entrando y saliendo de nuestro organismo, de nuestras células y tejidos, y de un lugar a otro de nuestro cuerpo. El agua permite que la mayoría de las cosas se disuelvan en ella; es el disolvente universal. Hablaremos mucho sobre esta maravillosa sustancia, que es la base de la vida tal como la conocemos. El agua puede ser líquida o, cuando está muy fría, convertirse en sólida: hielo. Cuando se hierve el agua, las moléculas se mueven tan deprisa que se convierten en gas: vapor de agua.

Las moléculas de agua tienen extremos cargados: son polares. Los átomos de hidrógeno y oxígeno que la forman comparten electrones, pero el oxígeno tiende a monopolizarlos, de forma que el extremo de H tiene una carga ligeramente positiva y el extremo de O una carga ligeramente negativa (los electrones son las partículas con carga negativa de los átomos).

Para ser más exactos, el agua que hay en nosotros es como el agua de mar: una disolución de sales en una base de agua. Básicamente, el cuerpo humano existe en un mar de agua y electrolitos, una composición muy parecida al agua de mar. El ambiente interno del cuerpo, a base de fluidos salados, hace que esté cargado eléctricamente, ya que contiene moléculas de agua polares covalentes con muchos iones (cationes con carga positiva y aniones con carga negativa). Los cationes cargados –Na+ (sodio), K+ (potasio) y Ca++ (calcio)– desempeñan importantes funciones a la hora de formar el **potencial de membrana en reposo,** que permite la transmisión nerviosa y la contracción muscular. Hablaremos más sobre esto.

Electrolitos

Las **sales** son moléculas muy interesantes. Son uniones de átomos llamados **iones,** que tienen una carga eléctrica positiva o negativa en su órbita externa, dependiendo de si han perdido o ganado un electrón. Puesto que pueden tener carga positiva o negativa, siguen la ley universal de los opuestos —se atraen unos a otros— para formar una sal. Un ejemplo es el **cloruro sódico** (NaCl), la unión del sodio, con carga positiva, con el cloro, con carga negativa.

El enlace iónico conlleva que ha habido una transferencia completa de uno o más electrones entre átomos, de modo que se han generado iones. «Ion» significa «que va». Por ejemplo, el cloruro sódico, NaCl: cuando un átomo Na (sodio) se encuentra cerca de un átomo Cl (cloro), el átomo Na transfiere uno de sus electrones al átomo Cl y forma un enlace iónico, con el extremo de sodio cargado positivamente y el extremo de cloro cargado negativamente. Cuando se unen muchos, cosa que les gusta hacer, forman una elegante estructura de red iónica: un cubo o cristal de sal, como vemos en la sal marina.

Cuando el cloruro sódico entra en contacto con el agua, la polaridad del H_2O impulsa a las moléculas de NaCl a disociarse en átomos de sodio con carga positiva (Na+) y átomos de cloro con carga negativa (Cl-). Todas las demás sales se comportan así en el agua, y se llaman **«electrolitos»**. Los cationes positivos son atraídos por los aniones negativos, y esta atracción la utiliza el cuerpo para fines maravillosos, incluidos los impulsos eléctricos del sistema nervioso.

Una cosa muy interesante de la química es el material tan distinto en que puede convertirse algo cuando se combina con otro material. El sodio por sí solo es una sustancia sólida de color blanco plateado, mientras que el cloro es un gas muy venenoso. ¡Sorprendente! Es como cocinar: tomamos un poco de esto y de aquello, y acabamos obteniendo todo tipo de materiales diversos.

La mayoría de las tradiciones espirituales del mundo están de acuerdo con este parecido básico: todo está hecho de todo lo que hay, o todo *es* Dios. Allah'ch ba. No hay nada que no sea Dios. El gran espíritu está en todas partes y lo abarca todo. Podemos sustituir «energía» o «fuerza vital» por la palabra «Dios» y asumir que las alternativas son intercambiables. Por supuesto, la religión, con el fanatismo y la guerra que la acompañan, ha dado a Dios muy mala prensa. No hay que preocuparse. Esta energía, el material de la vida, no puede destruirse, sino sólo transformarse.

Por tanto, nuestros cuerpos son un paquete de agua salada en el que fluyen y refluyen diversas mareas, las sustancias químicas se mueven, interactúan unas con otras, cambian y vuelven a cambiar. El principal elemento de nuestro cuerpo es el **carbono.** Está presente en todos los seres que llamamos «orgánicos» (que en este caso no significa que no lleve pesticidas artificiales). El carbono puro se parece al carbón, o a los diamantes. ¿Recuerdas cómo Superman comprimía carbón para hacerle una roca a Lois?

Las sustancias químicas orgánicas como el carbono son no polares. A diferencia del agua y los electrolitos, que son inorgánicos, el carbono forma enlaces en los que los electrones externos se comparten entre los átomos por igual. No hay carga eléctrica presente en esas moléculas.

La vida orgánica consta básicamente de plantas y animales: vida basada en el carbón, con sus fósiles. En Occidente consideramos «vivas» sólo aquellas criaturas que:

› Necesitan alimento de algún tipo para elaborar energía.
› Eliminan los materiales de desecho.
› Utilizan energía para crecer.
› Se reproducen.
› Son sensibles a su entorno y pueden moverse en él.

Muchas otras culturas del mundo reconocen la energía viva de todo: plantas, animales, rocas, aire, montañas, la misma Tierra y todos los planetas y estrellas, e incluso el plástico y otros materiales fabricados por el hombre. Estas culturas tribales, que se han considerado, y se siguen considerando, primitivas por la cultura occidental dominante, consideran que todo lo que hay forma parte de un todo relacionado y conectado. De ahí la idea de que, puesto que incluso nuestras células, aunque con una clase de existencia independiente, son parte de nosotros, nosotros formamos parte del gran universo (que, a su vez, tal vez forme parte de…).

Si la vida se ve de esta forma, es evidente que generar grandes cantidades de basura tóxica y contaminar los mares y ríos de la Tierra es tan irracional como llenar nuestro propio cuerpo de toxinas, especialmente de una clase que no es nada divertida, como mercurio, aluminio y formaldehído, todo ello presente, por ejemplo, en las vacunas.

¿Babosas, caracoles y rabos de cachorros de perro? De qué estamos hechos…

Estamos compuestos principalmente de carbono, y además de éste y nuestro 70 % de H_2O, contenemos cantidades pequeñas, pero esenciales, de otras sustancias: oxígeno (65 %), carbono (18 %), hidrógeno (10 %), nitrógeno (3 %), calcio (1,5 %) y fósforo (1 %). El 1 % restante es una mezcla de potasio, cloro, sodio, azufre, magnesio, silicio, vanadio, cobre, zinc, hierro, selenio, molibdeno, flúor, yodo, manganeso y cobalto (actualmente tal vez también contengamos litio, plomo, aluminio, estroncio, arsénico y bromo).

Examinemos los principales grupos químicos del cuerpo humano. Los átomos-elementos están dispuestos en moléculas de los principales grupos químicos, incluidos proteínas, grasas, hidratos de carbono, vitaminas y minerales. Lo que sigue a continuación es un detallado repaso de estos distintos tipos de sustancias químicas: qué son y cómo tienden a funcionar en el organismo.

Proteínas

Las proteínas son moléculas muy grandes que en realidad componen la mayor parte de la estructura del organismo. Están formadas por **aminoácidos,** de los cuales hay veinte tipos muy comunes.

Los aminoácidos contienen un grupo amino con nitrógeno (NH_2) y un grupo ácido orgánico (COOH). Pueden actuar como base o como ácido.* Por término medio, hay diecinueve o veinte átomos en cada molécula de aminoácido.

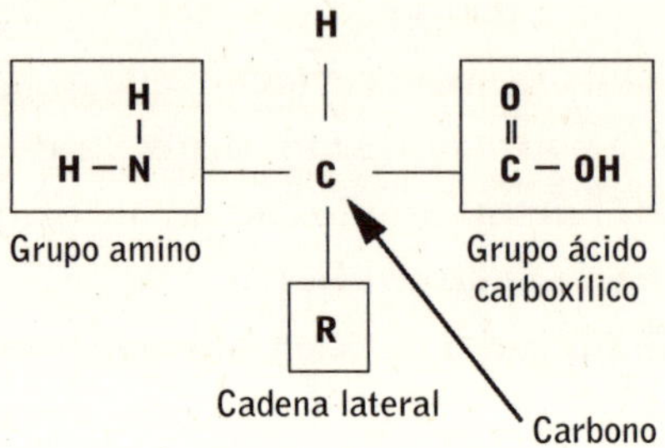

Figura 2.2. Estructura molecular de un aminoácido

Las proteínas son los principales materiales estructurales del organismo y tienen las funciones más variadas de entre todas las moléculas que tenemos. Las proteínas forman enzimas, hemoglobina, proteínas contráctiles de los músculos (actina y miosina), inmunoglobulinas, hormonas y mucho más.

Todos los aminoácidos son iguales, excepto en una parte, llamada «grupo R». Las diferencias en este grupo conceden a cada aminoácido sus propiedades individuales. Se forman proteínas cuando el extremo amino de un aminoácido se enlaza con el extremo ácido del adyacente. (Como resultado se obtiene una molécula de agua; esto se llama **síntesis por deshidratación**). Hay miles de proteínas distintas en el organismo; todas están compuestas por estas diversas combinaciones de los veinte aminoácidos.

---

* Los ácidos ceden H+ (iones de hidrógeno); tienden a ceder sus iones de hidrógeno. Los H+ son corrosivos y peligrosos para el organismo. Las bases captan H+; captan los H+ cedidos por los ácidos. Una base débil acepta sólo unos pocos; una base fuerte acepta muchos. Las bases muy fuertes se llaman álcalis. Entre ellas están la sosa cáustica (utilizada para hacer jabón) y el amoníaco. Son potentes detergentes y disolventes del material graso, lipídico. ¿Puedes imaginar cómo esto los convierte en perjudiciales para el organismo?

Las proteínas se clasifican, por su apariencia, como fibrosas o globulares. Las proteínas fibrosas son bastante estables, pero la globulares no lo son y se degradan o se transforman en determinadas condiciones, incluida la elevación de la temperatura o del pH.* Esta desnaturalización puede ser reversible, pero si la alteración es extrema, puede dañar irreversiblemente a la proteína; por ejemplo, lo que le ocurre a la clara del huevo (compuesta por albúmina) cuando se cocina. En este caso es un proceso irreversible.

El pH normal del cuerpo es 7,4: ligeramente alcalino. El pH por lo general fluctúa entre 7,3 y 7,5. Más allá de estos límites es algo anormal; demasiado ácido en el cuerpo se llama acidosis, y demasiada alcalinidad se denomina alcalosis. Cada enzima para controlar el metabolismo tiene un equilibrio ácido-base, o pH, óptimo para funcionar, así como un rango aceptable de pH, que debe tener para funcionar por completo.

Entre las proteínas **fibrosas** está el colágeno (que se encuentra en todos los tejidos conectivos, incluidos los huesos, el cartílago, los tendones y los ligamentos), la queratina (que protege del agua a la piel, el pelo y las uñas), la elastina (que aporta elasticidad, cuando es necesaria, en los ligamentos y el tejido conectivo elástico), y la actina y la miosina (que permiten la contracción muscular y la división celular, así como el transporte en el interior de la célula).

Las proteínas **globulares** son proteínas funcionales y desempeñan papeles esenciales en casi todos los procesos biológicos. Incluyen:

› Enzimas proteicas, como por ejemplo la amilasa de la saliva (que inicia la digestión de los almidones en la boca) y las enzimas oxidasas (entre muchas otras).

---

* El pH se mide mediante una indicación del número potencial de H+. Una solución neutra no es ácida ni base; por ejemplo, el agua pura tiene un pH de 7, que es un procedimiento notacional para indicar $1 \times (10)^{-7}$ g de H+ por litro, o 0,0000001, 1/10 millones: la coma decimal se encuentra 7 lugares a la izquierda del 1. Por ello, un ácido más fuerte tiene un pH inferior a 7; por ejemplo, 6, o 0,000001, 1/1 millón, o $1 \times (10)^{-6}$ de un gramo de H+ por litro. Simplemente recuerda: más de 7 es base; menos de 7 es ácido.

› Proteínas de transporte, como la hemoglobina y las lipoproteínas (entre muchas otras).
› Proteínas plasmáticas, por ejemplo la albúmina, que aportan presión osmótica a la sangre, además de ser base o ácido, con lo que mantienen el equilibrio del pH en la sangre.
› Hormonas proteicas, como la hormona del crecimiento y la insulina.
› Proteínas del sistema inmunitario, como los anticuerpos, las proteínas complementarias y los chaperones moleculares.

¿Ves por qué es tan importante mantener el pH y la temperatura del cuerpo dentro de unos valores adecuados? Demasiado ácido o calor desnaturaliza irreversiblemente estas proteínas globulares vitales, lo que después interferiría con casi todas nuestras funciones vitales. Lo que de verdad interesa es que la forma de las proteínas globulares no está determinada por el ADN, sino por factores medioambientales. La secuencia de aminoácidos está determinada por el ADN, pero la configuración del extremo depende de cómo se atraigan los átomos positivos y negativos a lo largo de la enorme molécula, y moverlos juntos puede causar un giro o nudo en la molécula. Varios factores pueden influir, entre ellos —lo cual resulta alarmante— las microondas de los teléfonos móviles y otras tecnologías inalámbricas.[4]

El azúcar, el dulzor de la vida

Los hidratos de carbono constituyen un combustible rápido, que el cuerpo utiliza para obtener energía y que se usan y almacenan fácilmente. La mayoría de las células pueden utilizar sólo unos cuantos azúcares simples, de los cuales el principal es la glucosa. El cerebro sólo usa glucosa y debe disponer de un aporte constante.

La glucosa se descompone en el interior de las células (glucólisis) y aporta dos moléculas de ATP al citoplasma. Este proceso, al no requerir oxígeno, se conoce como «respiración anaeróbica». Después, la mitocondria se encarga de realizar el ciclo de Krebs y la transferencia de iones de hidrógeno para liberar treinta y cuatro ATP más (respiración aeróbica). Seguiremos hablando sobre este tema.

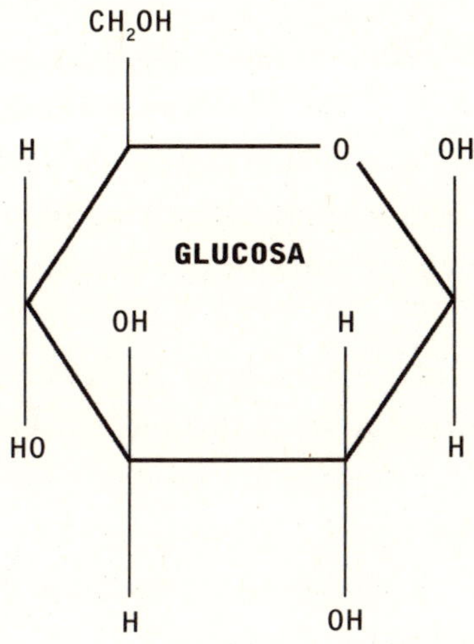

Figura 2.3. Molécula de glucosa

Independientemente de qué azúcares comamos, el organismo puede convertirlos en glucosa para que los utilice el cerebro. Cuando no se necesita de inmediato para producir energía, la glucosa se almacena en forma de **glucógeno** en el hígado o las células musculares, o se convierte en grasa. Es muy importante, pero sólo se emplean cantidades muy pequeñas de hidratos de carbono para la construcción, por ejemplo en el ADN o ARN del núcleo de las células, o bien se unen a las membranas celulares como marcadores.

Los hidratos de carbono pueden ser azúcares o almidones de un tamaño mayor. Los **monosacáridos** y **disacáridos** son azúcares, y los **polisacáridos** son almidones.

Los ladrillos constructores son los azúcares simples o monosacáridos. Suelen contener carbono, hidrógeno y oxígeno en una proporción de 1:2:1. Los importantes para nosotros tienen seis carbonos, por lo que se llaman «hexosas» (por ejemplo, la glucosa, el azúcar de la sangre, compuesta por fructosa y galactosa, y cuya fórmula es $C_6H_{12}O_6$). Algunos tienen cinco carbonos, por lo que se llaman «pentosas» (por ejemplo, la desoxirribosa, presente en el ADN, acrónimo de «ácido desoxirribonucleico»).

Los disacáridos son azúcares dobles: dos monosacáridos unidos por deshidratación (perdiendo una molécula de agua). Uno de ellos es la sacarosa (presente en el azúcar de caña), compuesta de una glucosa y una fructosa. Otro es la lactosa (glucosa/galactosa, el azúcar de la leche), y un tercero es la maltosa (glucosa/glucosa). Cuando los digerimos, se descomponen en azúcares simples por hidrólisis (añadiendo agua).

¿Se entiende? La síntesis por deshidratación es la unión de dos moléculas mediante la *eliminación* de una molécula de agua. La hidrólisis es el proceso opuesto: la separación de una molécula en dos más pequeñas *añadiendo* agua.

Las largas cadenas de azúcares simples enlazados mediante síntesis por deshidratación se llaman «almidones» o «polisacáridos». Esas moléculas son relativamente insolubles y carecen del dulzor propio de los azúcares simples. Las dos más importantes son el almidón y el glucógeno. El almidón es la forma en que las plantas almacenan glucosa, y el glucógeno es el modo en que lo hacen los animales (en los músculos y el hígado). También hay oligosacáridos; muy importantes para nosotros son los **fructooligosacáridos** (FOS), una clase de hidratos de carbono o azúcares no digeribles que están presentes de forma natural en una amplia variedad de alimentos del reino vegetal. Puesto que no se pueden digerir, pasan por el sistema digestivo humano casi sin modificarse. Cuando llegan al colon los utilizan las bacterias buenas allí existentes (conocidas como bífido-bacterias o bífidus) para crecer y multiplicarse. Una población adecuada de estas bacterias beneficiosas en el tracto digestivo mejora la digestión y absorción de nutrientes, los procesos de desintoxicación y eliminación, y ayuda a mejorar el sistema inmunitario.

Grasas

Las grasas, igual que los hidratos de carbono, están compuestas de carbono, hidrógeno y oxígeno. En el cuerpo se utilizan para obtener energía, protección, construcción y control. Se conocen como **lípidos.**

Las **grasas neutrales** son aquellas en que normalmente pensamos cuando oímos hablar de grasa. Son el modo más eficiente y compacto para que el organismo almacene combustible. Los depósitos se encuentran en gran medida bajo la piel: se llama «grasa subcutánea». También tenemos bastante grasa alrededor de nuestros órganos. Estas capas de grasa ofrecen protección frente a la pérdida de calor y contra los traumatismos. Las grasas neutrales están compuestas por una molécula de glicerol –también conocido como glicerina– más tres moléculas de ácidos grasos de cadena larga. Éstos están formados por carbono, hidrógeno y oxígeno; y sí, lo has adivinado: son ácidos. Podemos sintetizar algunos ácidos grasos en el cuerpo, pero otros no podemos elaborarlos: los famosos ácidos grasos esenciales omega-3 y omega-6. Hablaremos más sobre ellos en el capítulo sobre la nutrición y la digestión.

¿Alguna vez has tomado miel y jarabe de glicerina para el dolor de garganta o la tos? El glicerol es un polialcohol; es increíblemente dulce y viscoso, emoliente (relaja) para la garganta, además de para otros lugares recubiertos con membranas mucosas.

Los **fosfolípidos** se utilizan para sintetizar membranas celulares. Como indica el nombre, son moléculas mitad grasa y mitad fosfatos.

El **colesterol** es la materia prima esencial que usa el cuerpo para sintetizar vitamina D, hormonas esteroideas (incluidas las hormonas sexuales y el cortisol) y sales biliares. Y es un ingrediente esencial de la mielina, que aísla las fibras nerviosas.

Los **eicosanoides** participan en la coagulación de la sangre (tromboxanos), la inflamación (prostaglandinas y leucotrienos), la actividad uterina, la función digestiva (motilidad y secreción) y la presión sanguínea (prostaglandinas). Son sustancias químicas muy importantes. Hablaremos más sobre ellas cuando expliquemos los aceites omega en el capítulo 11, que trata sobre la dieta y la digestión.

Ácidos nucleicos

Están formados por nucleótidos, que componen el ADN, la molécula de mayor tamaño del organismo. Los nucleótidos están compuestos por una base nitrogenada, un azúcar pentosa y un grupo fosfato.

El **ADN, o ácido desoxirribonucleico,** se encuentra en el núcleo de las células. Es el material genético que dirige la síntesis proteica y se replica antes de la división celular.

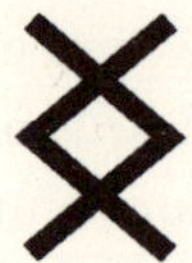

Figura 2.4. La runa Inguz

El azúcar de los nucleótidos que forman el ADN es la desoxirribosa, y sus bases son la adenina, la guanina, la citosina y la tiamina. Tiene la famosa forma de doble hélice.

Resulta interesante que la espiral haya sido desde hace mucho tiempo el símbolo de la eternidad y la continuidad. Por ejemplo, la runa Inguz significa fertilidad, nuevos comienzos y renovación.

El **ARN,** o **ácido ribonucleico,** se forma en el núcleo y copia parte del ADN para llevar a cabo sus instrucciones para la síntesis de proteínas. En otras palabras, actúa como un mensajero. Su azúcar es la ribosa y sus bases son la adenina, la guanina, la citosina y el uracilo. Su forma es la de una sola hebra, recta o plegada.

Una proteína es una cadena de aminoácidos. El ADN espiral se desenrolla, se copia a sí mismo para elaborar el ARN mensajero (transcripción), que después se «traduce» en una cadena de aminoácidos para sintetizar una proteína específica.

Vitaminas y minerales

Las vitaminas se utilizan en cantidades diminutas en el organismo para el crecimiento y el mantenimiento de una buena salud. No se emplean para obtener energía ni como ladrillos constructores, sino que principalmente funcionan como **coenzimas** o partes de coenzimas. Una coenzima es una sustancia que actúa junto con una enzima para cumplir una tarea concreta; por ejemplo, algunas vitaminas B funcionan como coenzimas en la oxidación de la glucosa. Otras, como por ejemplo la vitamina D, actúan como hormonas.

La mayoría no se sintetiza en el cuerpo y debe tomarse de los alimentos; excepto la vitamina D (sintetizada en la piel) y la K (sintetizada por las bacterias del intestino).

Hay vitaminas liposolubles (A, D, E y K) e hidrosolubles (las del complejo B y la C). Están implicadas en actividades orgánicas muy distintas, desde la formación de hueso hasta el desarrollo de piel y membranas mucosas y el mantenimiento de la coagulación sanguínea y la antioxidación. Los antioxidantes eliminan los radicales libres (subproductos de la oxidación) que causan daño a los tejidos y están implicados en la aparición del cáncer y en el envejecimiento.

Algunos se necesitan sólo en cantidades diminutas, por lo que se llaman «minerales o elementos traza». Sin embargo, todos son esenciales para el funcionamiento óptimo. (Hay una tabla básica de funciones de las vitaminas y los minerales en el capítulo 11).

Energía y ATP

La descomposición del azúcar para liberar un poco de energía se llama **glucólisis,** y tiene lugar en el citoplasma. Pero la célula es también capaz de **oxidar** glucosa: se llama **respiración celular** (aeróbica) y tiene lugar en la **mitocondria,** o centro energético de la célula. Como ya hemos explicado, cuando se rompe un enlace químico, puede liberarse energía: la adición de oxígeno permite que se libere mucha energía. No podemos utilizar directamente la energía liberada en la glucólisis y la oxidación de la glucosa; en su lugar, la acumulamos en una sustancia llamada **ATP.** Podemos considerar al ATP una pieza o moneda que las células del cuerpo tienen para que se les «pague» y así puedan trabajar. (A veces se usa trifosfato de guanosina, abreviado GTP).

ATP es el acrónimo de **«trifosfato de adenosina»** [«adenosine triphosphate»]. Una enzima llamada **ATPasa** rompe uno de los tres enlaces fosfatos del ATP y libera una gran cantidad de energía cinética almacenada, y genera **ADP, difosfato de adenosina**. El fósforo es un elemento muy reactivo. Imaginemos que uno de los átomos de fósforo del ATP es una persona: apasionada, peleona, fácil de ofender y contestar, pero con un poco de energía invertida en, por ejemplo, el asesoramiento de parejas, y también lista para apoyar y construir. Cada vez que se rompe el enlace, se libera energía; cuando se rehace el enlace, se almacena energía en él.

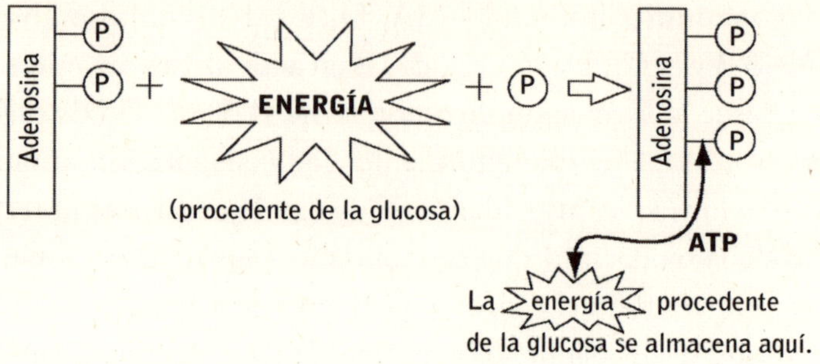

Figura 2.5. Producción de ATP

Cuando la glucosa de los alimentos entra en la célula, puede descomponerse y la energía utilizarse para volver a introducir un fósforo en el ADP, con lo que se almacena la energía como ATP para su posterior uso. Este ciclo de almacenamiento-liberación de energía es un proceso continuo, que se repite una y otra vez mientras la célula siga viva.

ADP + Energía libre que sobra + Fosfato (P) = ATP (energía almacenada)

Y al contrario:

ATP descompuesta por la enzima ATPasa = ADP + Energía libre
para que trabajen las células + Fosfato

El ritmo al que las células sintetizan ATP se llama **tasa metabólica.**

Metabolismo

En el cuerpo tienen lugar reacciones químicas constantemente. Todas las reacciones químicas conllevan el uso o liberación de energía. En el cuerpo forman parte del metabolismo: literalmente, un proceso de cambio.

Dos fuerzas opuestas del metabolismo deben permanecer en equilibrio. Son el **anabolismo** (construcción) y el **catabolismo** (destrucción). Ambas actividades se ven aceleradas por enzimas, catalizadores proteicos que aceleran las reacciones químicas sin que ellas se transformen en modo alguno.

El anabolismo utiliza energía libre (por ejemplo, glucosa convertida en glucógeno en el hígado y los músculos), mientras que el catabolismo libera energía (por ejemplo, el glucógeno se convierte en glucosa).

Enzimas

La mayoría de las reacciones químicas del organismo está mediada por enzimas. Éstas tienen propiedades extremadamente interesantes que las convierten en pequeñas máquinas que realizan reacciones químicas. El propósito de una enzima en una célula es permitir que ésta efectúe reacciones químicas con mucha rapidez. Estas reacciones posibilitan que la célula construya cosas o almacene otras, según sea necesario. Así es como la célula crece y se reproduce. Puede describirse como una pequeña bolsa llena de reacciones químicas que son posibles gracias a las enzimas.

Cuando veamos una palabra que termine en «-asa», se trata de una enzima. Las enzimas están elaboradas a partir de aminoácidos, por lo que son proteínas. Cuando se forma una enzima, se lleva a cabo uniendo entre 100 y 1.000 aminoácidos en un orden muy específico. Muchos de ellos también dependen de cantidades de minerales pequeñas, pero esenciales. La cadena de aminoácidos después toma una configuración única. Esa forma permite a la enzima realizar reacciones químicas específicas; una enzima actúa como catalizador muy eficiente para una reacción química específica, acelerando muchísimo esa reacción. Por ejemplo, el azúcar maltosa está formado por dos moléculas de glucosa enlazadas. La enzima maltasa está configurada de modo que puede romper el enlace y liberar los dos fragmentos de glucosa. Lo único que puede hacer la maltasa es romper moléculas de maltosa, pero lo hace de manera rápida y eficaz. Otros tipos de enzimas pueden unir átomos y moléculas.

Romper y unir moléculas es la función de las enzimas, y hay una enzima específica para cada reacción química necesaria para que la célula funcione correctamente. Pensemos en las posibles consecuencias del hecho de que la contaminación de las microondas de la tecnología inalámbrica y los teléfonos móviles pueda afectar a la disposición final de una proteína celular en su formación, y en lo que esto podría significar cuando las enzimas que controlan todos los aspectos de las funciones de las células son proteínas.[5]

CAPÍTULO 3

Células y tejidos. Histología

La histología es el estudio de la estructura y el funcionamiento de las células y los tejidos. Las **células** pueden considerarse la unidad básica del organismo: igual que un ladrillo de Lego en un enorme castillo de Lego.

Estas células se unen para formar **tejidos**, de los cuales hay cuatro tipos básicos. Podemos considerarlos los cimientos, la base de carpintería, los ladrillos, el papel pintado y los circuitos eléctricos utilizados para construir una casa. Los tipos de tejido son el **tejido conectivo,** que soporta, protege y conecta; el **tejido epitelial,** que envuelve y recubre; el **tejido muscular,** que permite moverse; y el **tejido nervioso,** que es excitable y conductor, lo cual permite el control y una rápida comunicación de información y órdenes por todo el organismo.

Células

La célula es la unidad básica de actividad del cuerpo. Podemos considerar a cada célula una fábrica: cada una toma sus materias primas, las procesa y genera productos y desechos. Las células son sorprendentes y deberían considerarse individuos por derecho propio. Un modelo emergente en biología consiste en que cada célula tiene una conciencia que la impregna y la dirige: la conciencia del organismo completo.

Nuestro cuerpo está compuesto por unos **50 billones de células.** Las mayores en el ser humano tienen aproximadamente el diámetro de un pelo, pero la mayoría son más pequeñas, más o menos la décima parte. Observa el extremo de un único pelo. No es grueso, con unas 100 micras de diámetro. (Una micra es la millonésima parte de un metro, por lo que 100 micras son la décima parte de un milímetro). Mira el dedo más pequeño de tu pie: contiene entre 2.000 y 3.000 millones de células, dependiendo de tu tamaño corporal.

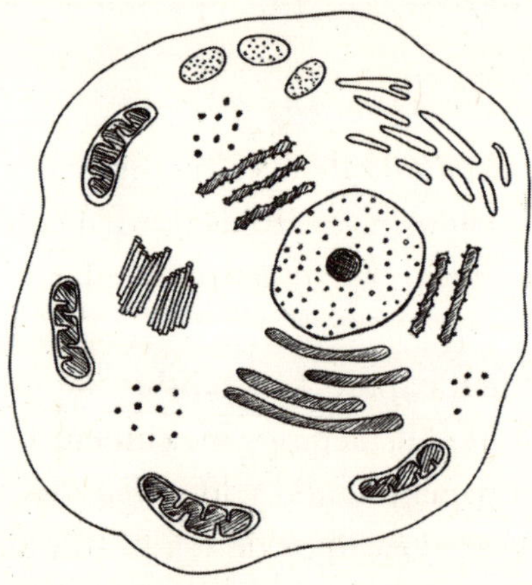

Figura 3.1. Célula básica

Las bacterias se encuentran entre las células más simples que existen actualmente. Resulta interesante que examinar nuestras células pueda decirnos cosas sobre nuestra evolución. Los **orgánulos,** o partes funcionales de cada célula, se parecen a determinadas bacterias. Hay una teoría que afirma que, hace millones de años, algunas bacterias, moviéndose por el caldo primigenio, se unieron y obtuvieron buenos resultados; es decir, descubrieron que sobrevivían bien cooperando. Llegó un momento en que apareció el primer organismo unicelular, una ameba. Con el paso del tiempo, las amebas se unieron con éxito para formar organismos pluricelulares, de los cuales nosotros somos un ejemplo maravillosamente complejo. Por supuesto, esto sólo es una teoría; no es posible demostrar por completo, con métodos científicos, lo que sucedió hace tanto tiempo.

Una bacteria es una célula viva simple. Una bacteria *Escherichia coli* (o *E. coli*) es un ejemplo típico. Tiene un tamaño cien veces menor que el de una célula humana. Las bacterias también son mucho más simples que las células humanas. Éstas constan de un recubrimiento externo llamado **membrana celular,** y un fluido acuoso llamado **«citoplasma»,** en el interior. El citoplasma es agua en un porcentaje del 70 %. El 30 % restante lo ocupan proteínas llamadas **enzimas,** que la célula ha sintetizado, junto con moléculas menores como aminoácidos, moléculas de glucosa y ATP. En el centro de la célula hay una pelota de ADN (similar a una bola hecha enrollando una cuerda). Si extendiésemos este ADN en una sola hebra, sería increíblemente largo en comparación con la bacteria: miles de veces más largo. En realidad muy parecido a nuestras células. Sólo en la superficie de nuestra piel hay diez veces más bacterias que el número de células de nuestro cuerpo: éste contiene unos 2 kilogramos de bacterias en circunstancias normales.

Cada uno de los miles de millones de células de nuestro cuerpo tiene su propia vida independiente; tiene su piel o membrana celular, su propia necesidad de alimento, elimina productos de desecho, elabora energía, se comunica con otras células y, en muchos casos, puede reproducirse. Existe un viejo dicho que se usa en muchos sistemas tradicionales de curación: el microcosmos en el macrocosmos y el macrocosmos en el microcosmos. Esta filosofía, registrada por primera vez en la antigua Grecia, significa que los patrones observados a las mayores escalas —el cosmos o universo— se repiten en las menores: el organismo individual, el átomo, incluso el nivel subatómico. Podemos ver reflejos de lo que hay en lo muy pequeño y en lo muy grande.

Por ejemplo, los desequilibrios de una sociedad son los desequilibrios de los individuos de la sociedad, agrandados, y los desequilibrios del individuo son reflejos de los desequilibrios sociales. Una sola hoja revela la condición de todo el árbol. Pensando holísticamente, cada parte del todo afecta a cualquier otra parte. Podemos beneficiarnos al observar la salud de nuestras células. Si están sanas y cubren sus necesidades, todo el organismo estará bien. Esta idea está atrayendo cada vez a más adeptos en la emergente «nueva biología» de grandes pensadores como Bruce Lipton, quien dice:

Tú puedes considerarte un individuo, pero como biólogo celular puedo decirte que en realidad eres una comunidad cooperativa de unos 50 billones de ciudadanos unicelulares [...] Del mismo modo que una nación refleja los rasgos de sus ciudadanos, nuestra humanidad debe reflejar la naturaleza básica de nuestras comunidades celulares.[1]

La sorprendente membrana celular

Cada célula está envuelta por una sorprendente membrana de **fosfolípidos,** diseñada inteligentemente para ser **semipermeable,** a fin de permitir que algunas cosas entren y mantener otras fuera.

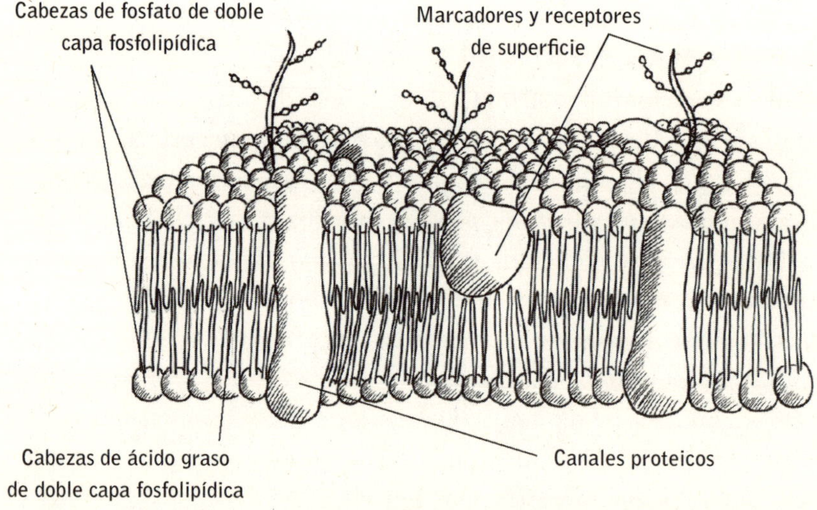

Figura 3.2. Membrana celular

Los fosfolípidos son moléculas con una cabeza de fósforo-nitrógeno cargada eléctricamente, y en la cola un ácido graso neutro. Dos capas de estas moléculas se disponen de forma que el extremo de fósforo orientado eléctricamente esté en contacto con el fluido extracelular del exterior, y por dentro con el fluido intracelular. Las colas de ácido graso se encuentran en medio de dos capas.

Tradicionalmente, el núcleo se considera el cerebro de la célula y dirige las cosas con su ADN, pero en realidad una célula puede sobrevivir durante meses sin su núcleo, pero muere al instante sin su membrana. Bruce Lipton describe esto muy bien en *La biología de la creencia*, un libro de obligada lectura para cualquier persona interesada en biología celular. Dice que parece más bien que la membrana es el cerebro de la célula, al controlar lo que sucede y activar y desactivar genes según se necesita, en respuesta al entorno. El núcleo, con su ADN, aunque la biología convencional lo considere el centro de control de la célula, se necesita principalmente para la reproducción, y por tanto se parece más a los órganos sexuales.

Una proporción importante de la parte lipídica de la membrana celular está constituida por **ácidos grados esenciales.** El lector recordará que se llaman esenciales porque el organismo no puede fabricarlos y deben tomarse a través de la alimentación. Para que nuestras membranas celulares sigan estando sanas y funcionen a un nivel óptimo, necesitamos especialmente los ácidos grasos **omega-3.***

Debido a la propiedad **bipolar** de la membrana, es **permeable selectivamente:** algunas cosas la traspasan libremente y otras no. Cada cosa se mezcla con lo similar a ella: por las capas de grasas de la membrana, que son no polares, las partículas cargadas o polares, como los iones sodio y el potasio, no pueden cruzar libremente. Una excepción es el agua, una sustancia excepcional. Aunque es polar, aun así puede atravesar la bicapa.

El agua entra y sale de una célula según la presión osmótica de los líquidos del interior y el exterior. Si hay más sal dentro de una célula, el agua será atraída y la célula se expandirá; si hay más sales en el fluido extracelular, el agua saldrá y la célula encogerá. Este tema de qué puede entrar y salir es muy importante, como puede imaginarse. La membrana también contiene proteínas estructurales, así como proteí-

---

* Los omega-3 son muy largos y flexibles. Cuando se incorporan a la membrana celular, contribuyen a que sea elástica y fluida, para que las señales pasen eficazmente. Pero si se incorporan ácidos grasos inadecuados a la membrana, los receptores no podrán reaccionar a sus sustancias.

nas especiales para transportar sustancias. Los receptores proteicos, que también están en la célula, se crean y reabsorben en todo momento, por lo que la membrana no es estática de estructura, sino que siempre se está adaptando y modificando.

Entrar y salir de una célula

Hay varios procedimientos por los que las sustancias cruzan la membrana celular y entran o salen de la célula. La mayoría también incluye el movimiento de agua.

La **difusión simple** incluye la difusión aleatoria de partículas muy pequeñas, desde una concentración alta a otra baja, siguiendo el gradiente de concentración; el oxígeno y el dióxido de carbono hacen esto fácilmente y traspasan la capa fosfolipídica como ya hemos descrito. Imaginemos que alguien expulsa una ventosidad en una sala llena de gente: al principio habrá una alta concentración de gas maloliente alrededor de esa persona, pero poco a poco se extenderá por el aire de la sala, hasta que llega un momento en que se extiende tanto que nadie puede detectarlo.

La **difusión facilitada** es un proceso que respeta el gradiente de concentración, pero que permite cruzar a sustancias de mayor tamaño que no pueden atravesar la membrana lipídica. Se utilizan transportadores o canales de la membrana, generándose una especie de compuerta o puesto de peaje. Entre las sustancias que cruzan la membrana de esta manera están la glucosa, los aminoácidos y algunos iones. Cada sustancia tiene su propio canal selectivo o transportador para poder entrar en la célula. Pueden estar siempre abiertos, o bien abrirse y cerrarse siguiendo señales químicas o eléctricas.

La **ósmosis** es la difusión de agua a través de una membrana permeable selectivamente, y se desplaza desde donde hay bajos niveles de soluto hacia donde hay mayor cantidad de solutos; en otras palabras, hay una tendencia al equilibrio, vista en la difusión, por la que una sustancia pasa de una concentración elevada a otra baja. Si la sustancia no puede cruzar la membrana, impulsará agua para que cruce hacia ella, a fin de diluirla. Esta acción se conoce como presión osmótica. Además de moverse por el canal o poro lleno de agua que corre por algunas proteínas de transporte, el agua puede moverse empujando por la capa lipídica de la membrana, lo cual es sorprendente porque el agua y la grasa no suelen mezclarse. La cantidad de agua del interior y alrededor de la célula se controla por la presión osmótica frente a la presión hidrostática.

La **presión osmótica** es la ejercida por la presencia de una alta concentración de partículas, como por ejemplo proteínas. Se tiende al equilibrio, por lo que la solución más fuerte atraerá agua, si ésta puede entrar.

La **presión hidrostática** es igual que la presión del agua en una manguera: si se oprime el extremo, el conducto se estrecha y aumenta la presión hidrostática, lo cual hace que el agua salga con más fuerza.

El **transporte activo** se parece a la difusión facilitada en que se utiliza un transportador, pero para que éste funcione debe usar energía (procedente del ATP). Después podrá mover sustancias *en contra de* su gradiente de concentración. Es como un paso de peaje que admite dinero (o un poco de ATP) para permitir la entrada o la salida. Los iones de sodio (Na+) y de potasio (K+) pasan, igual que el agua, por canales de las membranas proteicas. Los iones de sodio están presentes en una concentración mayor en el exterior de la célula, por lo que tienen una difusión simple neta *hacia el interior de* la célula, a través de canales de sodio especiales. Los iones de potasio están presentes en una concentración superior en el interior de la célula, por lo que tienen una difusión simple neta *hacia el exterior de* la célula a través de canales de potasio especiales. El **equilibrio en la difusión** de Na+ y K+ (en el que hay una cantidad equilibrada de cada uno dentro y fuera de la célula) se evita mediante el sistema de transporte activo: la bomba de intercambio de sodio-potasio. Por cada tres iones de sodio bombeados fuera de la célula, dos iones de potasio se bombean al interior. Por eso el movimiento del sodio y el potasio están tan relacionados en el cuerpo.

Los diuréticos, que hacen que el cuerpo pierda líquido a través de los riñones, también causan pérdida de iones de potasio y sodio. Esto se descubrió cuando el primer diurético mató a personas alterando su equilibrio de potasio. Es interesante que el diente de león, un potente diurético, tenga un alto contenido en potasio.

El **transporte vehicular** desplaza partículas muy grandes, macro-moléculas y líquidos. La célula, en cierto modo, expulsa cosas fuera de ella, o introduce cosas de fuera como si las tragara. **«Fagocitosis»** es el término para la acción por la que las células tragan cosas. Como se puede imaginar, se necesita energía (en forma de ATP, como es habitual) para que este proceso funcione.

Diferencia de voltaje entre el interior y el exterior de la célula

A través de la membrana existe una carga eléctrica o **potencial de membrana,** que posibilita la conducción nerviosa y la contracción muscular. El potencial de membrana lo causa una ligera diferencia entre la carga eléctrica del interior y el exterior de la célula. Implica a iones de sodio (Na+) y potasio (K+). El resultado es que el interior de la membrana suele tener 70 mV menos que el exterior. Ése es el **potencial de membrana en reposo.** Genera el campo eléctrico de nuestro cuerpo, y se utiliza en la conducción nerviosa y la contracción muscular.

Receptores de membrana

La membrana celular está cubierta con proteínas llamadas **receptores de membrana,** que ciertas sustancias químicas reconocen y se unen a ellos; por ejemplo, hormonas, neurotransmisores, enzimas e incluso fármacos. Esta unión afecta a la actividad celular de cierta manera. Sólo las sustancias para las que una célula tiene un receptor pueden afectar a esa célula específica. Cuando una sustancia se une a su receptor, éste resplandece, danza y cambia de forma, con lo que transmite cierta clase de cambio o información a la célula.*

---

* Candace Pert describe esto perfectamente en su fascinante libro *Las moléculas de la emoción: por qué nos sentimos como nos sentimos.*

La salud de una célula y el estado de sus receptores son de vital importancia. Podemos encontrarnos con una situación en que una persona tiene todos los síntomas clínicos e indicios de deficiencia hormonal, pero cuyos niveles sanguíneos son normales al comprobarlos. Por ejemplo, alguien puede tener unos niveles normales de hormona tiroidea (tiroxina), pero mostrar todos los síntomas de una tiroides poco activa. Actualmente se cree que esto puede deberse a un problema con los receptores celulares de la tiroxina. Es muy difícil estudiar los receptores, ya que hay muchos miles de ellos en la membrana celular en cualquier momento, y la célula los reabsorbe y fabrica nuevos en cuestión de segundos.

La adicción a drogas y el síndrome de abstinencia pueden estar relacionados con los receptores celulares; a veces, cuanta más cantidad hay de una sustancia que afecta a una célula, ésta sintetiza más receptores para aquélla. A veces la célula reduce el número de receptores cuando hay una mayor cantidad de sustancia, por lo que la célula no llega a estimularse demasiado. Esto significa que se necesita más cantidad de una droga para obtener una respuesta similar. La heroína y la morfina, procedentes del opio, son idénticas a los analgésicos de nuestro propio cuerpo (endorfinas), por lo que muchas células del organismo tienen receptores para estas drogas. Si alguien las toma, la tolerancia se eleva, con lo que necesitará cada vez más cantidad para obtener el mismo efecto. Después, cuando cesa la administración, las células la necesitan y se experimentan los síntomas de abstinencia. La buena noticia es que, cuando la droga ya no está presente, la célula reajusta sus receptores hasta un nivel normal y acaba el período de abstinencia.

Ambiente interno

Las células contienen un fluido llamado citoplasma. (Cuando está en una palabra, *cito* siempre hace referencia a las células). En el exterior de las células hay un líquido similar, llamado intersticial o tisular. La célula intercambia nutrientes y productos de desecho con el fluido tisular. Éste y el citoplasma es aquello a lo que me refiero con el «**am-**

biente interno» del cuerpo, que se mantiene en equilibrio mediante mecanismos homeostáticos. Lo interesante es que cada célula tiene su propia vida independiente –toma lo que necesita del fluido tisular, expulsa los productos de desecho y todo lo que desea enviar a otro sitio–, pero la principal tarea de la célula es mantenerse activa. Al mismo tiempo, las células del cuerpo están conectadas y reaccionan a las cosas en conjunto. Cada vez hay más pruebas científicas que respaldan lo que le parece evidente a cualquiera que tenga cuerpo y confianza en la naturaleza: el hecho de que hay una inteligencia innata, general y subyacente que genera un campo de cohesión en todo el organismo.*

El pensamiento holístico reconoce que también formamos parte de un todo mayor, igual que nuestras células pueden tener la ilusión de que están separadas, haciendo cada una sus propias cosas, cuando en realidad están influidas por completo por la salud del organismo en su conjunto. Así, formamos parte de nuestra familia, comunidad, sociedad, la Tierra y el universo entero, y para funcionar correctamente dependemos de la salud de aquello que nos rodea. La hipótesis Gaia, de James Lovelock, nos describe como parte integral del cuerpo de la Tierra, sujetos a mecanismos homeostáticos como los de nuestros organismos.[2] No será posible tener una salud óptima mientras formemos parte de una sociedad sin equilibrio ni salud; pero, al mismo tiempo, conforme logramos ser más equilibrados tendremos un efecto más saludable sobre el conjunto.

Orgánulos

En el interior del citoplasma se encuentran los pequeños componentes de la célula, llamados **«orgánulos»** o «pequeños órganos». Entre ellos están el núcleo, la mitocondria, el retículo endoplasmático, el aparato de Golgi, los lisosomas, los centriolos y las reservas de sustancias químicas celulares para su secreción.

---

* El libro de Lynne McTaggart, *El campo: la búsqueda de la fuerza secreta del universo* explica de forma coherente estas pruebas.

El **citoplasma** en sí mismo está formado por proteínas en agua; en las células hay unas diez mil moléculas de agua por cada molécula proteica.

El **núcleo,** rodeado por una membrana nuclear y lleno de un fluido llamado protoplasma, es donde se encuentra nuestro material genético, que consta de ADN (ácido desoxirribonucleico). Dispuesto en forma de doble hélice, esta bella y compleja molécula contiene el diseño utilizado para sintetizar todas las células y tejidos del organismo. Está compuesta por sólo cuatro variedades de molécula, ordenadas de incontables maneras. Cuando tiene lugar la división celular, el ADN se despliega, se copia a sí mismo y se replica en dos células. Cuando se necesita sintetizar una proteína concreta, una sustancia hermana copia el diseño del ADN para ella el **ARN mensajero** (ácido ribonucleico), que procede a crear la nueva proteína. Compartimos el ADN con todos los demás animales –mamíferos, reptiles, insectos– y con las plantas. De hecho, los seres humanos, los animales, los plátanos y los robles son, como mínimo, iguales en un 42%, en términos de ADN. Hay numerosos diseños básicos, y toda la increíble variedad de este hermoso planeta nuestro procede de raíces genéticas similares: todos son nuestros parientes, compartimos el mismo antepasado en común. Todos los demás seres son familiares nuestros, tal como dicen muchos norteamericanos nativos. Los seres humanos en realidad somos sólo distintos en un 5% de nuestros parientes más cercanos, los monos bonobos y los chimpancés, y la diferencia entre dos seres humanos es de un simple 0,01%. ¡Ha llegado de la hora de ser conscientes de nuestra conexión!

El ADN suele considerarse fijo e inamovible; nacemos con él y con él nos quedamos. Ésta ha sido la tendencia prevalente en la ciencia convencional y se ve reflejada en la opinión pública. Sin embargo, en realidad no es cierto que nuestros genes sean responsables de todo. El entorno es esencial. Actualmente también se sabe que el ADN no sólo funciona desde una perspectiva fija. Tiene la capacidad de adaptarse al ambiente y crear nuevas sustancias químicas conforme las necesita, por ejemplo anticuerpos para un nuevo virus del costipado que acaba de encontrarse. El ADN no se conecta y desconecta a sí mismo; es la célula quien parece hacerlo, de un modo aún desconocido. Resulta interesante que sólo el 3 % de los usos del material genético de nuestros genes se haya analizado hasta el momento. ¿Quién sabe qué podrá hacer el 97 % restante? Asimismo, aunque hay unas 120.000 proteínas distintas en nuestro organismo, sólo tenemos 25.000 genes: no hay un gen para cada tipo de proteína, como se llegó a hipotetizar, lo cual tendría sentido si los genes tuvieran de verdad el control.[3]

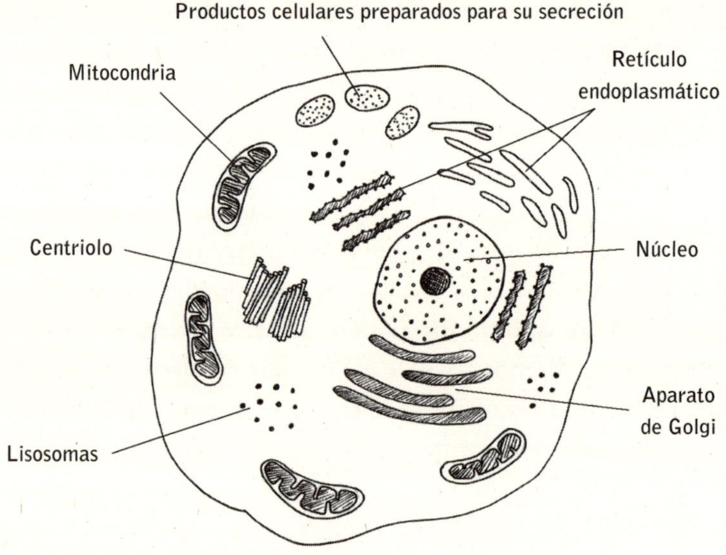

Figura 3.3. Contenido de una célula

Las **mitocondrias** son las centrales energéticas de la célula. Dentro de ellas tiene lugar la respiración celular: se oxida glucosa y se genera ATP para utilizarlo en los procesos que requieren energía.

Las mitocondrias tienen un interesante matiz genético: el ADN que las sintetiza es distinto del resto de la célula. Parece que el espermatozoide de nuestro padre usa toda su potencia mitocondrial para encontrarse con el óvulo de nuestra madre. El óvulo, por otro lado, está lleno de mitocondrias en el momento de la concepción, y son las que pasan, de madre a hijo, a través de las sucesivas generaciones.

Gracias a este material genético es posible remontarnos a la madre de la madre de nuestra madre: nuestro linaje femenino, hacia atrás, a lo largo de innumerables generaciones. En África se descubrieron los restos de una antigua hembra humana. Aunque vivió y murió hace entre 140.000 y 200.000 años, al examinar el ADN de sus mitocondrias y compararlo con el de todas las razas *conocidas* de las poblaciones actuales, se puede observar que todos procedemos de ella, echando la vista atrás. Es la antepasada de todos nosotros. Se la conoce como «Eva mitocondrial». Por supuesto, no tenemos por qué proceder literalmente de ella (y puede haber pueblos que no se hayan analizado genéticamente y que tengan distintos genes mitocondriales), pero es seguro que las otras mujeres vivas de su misma época tenían los mismos genes mitocondriales (es decir, tenían una misma antepasada en común), o bien en la actualidad no hay ningún descendiente femenino. Hay cierta polémica (¡por supuesto!) sobre lo que significa todo esto. Si estás interesado, busca en Internet «Eva mitocondrial».

El **retículo endoplasmático** es una serie de conductos que realizan las tareas cotidianas de la célula. Está compuesto por una membrana fosfolipídica que incluye espacios para crear receptáculos. Aquí es donde se procesan los nutrientes, además de cualquier producto que elabore la célula. Puede desempeñar diversas funciones dependiendo de la célula en concreto. Pegada a él hay una zona llamada «cuerpo de Golgi».

El **cuerpo o aparato de Golgi** procesa los desechos o productos de la célula, los encierra en pequeños paquetes y los expulsa de la célula.

La célula está llena de **microtúbulos** que forman una especie de esqueleto dentro de ella. Se trata de minúsculos conductos huecos que comunican toda la célula. Es probable que haya implicados hechos cuánticos en el citoesqueleto, relacionados con información que surge en todas las partes de la célula al mismo tiempo.[4] También existen, en la mayoría de las células, pequeñas vesículas de poderosas enzimas, capaces de digerir la célula, que se llaman **lisosomas**. Pueden destruir una célula dañada o enferma.

Reproducción celular

La célula puede reproducirse mediante dos procedimientos. Uno, la **mitosis,** es el modo por el que una célula viva se reproduce o se clona a sí misma. Es un proceso continuo durante toda la vida. Millones de células lo están haciendo mientras lees esto. Básicamente, la célula se copia a sí misma, se convierte en una especie de célula doble y después se divide en dos.

Los cromosomas que forman el ADN se despliegan, se copian y se alinean en los centrosomas, que se separan y desplazan a cada extremo de la célula. Después ésta se divide en dos partes, y cada una de ellas contiene todo el material genético.

Después está la **meiosis,** que es el tipo especial de reproducción celular que da lugar a un nuevo organismo. Requiere gametos especiales o células sexuales: el óvulo y el espermatozoide. Dos gametos se unen para forman un zigoto, a partir del cual se desarrolla un nuevo ser humano. Hablaremos más sobre esto en el tema de la reproducción.

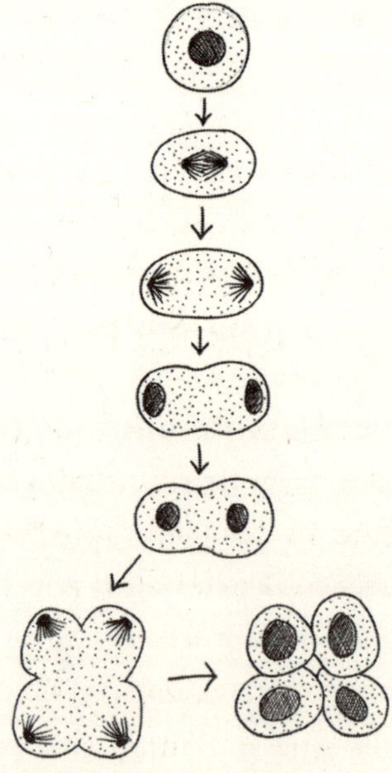

Figura 3.4. División celular

Una invitación para la visualización de tus células

Encuentra un lugar tranquilo para relajarte, donde nada te moleste entre quince y treinta minutos. Siéntate cómodamente o túmbate, y respira suavemente durante unos minutos, diciéndote a ti mismo, mientras inspiras, «inspiro energía curativa y relajante», y mientras espiras, «expulso toda la tensión, ansiedad y negatividad».

Prueba también «cada vez que espiro, me relajo el doble».

Después de unos minutos así, imagina que te encuentras flotando sobre una nube de luz dorada, y el ambiente es templado y seguro. Empieza a inspirar esta luz curativa. Conforme respiras, siente cómo la cálida, amable y dorada energía llena tus pulmones. Comienza a extenderse por todo tu cuerpo, por la cabeza, el cuello, los hombros, los brazos y las manos. Se extiende por tu espalda y tu vientre. La cálida y dorada luz curativa llena tu pelvis y baja por tus piernas, hacia tus pies. Todo tu cuerpo está lleno de una luz dorada, cálida y curativa.

Imagina las células de tu cuerpo, todos los billones de ellas, inmersas en este resplandor dorado y curativo. Imagínate una de tus células, en cualquier lugar que quieras. Obsérvala, siéntela, piensa en ella, llena de una energía luminosa cálida y curativa. La célula se expande, relajada, feliz y alegre, conforme se baña en la luz curativa. Todas las células de tu cuerpo lo están celebrando, disfrutando de la luz curativa cálida y dorada.

Tus células saben qué hacer; tu cuerpo sabe qué hacer. Somos tal como se supone que debemos ser, y nuestros cuerpos, mentes y espíritus están equipados con maravillosos mecanismos de curación. Permítete disfrutar de este conocimiento, deja que la luz cálida y dorada extienda su resplandor por todo tu cuerpo, y por tu mente y tu espíritu. Todo va bien.

Después, concentra suavemente tu atención en el lugar en el que te encuentras, y vuelve a tus actividades cotidianas, sabiendo que estás lleno de luz, y que tus células están reluciendo de alegría.

Algunas células del cuerpo normalmente se replican a sí mismas, mientras que otras nunca lo hacen. Esto afecta a su capacidad de regeneración si sufren algún daño. Las células que se replican constantemente son las del epitelio, la médula espinal, la sangre, el bazo y el tejido linfático. Entre las células que pueden replicarse, pero que lo hacen raramente en circunstancias normales, están las del hígado,* los riñones, el páncreas, el músculo liso, las células óseas y los fibroblastos (que sintetizan fibras del tejido conectivo).

Hay células que se creía que son permanentes, incapaces de replicarse cuando ha finalizado el crecimiento normal: las células nerviosas y de los músculos esqueléticos y cardíaco. Sin embargo, la ciencia ahora ha descubierto que los músculos esqueléticos tienen cierto potencial de volver a crecer gracias a las células satélite que pueden generar nuevas células, y el músculo cardíaco tiene una pequeña capacidad de dividirse, aunque los daños en el músculo cardíaco suelen repararse mediante tejido cicatrizal.

Se están efectuando investigaciones en terapia génica y terapia de células madre para mejorar este proceso; los sanadores naturales saben que hay muchas formas de estimular los propios mecanismos de curación del cuerpo. Hay una estupenda historia en el libro de Deepak Chopra, *Vida incondicional: dominando las fuerzas que configuran la realidad personal*, sobre la curación milagrosa de un músculo esquelético, en una época en que esto era considerado más bien imposible por parte del pensamiento científico convencional; no hace mucho tiempo, en realidad.

Hasta hace poco también se creía que no sintetizamos nuevas células nerviosas. Sin embargo, un estudio con ratas, llevado a cabo en el año 2000, mostró que los cerebros siguen creciendo hasta bastante después de la pubertad; el cerebro adulto puede crecer y regenerarse. ¡No todo consiste en la caída en picado hacia la vejez que nos han hecho creer![5]

Las consecuencias de este conocimiento para los profesionales de la medicina y la sanación son muy interesantes: si las células están dañadas, ¿cuál es la dificultad para el cuerpo a la hora de repararlas o repo-

---

* La actualmente bien conocida planta del cardo mariano (*Psylibum marianus*) tiene el efecto de estimular la regeneración de las células hepáticas.

nerlas? ¿Qué podemos hacer para estimular este proceso? Asimismo, ¿tenemos que aceptar que determinadas cosas son imposibles, o podemos creer en la posibilidad de una curación milagrosa para nuestros pacientes? Teniendo en cuenta que los hechos fisiológicos aceptados se equivocan en uno u otro momento histórico, parece razonable mantener la creencia en una sanación óptima. «Seamos realistas: planifiquemos un milagro», como dicen algunas pegatinas en los automóviles.

Los estudios han demostrado que nuestras creencias sobre otras personas son importantes: el poder de nuestra mente para la curación es aplicable no sólo a nuestras ideas sobre nosotros mismos, sino a qué tipo de pensamientos transmitimos a otros.* Nuestros pensamientos están configurados por nuestras creencias.

Lo mejor es probar uno mismo. Hay muchos libros interesantes que podemos utilizar para empezar. Además de *El experimento intencional*, de Lynne McTaggart, podemos echar un vistazo a *Visualización creativa*, de Shakti Gawain, y *Tú puedes sanar tu vida*, de Louise Hay.

Tejidos

Como hemos dicho, las células se disponen en tejidos, que a su vez se unen para formar los órganos y sistemas del cuerpo. Hay cuatro tipos: epitelial, conectivo, muscular y nervioso.

Tejido epitelial

El **tejido epitelial** cubre la superficie del cuerpo, reviste los órganos huecos y los conductos del interior del cuerpo, y forma glándulas. Consta de células fuertemente comprimidas, situadas en láminas continuas,

---

* Un estudio analizó el poder de las maldiciones: ¿qué sucede cuando enviamos pensamientos negativos a otras personas? En el experimento, 195 cultivos distintos de un hongo fueron «maldecidos». El 77 % mostró un menor crecimiento en comparación con el grupo de control (J. Barry, «General and Comparative Study of the Psychokinetic Effect on a Fungus Culture», *Journal of Parapsychology*, 1968, 32 (94): 237-243, citado en *El experimento intencional*, de Lynne McTaggart).

sobre una membrana que hace de base. Pueden tener una sola capa o muchas (simples o compuestas). El epitelio se adhiere firmemente al tejido conectivo subyacente mediante su membrana base. Se renueva de manera continua; los niveles inferiores se dividen por mitosis y las células más viejas se desprenden. Todos tenemos experiencia de esto por nuestra piel, que vemos cómo se desprende, al menos las capas superiores que están muertas. ¿Sabías que la mayor parte del polvo que hay en el metro (y en nuestra casa) son células cutáneas humanas? Cada día se forma una nueva capa, y una antigua se desprende. La piel, que consta de múltiples capas, tarda unos treinta días en renovarse por completo, mientras que la membrana epitelial monocapa del intestino se renueva cada día.

Hay diversos tipos de epitelio simple y compuesto, que toman su nombre de su aspecto. Entre los más simples están el columnado, el escamoso y el cuboidal.

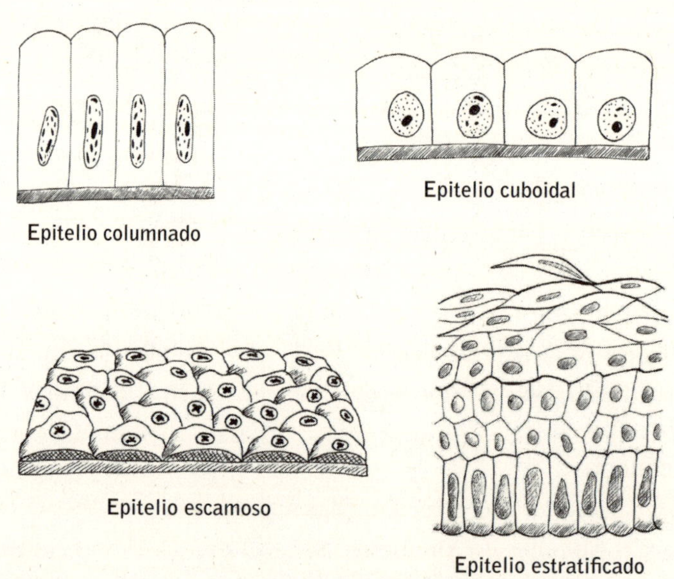

Figura 3.5 Tejido epitelial

Entre los tipos de tejido epitelial compuesto están el estratificado (la piel) y el transicional (la vejiga).

A veces, el epitelio es **ciliado.** Los cilios son pequeñas proyecciones de la membrana celular, similares a un pelo, que tienen la capacidad de desplazarse. Se encuentran en la tráquea y en las trompas de Falopio.

El epitelio de los pulmones, intestinos y sistemas urinario y reproductor forma lo que se llama **«membranas mucosas»**. Mezcladas con las células epiteliales están las células especiales que producen moco, llamadas **células caliciformes.**

La membrana mucosa ciliada de los pulmones es muy ingeniosa: el polvo y otras partículas que inhalamos se pega al moco, que forma un recubrimiento sobre la superficie de las células epiteliales. Los cilios se mueven constantemente en una dirección, desplazan el moco hacia la garganta, y cuando llega a ésta puede llevarse a la boca y escupirse. Este proceso se conoce como la **escalada ciliar.** Uno de los efectos perjudiciales de fumar es que la nicotina deprime la escalada ciliar, con lo que impide que los pulmones se limpien cuando más lo necesitan. Por suerte, este efecto desaparece en cuanto se deja de fumar: cuando el recubrimiento epitelial realiza su sorprendente trabajo de renovarse a sí mismo, los cilios vuelven a funcionar. Ésta es la razón por la que muchos fumadores tosen por la mañana: por la noche, mientras están dormidos, y sin el efecto del tabaco, la membrana se repara y los pulmones empiezan a liberarse de las toxinas y desechos acumulados. Muchos fumadores inconscientes, al observar que el primer cigarrillo del día «cura» su tos, llegan a engañarse creyendo que fumar es saludable. (En realidad, la tos no es un síntoma, sino la cura, el intento del cuerpo por solucionar una situación nociva. Esto ilustra el importante principio holístico de que los síntomas *no* son enfermedades. ¡Hablaremos sobre esto más adelante!).

Tejido conectivo

El tejido conectivo es el más abundante en el cuerpo. Aporta unión y soporte, y suele tener un buen riego sanguíneo. (Esto no es aplicable al cartílago y los ligamentos; no tienen riego sanguíneo, razón por la que tienen color blanco).

Las células del tejido conectivo están ampliamente extendidas en una matriz de material celular extra. Hay muchos tipos: areolar, adiposo, fibroso, elástico, cartílago, óseo, sangre, linfoide y reticular. Algunos *parecen* muy distintos de otros –la sangre y el hueso, por ejemplo–, pero si observamos la composición y formación de estos tejidos, veremos que tienen mucho en común.

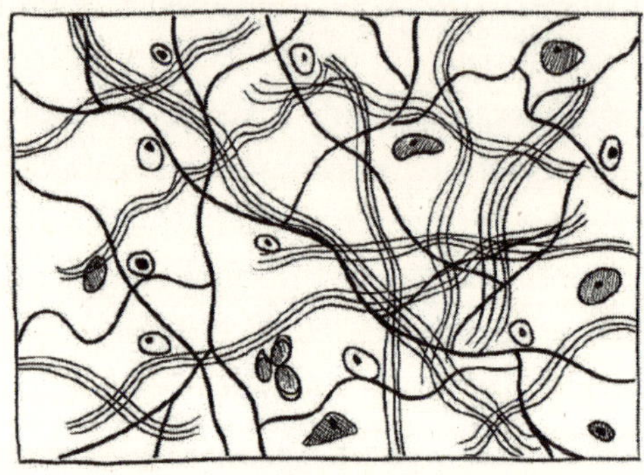

Figura 3.6 Tejido areolar

El **tejido areolar** se encuentra en todo el cuerpo, como una forma de tejido unificador. A veces se llama tejido conectivo laxo. Consta de una proteína básica y líquido por debajo, con células dispersas que forman colágeno y fibras elásticas. La dermis, situada en la piel, bajo la capa epitelial estratificada conocida como epidermis, está constituida por este tipo de tejido conectivo. Lo especialmente interesante es que puede pasar de un estado más líquido a otro en forma de gel más sólido, y al contrario, lo cual influye en cómo las sustancias pueden difundirse.

Una técnica llamada «enrollamiento cutáneo» tiene como objetivo aflojar el tejido areolar para introducir líquido fresco en su interior. El enrollamiento cutáneo eleva y comprime las capas superficiales de la fascia que hay por debajo de la piel, rompe toda adherencia y libera lo que se encuentra pegado. Suele ser muy doloroso al principio, pero cada vez menos, con cada ocasión. Eleva la piel con el pulgar y oprime hacia abajo y contra el índice que está sujetando la piel y la fascia, desplazándose a lo largo sistemáticamente hasta alcanzar el punto final disponible de la piel (por ejemplo, desde el borde inferior del trapecio hasta el borde superior, el del hombro). Debe ser un enrollamiento continuo. Después sigue trabajando de manera más profunda con técnicas de masaje.[6]

El **tejido adiposo** es básicamente grasa, o una serie de células llenas de grasa. Es útil para proteger –amortiguar bajo la piel (la grasa subcutánea) y alrededor de los órganos vitales– y como una reserva energética muy concentrada. Y, por supuesto, a las mujeres nos permite tener nuestras hermosas curvas. Una de las razones por las que un exceso puede perjudicarnos es porque tiende a almacenarse alrededor de nuestros órganos: un exceso de grasa en torno al corazón hace que la vida sea más difícil para este órgano. ¿Conoces la forma de manzana y la de pera? Las personas con forma de pera tienden a almacenar la mayoría de su grasa en torno a la parte inferior de su cuerpo y sus muslos, mientras que las personas con forma de manzana suelen depositar la grasa en torno a su pecho y su sección media. Parece que, en lo relativo al exceso de grasa, quienes tienen forma de pera llevan ventaja, ya que quienes tienen forma de manzana tienden más a acumular la grasa alrededor del corazón, lo que supone más trabajo para este órgano y un aumento del riesgo de enfermedades cardiovasculares. El tejido adiposo sintetiza la hormona **leptina,** que está implicada en la regulación de la sensación de hambre.

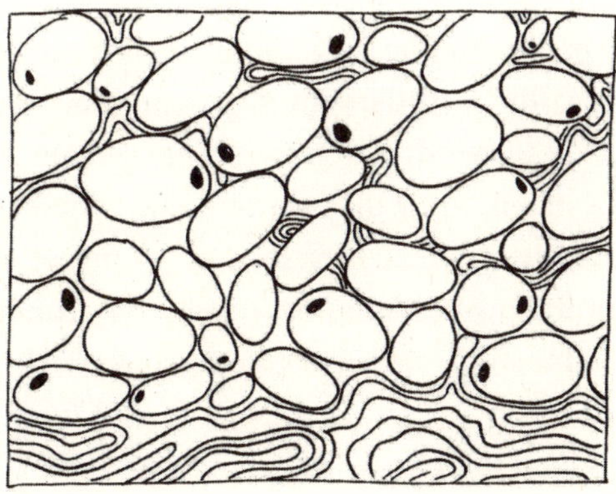

Figura 3.7. Tejido adiposo o graso

El **tejido fibroso** consta de fibras de colágeno sintetizadas por células llamadas fibroblastos. El colágeno forma gruesas cuerdas con fuerza de tensión. La **fascia** del exterior y el interior de los músculos, que se une para formar tendones, es tejido conectivo fibroso, como el periostio, el resistente recubrimiento fibroso de los huesos. Los ligamentos están formados principalmente de tejido fibroso, aunque también contienen algunas fibras elásticas, ya que necesitan serlo. Los recubrimientos a base de tejido conectivo del exterior de los órganos son ricos en tejido fibroso para aportar protección y fuerza. Las paredes de nuestros vasos sanguíneos están llenas de ellos. Hablaremos más sobre esta importante sustancia.

El **tejido elástico** hace eso que podemos imaginarnos: aporta estiramiento y retracción cuando se necesitan; por ejemplo, en la piel, los pulmones y las arterias. Las fibras elásticas de la dermis de la piel le aportan su capacidad para recuperarse cuando se estira. Con el envejecimiento hay cierta tendencia a que esto disminuya. Dicho esto, nuestros cuerpos son renovables, por supuesto, con fibras elásticas que pueden repararse y crearse de nuevo.

El **cartílago** es un material sorprendente, increíblemente fuerte, un poco elástico y del todo flexible. Está presente en la mayoría de las articulaciones, en el lugar donde se encuentran dos huesos. Permite el movimiento e impide que los huesos se dañen cuando se mueve la articulación. Tenemos algo en los lóbulos de nuestras orejas y en nuestra nariz, y una compleja selección compone el órgano de la fonación, la laringe, que junto con las cuerdas vocales nos permite hablar. El cartílago tiene color azul-blanco; no cuenta con un suministro de sangre y depende de los tejidos adyacentes para obtener sus nutrientes. Debido a esto, tarda en curar cuando se daña. Nuestro primer esqueleto, formado cuando nos encontramos en el útero, está constituido por cartílago. Como embriones en desarrollo, en primer lugar tenemos un esbozo cartilaginoso de nuestros huesos, y después comenzamos a acumular sales de calcio para desarrollar nuestros huesos. Cuando nacemos, nuestro esqueleto es hueso en su mayoría, con algo de cartílago, del cual crecen los huesos. Crecemos durante la niñez, y los huesos se alargan a partir de **placas cartilaginosas especiales en crecimiento,** hasta que se fusionan al final de la adolescencia o con poco más de veinte años, después de lo cual ya no crecemos.

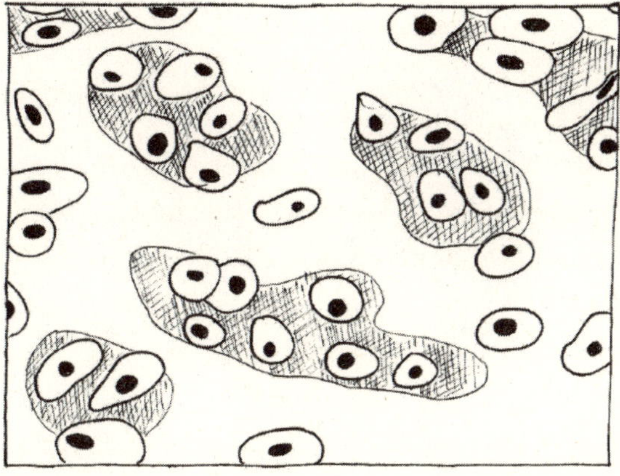

Figura 3.8. Cartílago

El cuerpo fabrica la sustancia que es la base del cartílago, el tejido conectivo laxo y fibroso procedente de la **glucosamina** (aminoácido y azúcar, mezclados). Se sintetiza en el organismo gracias a una enzima llamada **sintetasa glucosamina.** Conforme envejecemos, esta enzima se hace menos efectiva, que es la razón por la que los ancianos tardan más en curar las heridas. Los estudios han mostrado que tomar diariamente un suplemento de glucosamina puede prevenir la artritis, el envejecimiento o la curación prolongada de las heridas de la piel, las lesiones de ligamentos y tendones, y tal vez las enfermedades cardiovasculares y el síndrome del colon irritable.[7]

Los **huesos** son los que aportan estructura, forma y soporte a nuestros cuerpos, y protegen nuestros órganos vitales. Están hechos a partir de cartílago, con un hermoso y complejo patrón de sales de fosfato cálcico depositadas en su interior. El hueso es un tejido esencial y vivo; tiene un gran aporte de sangre. Puede curarse a sí mismo de las heridas y roturas mediante un proceso de **calcificación:** reparar las roturas acumulando grandes cantidades de calcio.

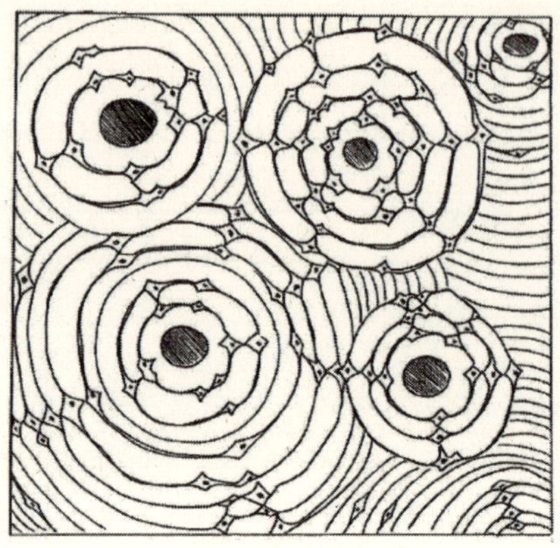

Figura 3.9. Hueso

Si tomamos el hueso de un cuerpo que acaba de morir y disolvemos todas sus sales, nos queda un tejido cartilaginoso completamente flexible que podemos atar con un nudo. Durante la vida, nuestros huesos se reabsorben y se van rehaciendo, a medida que intercambiamos sales de calcio entre ellos y la sangre. Se cree que más o menos en siete años se repone todo el esqueleto.

La **sangre** se considera un tejido conectivo. Contiene una sustancia base —el plasma—, con células laxamente entremezcladas en ella. En realidad, las células sanguíneas se sintetizan en la médula ósea, así que existe una relación evidente.

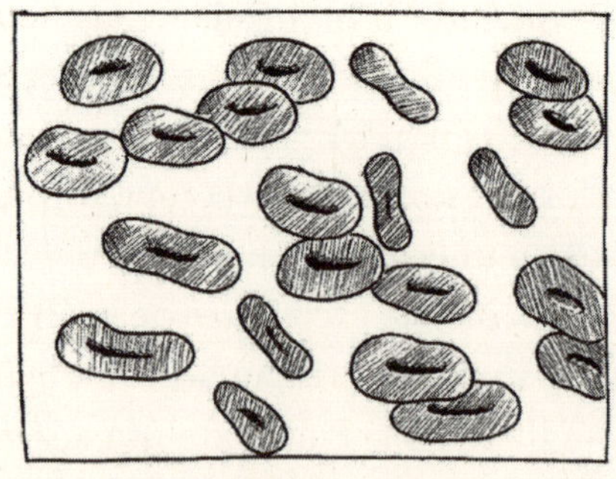

Figura 3.10. Sangre

El **tejido linfático,** o reticular, es tejido conectivo especializado, presente en el sistema linfático, en los nódulos y vasos linfáticos. En los nódulos linfáticos forma una red que se llena con los glóbulos blancos del sistema linfático. Desde aquí se atrapan y filtran los desechos del líquido linfático.

Un comentario sobre las membranas

Una membrana es una cobertura especial que incluye tejidos conectivo y epitelial. Nuestros cuerpos tienen cuatro tipos principales de membrana: cutánea, mucosa, serosa y sinovial. Los tres primeros son láminas continuas de material de recubrimiento compuesto por una capa epitelial unida estrechamente a un lecho subyacente de tejido conectivo, y el sinovial se forma a partir del tejido conectivo.

Con «**membrana cutánea**» nos referimos simplemente a la piel: una gruesa capa de epitelio compuesto, sobre una capa más gruesa de tejido conectivo laxo que contiene estructuras interesantes como las glándulas sudoríparas, los folículos pilosos, etcétera. El capítulo siguiente está dedicados a la piel.

Las **membranas mucosas** son membranas húmedas y resbaladizas, hechas de células epiteliales compuestas o simples, entrelazadas con células caliciformes, sobre una capa de tejido conectivo laxo. Las membranas mucosas se adaptan para absorber y segregar. Algunas segregan mucho moco (el pulmón y el intestino); otras no (el tracto urinario).

Las **membranas serosas** contienen una capa de células epiteliales que descansan sobre una base laxa de tejido conectivo. Las células epiteliales segregan un fluido acuoso. Se encuentran en el corazón (el pericardio), los pulmones (la pleura) y el intestino (el peritoneo).

Las **membranas sinoviales** se encuentran en las articulaciones sinoviales. (En Estados Unidos se las conoce como articulaciones diartroidales o móviles). Están formadas de tejido conectivo laxo, y segregan un líquido lubricante especial dentro de la cápsula de la articulación.

Tejido muscular

El tejido muscular tiene la propiedad especial de la contractibilidad, y por ello es responsable de la mayoría de los movimientos del cuerpo. Hay tres tipos: esquelético, liso y cardíaco.

El **músculo esquelético** es lo que estás acostumbrado a pensar que es el músculo: bíceps, dorsales, abdominales y los demás favoritos del gimnasio. Como indica el nombre, este tipo de músculo mueve el esqueleto.

Las células musculares contienen diminutos **microfilamentos** o miofibrillas hechas de proteínas llamadas **actina** y **miosina,** que permanecen juntas de forma que pueden moverse la una sobre la otra mediante un mecanismo de rueda dentada. En el músculo esquelético están dispuestas en filas, que hacen que el músculo parezca tener tiras cuando se observa al microscopio; de ahí su otro nombre, músculo **estriado.** Cada movimiento de las fibras utiliza energía en forma de ATP, y gran parte del calor que generamos procede de la contracción muscular. También se llama músculo **voluntario** porque lo controlamos consciente y voluntariamente, a diferencia de los otros dos tipos.

El **músculo liso** se halla bajo control **involuntario.** Sus células están dispuestas en forma de láminas, que se enrollan alrededor de conductos y órganos huecos del cuerpo. Transporta el alimento por el intestino, y se encuentra en todos los conductos del cuerpo y todos sus órganos huecos, excepto el corazón.

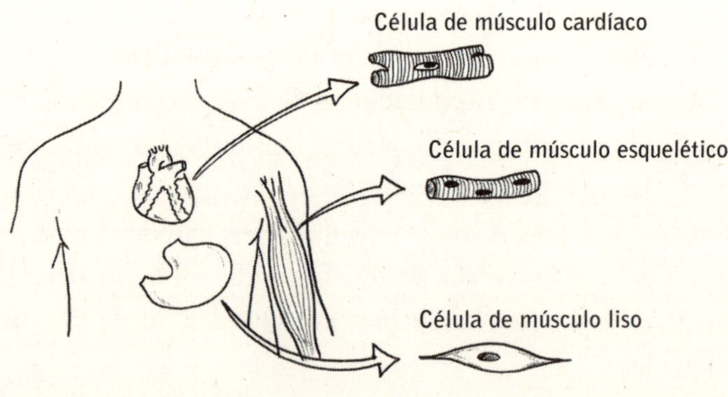

Figura 3.11. Tejido muscular

El **músculo cardíaco** sólo se encuentra en el corazón. Parece que tenga forma de tiras, igual que el músculo esquelético, pero las células son de una forma especial, única. Nunca puede descansar demasiado tiempo: debe seguir latiendo toda nuestra vida. Se encuentra bajo control **involuntario.**

Tejido nervioso

El tejido nervioso está muy especializado. Las células, llamadas **neuronas** o células nerviosas, son excitables y conductoras. Esto permite controlar la transmisión de mensajes por todo el cuerpo. Este tejido también contiene células de apoyo especiales llamadas **células de neuroglia** o **de glía.** Son importantes porque nutren y protegen las neuronas y ayudan a la regeneración. Forman una especie de andamios en torno a las neuronas.

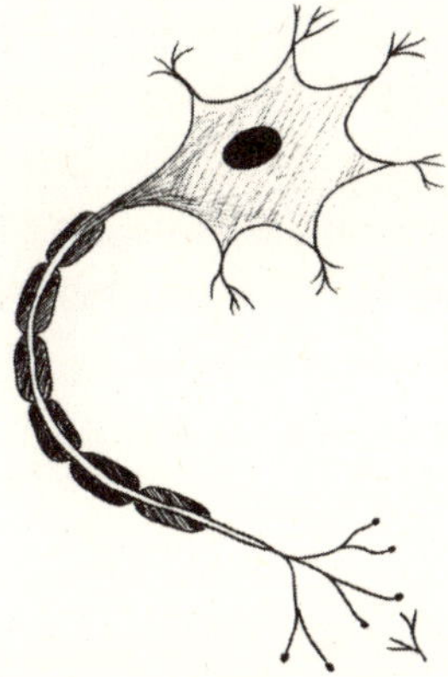

Figura 3.12. Neurona, o célula nerviosa

CAPÍTULO 4

Entre el interior y el exterior.
La piel o sistema tegumentario

El órgano más grande del cuerpo, el **tegumento** o piel, es una capa externa protectora que da forma al cuerpo. Cubre un área de unos 2 metros cuadrados y pesa entre 4,5 y 5,4 kilogramos. Nuestra piel es la parte que relaciona el interior con el exterior. Nos protege del mundo exterior. Pensemos en todas las expresiones verbales relacionadas con la piel: tener la piel gruesa, tener la piel fina, en lo más profundo de la piel, etcétera. ¿Cómo te sientes tú en tu propia piel?

Siente la piel expuesta que hay en tu brazo: en primer lugar, toca los finos pelos ligeramente, después golpéala suavemente y después aumenta la presión. Ahora detente y presiona con fuerza sobre un lugar. Pellízcala un poco; ¡ay! Haz vibrar los dedos sobre un punto. Toca algo caliente, como por ejemplo tu gato o tu perro, tu estómago o la salida de aire caliente. Ahora algo frío, como por ejemplo la pared. Observa las sensaciones que sientes en la piel.

Pellizca suavemente un pliegue de la piel. ¿Cómo está unida a los tejidos que hay debajo? ¿Se eleva con facilidad con los dedos? Examina distintos lugares de tu cuerpo. ¿Es igual en todas partes, o varía?

Observa el grosor de la piel; encuentra un lugar donde sea fina, después un lugar donde sea gruesa. Agárrala e intenta tener una sensación de su grosor. Mírala atentamente. ¿Qué puedes ver? ¿Pelos? ¿Agujeros pequeños (poros)? ¿Arrugas? ¿Cicatrices?

Las importantes funciones de la piel

En primer lugar, constituye una evidente barrera y límite para nuestros cuerpos y nos protege de los peligros del mundo externo. Esta función protectora incluye una clara protección mecánica de las lesiones gracias a la capa externa y muerta de piel dura y rugosa, y a la agradable protección de grasa subcutánea profunda, y también nos protege de la dañina luz ultravioleta del sol. Esta protección la posibilita el pigmento de melanina de la piel, que aumenta con la exposición al sol.

También estamos protegidos de los microorganismos externos mediante sofisticadas respuestas inmunitarias de la piel. Los queratinocitos sintetizan interferón, un tipo de protección que bloquea las infecciones víricas. Otras células de la piel, llamadas células de Langerhans, interactúan con los gérmenes que han logrado atravesar la capa más externa de la epidermis. Las células de Langerhans desplazan esos antígenos a los órganos linfáticos más cercanos y contribuyen a iniciar una respuesta inmunitaria; de este modo, las células de Langerhans tienen una función que se llama **«mensajera»**. A esta respuesta la altera incluso la más ligera quemadura solar: la radiación UV deshabilita las células conductoras. Probablemente por eso la exposición al sol desencadena una erupción de herpes labial en personas infectadas.

La piel constituye una fuerte barrera de protección contra el agua, que ahuyenta a los visitantes no deseados y mantiene dentro el agua y los nutrientes. Es el sebo aceitoso lo que aporta esa cobertura protectora, a prueba de agua, a la piel. El sebo lo segregan las glándulas sebáceas en los folículos pilosos, y se extiende por la superficie de la piel. Sin él, nuestra piel no estaría flexible, sino que se volvería seca y con heridas. Las sustancias detergentes fuertes de los jabones y los champús eliminan el sebo de la piel. Esto puede irritar, y tiene el efecto de que la piel produzca más sebo para compensar el que ha perdido.

Productos «para el cuidado de la piel» que son tóxicos

Tal vez te sorprenda saber que las perfumerías y tiendas de estética están repletas de productos que se suponen que te permiten conservar la belleza y la juventud, pero que en realidad dañan tu piel y tu entorno. Algunos de ellos se consideran aún más tóxicos que algunos pesticidas. Hay libros completos y muchos estudios sobre ese tipo de productos nocivos; puedes realizar una búsqueda en Internet para más información sobre productos y tipos específicos. A continuación doy algunas pautas generales.

El **lauril sulfato de sodio** está en prácticamente todas las cosas, incluidos los artículos para bebés. Es un potente detergente que puede causar irritación ocular, daño permanente en los ojos, rash cutáneo, caída del cabello, piel escamosa y aftas en la boca. Combinado con otros ingredientes puede formar nitrosaminas, que son carcinógenas. El lauril sulfato de sodio penetra fácilmente en la piel y puede acumularse en el corazón, los pulmones, el hígado y el cerebro.

El **flúor** y el **talco** son carcinógenos. Otras cosas desagradables son el **propilenglicol,** el **alcohol etílico** y el **isopropilo.**

El **aceite mineral** (los aceites para bebés suelen estar elaborados con él) eliminan el aceite natural de la piel y forma una película aceitosa que impide la liberación de toxinas. También puede causar sensibilidad a la luz, grietas, sequedad y envejecimiento prematuro. ¿Aún sigues queriéndoselo poner a tu bebé?

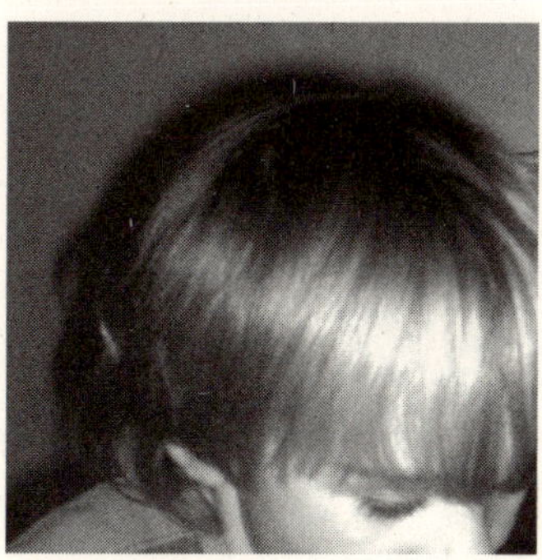

Figura 4.1. Cabello lavado sin champú

Yo nunca he utilizado ningún jabón o champú para mi hijo, con cuatro años de edad en la fotografía, tomada en 2008. Se lava en el baño sólo con agua. Su piel está perfecta y su cabello tiene un aspecto excelente, sin champú que elimine los aceites del cabello, que se limpia a sí mismo.

Sin embargo, la piel no lo mantiene todo alejado: algunas moléculas pequeñas penetran en el cuerpo a través de la piel, y esta absorción conlleva que algunos fármacos puedan administrarse por la piel, y que los aceites esenciales aplicados en la piel entren en el torrente sanguíneo. (Si no lo crees, prueba el siguiente experimento: aplica un poco de aceite de ajo a las plantas de tus pies. En poco tiempo, el ajo se podrá oler en el aliento. Se ha absorbido en la sangre y después excretado por los pulmones).

La piel respira; el oxígeno y el dióxido de carbono pueden entrar y salir, pero sólo en muy pequeña cantidad. En la medicina china, a la piel se la conoce como el tercer pulmón.

Como sabrás si alguna vez has comido un curry fuerte, la piel también tiene poder excretor; es uno de nuestros principales **órganos de eliminación.** El sudor puede estar lleno de toda clase de cosas que el cuerpo quiere excretar. Los herboristas utilizan este mecanismo en los protocolos de tratamiento. Por ejemplo, es bien sabido que el ajo nos protege de las infecciones. Cuando comemos ajo, el aceite que hay en él, que es el que huele, se excreta a través de los pulmones, la piel y los riñones. Este aceite que huele es un potente antimicrobiano. Consumir grandes cantidades de ajo nos asegura un buen nivel de aceite protector por toda nuestra piel y en nuestros pulmones. Muchas otras plantas que contienen aceites esenciales funcionan de forma parecida: la mayoría de los aceites esenciales son potentes antimicrobianos.

Un equipo de la Universidad de Manchester llevó a cabo un estudio sobre los aceites esenciales como posibles agentes anti MRSA, y probó cuarenta aceites esenciales. («MRSA» es el acrónimo de «estafilococo áureo resistente a la meticilina» [«methicillin-resistant staphylococcus aureus»]; es la superbacteria que se ha vuelto resistente a los antibióticos debido al uso excesivo de éstos, especialmente en los hospitales. El MRSA infecta y mata con una frecuencia alarmante). Dos de los aceites probados mataron al MRSA y a la *E. coli* rápidamente, y uno funcionó durante más tiempo. La universidad no ha revelado los nombres de los aceites, al tener pendiente la financiación para seguir con el proyecto, pero un investigador de la facultad de medicina de la universidad, Peter Warn, dijo:

> Creemos que nuestro descubrimiento podría suponer una revolución en la lucha para combatir el MRSA y otras «superbacterias», pero necesitamos llevar a cabo un ensayo para el que necesitamos una pequeña financiación, unas 30.000 libras [unos 35.000 euros]. Estamos teniendo problemas para encontrar esta financiación porque los aceites esenciales no pueden patentarse tal como se encuentran en la naturaleza, por lo que pocas farmacéuticas se interesan por nuestro trabajo, ya que no lo consideran comercialmente viable. Es evidente que esto es para nosotros muy frustrante, porque creemos que nuestros hallazgos podrían contribuir a acabar con el MRSA y salvar vidas.[1]

Regulamos nuestra temperatura en gran medida a través de la piel. Cuando tenemos calor, nos ponemos rojos; los vasos sanguíneos de la piel se dilatan, lo cual permite al calor abandonar la superficie del cuerpo. Sucede lo contrario cuando tenemos frío. Piensa que todos tenemos un aspecto mucho más pálido en invierno. Esto no se debe sólo a que no estemos bronceados, sino también a que los vasos sanguíneos de la piel se contraen, lo cual mantiene el calor en el centro del cuerpo. El sudor también interviene en la regulación del calor: eliminar líquido por la superficie de la piel nos enfría. Sabes bien lo que se siente en invierno cuando vas de compras: tienes que ir bien abrigado porque hace frío fuera, pero entras en un sitio cálido y empiezas a sudar. Después vuelves a salir y sientes más frío que antes porque el aire frío entra en contacto con tu sudor.

A veces se dice que la piel es un enorme órgano de los sentidos. Tenemos muchos receptores sensoriales en nuestra piel, lo cual nos permite notar un ligero roce, presión, temperatura, vibraciones y dolor. El tacto es esencial para nuestro desarrollo adecuado cuando somos bebés y niños. Sin ningún contacto, los bebés se vuelven retraídos, no se desarrollan correctamente e incluso mueren. Por tanto, es más que razonable suponer que un contacto de calidad, durante toda la vida, sigue siendo necesario para que una persona tenga buena salud. Por desgracia, muchas culturas –incluida la occidental, la dominante– se han desarrollado de forma que la mayoría de la gente tiene poco contacto durante su vida, y a menudo el poco que *está* disponible se recibe a través del sexo. Esto nos hace vulnerables a la explotación de nuestras necesidades más profundas; dependemos más del sexo para tener contacto, y después esta necesidad de sexo y amor se utiliza en la publicidad para manipularnos y que compremos más cosas.

Muchas terapias holísticas incluyen el tacto. No hay duda de que un contacto inteligente y amable tiene un inmenso poder para devolver y mantener la salud. Debemos hacer todo lo que podamos para reclamarlo para nosotros mismos y todos los demás; no sólo como algo que podamos obtener si pagamos por ello, o mediante nuestras relaciones sexuales. Aunque normalmente no des abrazos, prueba y observa. Presta atención e identifica a alguien que sabes que es bueno dando abrazos, y después practica con esa persona. Pronto le cogerás el truco si perseveras. ¡Un abrazo diario nos permite no tener que visitar al médico!

Las células cutáneas sintetizan vitamina D utilizando el poder del sol. La vitamina D es necesaria para la correcta formación de los huesos. Por último, la piel es un lugar de almacenamiento; la capa de grasa subcutánea ayuda a almacenar nutrientes, y el tejido vascular de la piel actúa como reserva sanguínea, ya que acumula en torno al 5 % de la sangre del cuerpo.

Las estructuras de la piel

La **epidermis** externa consta de epitelio escamoso estratificado. Igual que todo el tejido epitelial, esta capa externa se está regenerando constantemente. La capa más externa de células **queratinizadas** está muerta, y se cae a un ritmo de unas 40-60 millones de células diarias.

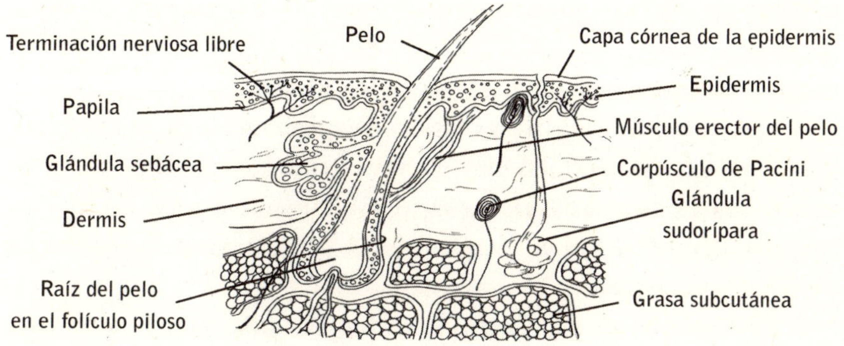

Figura 4.2. Piel

La epidermis debe mantener un buen aporte de sangre para permitir que tenga lugar todo ese crecimiento. La sangre llega a través de la dermis que hay debajo. La parte inferior de la epidermis forma picos y depresiones llamados **papilas.** Esto significa que la primera capa de papilas de la epidermis tiene una superficie mayor, lo cual facilita el suministro de sangre y deja sitio para una gran cantidad de terminaciones nerviosas. Estas papilas dan a la piel su característico aspecto de remolino y forman nuestras huellas digitales únicas.

La epidermis consta de diversas capas, visibles bajo el microscopio. Empezando por el exterior y desplazándonos hacia dentro son como describimos a continuación.

Capa córnea (stratum corneum). Es una dura capa externa de células muertas, llenas de queratina. La queratina es el mismo material del que están hechos nuestras uñas y nuestro pelo. Esta capa se va acumulando y se vuelve más gruesa cuando se utiliza, tal como sucede en las plantas de los pies y las palmas de las manos. También se vuelve más gruesa en respuesta a la presión, por lo que se forma callo en una zona de nuestra piel que se utiliza mucho. Cuando la gente camina descalza, las plantas de los pies se vuelven increíblemente duras y ásperas, y se puede caminar sobre todo tipo de suelo duro.

Capa transparente (stratum lucidum). Justo debajo de la capa córnea hay un estrato en el que las células se han descompuesto casi por completo. Tiene un aspecto transparente visto al microscopio.

Capa granulosa (stratum granulosum). Esta capa tiene un aspecto granuloso o con puntos. Las células han empezado a descomponerse, pero aún quedan algunas partes de los núcleos.

Capa de células espinosas (stratum spinosum/malpighianum). Esta capa consta de células vivas con membranas intactas que contienen fibrillas que se entrelazan. Bajo presión son capaces de realizar la mitosis; así es como se forma callo en las plantas de los pies y las palmas de las manos.

Capa germinativa (stratum germinativum/basal). En esta capa más profunda es donde tiene lugar la germinación, donde las células epiteliales se dividen y se regeneran. Contiene **melanocitos** y **queratinocitos.** Estos melanocitos se extienden por la capa siguiente y la llenan del pigmento cutáneo melanina. Ésta nos protege del daño producido por la luz UV y da a la piel su color.

Debajo de la epidermis se encuentra la **dermis,** que es básicamente tejido conectivo que contiene diversas estructuras. El aporte de sangre y linfa a la piel está presente en nudos capilares que proceden de las arteriolas más profundas que hay en la grasa subcutánea. Hay folículos pilosos con pelos que incluyen músculos erectores que pueden ponerlos de punta (como cuando tenemos frío o estamos asustados o excitados). Resulta interesante que mujeres y hombres tengan el mismo número de pelos en sus cuerpos, y que los seres humanos tengan igual que los chimpancés, aunque los nuestros son evidentemente mucho más finos.

Unidas a los folículos pilosos hay glándulas sebáceas que segregan sebo en los folículos, con lo que protegen a la piel del agua. Sin sebo, la piel se vuelve seca y agrietada, y deja de ser una eficaz barrera contra el agua. El sebo es para los seres humanos lo que la lanolina para las ovejas. El champú elimina el sebo del pelo, con lo que lo seca (y se requiere el uso de acondicionadores). Podemos dejar de utilizar champú y mantener el cabello limpio lavándolo sólo con agua y cepillándolo mucho. Cepillarlo hace que los aceites se desplacen por todo el pelo. Cuando lo hagas por primera vez, el pelo estará muy graso, porque el anterior uso de champú obligará al cuerpo a compensar la extremada falta de aceite en tu pelo. Después de varios meses, esto se soluciona. De hecho, si tienes el pelo graso, puedes mejorarlo lavándolo con menos frecuencia; un lavado constante estimulará continuamente las glándulas sebáceas para que produzcan un exceso de grasa.

Parientes de las glándulas sebáceas, las glándulas ceruminosas se encuentran en el canal auditivo y producen cera para proteger el oído. La cera del oído contiene sustancias antibacterianas que ayudan a protegerlo de las infecciones.

Dos hechos poco conocidos sobre la cera del oído:

› Puedes aplicarla a las espinillas que a veces salen en la cara, para librarte de ellas.
› A los gatos les encanta comérsela.

También en la dermis hay conductos espirales que llegan a la superficie de la piel, las glándulas sudoríparas. Hay dos tipos. Las glándulas ecrinas producen sudor acuoso, y las glándulas epocrinas un sudor más espeso y cáustico. El sudor contiene las sorprendentes sustancias llamadas **feromonas,** que tienen mucho que ver con quién consideramos atractivo y quién nos repugna, además de influir poderosamente en el sistema endocrino. Se han hecho interesantes experimentos pegando un trozo de algodón elástico, que se había empapado en el sudor de otras personas, en el labio superior de un grupo de mujeres, durante varias horas diarias, y anotando los efectos de esto sobre su ciclo menstrual. Parece ser que mediante las feromonas de nuestro sudor los ciclos menstruales de las mujeres se ajustan con los de otras mujeres. Es interesante que las feromonas de los varones también afecten al ciclo menstrual. Los ciclos menstruales de las mujeres cambian de acuerdo con los mensajeros químicos que detectan en su entorno.*

Los millones de terminaciones nerviosas sensoriales de la piel se encuentran en la dermis, incluidas las **células de Merkel** y los **cor-**

---

* Martha McClintock, profesora de psicología, aportó la primera prueba científica concluyente sobre las feromonas humanas. Sus hallazgos, en coautoría con Kathleen Stern, se publicaron en el número del 12 de marzo de 1998 de la revista *Nature*.

púsculos de Meissner** para el tacto, y los **corpúsculos de Pacini** para
la presión. Algunas zonas de la piel son mucho más ricas en terminaciones nerviosas que otras: compara tú mismo cómo te sientes al
golpear una zona de 5 centímetros cuadrados de tu pierna, en relación
con la misma superficie de la cara, especialmente de la piel que rodea
tu boca. La cara, especialmente la zona de la boca, tiene un número
especialmente elevado de receptores sensoriales.

Las fibras elásticas aportan a la piel su elasticidad. Ésta se desgasta
con el paso del tiempo, igual que sucede con las prendas de ropa elásticas. Por eso la piel de una persona joven vuelve a su sitio cuando se tira
de ella, y en cambio la de una persona anciana no lo hace.

El pelo y las **uñas** están hechos de células queratinizadas muy comprimidas, el mismo material que las capas superiores de tu piel. Los dos
están vivos en su raíz, que es desde donde crecen. Es increíble imaginar
que la queratina pueda depositarse de distintos modos para formar
uñas, pelo y piel dura.

Como primera línea de defensa, la piel debe poder repararse a sí
misma rápidamente si queda dañada. Consigue esto en gran medida
gracias a su rico suministro de sangre. Recuerda que se necesita un
buen aporte de sangre para curar cualquier cosa del cuerpo; sin un
sistema de transporte eficiente, no podremos colocar el material constructor en su sitio ni eliminar los desechos.

Las células de la epidermis, que se dividen con rapidez, se reproducen hasta entrar en contacto unas con otras; por eso, un corte muy
superficial se cura en pocos días sin dejar cicatriz. Un corte más profundo necesita más tiempo para sanar. La primera fase de la reparación
es la etapa inflamatoria, en la que la pérdida de sangre causa coágulos
en la superficie de la piel. El coágulo contribuye a mantener juntos los
extremos del corte. El proceso inflamatorio conlleva que se atraigan
muchas células sanguíneas a esa zona. Se forman nuevos capilares en la
dermis, y las células epiteliales migran hasta justo debajo del coágulo.
Los fibroblastos forman tejido cicatrizal, y después se forman nuevas
células epiteliales, que se depositan con fibras de colágeno adicionales.
A menudo queda una cicatriz.

Qué puede funcionar mal en la piel

Hay más de mil problemas de la piel, de los cuales los más comunes son las infecciones bacterianas, por levaduras u hongos. También hay inflamaciones no infecciosas, como el eczema y la psoriasis. Enfermedades más graves son el cáncer y las quemaduras.

Entre los problemas de las profundidades de la piel, el **eczema** es una inflamación muy común, considerada un problema atópico o alérgico. En su versión holística, se trata de una petición de ayuda por parte del organismo, un indicio de desequilibrio, o de algo que no va bien en su interior. Puede estar relacionado con toxicidad en el cuerpo, por ejemplo debida a intolerancias alimentarias. El tratamiento médico ortodoxo para el eczema consiste en la aplicación de cremas esteroideas que suprimen la inflamación. El enfoque holístico considera que lo que hace es llevar el problema más adentro. Es habitual que alguien que tiene eczema de niño sufra después asma después del uso de cremas esteroideas, porque la enfermedad ha llegado a un nivel más profundo del organismo. Cuando una persona emprende más adelante un proceso curativo, normalmente el eczema regresa cuando la enfermedad está saliendo del sistema. Esto se conoce como la «ley de la curación». Trataremos sobre el tema cuando examinemos la medicina de los cinco elementos, en el apéndice A.

Las **quemaduras** pueden matarnos, sobre todo por su efecto en la piel, que se debe en gran parte a una pérdida de líquidos que contienen electrolitos y proteína, lo cual produce deshidratación. Literalmente, el líquido sale fuera de nosotros. Las personas que han sufrido quemaduras necesitan una cantidad enorme de calorías extra cada día para reponer las perdidas por la piel dañada. No es posible comer lo suficiente si el daño es grave, por lo que se les pone tubos gástricos e intravenosos. En las personas quemadas las infecciones son también un problema muy importante.

En Suiza hay personas conocidas como *cortafuegos*. Tienen un don especial para detener las quemaduras y curarlas casi inmediatamente. Ese don por lo general, aunque no siempre, se transmite en la familia, y en ella sólo una persona lo posee. Nunca cobran por sus servicios.

La mayoría de los departamentos de quemados de los hospitales suizos tiene una lista de personas cortafuegos, de modo que, si alguien ingresa en el hospital con quemaduras de segundo o tercer grado, le preguntan si quiere hablar por teléfono con una de esas personas. Hablan con ella por teléfono, le dan tu nombre, le dicen dónde se encuentra y dónde se ha quemado, y el dolor desaparece casi inmediatamente, y queda muy poco, o nada, de cicatriz. Esta tradición se ha transmitido durante generaciones en Suiza y algunas zonas de Francia. También funciona para las quemaduras solares. En la misma tradición están los *cortasangres*, que detienen las hemorragias y sangrados graves.

Cáncer de piel

Muchos **tumores** benignos surgen en la piel. Por ejemplo, las verrugas son tumores benignos (leves, no amenazadores) causados por un virus. Sin embargo, algunos tumores cutáneos son **malignos,** lo que significa que se extenderán e invadirán otras partes del organismo. Entre los factores de riesgo están la frecuente irritación de la piel (mediante sustancias químicas, infecciones o traumas físicos como las quemaduras solares).

Actualmente se sabe que la exposición habitual al sol no es el peligro que antes se creía; podría ser peor tener sólo una exposición intermitente. El uso de cremas y bloqueadores solares ha aumentado muchísimo, pero también la incidencia del cáncer de piel. De hecho, la tasa de cáncer de piel se ha incrementado sobre todo en los lugares en que más personas utilizan cremas solares, lo cual ha llevado a especular que en las mismas cremas hay algo carcinógeno. Los tres cánceres de piel más comunes son el melanoma, el carcinoma de célula escamosa y el carcinoma de célula basal.

Interrelaciones

La piel interactúa especialmente con los sistemas nervioso, circulatorio, linfático e inmune, a fin de mantener la homeostasis.

Hay una íntima relación con el **sistema nervioso.** Aunque en realidad es mediante los nervios sensoriales por lo que sentimos cosas, toda esta experiencia del mundo externo está mediada por la piel. Como hemos dicho, la piel es un órgano de los sentidos de gran tamaño, y proporciona al cerebro información vital sobre el mundo en que vivimos y nos movemos.

En relación con el **sistema circulatorio,** es la piel la que media los cambios de temperatura del cuerpo con la sudoración y la constricción o dilatación de los vasos sanguíneos. El sistema linfático tiene una rica red superficial de vasos que drenan la piel. El cepillado de la piel, así como el MLD –«drenaje linfático manual» [«manual limphatic drainage»]–, estimulan en gran medida y contribuyen al drenaje linfático. La termorregulación es esencial para la homeostasis; el calor acelera las reacciones químicas, mientras que el frío las ralentiza, con lo que afecta a **todas las células y tejidos** del organismo.

La piel es una barrera esencial en la línea del frente contra la infección, por lo que es importante para el **sistema inmunitario.**

CAPÍTULO 5

Los huesos, los huesos… Los huesitos. El sistema esquelético

En realidad, los huesos vivos no pueden ser más distintos de los secos y viejos huesos muertos de la canción. En el cuerpo, los huesos son dinámicos y vivos, y en continuo cambio. Disponen de un rico aporte sanguíneo y nervioso. Las células óseas se configuran, se reabsorben y después vuelven a configurar un bello patrón de sales de fosfato cálcico y carbonato cálcico, en una red de fibras. Cuanto más ejercicio contra resistencias se exige a un hueso, más fuerte se volverá, ya que acumulará más calcio. El proceso es tan dinámico, que, cuando nos despertamos por la mañana, después de haber estado en la cama toda la noche, nuestros huesos en realidad son menos densos que cuando nos fuimos a la cama, la noche anterior.

Una capa de denso tejido conectivo fibroso llamado **periostio** recubre los huesos. En este periostio se unen los tendones de los músculos y los ligamentos que dan soporte a las articulaciones. El periostio y los tendones de soporte son prácticamente iguales en cuanto a composición: llenos de fibras de colágeno.

Por debajo del periostio hay una capa de denso **hueso compacto,** que da a los huesos la apariencia de ser sólidos. En realidad no lo son. Bajo la fina capa de hueso compacto hay **hueso esponjoso** o **trabeculado,** que tiene el aspecto del interior de una esponja. Los agujeros que hay en su interior están llenos de **médula ósea roja,** donde se sintetizan células sanguíneas. En los agujeros de los **huesos largos** huecos se encuentra la **médula amarilla,** que está compuesta básicamente de grasa. Se considera un lugar de almacenamiento del cuerpo.

Las funciones del esqueleto son: soporte, movimiento (realizado mediante la formación de articulaciones y con la ayuda de los músculos), protección, síntesis de células sanguíneas y almacenamiento de calcio, fosfatos y grasas.

Tipos de hueso

Si observamos un esqueleto, nos daremos cuenta de que hay distintos huesos según su forma, que se clasifican en **tipos.**

Algunos huesos, como por ejemplo las costillas, el esternón y la bóveda del cráneo, son planos. Bajo estos hay órganos importantes y vulnerables, y por eso los **huesos planos** se consideran protectores.

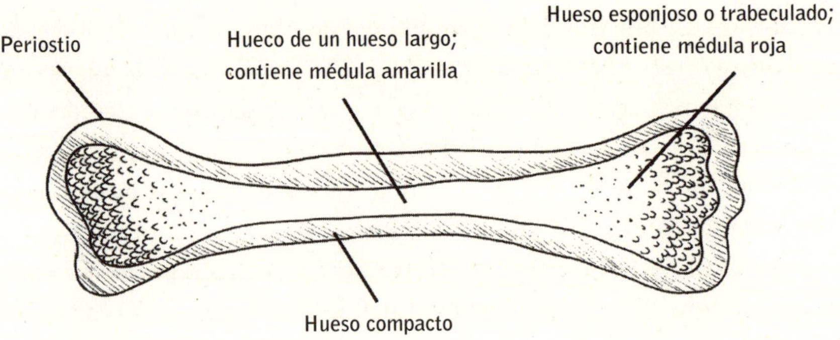

Figura 5.1. Estructura de un hueso largo

Algunos huesos se parecen a los típicos huesos de los dibujos animados: dos cabezas protuberantes y un hueco más largo entre ellas. Se llaman **huesos largos,** y nos sirven de palanca, permiten una gran cantidad de clases de movimiento y fuerza física. Todos los huesos de las extremidades, excepto los huesos cortos del tobillo y la muñeca, son huesos largos; ¡incluidas las tres diminutas falanges del dedo meñique de tu pie! Los **huesos cortos** de tu muñeca y tu tobillo, llamados carpos y tarsos, aportan flexibilidad y fuerza.

Las vértebras no encajan fácilmente en ninguna otra categoría, y por eso se las llama **huesos irregulares.** Por último, hay un tipo de huesos llamados **sesamoides.** Son normalmente pequeños, con la forma y el tamaño de semillas de sésamo, y se forman en el interior de los tendones cuando se cruzan con articulaciones y necesitan fuerza y soporte extra: por ejemplo, en el tobillo. Si te sientas con las piernas por delante del cuerpo y relajas tus muslos, podrás balancear tu rótula o rodilla. A continuación, tensa los músculos de tu muslo; observa cómo la rótula ya no se mueve. Se encuentra totalmente dentro del tendón de tu músculo cuádriceps, en la parte anterior del muslo; sí, lo has adivinado, la rótula es en realidad como una semilla de sésamo gigante.

Formación de los huesos. Osificación

Los huesos se forman en el útero a partir de un modelo cartilaginoso, y después siguen creciendo mediante un proceso llamado **osificación.** Esto significa que al principio nos construimos un esqueleto a partir de cartílago. Siente la oreja o el extremo de tu nariz. Están hechos de cartílago, un material sorprendentemente duro y flexible. La oreja y el cartílago de la nariz tienen tejido elástico extra, pero por lo demás son similares a los patrones de los huesos.

Poco a poco, durante el proceso de osificación, las células óseas toman calcio de la sangre (que suministra la sangre de tu madre a través de la placenta y el cordón umbilical) y se deposita formando un patrón hermoso, complejo y circular, a fin de que los huesos sean rígidos. De este modo, dentro de los huesos hay largos conductos de sales de calcio depositadas en forma de círculos concéntricos alrededor de un **canal central harvesiano.** Estos conductos de material rígido permiten que el hueso sea mucho más fuerte que lo que sería si fuera solamente calcio sólido. Las células óseas maduras, llamadas **osteocitos,** viven en espacios, o **lagunas,** dentro de la matriz de hueso que han formado.

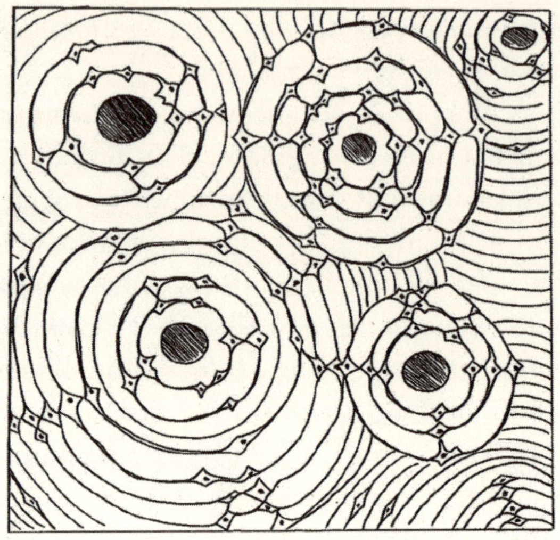

Figura 5.2. Huesos vertebrales, vista lateral

Si tomas el hueso de un animal muerto hace mucho tiempo, lo que tienes son las sales de calcio separadas, después de que el material cartilaginoso orgánico se haya descompuesto. Estos «huesos secos» son rígidos y nada flexibles; por tanto, es muy fácil romperlos. Por otro lado, si tomas el hueso de un animal muerto hace poco, y lo metes en ácido para disolver las sales de calcio, obtendrás un hueso que es completamente flexible y nada rígido: se puede atar en forma de nudo. Está hecho de material cartilaginoso increíblemente duro; tendrás que apretar muy fuerte para romperlo o hacerlo pedazos.

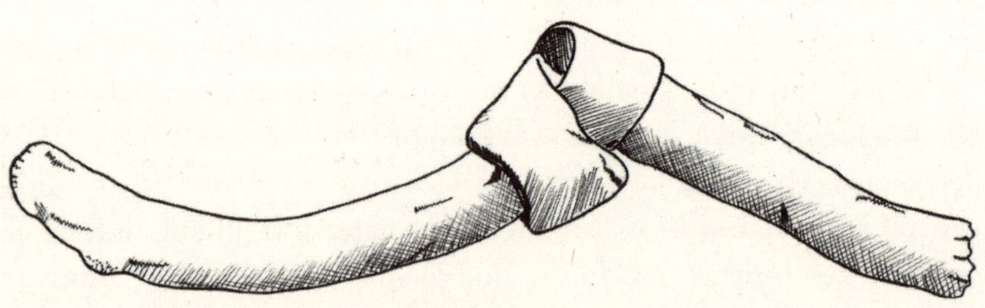

Figura 5.3. Hueso con las sales de calcio eliminadas

Los huesos vivos de nuestros cuerpos contienen la dura flexibilidad del patrón cartilaginoso y la rígida fuerza del enrejado de calcio. Es una combinación que ofrece un éxito sorprendente. Cuando somos jóvenes conservamos una elasticidad increíble. Nuestros huesos son flexibles y no se rompen con facilidad; una persona joven es más probable que tenga una fractura «en tallo verde» en la lesión sufrida por un hueso. Para ver cómo es esto, toma literalmente una rama verde, una pequeña rama viva de un árbol, e intenta romperla. Más adelante nuestro cuerpo se empieza a secar, y este proceso continúa durante toda la vida.

Curación de los huesos. Calcificación

Después de una fractura, los huesos se reparan a sí mismos mediante la **calcificación,** depositando grandes cantidades de calcio. Un hueso curado de este modo es más fuerte en el lugar donde se rompió que en cualquier otro sitio, ya que se ha añadido una gran cantidad de calcio.

A veces los huesos tardan mucho en curar; en otras ocasiones pueden hacerlo con una rapidez increíble. Se puede acelerar la curación de los huesos utilizando la hierba consuelda (*Symphytum oficinalis,* o «hueso soldado»). Más eficaz por vía oral, pero también aplicable tópicamente, la consuelda contiene una sustancia llamada alantoína que tu organismo puede sintetizar y utilizar para la reparación.*

---

* La medicina chamánica o terrenal también trata los problemas del cuerpo energético; curar el trauma o fractura a este nivel acelerará en gran medida la curación física del hueso. Hay una excelente historia sobre esto en *Las voces del desierto*, de Marlo Morgan.

Puede haber grandes cantidades de palabras nuevas para que estudies la anatomía, y muchas de ellas hacen referencia a dónde están las cosas en el cuerpo, y a cómo éste puede moverse. Si alguna vez has hecho yoga, sabrás que hay una posición llamada *shavasana*; literalmente, «la posición del cadáver». Implica tumbarse boca arriba, con las piernas ligeramente separadas y los brazos pegados a los costados, con las palmas mirando hacia arriba. Pasa desde esta posición a otra en la que te encuentres de pie y tendrás lo que se conoce como «posición anatómica». En anatomía es habitual describir las cosas como si el cuerpo se encontrara en la posición anatómica.

Imagina una línea trazada por delante del cuerpo, desde la parte media de lo alto de la cabeza hasta la ingle. Es la **línea medial.** Todo lo que se encuentra cerca, o va hacia ella, se llama «medial», y todo lo que se aleja se denomina «lateral». Si se corta un cuerpo siguiendo la línea medial, obtenemos el **plano sagital** o **medial.**

Si se corta un cuerpo desde su parte superior, en un plano que va desde una oreja a la otra, se obtiene el **plano coronal** o **frontal.** La parte frontal del cuerpo se llama **anterior,** y la de detrás **posterior.**

Cortar horizontalmente, a noventa grados, en medio del plano sagital o coronal, nos ofrece el **plano transversal.** Lo que hay por debajo de esta línea se llama «**inferior**»; por encima se llama «**superior**». En relación con los brazos y las piernas, cerca del tronco se llama «**proximal**»; lejos de él (por ejemplo, hacia las manos o los pies) se llama **distal.**

Los movimientos también tienen un lenguaje especial. Imaginemos un cuerpo en el útero, en la posición fetal, con todo flexionado hacia dentro. Se denomina «**flexionada**», y los movimientos hacia esta posición se llaman «**flexión**». Lo contrario se denomina «**extensión**». Si se aparta un brazo o pierna de la línea central del cuerpo, se llama «**abducción**». Devolverlo o cruzar hacia la línea central se conoce como «**adducción**».

La columna vertebral se puede flexionar hacia delante y extender hacia atrás, y también puede doblarse a un lado. La flexión a un lado se llama **flexión lateral.** Cuando la columna gira alrededor (especialmente la cabeza), este movimiento se llama **rotación.** Los hombros y las caderas también pueden hacerlo, como por ejemplo cuando los dedos de los pies giran hacia fuera o hacia dentro; se conoce como **rotación lateral** o **medial,** respectivamente.

Pon las manos por delante del cuerpo. Puedes girarlas de forma que las palmas miren hacia arriba, lo que se llama **«supinación»,** y se colocan en posición **supina** (imagina emplearlas como tazas para sopa). O también pueden **pronarse** para mirar hacia el suelo. Todo el cuerpo puede estar en posición **prona** (tumbado boca abajo) o **supina** (boca arriba, sobre la espalda).

Los pies pueden hacer algunas cosas que se describen con palabras especiales. Apuntar con los dedos hacia abajo, plantarlos contra la tierra, se llama **flexión plantar.** Apuntar con ellos hacia arriba y mantener los talones debajo se llama **flexión dorsal.**

El esqueleto

El esqueleto consta de 204 huesos. Se dividen en los esqueletos **axial** y **apendicular.** El esqueleto axial forma el eje del cuerpo e incluye el cráneo, la columna vertebral, las costillas y el esternón. Unido y «colgando de» se encuentra el esqueleto apendicular: la cintura escapular (clavículas y omóplatos), los brazos y la faja pélvica y las piernas.

El esqueleto axial

Lo que solemos llamar **«calavera»** consta del **cráneo,** formado por una serie de huesos fusionados, que se encuentran en la cara, además de los diferentes huesos parietal, frontal, occipital y temporal, que se unen los unos a los otros mediante articulaciones fibrosas muy próximas, llamadas **«suturas».**

La parte móvil del cráneo es la mandíbula, unida por una articulación sinovial, la **articulación temporo-mandibular.** Para sentir esta articulación, coloca los dedos en la cara, justo delante de la oreja, y a continuación abre y cierra la boca para localizar la articulación. Ahora sigue abriendo y moviendo la mandíbula de un lado a otro. ¿Es la articulación delicada al tacto? No te sorprendas ni te alarmes si lo está. Es muy común. Esta articulación puede estar mal colocada y generar todo tipo de problemas. Los dentistas holísticos tienen mucho que decir sobre tu «mordida», que es la forma en que las mandíbulas superior e inferior se unen. Parece que la lactancia es muy importante para el correcto desarrollo de la boca y las mandíbulas, y por ello del cráneo. Se necesitar tirar mucho más si se bebe del pecho que si se hace de una botella, por lo que los niños alimentados con botellas se pierden este importante ejercicio de desarrollo, además de muchas otras cosas. (Hablaremos sobre los numerosos beneficios de la lactancia materna cuando tratemos sobre el milagro de la reproducción).

Los quiroprácticos, los osteópatas craneales y los terapeutas cráneo-sacrales pueden ayudar a solucionar las malas colocaciones de la articulación temporo-mandibular, los problemas del cráneo y otras malas disposiciones del sistema músculo-esquelético, que pueden causar numerosos problemas en cualquier parte del cuerpo.

El **hueso hioides** debe mencionarse aquí porque es la única parte de la laringe que está formada por hueso (el resto es cartílago). Igual que los huesos sesamoides, no está unido a ningún otro hueso. Puedes localizarlo en tu cuerpo sintiendo que a los dos lados de tu laringe —encuentra la parte superior y oprime suavemente— hay un hueso que puedes mover un poco. Se trata del hueso hioides. Siente cómo sube y baja cuando tragas.

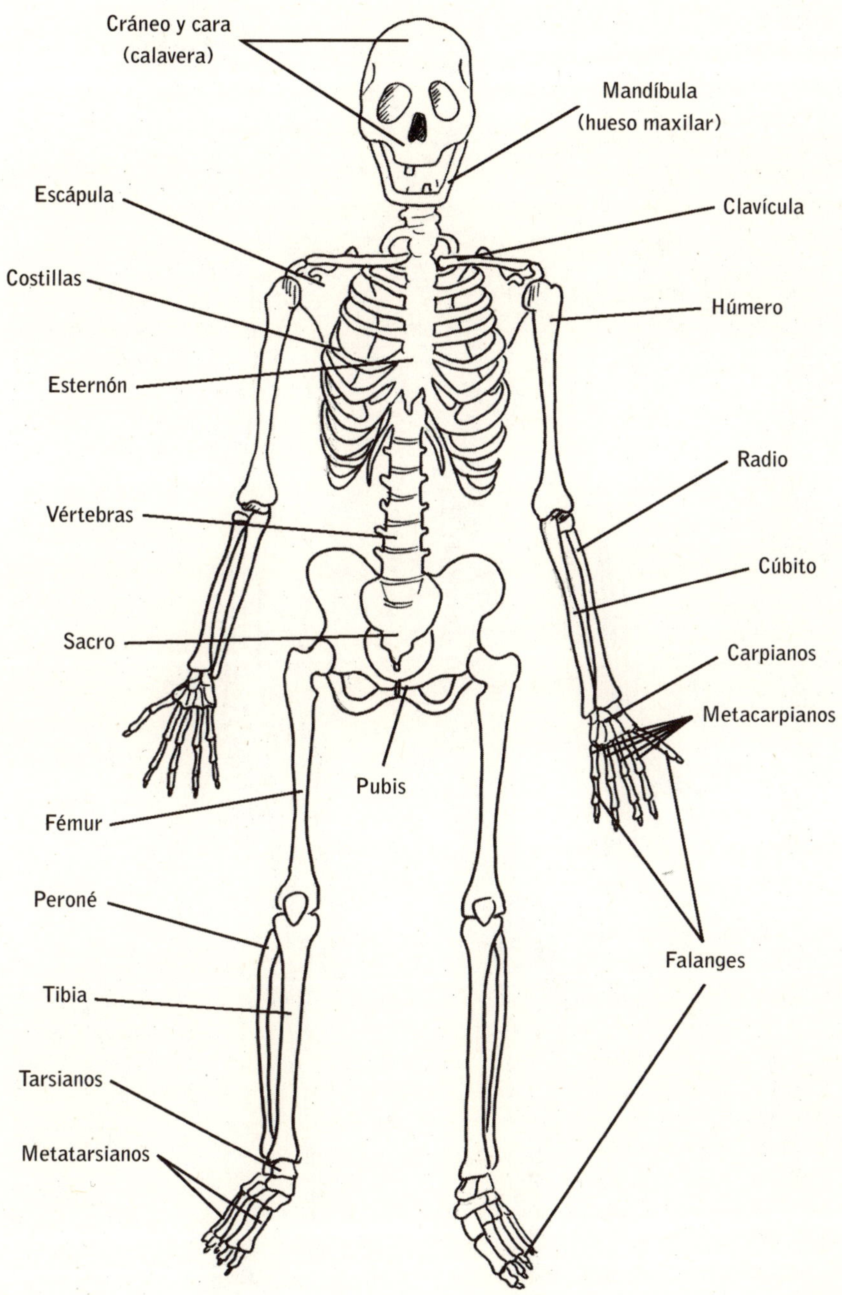

Figura 5.4. Esqueleto, vista delantera

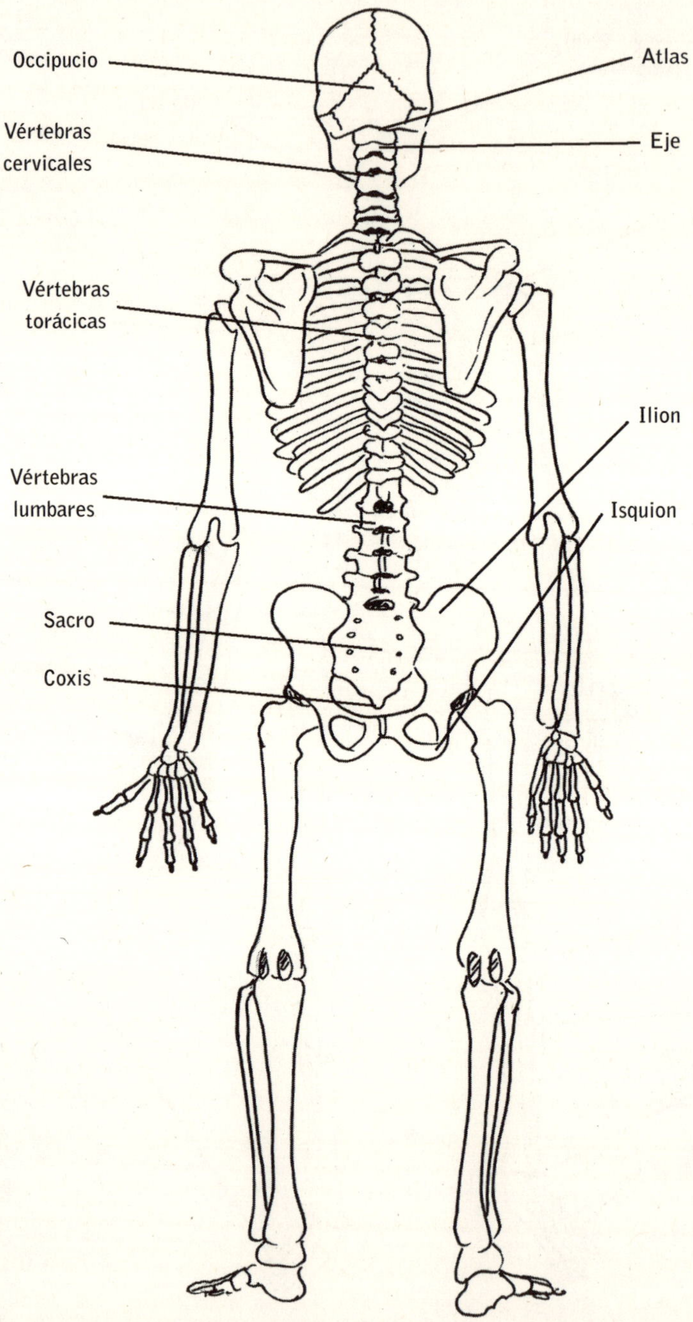

Figura 5.5. Esqueleto, vista posterior

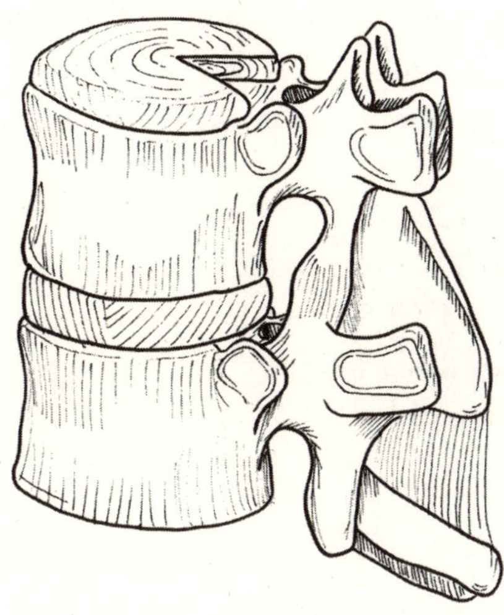

Figura 5.6. Huesos vertebrales, vista lateral

La **columna vertebral** consta de treinta y tres vértebras. Normalmente, todas estas vértebras tienen una gran cuña de hueso, llamada **cuerpo vertebral,** un **proceso espinoso** que se proyecta fuera de la espalda y un **proceso transverso** hacia los lados. Los procesos espinosos son los fragmentos sobresalientes que podemos ver en la espalda de una persona. Normalmente no podemos ver ni sentir los procesos transversos, excepto los del primer hueso de cuello, el atlas. Coloca los dedos en la depresión que hay inmediatamente debajo de la oreja, entre la mandíbula al frente y el cráneo por detrás. Presiona y mueve los dedos arriba y abajo hasta que sientas fragmentos óseos por debajo. Probablemente sean un poco sensibles. Son los procesos transversos de tu atlas.

Entre los procesos espinosos hacia atrás y los procesos transversos a los lados hay un puente óseo que forma los bordes de un conducto central. Se llama **canal vertebral** o **espinal.** Es donde se encuentra la espina dorsal, protegida por completo por huesos. Un **foramen** intervertebral a cada lado permite que los nervios espinales entren y salgan.

Los cuerpos **vertebrales** se encuentran situados muy profundos, y colocados unos sobre los otros, con los discos vertebrales o espinales entre ellos. Normalmente, los cuerpos son más grandes cuanto más bajos estén en la espina dorsal, debido a que soportan más peso.

Las vértebras se nombran y numeran desde arriba hacia abajo:

› Siete **cervicales**: C1-C7.
› Doce **torácicas**: T1-T12.
› Cinco **lumbares**: L1-L5.
› Cinco **sacras unidas**: S1-S5.
› Cuatro **coxígeas unidas**.

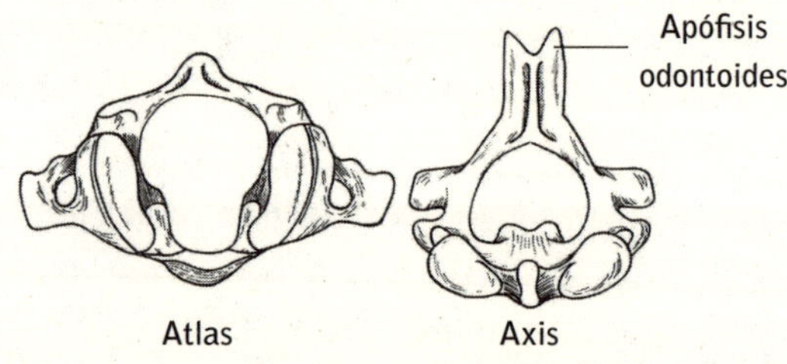

Figura 5.7. Atlas y axis (C1 y C2)

El cuello se llama la **columna cervical.** (Puede que conozcas la expresión «frotis cervical», una prueba de revisión para el cáncer del cuello de útero).

Las dos primeras vértebras del cuello (C1 y C2) son el **atlas** y el **axis.** ¿Recuerdas a Atlas, el dios mitológico griego que sostenía el mundo? El atlas sostiene la cabeza, y tiene una articulación especial con la parte occipital del cráneo que permite una flexión extra, la inclinación de la cabeza hacia delante y hacia atrás. La siguiente, el axis, tiene una apófisis de gran tamaño que se une al anillo redondo del atlas; esta apófisis odontoides tiene una articulación sinovial de pivote con el atlas, que permite una rotación extra entre estos dos huesos, la sacudida de la cabeza a un lado y otro. No hay disco intervertebral entre ellas, tal como hay entre las demás vértebras.

Las doce vértebras torácicas tienen una superficie articular extra para unirse con las **costillas.**

El sacro es un hueso de forma triangular, formado por cinco vértebras que se han unido en las primeras fases de nuestro desarrollo fetal. Es interesante comparar los esqueletos de los mamíferos; existe una variación muy ligera entre los principales diseños. Igual que nosotros, los caballos, e incluso las jirafas, tienen siete huesos en el cuello. El delfín, que no necesita sujetar las piernas, no tiene huesos unidos que formen el sacro. Los animales que andan a cuatro patas no tienen la marcada diferencia entre las piernas, que sujetan el peso, y los brazos, que nosotros (y otros animales que pasan algún tiempo sobre sus patas traseras) tenemos.

Por supuesto, tenemos en gran parte el mismo ADN que los demás mamíferos, pero también tenemos un 42 % de ADN igual que las plantas; un plátano, por ejemplo. En Bali, donde la planta del plátano se utiliza para casi todo, vi que la gente llevaba bien esto. En Occidente nos hemos desconectado tanto de la naturaleza que hemos olvidado que todo lo que necesitamos procede de nuestros antepasados, las plantas.

Si inclinas la cabeza hacia tu pecho y sientes los procesos espinosos de la parte posterior de tu cuello, probablemente notes que al menos uno se desplaza, por lo general el de la C7. Si puedes sentir dos que se desplazan, tal vez sean C6 y C7. Con paciencia, es posible encontrar los procesos espinosos desde C2 hasta L5. (En otra persona, por supuesto: no es tan fácil encontrarlos en uno mismo).

Las articulaciones de la columna incluyen los discos intervertebrales que hay entre los cuerpos de las vértebras, así como las articulaciones entre cada vértebra y las que hay arriba y abajo, compuestas por superficies articulares sobre los arcos intervertebrales, que son puentes óseos entre los procesos espinosos y los procesos transversales. Los ligamentos dan soporte a todas estas articulaciones. Como puedes ver, la columna está diseñada para moverse. Una gran cantidad de nuestros problemas en este ámbito proceden de la falta de ejercicio y movimiento. Cada vértebra debería moverse libremente respecto de la inmediatamente superior e inferior; en la mayoría de las personas no ocurre esto. Por el contrario, se mueven juntas secciones completas de la columna, lo cual impone mucha presión en el punto sobre el que se mueven.

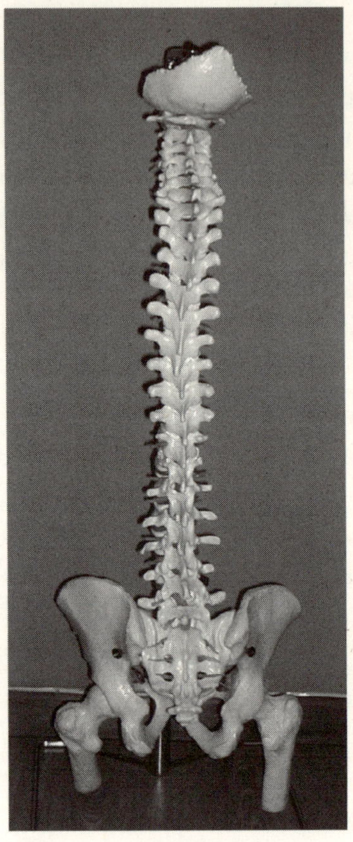

Figura 5.8. Modelo de columna y pelvis

El resto del esqueleto axial es el **esternón** y las **costillas.** Hay doce pares de costillas, que salen de las vértebras torácicas, en la espalda. Las siete primeras, contando desde arriba, se llaman costillas verdaderas y se articulan directamente con el esternón mediante largas articulaciones cartilaginosas. Las tres siguientes se articulan con el cartílago articular de la que hay por encima de ellas. Las costillas número once y doce flotan con libertad; se pueden sentir sus extremos. Extrañamente, se llama costillas falsas a las que van del número ocho al doce. Por cierto, los hombres y las mujeres tienen el mismo número de costillas; se crea o no, es una pregunta que suele hacerse.

El esqueleto apendicular

Los **brazos** o **miembros superiores** constan de dos escápulas, dos clavículas y dos brazos (normalmente). Cada **escápula** u omóplato se mueve con libertad en torno a las costillas; no está unida directamente a ellas, excepto mediante músculos. La parte lateral superior (arriba y hacia fuera) llega a la parte superior de los hombros y forma una articulación con el extremo lateral de la **clavícula,** al frente de la parte superior del hombro. Observa si puedes encontrarlo. Después puedes seguir la clavícula hasta la parte central del cuerpo y sentir donde se encuentra con el **esternón.** La escápula y la clavícula forman una cuenca superficial para que se articule la bola de la parte superior del brazo. Esta articulación es muy móvil, y por ello no demasiado estable. Es muy común dislocarse el hombro. Tiene ligamentos muy laxos para permitir un amplio rango de movimientos, y está soportado sobre todo por músculos. Los niños pequeños tienen los hombros menos estables aún porque todavía no han desarrollado fuerza muscular. Esto significa que pueden dislocárselo con facilidad, por ejemplo balanceando a un niño pequeño sujetándole de los brazos, antes de que tenga fuerza suficiente, o si un adulto estresado y con prisa tira de él.

Los brazos están compuestos de tres huesos: el **húmero** en la parte superior y el **radio** y el **cúbito** en la inferior. Si te golpeas el «hueso de la risa», lo cual no es nada divertido, te habrás hecho daño en la parte interior del húmero, a la altura del codo. Allí hay un nervio sensorial muy cerca de la superficie.

El antebrazo tiene dos huesos colgando como zapatos dentro de su caja; el cúbito es más grande en el codo y más pequeño en la muñeca. Forma el pico de tu codo. Siéntelo y síguelo hasta la muñeca: ¿es lateral o medial? No olvides la posición anatómica.

Te darás cuenta de que se encuentra en el interior. El radio está en la parte lateral. Tiene una pequeña cabeza en el codo, pero forma la parte más grande del extremo de la muñeca. Mira la parte posterior de tu muñeca derecha: podrás ver una gran elevación en la derecha, en el extremo del cúbito, y tal vez no lo veas, pero ciertamente podrás sentir un bulto (conocido como tuberosidad) en la izquierda. Es la **tuberosidad radial,** y puedes sentirla en la parte anterior y posterior de tu muñeca.

Si sigues sintiendo el contorno de tu muñeca, te darás cuenta de que hay más bultos y protuberancias. Hay muchas cosas: la muñeca contiene ocho pequeños huesos llamados **carpianos,** dispuestos más o menos en dos hileras de cuatro. Cada hueso carpiano forma una articulación con sus vecinos, lo que le permite deslizarse un poco uno sobre otro. El radio y el cúbito forman una articulación con la fila proximal de los carpianos, y los metacarpianos de la mano se unen con la fila distal de los carpianos. ¡Vaya! Ahora te das cuenta de lo que quería decir con que suceden muchas cosas. Todas estas pequeñas articulaciones dan a la muñeca un maravilloso rango de movimiento y mucha fuerza adicional. Los huesos pequeños y alargados de la palma de la mano son los cinco **metacarpianos,** numerados del uno al cinco, empezando por el lado del pulgar. Echa un vistazo a tus dedos. Están compuestos de muchos huesos pequeños y alargados llamados **falanges.** ¿Cuántas tienes? Cuéntalas tú mismo… (Hay catorce: tres en cada dedo y dos en el pulgar).

Para completar todo esto, y para quienes quieran saberlo, los huesos carpianos son, empezando por el lado del pulgar y pasando hasta el meñique: en la fila distal, el trapecio, trapezoide, hueso grande, hueso ganchoso; y en la fila proximal, el escafoides, semilunar, piramidal y pisiforme. El pisiforme puede sentirse en la superficie anterior del borde medial de la muñeca y puede moverse de lado a lado. La mano *debe* estar relajada y colgando, o de lo contrario no podrás sentirlo (uno de los músculos flexores del antebrazo se inserta en ella, y si este músculo está en funcionamiento, no podrás mover el pisiforme). El gancho del hueso ganchoso puede sentirse con una palpación muy profunda en el lado medial de la palma, a 2 centímetros distal y ligeramente lateral respecto al pisiforme.

La faja pélvica y las extremidades inferiores. Caderas y piernas

La faja pélvica está formada por dos huesos **innominados,** cada uno de ellos compuesto por tres huesos unidos. Es extraño que «hueso innominado» signifique «el hueso sin nombre», cuando en realidad cada parte tiene su hombre: **isquion, ilion** y **pubis.** Parece que al hueso se le llamó «innominado» en las épocas antiguas en que era de mala educación hablar del área pélvica de una persona. La pelvis se une por delante con una cuña de cartílago entre los huesos púbicos: la **sínfisis del pubis.**

En la parte posterior, cada lado del ilion se articula con el sacro, formando las **articulaciones sacroilíacas.** Las tres partes del tosco hueso forman el hueco de la articulación de la cadera. En este profundo hueco entra la cabeza del hueso del muslo, o **fémur.** Este hueso, el más grande y largo del cuerpo, forma la articulación de la cadera profundamente en las nalgas y la ingle. Podrás sentir un hueso a cada lado de tu cadera, que forma parte del fémur, llamado **«trocánter mayor».** La verdadera articulación de la cadera queda demasiado profunda por debajo de los músculos como para poder palparla.

El fémur termina en la articulación de la rodilla, donde se articula con la **tibia** y el **peroné,** mucho más pequeño. Delante de la articulación de la rodilla –protegiéndola– se encuentra la rodilla, o **rótula.**

En el tobillo hay una configuración similar a la de la muñeca; excepto que aquí se encuentran siete huesos **tarsianos** de distinta configuración. Los siete tarsianos son el astrágalo, el calcáneo, el cuboides, el navicular y tres cuneiformes. El cuboides y los tres cuneiformes se articulan con los **metatarsianos.** Uno de los siete tarsianos, el astrágalo, se articula con los huesos de la pierna. El gran hueso que forma el talón es el calcáneo. De los otros cinco tarsianos, cuatro de ellos se articulan con los **metatarsianos** para formar el arco del pie. Imitando a los metacarpianos de la mano, el pie tiene cinco metatarsianos, numerados del uno al cinco empezando por el lado del dedo gordo. El número uno es mucho más grande que los otros cuatro. Igual que en los dedos de las manos, hay catorce **falanges,** tres en cada uno de los cuatro dedos más pequeños y dos en el grande. Echa un vistazo a tu dedo meñique: las falanges son diminutas, pero se llaman «huesos largos» porque tienen un hueco que contiene médula ósea amarilla y dos cabezas cuyo hueso esponjoso contiene médula ósea roja, que se ocupa de sintetizar células sanguíneas.

Articulaciones

Los huesos están unidos a otros huesos por **articulaciones.** La mayoría de ellas están apoyadas por **ligamentos:** tejido fibroso, blanco y duro, que pasa de hueso a hueso por una articulación, y que se suelda en el periostio que recubre el hueso. Su estudio se llama **artrología.** Ya hemos mencionado algunos cuando describíamos el esqueleto. Ahora daremos un repaso más detenido.

Hay tres tipos básicos de articulaciones: fibrosas, cartilaginosas y sinoviales.

Las articulaciones **fibrosas** son articulaciones fijas que constan de fibras fuertemente unidas que hay entre huesos adyacentes. Ejemplos dc articulaciones fibrosas son las **suturas** del cráneo y la membrana interósea que hay entre el cúbito y el radio. En la anatomía británica y estadounidense tradicional se considera que las articulaciones fibrosas son inamovibles. Sin embargo, hay un movimiento muy sutil y ligero, posible, por ejemplo, en las suturas del cráneo. La osteopatía craneal y su terapia craneosacral consiguiente se desarrollaron a partir de las observaciones de estos sutiles movimientos del cráneo durante la neurocirugía. Esto se conoce en Italia desde que lo descubrió el anatomista italiano Giuseppe Sperino, en 1920. Hay un ritmo lento de movimiento de los huesos del cráneo, ayudado por la circulación de líquido cerebro-espinal por todo el sistema nervioso central.[1]

Las articulaciones **cartilaginosas,** o ligeramente móviles, constan sólo de cartílago, unido en ambos extremos del hueso. Son ejemplos las articulaciones que hay entre las costillas y el esternón, la sínfisis del pubis y los discos intervertebrales. Durante el embarazo, el cuerpo de la mujer produce una hormona llamada relaxina, que ablanda todos los cartílagos y ligamentos. Durante el parto, la sínfisis del pubis, la articulación de los dos huesos pélvicos en el pubis, puede abrirse más de 2,5 centímetros de lo habitual para permitir el paso del bebé.

Las articulaciones **sinoviales,** o de movimiento libre, como por ejemplo las caderas, las rodillas, los codos, los hombros, etcétera, son las más complicadas. Hablaremos más sobre ellas.

Las complejas articulaciones sinoviales tienen una **cápsula articular,** compuesta por una **membrana sinovial** que segrega líquido sinovial, cartílago articular, ligamentos y a veces bursas y meniscos. «Sin-ovial» significa «como huevo». Rompe un huevo y siente la clara caer de las manos; esta sustancia viscosa y extremadamente resbaladiza es similar al **líquido sinovial. El cartílago articular** es blanco; si alguna vez has comido carne, probablemente habrás visto la ternilla de los extremos de los huesos del muslo de pollo. Eso es cartílago. Que sea de color blanco nos indica que no tiene aporte de sangre; debe obtener sus nutrientes del hueso subyacente y del líquido sinovial. Éste se reabsorbe y se vuelve a sintetizar; cuando se mueve una articulación, produce más líquido. Cuando no nos movemos, las articulaciones se resecan. Por eso, antes de hacer ejercicio hay que calentar las articulaciones moviéndolas; en cuanto empezamos a moverlas, las membranas sinoviales producen más líquido fresco, que contiene oxígeno y nutrientes. De este modo, si no nos movemos mucho y llevamos un estilo de vida sedentario, las articulaciones se resecan y se vuelven rígidas. Esto significa que a nuestro cartílago le cuesta obtener los nutrientes que necesita para repararse y rellenarse. El cartílago que se desgasta causa rigidez e inflamación en la articulación; esto se conoce como osteoartritis.

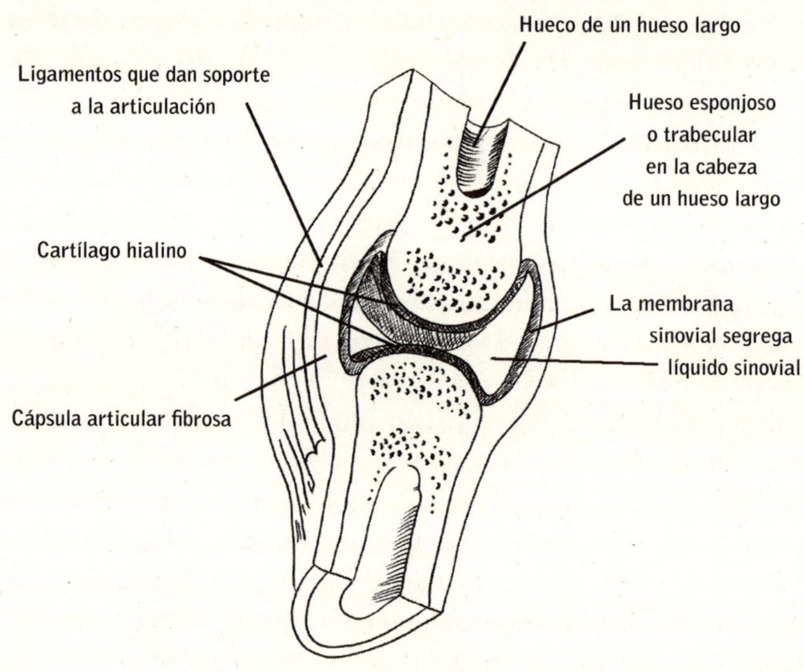

Figura 5.9. Articulación sinovial

Los músculos rígidos que rodean a una articulación pueden causar compresión del cartílago, lo cual se añade al problema de la incomodidad y la sequedad. Por eso, el masaje y el trabajo corporal pueden ser muy eficaces para tratar la artritis y prevenir más daño. Para conservar nuestras articulaciones en buen funcionamiento debemos mantenerlas en movimiento: ¡si no las utilizas las perderás! Por otra parte, un exceso de uso de las articulaciones, o ponerlas bajo una tensión excesiva, puede desgastar el cartílago y acelerar el desarrollo de osteoartritis, un problema muy común.*

La cápsula articular está rodeada por bandas de tejido conectivo fibroso duro llamadas **ligamentos,** que se unen al periostio del hueso, a un lado u otro de la articulación, y le dan fuerza y estabilidad. Los ligamentos contienen un poco de tejido elástico para permitirles estirarse y recuperarse conforme se mueve la articulación, pero limitan el movimiento de ésta y no deben estirarse demasiado. El daño generado por estirar demasiado una articulación se conoce como **esguince.** Los ligamentos también tienen color blanco; no tienen aporte sanguíneo ellos mismos. Esto significa que las lesiones tardan bastante en curar. Si se estiran en exceso de mala manera, la elasticidad puede quedar dañada de forma que nunca sean eficientes para volver a soportar la articulación. Por eso algunas personas que se tuercen el tobillo (esguince) son más sensibles a volver a sufrir la misma lesión. La articulación tiene ahora una mayor tendencia a estirarse en exceso, puesto que los ligamentos ya no la sujetan firmemente.

Algunas articulaciones tienen en su interior pequeñas almohadillas conocidas como **bursas.** «Bursa» significa «bolsa». Están hechas de membrana sinovial y contienen líquido sinovial. Pueden inflamarse y producir mucho líquido extra, lo que causa una notable inflamación de una articulación. La bursitis prepatelar (llamada «rodilla de la asistenta del hogar») es un buen ejemplo de esto.

Las articulaciones de la rodilla también tienen fragmentos adicionales de cartílago para proporcionar una mejor absorción de los golpes. Se conocen como **«meniscos»,** y tienen forma de cuña (imaginemos algo como el gajo de una naranja), por lo que encajan en la cápsula de la articulación. Cuando estamos levantados, la presión sobre cada rodilla es equivalente a la que soporta el neumático de un vehículo.

---

* No olvidemos que la glucosamina aporta a las articulaciones los ingredientes brutos para reparar el cartílago. La perspectiva de la naturopatía ante la artritis consiste en hacer una desintoxicación y llevar una dieta pura. La mayoría de la gente obtendrá mejoras considerables con este método. Hay también muchas hierbas que contribuyen a la eliminación de toxinas y al alivio de la inflamación.

Caminar hace que se duplique, correr que vuelva a duplicarse: ¡odio pensar en el hecho de saltar! La rodilla tiene un menisco medial y otro lateral, que están unidos por ligamentos cortos. Éstos pueden romperse o dañarse por alguna actividad deportiva que imprima mucha fuerza sobre las rodillas (fútbol, baloncesto, aeróbicos de alto impacto... el lector puede hacerse una idea).

Los distintos tipos de articulación sinovial se llaman de acuerdo con su forma o los movimientos que efectúan.

Esferoides. Con la forma que sugiere el nombre, son las articulaciones más móviles, capaces de realizar movimientos de flexión-extensión, aducción-abducción, y rotación. También pueden efectuar un movimiento compuesto llamado **circunducción.** Las dos articulaciones esferoides son la cadera y el hombro.

Ginglimoides. Se abren y cierran como una puerta, por lo que pueden hacer movimientos de flexión-extensión. Entre los ejemplos se encuentran las articulaciones de la rodilla y el codo, y las que hay entre las falanges.

Las articulaciones **trocoides** permiten sólo la rotación. Piensa en la articulación que hay entre el atlas y el axis, la **articulación atlanto-axial.** El atlas rota alrededor de la clavija odontoidal del axis, que te permite girar la cabeza y mirar por encima del hombro.

Las articulaciones **artroidales** o **planas** permiten un movimiento de deslizamiento en un solo plano. Entre los ejemplos se encuentran la articulación que hay entre la escápula y la clavícula (la **articulación acromioclavicular**) y las articulaciones que hay entre los huesos carpianos.

Las articulaciones **de encaje recíproco** tienen la forma propia de las esferoides, pero en ellas hay una ligera caída, como la silla de montar de un caballo. De este modo, aunque permiten los movimientos de flexión-extensión y de aducción-abducción, no pueden rotar. Hay una en la base del dedo pulgar, entre el hueso carpiano (llamado trapecio) y el primer metacarpiano. Aunque esta articulación no permite la rotación, puede efectuar la circunducción.

Las articulaciones **condilares** tienen la misma forma que las esferoides, pero son ovales, no redondas. Pueden efectuar flexión-extensión, aducción-abducción, y circunducción. Un ejemplo son los nudillos, las articulaciones **metacarpo-falángeas.**

Interrelaciones

Los huesos tienen una evidente relación con el **sistema muscular;** sin los músculos, los huesos no se pueden mover. El **sistema esquelético** también interactúa especialmente con el **sistema endocrino** y el **sistema cardiovascular,** además de con el **sistema digestivo,** para mantener la homeostasis en relación con los niveles de calcio en sangre. Unos niveles adecuados de calcio son necesarios para un correcto funcionamiento del **sistema nervioso** y el **sistema muscular,** incluido el músculo cardíaco del corazón. Las células sanguíneas se sintetizan en la médula ósea, por lo que el **sistema circulatorio** se basa en el sistema esquelético. El **sistema digestivo** introduce en la sangre los ingredientes necesarios para construir nuevo hueso. La vitamina D, necesaria para la producción de hueso, la sintetiza la **piel.** Los **riñones** ayudan a estimular la producción de médula ósea, y los estrógenos del **sistema reproductor** están implicados en el mantenimiento de la densidad ósea.

CAPÍTULO 6

El movimiento. El sistema muscular

Los músculos pueden moverse. De hecho, efectúan casi todo el movimiento del cuerpo.* Esto incluye el movimiento consciente del cuerpo y los sutiles movimientos de los músculos que nos sirven de soporte y nos ayudan a permanecer erguidos, hechos por los **músculos esqueléticos.** (Se llaman así porque están unidos a los huesos que ellos mueven). Cuando se observan con el microscopio, los músculos esqueléticos tienen aspecto de estar divididos en tiras debido a la disposición de los diminutos filamentos de su interior; por eso también se llaman músculos **estriados.** Están bajo control consciente; podemos decidir moverlos a nuestra voluntad, lo que les da su tercera denominación: «músculos **voluntarios**».

El movimiento también es necesario en el interior del cuerpo, en muchos de nuestros órganos y conductos internos. Con la excepción del corazón, formado por su propio **músculo cardíaco,** exclusivo, este movimiento lo realiza el **músculo liso,** también llamado «músculo involuntario». Estoy seguro de que el lector capta la idea: no necesitamos pensar en moverlos. Está compuesto de pequeñas células de forma ahusada, dispuestas en láminas. Forma bandas alrededor y a lo largo

---

* Una interesante excepción es el movimiento de los espermatozoides, o células espermáticas, que se mueven utilizando un **flagelo** (su cola), que se mueve mediante filamentos contráctiles del interior de la célula, que hacen que serpentee. Los cilios, las proyecciones en forma de pelo del epitelio de los pulmones y las trompas de Falopio, también se mueven debido a movimientos de diminutas partes filamentales del microesqueleto de las células.

de conductos y órganos, y puede contraerse en segmentos; así es como el alimento se va impulsando a lo largo del tracto gastrointestinal, un movimiento que se llama **peristalsis.** El músculo liso del sistema circulatorio ayuda a que la sangre fluya a través de él, y también permite diversas cantidades de sangre en una zona: si la pared muscular se contrae con fuerza, podrá entrar menos sangre; si se relaja, los vasos se dilatan y puede entrar más sangre en los tejidos regados por esos vasos. La contracción de las células de músculo liso tiene lugar mediante los movimientos de las fibras actina y miosina.

El **músculo cardíaco** tiene que ser especial, ya que desde pocas semanas después de la concepción, hasta el momento de la muerte, el corazón sigue latiendo; el músculo cardíaco sigue contrayéndose sin cesar. No tiene tiempo libre para tomarse unas vacaciones, dormir o descansar. Las células están todas juntas mediante uniones especiales, puesto que deben contraerse simultáneamente para producir un movimiento coherente en todo el corazón. El movimiento real también está influido por la contracción de los filamentos de actina y miosina del interior de cada célula muscular.

Lo que conocemos como «**sistema muscular**» en realidad hace referencia a los músculos esqueléticos (los unidos al hueso, que cruzan las articulaciones y permiten mover el esqueleto). Este capítulo trata sobre los músculos esqueléticos.

Composición de los músculos esqueléticos

Los músculos esqueléticos están formados por haces de células musculares llamadas fibras. Si se observan en el microscopio tienen forma de tiras debido a la colocación en línea recta de la **actina** y la **miosina,** que se encuentran la una sobre la otra. La actina y la miosina causan la contracción muscular cuando se deslizan la una sobre la otra, con los filamentos de miosina tirando a lo largo de los de actina. Cada célula muscular está envuelta en una vaina de tejido conectivo fibroso. Un haz de estas largas fibras musculares está de nuevo envuelto en tejido conectivo fibroso, y un conjunto de haces vuelve a estar envuelto.

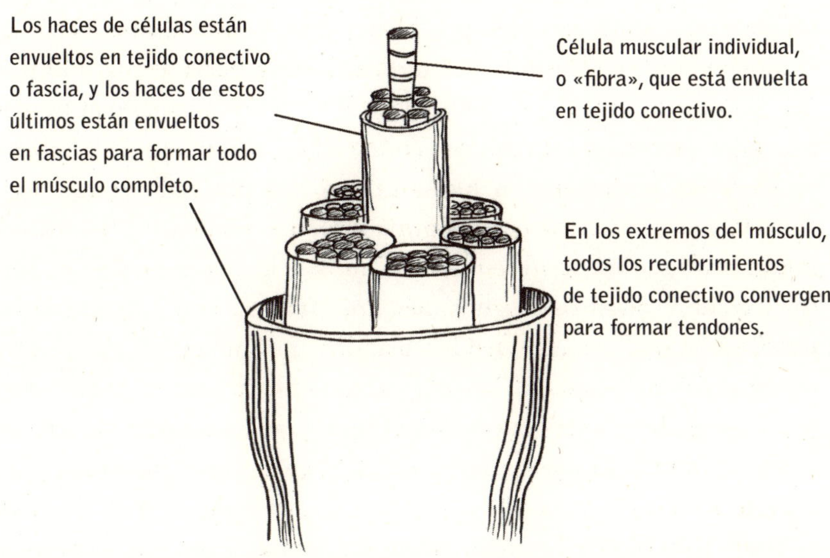

Figura 6.1. Estructura del músculo esquelético

Todo el músculo está envuelto por un material parecido, que se llama **fascia.** En cada extremo, donde los músculos se unen a los huesos, las células musculares contráctiles terminan y los recubrimientos de tejido conectivo continúan y convergen para formar **tendones.** Éstos, como podrás sentir en tu propio cuerpo, son el tejido fibroso increíblemente duro e inflexible que une los músculos con los huesos.

El hueso de la cadera, conectado al hueso del muslo...

Por tanto, la fascia es el tejido conectivo que recubre y recorre todo el músculo. Todas se unen para formar los tendones en cada extremo. Los tendones están soldados al periostio, el tejido conectivo fibroso que recubre los huesos y que prácticamente está hecho del mismo material que los tendones. Gracias a la fascia, todo el cuerpo permanece conectado. Pide a un amigo que se tumbe boca arriba, en el suelo. Suave, pero firmemente, tira de uno de los dedos de sus pies, estirando el pie un poco en sentido opuesto a la cabeza, y observa esta última. Verás que el movimiento se transmite por todo el cuerpo hacia arriba. El hueso del dedo del pie, mediante todos los huesos, articulaciones y músculos, a lo largo de todo el camino, *está* conectado con el hueso de la cabeza.

La fascia se dispone en forma de láminas por todo el cuerpo, y conecta todas sus estructuras. Forma espirales alrededor y a través de nuestros músculos, recubre nuestros huesos, forma nuestros ligamentos y recubre nuestros órganos más importantes. Hay una técnica de trabajo corporal para los tejidos blandos que ponen en práctica los terapeutas craneosacrales, llamada estiramiento fascial, en la que se sujeta suavemente la cabeza o un miembro, y se le permite moverse en cualquier dirección que quiera. La idea es que la fascia se retuerce con el paso de los años, y cuando se permite al cuerpo moverse de ese modo lo relaja para liberar la carga emocional almacenada. Las técnicas de trabajo corporal como la integración postural y el Rolfing se basan en liberar los traumas emocionales profundamente asentados en el cuerpo; se cree que los sentimientos se conservan en el tejido conectivo. Parece como si los meridianos, las líneas de energía que corren a través del cuerpo y son descritas por la medicina oriental, se movieran a través de la fascia.*

Contracción muscular

Todas las células musculares esqueléticas pueden contraerse, o acortarse, cuando los filamentos microscópicos de actina y miosina del interior se deslizan los unos sobre los otros con ayuda del calcio. Esto requiere energía en forma de ATP. Es interesante que también se necesite ATP para eliminar el calcio y producir relajación.

---

* Helen M. Langevin y Jason A. Yandow informaron, en «Relación de los puntos y meridianos de acupuntura con la planificación del tejido conectivo», que su investigación descubrió una relación de un 80 % entre los sitios de los puntos de acupuntura y la localización de los planos del tejido conectivo intermuscular o intramuscular, en las secciones de tejido post-mortem.

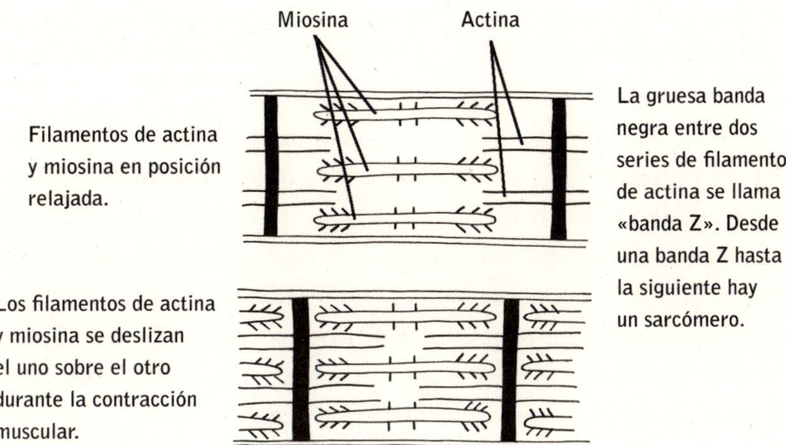

Figura 6.2. Actina y miosina

Cada célula sólo puede estar contraída o relajada: todo o nada. Para que un músculo se contraiga más, se involucra a un número mayor de células individuales. Un grupo de células nerviosas estará inervado por una fibra nerviosa; en otras palabras, una célula nerviosa que dispara hará que se contraiga simultáneamente un número determinado de células musculares. En algunas partes del cuerpo tenemos un buen control fino sobre los músculos; en estas zonas, como por ejemplo las manos y la lengua, cada fibra nerviosa estimulará sólo unas pocas células musculares. Por otra parte, los músculos posturales de gran tamaño, como los de las piernas, tendrán cientos de células inervadas por una fibra nerviosa. Por ello, una célula nerviosa controla muchas, o sólo unas pocas, células musculares. Cuando las células musculares se contraen, los dos extremos del músculo se mueven el uno hacia el otro, lo que causa el movimiento de los músculos a los que están unidas.

Mientras estamos vivos, el único momento en que podemos tener un músculo totalmente flácido es bajo anestesia general, o si se ha cortado el nervio de ese músculo. En otras palabras, siempre hay *algunas* fibras musculares contrayéndose en un músculo, en cualquier momento determinado. Esto proporciona lo que se conoce como tono muscular. El tono puede variar según las personas, y entre un músculo y otro.

A veces un músculo tiene un exceso de tono, o se encuentra tenso; las células se contraen mucho más de lo necesario en un estado de supuesto reposo. Esto puede hacer que el músculo (y la persona) se canse, ya que se utiliza más energía en el proceso de contracción. El músculo es menos eficiente y eficaz. También llega a doler. El exceso de tensión en los músculos es tan común en la vida moderna que se ha convertido en algo normal; nuestro estilo de vida sedentario, junto con el incesante estrés y la falta de una buena salud emocional influyen en todo esto. Un músculo que trabaja más allá de su capacidad actual puede fatigarse. Los músculos tensos, que ya están trabajando en exceso en estado de reposo, son más propensos a la fatiga.

Respiración aeróbica y anaeróbica

Igual que otras células, las musculares sintetizan ATP en sus mitocondrias a partir de glucosa y oxígeno. En ausencia de oxígeno, tiene lugar la **respiración anaeróbica,** lo cual significa que la célula puede obtener un poco de ATP a partir de glucosa (mediante glucólisis), con el ácido láctico como subproducto. El ácido láctico contribuye a la rigidez muscular y se convertirá en ácido pirúvico (que las células musculares pueden después utilizar para generar ATP), o la sangre lo llevará al hígado y se volverá a convertir en glucosa. Las células musculares pueden también utilizar grasas para obtener energía. A los músculos les gusta almacenar sus propias reservas de azúcar en forma de glucógeno.*

Un músculo que ha realizado respiración anaeróbica durante un tiempo se dice que ha desarrollado deuda de oxígeno. Para recuperar

---

* Prueba a reducir el azúcar refinado de tu dieta. Muchas personas que hacen esto observan un cambio en cómo se sienten sus músculos. Es probable que el exceso de azúcar imponga tensión en los músculos saturándolos de glucógeno que en realidad no necesitan. En la medicina china, el Oficial Bazo (algunas de cuyas funciones son comparables a las del páncreas) está a cargo de todos los movimientos del cuerpo. El exceso de azúcar daña al Oficial Bazo.

esta deuda, debemos respirar mucho para reponer las reservas de oxígeno de la sangre.

$$\text{Respiración aerobica } O_2 + \text{glucosa} = ATP + H_2O + CO_2$$
$$\text{Glucosa de la respiración anaeróbica} = ATP + \text{ácido láctico}$$

Figura 6.3. Respiración celular

Células blancas y rojas

Hay diversos tipos de células musculares. Algunas parecen más blancas; no tienen un buen aporte de sangre y pueden funcionar sin un aporte constante de oxígeno. Algunas parecen ser rojas y tienen un buen aporte de sangre.

Las **fibras blancas** son muy rápidas, pero no pueden seguir contrayéndose sin descansar. Son buenas para la contracción anaeróbica y se utilizan para movimientos rápidos y ocasionales. Las **fibras rojas** son lentas, utilizan gran cantidad de oxígeno para la respiración aeróbica, y se utilizan para el soporte postural. Muchos músculos tienen una combinación de estos tipos de fibras.

Movimiento suave

Los músculos trabajan juntos para generar movimiento en el cuerpo. Siente tú mismo cómo es extender y flexionar (estirar y doblar) tu codo. El bíceps y el tríceps, en la parte superior del brazo, trabajan juntos para que estos movimientos sean fluidos.

Tomemos la flexión del codo como ejemplo. Está el músculo principal que se mueve, el **agonista, el bíceps braquial.** (El bíceps braquial es el músculo superficial de dos cabezas de la parte anterior del brazo superior). Hay un músculo más profundo, el braquial, por debajo, que en realidad es el principal al efectuar la flexión del codo. El movimiento opuesto, la extensión, lo realiza el tríceps, el **antagonista.** Para permitir una flexión sin problemas, el bíceps se contrae mientras el tríceps se relaja de forma controlada. Sin la fuerza opuesta del tríceps, al bíceps le resultaría difícil efectuar un movimiento cuidadoso y controlado.

Así que los músculos trabajan juntos para efectuar movimientos. Hay también una clase de músculos llamados «**sinergistas**» (que significa «ir con la energía»). Son todos los músculos que contribuyen a un movimiento determinado. Por ejemplo, el bíceps y el braquial son sinergistas en la flexión del codo.

Otra categoría es la de los **fijadores;** son músculos muy importantes que mantienen alguna parte en su sitio para permitir el movimiento preciso de otra parte. Por ejemplo, para que el bíceps flexione eficazmente el codo, la escápula debe estar en una posición fija. Los principales músculos que fijan la escápula son el trapecio, el romboides y el serrato anterior.

Así que ya puedes ver que, para cualquier movimiento concreto, hay muchos músculos involucrados. La coordinación de los movimientos musculares la controla una parte del cráneo llamada cerebelo.

Los músculos como órganos sensoriales

Los músculos tienen receptores sensoriales, que transmiten retroalimentación al cerebro sobre lo que está ocurriendo en ellos. En palabras de Deane Juhan, en su gran libro *El cuerpo del trabajo: un manual sobre el trabajo corporal*:

> El tejido muscular es de todo menos insensible. Los husos musculares y los órganos del tendón de Golgi son receptores extremadamente sensibles, y entre los dos nuestro sistema nervioso central se mantiene constantemente informado sobre las actividades de todas las unidades motoras individuales.

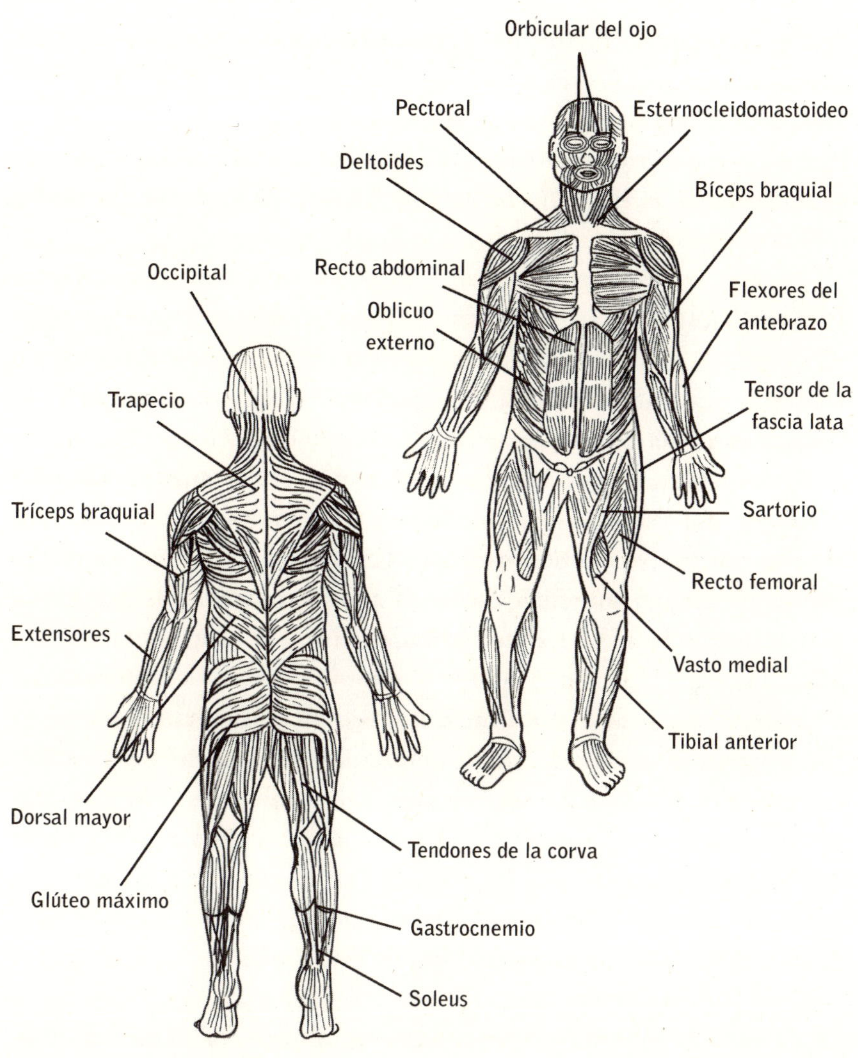

Figura 6.4. Músculos superficiales, vista posterior y frontal

Esta entrada sensorial se experimenta conscientemente, y es esencial para el establecimiento del tono muscular y la actividad refleja. Ésta es la clave para entender los efectos de la terapia con masaje y otros tipos de trabajo corporal que ayudan a relajar los músculos que se encuentran tensos.

He decidido no incluir en el libro descripciones detalladas de los músculos, aunque sí ofrezco dibujos de los principales músculos superficiales. Para más detalles se puede consultar *El libro de los músculos*, de Paul Blakey, o el excelente *Guía de los caminos del cuerpo: cómo localizar los músculos, los huesos y mucho más*, de Andrew R. Biel y Robin Dorn.

Interrelaciones

Hay una evidente y estrecha relación entre el sistema muscular y el **sistema esquelético.** Sin los músculos, los huesos y las articulaciones no se pueden mover. Sin los huesos, no hay nada a lo que los músculos se unan y muevan. De igual modo, existe también una relación muy estrecha con el **sistema nervioso,** sin el cual los músculos no se pueden mover. El sistema muscular recibe su aporte constante de nutrientes y oxígeno a través del **sistema circulatorio,** y el movimiento de los músculos esqueléticos contribuye al retorno venoso y el movimiento de la linfa, mientras que los músculos liso y cardíaco componen una parte significativa del sistema cardiovascular. El oxígeno que necesitan los músculos entra en el cuerpo gracias a los **pulmones,** y los nutrientes que aquéllos necesitan proceden del **sistema digestivo.** El **hígado,** órgano «glucostático», que participa en el control de los azúcares, tiene una relación especial por proporcionar glucosa a los músculos. Hay también un control **endocrino** de la transformación glucógeno-glucosa. Para contraerse adecuadamente, los músculos necesitan que el nivel de calcio en sangre sea adecuado. Esto involucra sobre todo a los sistemas esquelético, endocrino y gastrointestinal.

CAPÍTULO 7

El transporte. La circulación y la sangre en el sistema cardiovascular

Necesitamos mover cosas por todo el cuerpo de forma rápida y eficiente: nutrientes procedentes de los alimentos, oxígeno, dióxido de carbono, productos de desecho (como la urea, que termina siendo orina) y las propias sustancias químicas endógenas del organismo, como por ejemplo las hormonas. Si hay daño que reparar, o ladrillos constructores necesarios para el mantenimiento rutinario y el crecimiento, entonces los materiales precisos se transportarán en la sangre. Los residuos de las células dañadas, las toxinas que han entrado en el organismo o los productos de desecho generados por procesos fisiológicos normales: todo esto sería peligroso si se permitiera que se acumulase, por lo que se transporta a través de la sangre hacia rutas de excreción como los riñones, los intestinos, la piel y los pulmones.

Sin un buen sistema de transporte no se tarda mucho tiempo en sufrir problemas. ¿Recuerda el lector la falta de suministro de combustible de la década de 1970, o prácticamente cualquier desastre climático que obligue a cerrar las carreteras? En un breve período de tiempo, todo el pan y la leche desaparecen de las estanterías de los supermercados: ¿cómo vamos a repartir alimentos si no disponemos de medios de transporte? Si el transporte se ve interrumpido, quienes recogen la basura no pueden venir y llevársela. Imaginemos la basura que se acumula, el olor y las enfermedades resultantes. La gente no puede ir a trabajar, los periódicos no se pueden repartir, no hay electricidad ni agua disponibles: un sistema de transporte con problemas causa un caos enorme en un breve espacio de tiempo.*

Ocurre lo mismo en nuestros cuerpos, donde el corazón y la circulación pertenecen al sistema que transporta lo que necesitamos. Ya tratamos esto cuando examinamos el cartílago articular que no tiene su propio aporte de sangre, y por tanto tarda mucho en sanar cuando se daña. Con muy pocas excepciones, todas las células del organismo están al alcance de un vaso sanguíneo.

Tenemos hasta 100.000 kilómetros de vasos sanguíneos en nuestro cuerpo. (Algunos libros afirman que son treinta mil, pero yo estoy de acuerdo con Stephen Buhner, quien afirma que son 100.000, en *Las enseñanzas secretas de las plantas*). Estos vasos se están reparando continuamente. Incluso es posible que aparezcan nuevos, y ocurre en respuesta a una mayor demanda. Por ejemplo, si nos trasladamos a una altitud mayor, donde el aire es poco denso y nos resulta difícil conseguir suficiente oxígeno. Una de las formas en que nuestros sorprendentes cuerpos se adaptan a esto es formando muchos capilares sanguíneos adicionales y enviando más sangre a nuestros cuerpos. Esto empieza a suceder en cuanto se detecta la demanda.

Además de los 100.000 kilómetros de vasos sanguíneos, el sistema cardiovascular consta de lo que suele describirse como una bomba doble, hueca y muscular: el **corazón**. Tiene dos lados, y cada uno mueve sangre hacia una circulación distinta. El lado derecho del corazón recibe sangre no oxigenada de todo el cuerpo y envía esta sangre «azul»** a

---

* En los siglos xix y xx, muchos herboristas de Gran Bretaña siguieron una filosofía llamada «fisicomedicalismo», y algunos la siguen en la actualidad. Una parte importante de este sistema incluía diagnosticar el estado de la circulación y mejorarla, por ejemplo, con hierbas que relajen las arterias demasiado tensas o que tonifiquen las venas demasiado relajadas (véase A. W. Priest y L. R. Priest, *Medicación herbal: un manual clínico y dispensario*).

** En realidad, la sangre no oxigenada sigue siendo roja, aunque no tanto como la que contiene oxígeno. Sin embargo, la convención de pintarla de azul en los dibujos facilita la labor. Las venas pueden parecer azules desde fuera, pero no es porque la sangre tenga ese color. Si cortas a alguien en trozos, ni siquiera las venas serán azules: sólo lo parecen a través de la piel porque las propiedades ópticas de la piel hacen que la sangre oscura y sin oxígeno parezca azul.

los pulmones, donde deja el dióxido de carbono y recoge oxígeno. La sangre, ahora de color rojo brillante, vuelve al corazón por las venas, y en esta ocasión entra en el lado izquierdo. El corazón izquierdo bombea la sangre por una enorme **arteria** llamada aorta, y sus ramificaciones llevan sangre a todo el cuerpo, con lo que cubren las necesidades de oxígeno de todas las células. Las arterias se dividen cada vez más y se vuelven más y más pequeñas. Las arterias pequeñas se conocen como **arteriolas.** Las arteriolas diminutas finalizan y se abren en una red de vasos microscópicos denominados **capilares,** que están compuestos básicamente por una capa de tejido epitelial del grosor de una célula, por lo que permiten que las sustancias pequeñas (como agua, gases, azúcares, aminoácidos y otros micronutrientes) salgan y entren con libertad. Los diminutos capilares después vuelven a unirse en forma de **vénulas,** que se unen con otras para formar vénulas cada vez mayores, que se juntan para formar **venas.**

Stephen Buhner describe el sistema de arterias, venas, arteriolas, vénulas y capilares como dinámico y vibrante, que mueve la sangre por todo el cuerpo mediante sus propias contracciones y con un vórtice en espiral; un movimiento alimentado a sí mismo que efectúa círculos alrededor de un centro vacío, como un tornado, el cual existe con independencia del corazón. Parece ser que, en un embrión de pollo, la sangre puede verse circular durante algún tiempo antes de que el corazón empiece a latir; el corazón, cuando está listo, comienza a latir a su debido momento. El corazón controla la presión y los movimientos de la sangre circulante mediante receptores sensibles en sí mismo y en el interior de los vasos, y ajusta su latido en consecuencia. El corazón estabiliza el flujo sanguíneo y genera ondas de presión que se mueven a lo largo de los vasos sanguíneos.[1]

Las **arterias** toman la sangre que viene del corazón a una presión elevada, se expanden con la mayor presión resultante y después se vuelven a contraer para estimular el movimiento de la sangre. Su anatomía refleja esto: son muy fuertes y sus paredes son ricas en tejido elástico. Su recubrimiento interno es tejido epitelial especial, del grosor de una célula, conocido como **endotelio.** Tienen una capa intermedia de músculo, con fibras elásticas y una cobertura externa de tejido conectivo de soporte. El recubrimiento endotelial interno debe mantenerse en perfectas condiciones a fin de que haya una superficie totalmente lisa para que la sangre fluya. Cualquier protuberancia en la pared de los vasos iniciará una respuesta de coagulación. Cuando se acumulan depósitos grasos en las paredes de las arterias, surgen rugosidades, y con ello aumenta la probabilidad de que se forme un peligroso coágulo. Igual que todo el tejido epitelial, el recubrimiento endotelial de los vasos sanguíneos se renueva y sustituye continuamente. Una de las cosas que nuestros cuerpos utilizan para esto son los **flavonoides,** presentes en muchas frutas y hortalizas, en especial las de color rojo, entre las que se encuentran las uvas, los arándanos y las moras, entre otras. Se sabe que los flavonoides son antiinflamatorios y protegen de la formación de coágulos. Quizá se utilicen para reparar vasos sanguíneos; evitan que los depósitos de grasa se acumulen en las arterias de personas con el colesterol alto, y ayudan a mantener la buena salud de las venas.[2] Los flavonoides tienen muchos otros beneficios; demasiados para enumerarlos aquí.

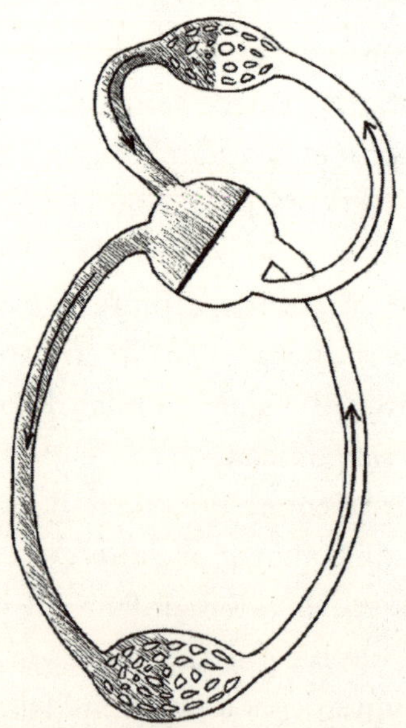

Figura 7.1. Diagrama esquemático de la circulación sanguínea

Está demostrado que comer bastantes frutas y hortalizas al día reduce de manera significativa el riesgo de ictus.* Esto en parte se debe a sus flavonoides, su contenido en **vitamina C** y muchos otros componentes. Algunos estudios muy interesantes relacionan los bajos niveles de problemas cardíacos con la vitamina C; necesitamos vitamina C para sintetizar **colágeno,** por lo que es esencial para la correcta reparación y mantenimiento de nuestras arterias, así como de cualquier otro tejido que contenga colágeno. (El colágeno está presente en la piel, los huesos, los dientes, las encías, los tendones y los ligamentos, y aporta fuerza y elasticidad a las paredes de los vasos sanguíneos. Incluso el plasma de la sangre es una forma de colágeno, que más o menos se encuentra en todas partes).

El daño al recubrimiento interno es lo que inicia la acumulación de depósitos grasos —la **placa**— en las paredes arteriales. Es el problema conocido como **ateroma,** y es una de las principales causas de la presión sanguínea elevada, las enfermedades cardíacas, y por tanto de la muerte en el mundo occidental. El sentido común sabe que tener demasiado **colesterol** en las arterias bloquea los vasos sanguíneos; de ahí el actualmente extendido uso de **estatinas,** fármacos que reducen el colesterol en sangre. Pero si consistiera sólo en esto, ¿por qué son los grandes vasos cercanos al corazón los que se bloquean con la grasa, no los más pequeños? Ésta es la razón: los grandes vasos próximos al corazón son los que más se desgastan y rompen, y, por tanto, los que más necesitan repararse. El cuerpo es más que capaz de llevar a cabo eficazmente esta reparación; es una parte esperada de su funcionamiento normal. Sin embargo, nuestra capacidad para reparar vasos sanguíneos depende de que sinteticemos todo el colágeno que necesitamos. Si no podemos obtener un colágeno de buena calidad, parece como si el cuerpo intentase repararse en su lugar con grasa.** También

---

* Se recomienda el consumo de entre cinco y nueve raciones de hortalizas y frutas diarias, y se debería tender a unas cantidades más elevadas. *American Journal of Medicine*, enero de 2008.

** Ésta es la teoría de Linus Pauling y su colega Matthias Rath, ambos médicos. La terapia de Pauling para el ateroma, o depósitos grasos en las arterias, consiste tomar grandes cantidades de dos sustancias: vitamina C y lisina.

se ha sugerido que el ateroma puede proteger contra un consumo muy bajo de vitamina C. Por ejemplo, las poblaciones de esquimales tienen ateroma en invierno, cuando no hay disponible vitamina C; el ateroma desaparece en primavera y verano, al volver a consumirla. Los investigadores suponen que esto puede proteger contra las hemorragias vasculares.

Los seres humanos somos los únicos animales, aparte de las cobayas, que no podemos sintetizar nuestra propia vitamina C: debemos tomarla diariamente para cubrir nuestras necesidades. La vitamina C está más presente en las frutas y las hortalizas muy frescas; si hervimos las verduras y no bebemos el agua, no estaremos tomando su vitamina C, sino tirándola con el agua. Necesitamos una cantidad muy grande de vitamina C al día. La **cantidad diaria recomendada, o CDR,** se ha situado en un nivel absurdamente bajo, 70 miligramos. Si no tomamos esto, desarrollaremos los síntomas del escorbuto en unos meses y moriremos poco después. Hoy en día, muchas personas tienen niveles sanguíneos bajos de vitamina C.* Hay estudios que muestran que quienes complementan sus dietas con altos niveles de vitamina C tienen un riesgo mucho menor de padecer un ictus; quienes tienen unos niveles más altos en sangre de vitamina C demostraron, en un período de nueve años, que tenían una probabilidad un 42 % menor de sufrir un ictus.**

---

* Un estudio de 2004 descubrió que el agotamiento y deficiencia de vitamina C están muy extendidos, y afectan a una persona de cada tres. (Véase «Deficiencia y agotamiento de la vitamina C en los Estados Unidos: el tercer ensayo nacional de examen de la salud y la nutrición, 1988 a 1994», por Jeffrey S. Hampl, Christopher A. Taylor y Carol S. Johnston. Los doctores Hampl y Johnston están en el Departamento de Nutrición de la Universidad Estatal de Arizona, y el doctor Taylor está en el Departamento de Ciencia Nutricional de la Universidad Estatal de Oklahoma).

** Véase *American Journal of Medicine*, enero 2008, sobre la relación de la vitamina C y el riesgo de ictus. Las vitaminas del complejo B (especialmente B6, B12 y ácido fólico) también pueden reducir significativamente la enfermedad vascular, debido a su disminución de la **homocisteína** en sangre, un aminoácido que se obtiene principalmente al comer carne y que se considera un factor de riesgo vascular. Véase *Defensa de la salud: cómo puedes combinar los nutrientes más protectores de las dietas más saludables del mundo para ralentizar el envejecimiento y lograr una salud óptima*, por Paul Clayton.

Podríamos preguntarnos por qué la vitamina C no es el tratamiento preferido, más que los fármacos con estatinas, para prevenir las enfermedades vasculares. Si tenemos en cuenta que las compañías farmacéuticas, que son las más ricas del mundo (son propietarias de las empresas de combustible), ponen el dinero para la investigación, y unimos a esto el hecho de que la vitamina C no se puede patentar y es barata de fabricar, ya podemos sacar nuestras conclusiones. ¿O es una opinión injusta y cínica? De hecho, no hará ningún bien a tu corazón sentirte herido por esto. Sobre el tema de las enfermedades cardiovasculares, una cosa gratis y divertida que puedes hacer por ti mismo es reír; un estudio descubrió que el aporte sanguíneo al corazón se ve incrementando en una media de un 22 % después de una buena risa. Más adelante hablaremos sobre esto.

Las paredes de las arterias y la presión sanguínea

Las arterias tienen una capa intermedia de tejido muscular liso, que es grueso y fuerte y contiene fibras elásticas. Una arteria conserva su forma cuando se corta. Las fibras elásticas le permiten expandirse cuando entra sangre nueva con cada latido, para después recuperarse de nuevo, lo cual ayuda a mantener la sangre en movimiento. Conforme envejecemos, especialmente si tenemos malos hábitos alimenticios, fumamos y llevamos un estilo de vida sedentario, los vasos pierden esta elasticidad y se endurecen. Puedes entender cómo, sin esta elasticidad, la presión sanguínea se eleva. La arteria no puede expandirse cuando entra sangre nueva con cada latido, por lo que la presión sube. El músculo cardíaco después debe trabajar con más fuerza para bombear sangre a las arterias, contra una mayor presión, y por ello trabaja en exceso. Así es como la presión sanguínea alta genera enfermedades cardiovasculares. Dado que aproximadamente un tercio de todas las personas del Reino Unido y Gran Bretaña, por ejemplo, morirán por enfermedades cardiovasculares, mantener este sistema en buena forma es importante para tener una vida larga y plena.

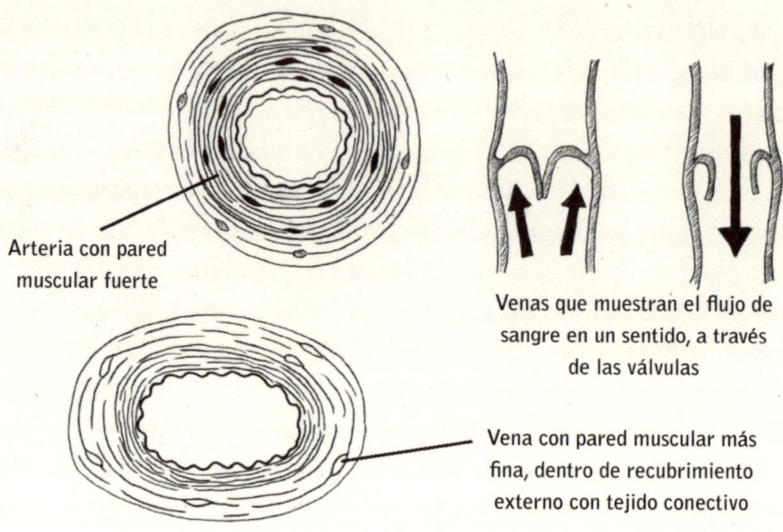

Figura 7.2. Vasos sanguíneos

Capilares

Ya hemos mencionado que las arterias pequeñas se llaman arteriolas. A partir de las arteriolas más pequeñas, surgen los lechos capilares. Los **capilares** son los más pequeños de todos los vasos sanguíneos. Han perdido las dos capas externas de las arterias, y se forman solamente a partir de una capa de **endotelio:** células epiteliales planas. Los capilares son la única parte de la circulación donde las cosas pueden salir del torrente sanguíneo y entrar en el fluido tisular, y por tanto en las células. La mayoría de las células de una pared capilar están muy fuertemente unidas. Hay sólo un pequeño hueco en las uniones entre las células, a fin de permitir que entre y salga algo de agua y solutos. Estos huecos se hacen más grandes cuando se dilatan los capilares, lo que los convierte en más permeables. Algunos capilares son permeables de forma natural y tienen poros en sus paredes. Se encuentran en el intestino, donde los capilares reciben nutrientes que se han absorbido, y en los riñones, que filtran constantemente la sangre. Después hay capilares llamados

sinusoides, en lugares como el hígado: éstos son especialmente permeables, lo que permite a las células hepáticas libre acceso a todos los contenidos de la sangre.

El flujo sanguíneo hacia el interior de los lechos capilares puede controlarse; la arteriola que entra en una red de capilares específica puede detener el aporte sanguíneo contrayendo un esfínter de músculo liso en la entrada. Así podemos dirigir la sangre a un lado u otro del organismo, según necesitemos. El flujo sanguíneo por todo el cuerpo también está regulado. Por ejemplo, después de comer es habitual sentir somnolencia porque la sangre se dirige al sistema digestivo, y por tanto se aleja de la cabeza. Cuando hacemos ejercicio, la sangre acude a los músculos esqueléticos. Por eso no es buena idea hacer ejercicio inmediatamente después de comer: los músculos tienen menos acceso a sangre rica en oxígeno, por lo que los calambres son más probables (si estamos nadando y sufrimos calambres, la peor situación es aquella en que podamos ahogarnos). Este tipo de control absoluto está dirigido principalmente por los sistemas nervioso y endocrino, en conjunción. También hay mecanismos de control local.

Vénulas y venas

Del mismo modo que los capilares nacen de las arteriolas, después convergen y se unen para formar **vénulas,** las venas de menor tamaño. Tienen una estructura distinta a las arteriolas porque la presión en ellas es mucho menor: la presión sanguínea se difumina en los capilares, por lo que la presión venosa es prácticamente nula. Las paredes de las vénulas y las venas, aunque tienen las tres mismas capas que las arteriolas, son mucho más finas; la capa muscular intermedia es menor. Las venas también tienen una ingeniosa adaptación: están equipadas con **válvulas de un solo sentido,** que se abren para permitir que la sangre se desplace hacia el corazón, y después se cierran si la sangre intenta seguir un sentido equivocado. La sangre se transporta por las vénulas y las venas para volver al corazón.

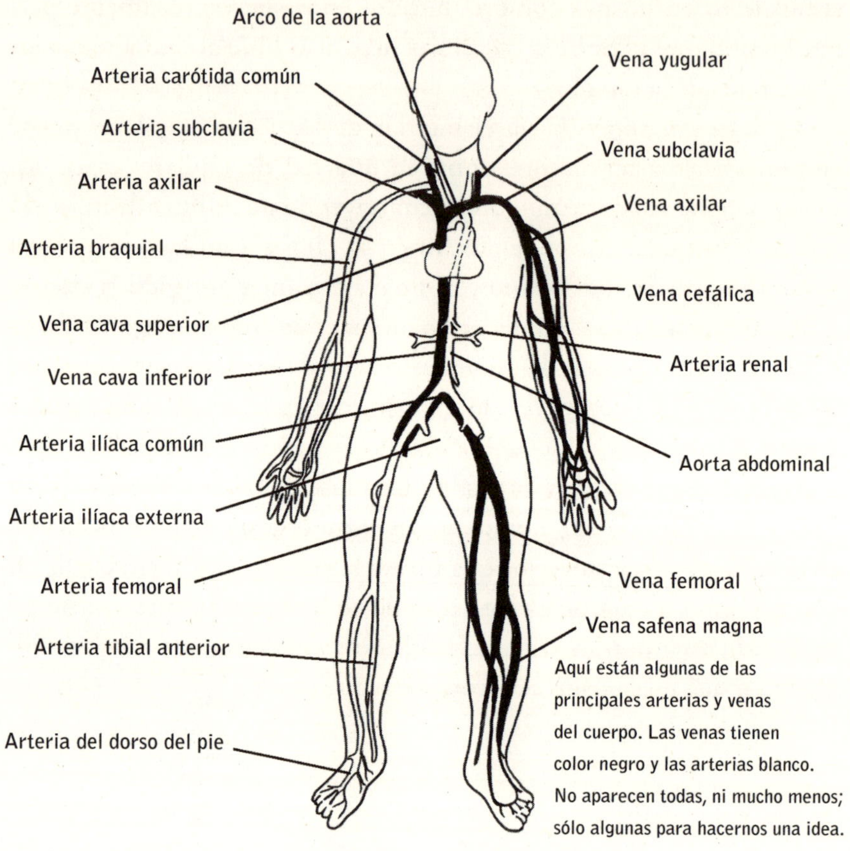

Figura 7.3. Posición de las principales arterias y venas

Este **retorno venoso** depende de que la sangre entre en las vénulas procedente de los lechos capilares, y que impulse la sangre hacia delante, además de una especie de succión en el otro extremo a medida que la sangre entra en la cavidad torácica, en su camino hacia el corazón. Cuando respiramos, los cambios de presión en el pecho ayudan a mover la sangre venosa hacia el corazón, un motivo por el que la respiración profunda es liberadora. A la sangre venosa también ayuda a moverse la contracción de los músculos esqueléticos. Las venas profundas están rodeadas por músculos, y cuando estos músculos se contraen, comprimen las venas. Las válvulas permiten que la sangre se mueva sólo en una dirección: hacia el corazón. Por eso, el ejercicio y el movimiento físico son importantes, porque mantienen en acción el retorno venoso. Las personas con empleos en los que están mucho tiempo de pie, pero no caminando, son más propensas a sufrir problemas venosos como las **venas varicosas** (causadas por válvulas que funcionan mal). Estar quieto, de pie, durante largos períodos de tiempo, conlleva que no hay movimiento muscular en las pantorrillas y los muslos que contribuya al retorno venoso, por lo que el movimiento de la sangre se ralentiza. Cuando la sangre se acumula en las venas, al permanecer en el mismo sitio, por ejemplo, impone más presión en las venas con paredes finas. Si las venas se encuentran en mal estado, esto puede estirar las paredes y hacer que las válvulas funcionen mal. Tendencias familiares y hábitos como una mala alimentación, el tabaco y un estilo de vida sedentario son factores que contribuyen a este problema.

Igual que las arterias, las venas deben repararse y mantenerse en buena forma. Por eso, el cuerpo necesita grandes cantidades de vitamina C para mantener la producción de colágeno. Hay también muchas plantas medicinales que contribuyen a la salud de las venas. (Tal vez las mejores sean la notable aquilea y el querido castaño de indias; no la cáscara, que es venenosa, sino la parte interna).

El supremo controlador. El corazón

Presente en el pecho, entre los pulmones, de aproximadamente el tamaño de tu puño, el corazón se suele describir como un órgano muscular hueco que contiene cuatro cámaras, totalmente separadas en lados izquierdo y derecho.

Cuando se describió por primera vez la anatomía del corazón y se descubrió que el corazón está dividido en dos, esto causó indignidad en algunos médicos: decir que el corazón estaba dividido era una herejía. Era un dilema entre la visión de las «fuerzas vitales» y el emergente paradigma del «cuerpo como máquina».[3] En el pasado, el sistema médico británico, en común con el chino y el indio, consideraba al corazón el «supremo controlador», el lugar de la unicidad, el lugar del yo, o de

Dios dentro de una persona, el lugar donde nos conectamos con lo divino. Ese lugar sólo puede ser completo, nunca dividido. Es un error considerar el malestar de esos sanadores –entre quienes estaba el famoso herborista Culpepper– una prueba de su defensa de una opinión primitiva e ignorante. Tal vez pudieran prever la terrible división entre corazón y mente que muestran los peores excesos de la ciencia occidental, con la resultante desconexión entre las personas y su yo, entre unos y otros, del tratamiento racional del planeta que nos mantiene, de nuestra Fuente.

Es interesante que estén apareciendo nuevos trabajos sobre la memoria celular, especialmente en relación con el corazón. Parece que, a veces, cuando una persona recibe el corazón de un donante, adquiere algunos de sus sentimientos, recuerdos y preferencias. En un caso, las circunstancias de la muerte violenta del donante se representaban en la memoria del receptor; en otros casos, se recordaban los nombres del donante y de su familia.[4] Parece que el corazón es, en efecto, mucho más que una bomba muscular y hueca. Hablaremos sobre esto más adelante.

Una vez dicho esto, la definición propia de libro de texto sobre el corazón es que se trata de una bomba muscular y hueca, totalmente dividida en dos mitades por una pared muscular conocida como **septum.** Cada lado está a su vez dividido en dos por una **válvula** de un solo sentido, que conduce desde las entradas más pequeñas –las **aurículas** derecha e izquierda– a los **ventrículos,** más grandes y fuertes. Las válvulas tienen forma de cúspide, y las coronas están ancladas a la pared cardíaca mediante fuertes cuerdas (¿esas cuerdas que puede tocar el amor?). Venas grandes entran en las aurículas: en la derecha, la **vena cava inferior** lleva sangre sin oxígeno al corazón desde la parte inferior del cuerpo, y la **vena cava superior** hace lo mismo desde la cabeza y la parte superior del cuerpo.

La sangre se bombea hacia el ventrículo derecho con la primera parte del latido o contracción, conocida como **sístole auricular.** Inmediatamente después, el ventrículo se contrae –**sístole ventricular**– y la sangre entra en la **arteria pulmonar.** Ésta sale del ventrículo derecho y se divide inmediatamente en rama izquierda y derecha, que llevan la sangre a los pulmones. Después de esto, el corazón se relaja a medida que se llena con más sangre durante la **diástole cardíaca completa.** En los **capilares pulmonares,** la sangre deja su dióxido de carbono y recoge oxígeno, y después esta sangre oxigenada vuelve al lado izquierdo del corazón. Cuatro **venas pulmonares** entran en la aurícula izquierda, dos desde la derecha y dos desde la izquierda. La sangre oxigenada se bombea al ventrículo izquierdo mediante la sístole auricular (al mismo tiempo que se bombea desde la aurícula derecha y el ventrículo derecho), y desde el ventrículo izquierdo a la arteria más grande del cuerpo, la **aorta.**

La aorta y sus ramas transportan sangre oxigenada a las células del cuerpo. La sangre se mueve en espiral por el cuerpo formando una especie de figura simbólica de «ocho» (el símbolo de infinito), con el corazón en el centro. En realidad, los vasos sanguíneos se dilatan y se contraen conforme la sangre circula por ellos, y sin esta oleada de pulso la sangre no podría desplazarse por el sistema circulatorio. Independientemente de lo eficiente que sea el corazón, sin la sangre con su propio impulso y ayudado por las arterias y las venas, el corazón no tendría suficiente fuerza para desplazar la sangre por todo el cuerpo. Como dije antes, mediante el estudio de embriones de pollo, los científicos han sabido que, en realidad, la sangre empieza a circular incluso antes de que se desarrolle el corazón, siguiendo un camino en forma de ocho, como un vórtice, un huracán, por los vasos sanguíneos. Cuando el corazón lo forma, empieza a latir simultáneamente con este movimiento.

El lado derecho del corazón contiene sangre sin oxígeno, y el izquierdo sangre con oxígeno. Estos dos lados deben mantenerse separados; de lo contrario, la sangre sin oxígeno entraría en el ventrículo izquierdo y se bombearía por todo el cuerpo, como ocurre cuando hay un «agujero en el corazón». Esto no sólo es ineficaz; también conlleva que no haya suficiente oxígeno para las células del organismo, lo cual genera fatiga y un color azulado. Un feto en desarrollo no depende de su propia respiración para obtener oxígeno, sino que recibe sangre oxigenada de la madre a través de la placenta. Nuestro corazón está presente y latiendo desde unas semanas después del momento de la concepción, pero el septum no está totalmente formado hasta una fase posterior del embarazo. A veces sigue habiendo un agujero en el septum cuando nace la persona: el bebé puede estar azul. Sin embargo, puede ocurrir que se cierre el pequeño agujero a medida que el septum siga creciendo y formándose después de nacer. Con agujeros medianos y grandes, más sangre atraviesa el septum y el agujero no se cierra por sí solo. Entonces el bebé necesita una operación para cerrar el agujero.

Todo el corazón se encuentra rodeado por una bolsa protectora de tejido conectivo llamada **pericardio.** La capa externa del pericardio se fija ligeramente, es dura y fibrosa, y se une a los tejidos que la rodean: el diafragma por debajo y los grandes vasos sanguíneos por encima. Dentro hay una membrana **serosa,** la capa superior está unida al pericardio fibroso y la capa más profunda al músculo del corazón. Entre estas dos capas se encuentra un fluido seroso resbaladizo, que permite a las membranas deslizarse suavemente una sobre otra cuando late el corazón. El pericardio protege el corazón y lo coloca en su lugar en el pecho.

Como tal vez recordarás, las membranas serosas contienen una capa de células epiteliales que descansan sobre una base de tejido conectivo laxo. Las células epiteliales segregan el fluido. Se encuentran en el corazón (el pericardio), los pulmones (la pleura) y el intestino (el peritoneo).

Nuestro corazón es asombroso. Como dijimos, comienza a latir a las pocas semanas de la concepción, y sigue latiendo una y otra vez hasta el momento de nuestra muerte. El único descanso que tiene el músculo cardíaco es una fracción de segundo entre cada latido. El músculo cardíaco está altamente especializado para que funcione de este modo continuo. También tiene otra sorprendente modificación: un ritmo «intrínseco». Una serie especial de células de la aurícula derecha, conocida como «**nódulo sinoauricular**», o coloquialmente como el «marcapasos», de forma continua y regular inicia la contracción. Ésta se extiende desde aquí hasta la aurícula izquierda, y las dos aurículas se contraen juntas. La contracción se transmite después a los ventrículos, y un momento después éstos se contraen. Esto ocurre una y otra vez a lo largo de la vida. Las células del corazón *quieren* latir a la vez: una célula sola no sabe bien qué hacer, pero dos o más células mantendrán un latido regular, y latirán al mismo tiempo.[6]

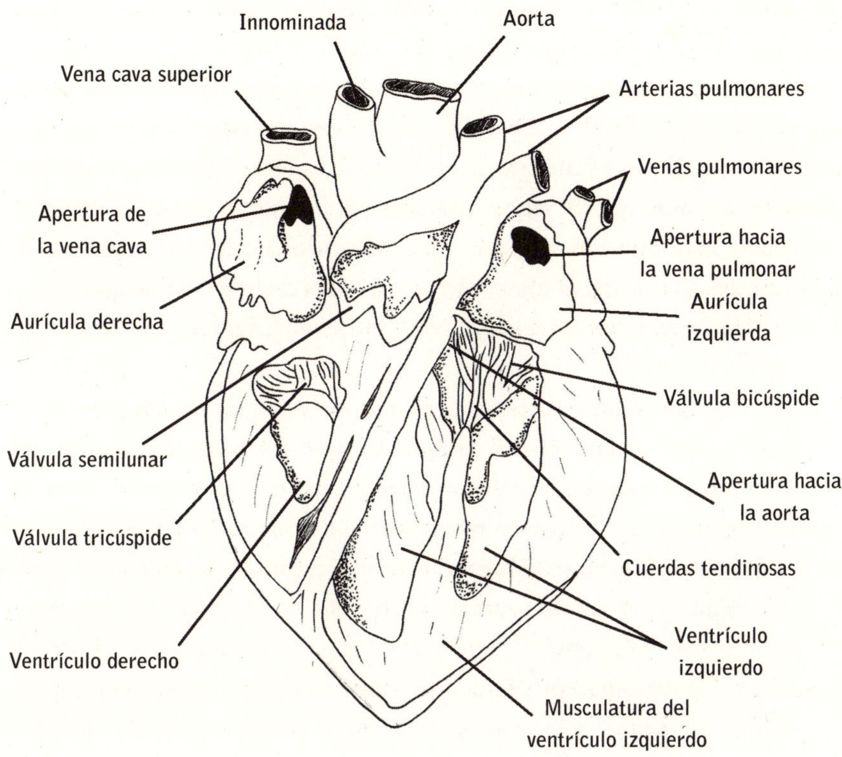

Figura 7.4. El corazón

Si sacáramos el corazón de un cuerpo y lo metiéramos en un tazón lleno de agua azucarada y oxigenada, seguiría latiendo aunque estuviese totalmente separado del cuerpo. De hecho, el latido intrínseco del corazón es más rápido que nuestro latido normal en reposo; los nervios vienen del sistema nervioso central y le indican que se acelere (nervios simpáticos) o se ralentice (nervios parasimpáticos). Ciertas veces, algunas personas tienen integrado un marcapasos artificial; esta pequeña máquina emite de forma regular un impulso eléctrico para que se inicie la contracción cardíaca. Se puede sentir el marcapasos justo bajo la piel; tiene la forma y el tamaño de la cara de un reloj más bien grande.

En la medicina tradicional china, al oficial del corazón se le llamaba «el Emperador» o «Supremo Controlador», y tenía la función de estar sentado en el templo, en actitud contemplativa y de oración, y en conexión con lo divino, para dirigir nuestras vidas de acuerdo con la voluntad divina. Nuestras vidas tienen un propósito, que nosotros seguimos como parte del Plan Divino, y es el supremo controlador, nuestro corazón, quien nos mantiene en el camino. El lector puede sentirse tan encantado como yo al saber que investigaciones recientes respaldan realmente esta opinión: igual que la memoria celular ya mencionada, parece que el corazón actúa como el «mayor cerebro del cuerpo».

De *El experimento intencional*, de Lynne McTaggart:

McCraty descubrió que (estos) presentimientos de las buenas y malas noticias se sentían tanto en el corazón como en el cerebro, cuyas ondas electromagnéticas se aceleraban o ralentizaban inmediatamente antes de contemplar una situación perturbadora o tranquila [a las personas, en momentos aleatorios del experimento] [...] Lo más sorprendente de todo es que parecía que el corazón recibía esta información momentos antes de hacerlo el cerebro. Esto sugería que el cuerpo tiene un determinado aparato perceptual que le permite estudiar e intuir el futuro, pero que el corazón tal vez tenga la antena de mayor tamaño. Después de que el corazón recibe esta información, la transmite al cerebro. La conclusión de McCraty –que el corazón es el «cerebro» de mayor tamaño del cuerpo– ha logrado credibilidad actualmente, después de los hallazgos de investigación del doctor John Andrew Armour, de la Universidad de Montreal y el Hospital del Sagrado Corazón, de Montreal. Armour descubrió neurotransmisores en el corazón que indican e influyen sobre aspectos de pensamiento superior del cerebro.[7]

Tradiciones espirituales de todo el mundo describen esto diciendo que no es el cerebro (el ego) el que toma las decisiones; nos mueven el Espíritu, la Conciencia, Todo lo que Hay, Dios, antes de que participe el cerebro.

En realidad, el corazón es mucho más que una bomba mecánica. Es una glándula endocrina por sí misma, y produce al menos cinco importantes hormonas (hasta ahora descubiertas). Entre las hormonas del corazón están el **factor** (o péptido) **natriurético auricular,** y el

factor (o péptido) **natriurético del cerebro,** que se sintetizan en los ventrículos. El segundo se activa cuando nos encontramos en situación de estrés y protege al cerebro de las sustancias del estrés nocivas. La liberación del primero está relacionada con la presión sanguínea. Es una hormona que influye en los vasos sanguíneos, el sistema linfático, el cerebro, los riñones, las glándulas adrenales, la glándula pituitaria, la glándula pineal, los pulmones, el hígado, los ojos y el intestino delgado, además de en la función reproductora; en otras palabras, en muchos sitios. Además de esta función endocrina y faceta de corazón-cerebro, el corazón es vital para generar el campo electromagnético que rodea nuestros cuerpos, que permite no sólo la comunicación en el interior del cuerpo, sino con todos los campos electromagnéticos del exterior.[8]

Más sobre los capilares

Éste parece ser un buen lugar para echar un vistazo más profundo a la misma situación de los conductos en nuestro mapa oculto del sistema circulatorio: los lechos capilares donde el fluido, lleno de nutrientes, *sale de* la circulación, y el fluido y los productos de desecho *entran*.

Imaginemos una ola que llega a la playa. Pensemos en cómo golpea la arena, se detiene un momento y después vuelve al mar. Lleva con ella todo tipo de residuos: arena, guijarros, trozos de madera, algas. Lo que sucede en nuestros tejidos, donde los capilares se encuentran con las células, es algo parecido.

Conforme late el corazón, una onda de pulso viaja por las arterias e impulsa la sangre junto con ella. Cuando esta oleada de sangre fresca entra en el lecho capilar, la presión de los vasos fuerza a una oleada de agua y pequeños solutos (suficientemente pequeños para atravesar los poros de los capilares) a salir de la circulación sanguínea y entrar en lo que se llama **«espacio intersticial»**, que siempre está lleno de líquido. (El líquido intersticial a veces también se denomina «fluido tisular» o «fluido extracelular». Es básicamente similar al plasma, pero sin las grandes proteínas del plasma, como la albúmina). Las cosas de gran tamaño, como los rígidos glóbulos rojos y las grandes **proteínas**

plasmáticas globulares (entre las que se incluye la albúmina), deben quedarse en los capilares porque son demasiado grandes para pasar por los poros, entre las células. El oxígeno, la glucosa, los aminoácidos, los ácidos grasos, las vitaminas, los minerales, las hormonas, etcétera, pueden salir libremente. Asimismo, los glóbulos blancos pueden salir; aunque sean grandes, pueden moverse como las amebas y comprimirse por un espacio estrecho. El fluido tisular rodea las células, mediante el cual intercambian sus productos de desecho por nutrientes.

Hacia el extremo del lecho capilar, cuando los capilares se vuelven a unir, sucede algo interesante. Puesto que las grandes proteínas plasmáticas se quedaron en la sangre, ejercen una **presión osmótica** sobre el fluido tisular, que arrastra líquido hacia el interior de los capilares. Junto con el líquido llegan el dióxido de carbono y los otros productos de desecho de las células. (Recuerda tu composición química. A los líquidos les gusta tener la misma fuerza. La sangre es ahora «más fuerte» debido a las proteínas plasmáticas, por lo que intenta diluirse atrayendo líquido a través de la membrana semipermeable de la pared capilar). La interrupción del suministro o de la cantidad de proteínas plasmáticas en la sangre puede, por tanto, causar **edema** (retención de líquidos o hinchazón) en los espacios intersticiales. Por ejemplo, una enfermedad renal, en la que los riñones permiten que algunas proteínas salgan de la sangre, o la inanición, en la que hay ausencia de proteínas; ambas conllevan que el líquido permanezca en los tejidos y no vuelva a la sangre.

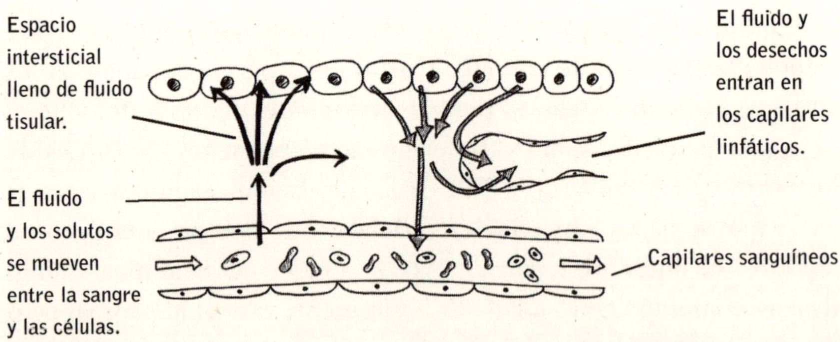

Figura 7.5. Capilares y espacio intersticial

Presión sanguínea

Cuando nos tomamos la presión sanguínea, obtenemos dos cifras: la **presión sistólica,** que es más alta y se detecta antes (se coloca antes de la barra separadora), y la **presión diastólica,** que es más baja y se anota después.

La presión sistólica es la presión más alta en las principales arterias inmediatamente después de contraerse el corazón e impulsar más sangre hacia ellas. La presión diastólica es la presión en reposo, o la presión más baja en las arterias, antes de que la sístole haga que vuelva a subir.

El procedimiento habitual para tomar la presión sanguínea es con un **esfigmomanómetro.** Se envuelve un manguito inflable alrededor del brazo y se bombea hasta que tiene una presión más alta que las arterias. El modo correcto de hacerlo es inflar antes el manguito, mientras se toma el pulso, hasta que éste desaparece. Se llega por encima de éste, entre veinte y treinta milímetros de mercurio. (La presión sanguínea se mide en milímetros de mercurio –mmHg– porque los esfigmomanómetros antiguos calculaban la presión mediante una columna de mercurio). Si se coloca un estetoscopio sobre la arteria braquial, y se deja que la presión del manguito vaya bajando lentamente, cuando la presión del manguito sea igual a la de la arteria, algo de sangre podrá pasar de nuevo por la arteria, y esto se escuchará en forma de pulso: dff, dff, etcétera. Cuando la presión del manguito sea idéntica a la más baja de la arteria, no habrá ya más resistencia al paso de la sangre, y por tanto dejará de oírse el ruido del pulso. Las dos cifras de la presión sanguínea son el lugar en el que comenzó el sonido del pulso y el lugar en que se detuvo.

La alta presión sanguínea no suele presentar síntomas, pero podemos notar un martilleo o tensión en la cabeza, o bien sufrir dolores de cabeza por la mañana (la mayoría de la gente debe tener una presión sanguínea extremadamente alta para sufrir ese dolor de cabeza). Hoy en día se dice que la presión sanguínea es alta cuando la sistólica está por encima de 140 y la diastólica por encima de 90. Estas cifras van descendiendo: en la década de 1980 eran 100 más la edad para la sistólica y superar los 100 para la diastólica. Hay pruebas de que tratar con fármacos a una persona con una presión diastólica constante de más de 105 mmHg reducirá su probabilidad de tener un ictus. Sin embargo, para quienes tengan hipertensión leve o moderada, un estudio realizado en la década de 1980, el Ensayo del Consejo de Investigación Médica, mostró que, si 850 personas se tratan con fármacos antihipertensivos, ya sea con el diurético bendrofluazida o el betabloqueante propanol, se prevendrá aproximadamente un ictus al año.* Entre los efectos secundarios más comunes de estos fármacos se encuentran la gota, la diabetes y la impotencia. Teniendo en cuenta esto y el impacto medioambiental desconocido, a largo plazo, de la contaminación farmacéutica, la sensatez de la tendencia a incrementar las cifras de personas que toman estos fármacos puede ponerse en duda.

Una complicación interesante es que, conforme se envejece, es más probable que la hipertensión se diagnostique mal. Conforme se endurecen las arterias, ofrecen más resistencia al manguito, y por tanto dan un resultado elevado que es falso. Un estudio de 1985 mostró que la mitad de las personas de más de 65 años tenía una presión sanguínea de 16 mmHg menos, de media, cuando se medía directamente en las arterias, en comparación con cuando se hacía con un esfigmomanómetro.**

Después está la presión sanguínea baja, que la medicina convencional, en el Reino Unido, por ejemplo, no reconoce como enfermedad, a menos que se trate de una presión extremadamente baja en respuesta a un shock fisiológico y una gran pérdida de sangre. En otros países europeos, como Alemania, y Estados Unidos, se reconoce como problema. La persona puede experimentar mareo y una falta de energía y de capacidad para concentrarse. Se puede sufrir si se tiene

---

* Sobre el estudio del Consejo de Investigación se informó en la revista *British Medical Journal*, 13 julio de 1985. Un enorme metaanálisis efectuado en 2003 mostró que ninguno de los costosos fármacos modernos era ya más eficaz para reducir la presión sanguínea y salvar vidas que los antiguos diuréticos (*Journal of American Medical Association*, 2003; 289:2534-2544).

** Investigación del doctor F. H. Messerli y otros, de la Clínica Ochsner, Luisiana, publicada en la revista *New England Journal of Medicine*, 13 junio de 1985 (Tomada de «Lo que los médicos no te dicen», *Manual médico de referencia*).

una baja producción de adrenalina o hay una pérdida inadecuada de sales, por ejemplo.

Sangre

La sangre siempre ha tenido una gran importancia para la gente. Es el río de la vida, un líquido mágico que contiene la fuerza vital. En la medicina china, el *Qi* (o fuerza vital) se cree que sigue a la sangre en su viaje alrededor del cuerpo. Incluso la medicina ortodoxa occidental reconoce su importancia y la estudia más que a ningún otro tejido. A la sangre se la considera un tejido, el único del cuerpo que se encuentra siempre en forma líquida. Está formada por muchos componentes: en líneas generales, se divide en parte líquida, plasma (que es similar al fluido tisular, con el importante añadido de las proteínas plasmáticas*) y células. Entre las células están los glóbulos rojos, los glóbulos blancos y las plaquetas. Los glóbulos rojos transportan oxígeno, los blancos actúan como ejército y limpiadores, y las plaquetas forman coágulos.

Glóbulos rojos

Los **glóbulos rojos,** o **eritrocitos,** constituyen aproximadamente el 45 % del volumen sanguíneo. Este porcentaje se llama «hematocrito». El normal para los varones se encuentra entre el 42 y el 52 %; para las mujeres, entre el 37 y el 47 %. Los glóbulos rojos son pequeños discos planos y bicóncavos: bajo el microscopio parecen donuts. Se sintetizan en la médula ósea roja (como todas las células sanguíneas), pero en el momento en que han madurado y se han liberado en la sangre, su núcleo ha degenerado y ha desaparecido por completo. Su forma se mantiene gracias a estructuras proteicas internas especiales, que los hace suficientemente flexibles para comprimirse y pasar por capilares pequeños, y después siempre recuperan su forma de donut.

---

* Las proteínas plasmáticas se sintetizan en el hígado. La más famosa es la albúmina, igual que en la clara de huevo.

Conforme envejecen, pierden su flexibilidad, y después de unos 120 días explotan al pasar por un vaso pequeño. Contienen hemoglobina y poco más. La hemoglobina es una proteína globular unida a cuatro moléculas de un pigmento rojo, llamado pigmento hemo. Cada pigmento hemo con forma de anillo transporta un átomo de hierro instalado en su centro como una joya. Son estas moléculas de hierro a las que les gusta unirse, de forma reversible, al oxígeno. Hay unos 250 millones de moléculas de hemoglobina en un solo glóbulo rojo, por lo que cada uno puede transportar aproximadamente 1.000 millones de moléculas de oxígeno.

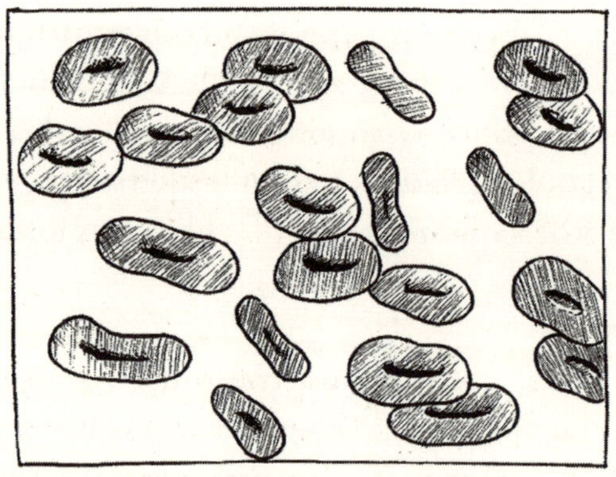

Figura 7.6. Glóbulos rojos

En los pulmones, la sangre de los capilares pulmonares pierde su oxígeno antes de entrar en contacto con los sacos aéreos o alvéolos. En cuanto el oxígeno se difunde en la sangre, procedente de los pulmones, la **desoxihemoglobina** lo recoge. La sangre se vuelve de color rojo brillante. En los tejidos, que demandan oxígeno, el proceso es el contrario y la **oxihemoglobina** cede sus moléculas de oxígeno, con lo que adopta un color rojo purpúreo. El dióxido de carbono se transporta principalmente de forma libre en la sangre, aunque parte se desplaza en la parte de globina de la hemoglobina.

El cuerpo mantiene el número de glóbulos rojos de modo asombrosamente constante. Una hormona (eritropoyetina) estimula su desarrollo y se sintetiza sobre todo en los riñones (un poco en el hígado). Más cantidad de la hormona se libera cuando disminuye el oxígeno disponible en los tejidos renales. De este modo, el escaso oxígeno tisular estimula a los riñones, que a su vez estimulan a la médula ósea.* Gracias a este mecanismo, las personas cuyos riñones han fallado no pueden sintetizar suficientes glóbulos rojos según se necesita, lo que genera anemia.

La **anemia** es uno de los problemas más comunes que causan cansancio. Es una condición en la que hay una capacidad anormalmente baja de transportar oxígeno en la sangre. Puede aparecer por tener muy pocos glóbulos rojos, que tengan poca hemoglobina, o que no funcionen de la manera correcta. Cuando se sufre anemia, nos sentimos cansados, sin aliento y mareados; parecemos pálidos y podemos estar fríos. Si sientes niveles de energía más bajos de lo normal, o de lo que deberían ser, debes sospechar de una anemia por deficiencia de hierro, ya que es muy común.

El hierro se elimina del organismo por las heces, la orina y el sudor: 0,9 miligramos diarios en los varones y 1,7 miligramos en las mujeres (la diferencia se debe a la menstruación). Por eso, las necesidades de la mujer son casi el doble que los del varón.

Además de hierro, se necesita vitamina B12 para sintetizar la hemoglobina. Los vegetarianos deben tener esto muy en cuenta (la carne animal contiene grandes cantidades de B12, por lo que no suele ser un problema para los carnívoros). Un buen procedimiento para obtenerla es a partir de la levadura.

Algunos tipos de anemia son genéticos en origen y generan unos glóbulos rojos mal formados. Un ejemplo es la enfermedad de la célula falciforme. Las células tienen forma de hoz en lugar de ser redondas, y son menos fuertes; se rompen más fácilmente. Esta enfermedad es

---

* Es interesante que la medicina china haya dicho durante miles de años que los huesos se encuentran bajo la jurisdicción del Oficial Riñón.

más común en África, en personas de ascendencia africana y en lugares donde es común la malaria. El gen de la célula falciforme ofrece protección contra la malaria.

Glóbulos blancos

Los **glóbulos blancos,** o **leucocitos,** son los únicos de la sangre que parecen células normales, con un núcleo y todos los orgánulos habituales. Constituyen menos del 1 % del volumen sanguíneo: el recuento de glóbulos blancos suele situarse entre 4.800 y 10.800 por milímetro cúbico de sangre.

Los glóbulos blancos son los defensores y limpiadores. Nos defienden de invasores extraños como las bacterias, los virus y los parásitos. Limpian el cuerpo de toxinas y de tejidos muertos o enfermos, incluidas las células cancerosas. Pueden moverse como las amebas y salir de los capilares para entrar en el fluido tisular. Los estudiaremos con más detenimiento en el capítulo sobre el sistema inmunitario.

Plaquetas sanguíneas

Las **plaquetas,** o **trombocitos,** en realidad no son células, aunque se consideran parte de los componentes celulares de la sangre. Son fragmentos de una célula muy grande llamada **megacariocito.** Es prácticamente una serie de sustancias químicas que participan en la coagulación sanguínea y pueden volverse muy pegajosas, hasta llegar a taponar un agujero en la pared dañada de un vaso sanguíneo. Pueden circular libremente, pero su acción suele quedar inhibida por sustancias químicas segregadas por las células endoteliales que recubren los vasos sanguíneos.

La coagulación conlleva una compleja serie de reacciones químicas efectuadas por proteínas y enzimas que normalmente circulan en el plasma. Las plaquetas entran en acción movidas por cualquier rotura o falta de uniformidad en la pared o recubrimiento del vaso sanguíneo. Cuando hay algún daño, el vaso sanguíneo experimenta espasmos que ralentizan el paso de la sangre por él; a continuación, las plaquetas se adhieren y forman un tapón plaquetario, con lo que tiene lugar la **coagulación:** reacciones químicas hacen que la sangre pase de forma líquida a gelatinosa.

Las dos cosas que pueden funcionar mal con la coagulación son trastornos en el sangrado como la hemofilia (cuando la sangre no puede coagularse) o trastornos en la coagulación (cuando se forman coágulos anormales, con resultados potencialmente fatales). Si la sangre no llega a formar un coágulo, la persona puede sangrar hasta morir incluso con la herida más leve. Si se forma de manera anormal un coágulo, por ejemplo en una vena profunda de la pierna (conocido como **trombosis de las venas profundas**), parte del coágulo puede fragmentarse y desplazarse por el torrente sanguíneo hasta alcanzar un vaso diminuto, donde se queda bloqueado. Podría suceder esto, con graves consecuencias para el cerebro o los pulmones. Si un coágulo bloquea un vaso, todos los tejidos que dependen de ese vaso para obtener oxígeno mueren muy pronto. En el cerebro, esta muerte de tejido causa lo que llamamos un **ictus**. En los pulmones se conoce como **embolia pulmonar.**

Tipos de sangre

Igual que todas las células de nuestro cuerpo, las membranas de los glóbulos rojos contienen proteínas marcadoras. La sangre de algunas personas se reconocerá como extraña por nuestro sistema inmunitario, y otras no, dependiendo de la semejanza de nuestras proteínas marcadoras. Esto se traduce en lo que se llaman tipos o grupos sanguíneos. Los tipos se relacionan con la clase de marcadores proteicos que la gente tiene en las membranas de sus glóbulos rojos; los marcadores se conocen como **antígenos,** lo cual hace referencia a su efecto sobre el sistema inmunitario. Puedes leer el capítulo sobre el sistema inmunitario para más detalles sobre esto, pero, en resumen, los antígenos son pequeños marcadores proteicos que el sistema inmunitario reconocería como extraños, y por tanto dignos de ser atacados si los antígenos son del tipo incorrecto. Las células-B de tu sistema inmunitario sintetizan **anticuerpos** contra cualquier antígeno que consideran mal recibido o peligroso.

Normalmente están los tipos AB, A, B y O, además de los tipos de Rhesus. El tipo O Rhesus negativo es el que tiene menos proteínas. La gente con un grupo sanguíneo tipo A tiene *antígenos* A en la superficie de sus glóbulos rojos y *anticuerpos* anti-B en su plasma. La gente con tipo B tiene antígenos B en las células y anticuerpos anti-A en su plasma. La que tiene tipo O no tiene antígenos (por lo que puede donarse a cualquier grupo), pero tiene anticuerpos anti-A y anti-B, por lo que sólo puede recibir del grupo O con seguridad. O es el tipo de sangre más común del mundo. La gente con sangre AB tiene antígenos A y B en sus células, pero ningún anticuerpo en plasma; de lo contrario, su sangre se destruiría a sí misma.

Tipos de dieta y sangre

Peter D'Adama ha aplicado una interesante idea nutricional relacionada con los tipos o grupos sanguíneos. Esta teoría se basa en la noción ampliamente aceptada de que hemos evolucionado a partir de cazadores-recolectores; algunos de nosotros tenemos pastores nómadas como antepasados; otros tenemos agricultores. La premisa de D'Adamo es que los miembros del grupo O son cazadores recolectores y toleran bien la carne y las hortalizas, pero no tan bien la leche. Los del grupo A son los tipos agricultores y les gusta el trigo y los granos, pero no tanto la carne y los lácteos: una buena dieta vegana es más adecuada para el tipo A. Los pastores o nómadas tienen el grupo B; tienen un sistema digestivo que puede tolerar todos los alimentos, y son el único grupo que se lleva totalmente bien con los lácteos. El grupo AB es el que ha evolucionado más recientemente, y, en términos de dieta, D'Adamo recomienda una entre la del grupo A y la del B. Sugiere que los distintos grupos sanguíneos reaccionan de forma distinta a compuestos llamados **lectinas,** presentes en los alimentos.

Muchos dietistas, científicos nutricionales y médicos dicen que esto no tiene base científica. Afirman que la hipótesis de D'Adamo se basa en estudios de diversos científicos, con fragmentos de ciencia rebuscados para respaldar su idea, pero que ninguna investigación apoya por completo su hipótesis. Asimismo, no se han llevado a cabo ensayos clínicos que comparen esta dieta con otras. Parece ser que D'Adamo ha citado ensayos, pero no ha publicado ningún resultado.

Mi propia experiencia con la dieta es que, en la práctica, no hay ningún plan alimenticio que sirva para todos los casos. El ensayo y el error suelen estar incluidos en el descubrimiento de una buena dieta; pero hay que decir que una dieta básica, con alimentos integrales y grandes cantidades de hortalizas frescas, fruta, cereales, legumbres (como las lentejas) y pescado, sin conservantes, aditivos u otras toxinas, hace mucho por mejorar la salud de la mayoría de la gente. Es evidente que la dieta según el grupo sanguíneo de D'Adamo ha ayudado a muchas personas. Aunque no hay ensayos clínicos que demuestren la eficacia de la dieta del grupo sanguíneo, hay bastantes pruebas anecdóticas. Es algo totalmente inadmisible para la ciencia, pero razón suficiente para animar a alguien a probarla. Si para ti funciona, entonces está bien: no todos los procedimientos curativos útiles han sido –ni podrán ser– demostrados en términos científicos convencionales.

Investigar la sangre

Se creía que la viscosidad de la sangre dependía en su mayor parte del número de glóbulos rojos: una cantidad excesiva conlleva que la sangre sea espesa. Las pruebas sanguíneas convencionales incluyen principalmente examinar sangre muerta y coloreada con tintes que pueden alterar su aspecto natural. Existe una ciencia que consiste en examinar sangre viva bajo el microscopio, utilizando la **microscopía de campo oscuro,** que posibilita estudiar sangre viva y observar cambios que proceden de las enfermedades. Es interesante que en la década de 1930, cuando se desarrolló,* todavía no se habían desarrollado los alimentos procesados, los herbicidas con organofosfatos, los fertilizantes artificiales y las microondas. En aquel tiempo, la sangre de la gente solía tener buen aspecto o tenerlo malo cuando sufría una enfermedad. Actualmente parece raro encontrar sangre con un aspecto saludable. Esto

---

* El doctor Gunther Enderlein fue uno de los primeros pioneros de este campo. Consulta www.darkfieldmicroscopy.com, un buen lugar para empezar a buscar información.

bien podría ser un procedimiento físico de identificación de cambios en la fisiología que indican un proceso de enfermedad en la síntesis, con lo que es mucho más fácil tratarla ahora en lugar de esperar a que suceda algo serio y desagradable en los tejidos. La gente que decide que le observen la sangre de esta forma puede verse después motivada a pasar un buen programa de desintoxicación y modificar su dieta y su estilo de vida; después de hacer esto, la sangre vuelve a examinarse y tiene un mejor aspecto.

Considero esto especialmente interesante porque es un modo muy físico de hacer lo que hace el diagnóstico del pulso y la lengua:* revelar un desequilibrio, aunque las pruebas diagnósticas occidentales actuales no puedan encontrar una **enfermedad orgánica.** Asimismo, es un poderoso procedimiento de mostrar los efectos dañinos del estilo de vida occidental actual, lleno de toxinas como está.

Enfermedad cardiovascular

La enfermedad cardiovascular es la principal causa de muerte en Estados Unidos, así como en otros países occidentales, con una de cada tres personas fallecidas por infartos, ictus o fallo cardíaco. El nombre médico de un ataque al corazón, infarto de miocardio, nos indica lo que ocurre: muere parte del miocardio, el músculo del corazón. Esto sucede porque esa parte sufre un corte del suministro de oxígeno, por ejemplo, por un vaso sanguíneo que se ha estrechado y ya no puede cubrir las necesidades del corazón.

Como bien sabemos, el tejido muscular no es fácil de reponer, por lo que el corazón habitualmente no hace crecer nuevo músculo, sino que sustituye las células muertas con tejido cicatrizal. Sin un corazón que funcione bien, no podemos vivir mucho tiempo. Por tanto, si un

---

* El diagnóstico del pulso y la lengua se utiliza en la medicina china (y otros sistemas) para determinar problemas subyacentes que afecten a la salud de una persona. Características concretas del pulso o determinados aspectos de la lengua revelan clases específicas de problemas.

infarto afecta a un área importante del músculo cardíaco, o destruye una parte importante del corazón (por ejemplo, haciendo que una válvula deje de funcionar adecuadamente), la persona puede morir. Un infarto de menor entidad normalmente dejará el corazón más débil y vulnerable a futuros problemas.

Entre los factores de riesgo de las enfermedades cardiovasculares se incluyen ciertas dietas y estilos de vida, que hacen que las arterias estén en mala forma. Esto incluye una dieta con un exceso de grasas malas,* muy pocos ácidos grasos esenciales y/o no suficientes hortalizas frescas, además de consumo de tabaco y alcohol. Cualquier cosa que eleve la presión sanguínea conlleva un riesgo: fumar, tener sobrepeso, exceso de sal, estrés e incluso tensión emocional acumulada, procedente de un dolor emocional no descargado.

Un comentario sobre la sal

El exceso de sal en la comida rápida es, sin duda, una de las causas de la presión sanguínea alta. Muchas personas no conocen este hecho, especialmente porque los fabricantes de sal y la industria de la comida rápida se toman muchas molestias por ocultarlo y negarlo. La estrategia con la sal es más o menos la misma que la utilizada por los fabricantes de azúcar y de alimentos azucarados.**

No se trata sólo de que haya grandes cantidades de azúcar en la comida rápida. La sal utilizada es, además, sal refinada, cloruro sódico

---

* Muchos estudios han demostrado que las grasas saturadas son malas, pero estos estudios mezclaron las grasas saturadas con las hidrogenadas. Parece ser que las grasas hidrogenadas son las malas, mientras que las saturadas en realidad pueden ser protectoras.

** La Asociación del Azúcar, de Estados Unidos, y la Oficina del Azúcar, de Gran Bretaña, han lanzado fuertes campañas contra la relación entre el azúcar, la obesidad y la caries dental. La publicación de un informe de la Organización Mundial de la Salud sobre dieta y enfermedades crónicas fue retrasada por representantes de la industria azucarera y cuarenta embajadores de países productores de azúcar que habían sido alertados por la industria (*BMJ*, 18 de mayo 1996: 312:1239-1240).

puro. La sal natural, como por ejemplo la sal marina, es rica también en otros minerales. El principal problema consiste en seguir una dieta muy procesada con carencias de hortalizas y fruta, y llena de sales, como el glutamato monosódico y otros aditivos. La sal es esencial para el organismo. Si algo va mal y el cuerpo pierde sal sin que lleguemos a darnos cuenta, podemos morir. Si seguimos una dieta natural, y no confundimos nuestro paladar con sabores artificiales y altamente procesados, podremos confiar mejor en nuestros instintos para indicarnos cuándo necesitamos sal y cuándo no.

En Finlandia, el profesor Heikki Karppanen, del Instituto de Biomedicina de la Universidad de Hensilki, creó una sal llamada Pansalt, para ayudar a combatir las enfermedades cardiovasculares. Pansalt se utiliza actualmente en todo el país, ¡incluso en los panes para hamburguesas de los McDonalds, por orden del gobierno! Contiene poco sodio, mucho magnesio y potasio, y lisina añadida para que tenga buen sabor. Permite una reducción de la presión sanguínea. Desde su introducción, junto con la mentalización de comer más hortalizas, las muertes por ataques cardíacos, enfermedades cardiovasculares e ictus han descendido en un 75 % en Finlandia.[9]

Problemas farmacológicos

Los mismos fármacos utilizados para combatir las enfermedades cardiovasculares podrían estar causándola por un camino distinto. En Estados Unidos, investigadores de Detroit anunciaron en la reunión de 2004 del Colegio Americano de Cardiología que, en su ciudad, el número de casos de fallo cardíaco casi se había duplicado porque los fármacos a base de estatina que reducen el colesterol, que se administran a todo el que presenta un riesgo de problema cardíaco, no sólo suprimen la producción de colesterol, para lo cual fueron creados (y, por tanto, reducen los depósitos de grasa en las arterias), sino que también interfieren en la síntesis de coenzima Q10. La deficiencia de CoQ10 causa desgaste del músculo cardíaco, lo cual genera más fallos del corazón.

Los fármacos a base de estatinas también pueden dañar el hígado y los riñones, además de causar dolor y desgaste del tejido muscular. También puede aparecer deficiencia de CoQ10 por los betabloqueantes, algunas medicinas antihipertensivas y medicinas antidiabéticas.

Visto desde la perspectiva de la teoría clásica china de los cinco elementos, la mayoría de los infartos se deben al fallo del Protector del Corazón a la hora de realizar su tarea. El Protector del Corazón, llamado «el oficial a cargo de los placeres de la gente», protege el corazón vulnerable y sensible asegurándose de que tenemos una gran cantidad de buena diversión y de conexiones amorosas con otras personas. La ciencia confirmó esto de un modo muy hermoso en marzo de 2005, cuando el cardiólogo Michael Miller, mientras investigaba en la Escuela de Medicina de la Universidad de Maryland (Baltimore) demostró que la risa está relacionada con el buen funcionamiento de los vasos sanguíneos. La risa aumentó el flujo sanguíneo al corazón en un 22 %, en el 95 % de la gente: similar al ejercicio aeróbico. Consiguieron que la gente se riera haciéndola ver una película divertida y utilizaron tecnología de ultrasonidos para medir los cambios en el flujo de la sangre.[10] Según parece, el doctor Miller tuvo la idea de hacer el estudio después de observar que sus pacientes con enfermedades cardiovasculares parecían ser un grupo muy serio que no se reía mucho. Además de obtener unas buenas risas, otras cosas que podemos hacer para reducir el riesgo de enfermedad cardíaca son ejercicio moderado habitual (como caminar), perder peso si tenemos sobrepeso, seguir una dieta mediterránea, asegurarnos de que tomamos bastante folato y otras vitaminas del grupo B para reducir la homocisteína, consumir grandes cantidades de alimentos antioxidantes (que contienen vitaminas A, C y E), tomar menos sal y más magnesio, evitar las grasas hidrogenadas y asegurarnos de no contaminarnos con metales pesados.[11]

Fuego cardíaco

Igual que muchas tradiciones espirituales de todo el mundo, el pueblo huichol del norte de México conoce bien la importancia del corazón, y del elemento del fuego dentro de él. Los huichol llaman a esta fuerza Tatewari, el Abuelo Fuego. El fuego del amor, conexión, risa, transformación: Tatewari es la fuerza del universo que mantiene unidos a los átomos y las plantas, la fuerza responsable de atraernos los unos a los otros. Es quien inventa los chistes, la diversión y la risa, quien conserva las historias. La residencia de Tatewari en nuestro interior es el corazón.*

Interrelaciones

Todos los sistemas del cuerpo dependen del **sistema cardiovascular** para obtener el oxígeno y los nutrientes que necesitan, y para expulsar el dióxido de carbono y los desechos. Hay una relación especialmente estrecha con el **sistema respiratorio** para introducir el oxígeno en la sangre y expulsar el dióxido de carbono. Asimismo, los cambios de presión en el tórax ayudan al retorno venoso de la sangre al corazón. El **sistema linfático** a veces se considera parte del sistema cardiovascular; sin él, el sistema venoso no puede lograr el drenaje de fluidos. El **sistema inmunitario** consta por completo de glóbulos blancos. Las hormonas del **sistema endocrino** se transportan en la sangre, y la circulación y la función del corazón se ven afectadas por muchas hormonas; además, el mismo corazón produce hormonas. La sangre transporta los productos de la **digestión,** y lleva glucosa y oxígeno a los **músculos** y a todas las demás células para producir energía. El movimiento de los músculos esqueléticos ayuda al retorno venoso. Los **riñones** filtran la sangre y la mantienen limpia. Las células sanguíneas se sintetizan en la médula **ósea,** y la sangre lleva oxígeno y nutrientes a la **piel,** el pelo y las uñas.

---

* Visita www.sacredfirecommunity.org para conectar con gente que trabaje con Tatewari.

CAPÍTULO 8

El drenaje. El sistema linfático

El sistema linfático se considera mejor si se piensa como dividido en dos secciones: drenaje, que veremos en este capítulo, y limpieza y defensa, conocidas como inmunidad, que trataremos en el capítulo siguiente.

Normalmente descrito como acompañante del sistema venoso, la parte encargada del drenaje del sistema linfático consta de una serie de conductos de un único sentido que comienzan en forma de diminutos capilares en los tejidos y que se unen para formar vasos cada vez más grandes. Pasan por los nódulos linfáticos, que limpian y filtran el fluido (conocido como linfa). A su debido momento, la linfa llega a la circulación sanguínea, en las venas subclavias (justo debajo de las clavículas).

Los **capilares linfáticos** son similares a los capilares sanguíneos en estructura, pero son extremadamente permeables. Se abren y permiten grandes cantidades de fluido intersticial, que contienen cosas demasiado grandes para que entren en los capilares sanguíneos. Una vez dentro de los vasos linfáticos, el fluido se llama **linfa.**

La linfa es muy parecida al fluido tisular. Las proteínas que son demasiado grandes para entrar en los capilares sanguíneos pueden entrar en la linfa. Asimismo, si ha habido algún daño o proceso curativo inflamatorio, los capilares linfáticos se hacen más permeables aún para que puedan entrar desechos: pus, células dañadas o muertas, bacterias y otros patógenos (organismos que causan enfermedades) y células cancerosas. Básicamente, el sistema linfático protege al cuerpo asegurándose de que los nódulos linfáticos filtran el material nocivo, antes de devolver el líquido a la sangre.

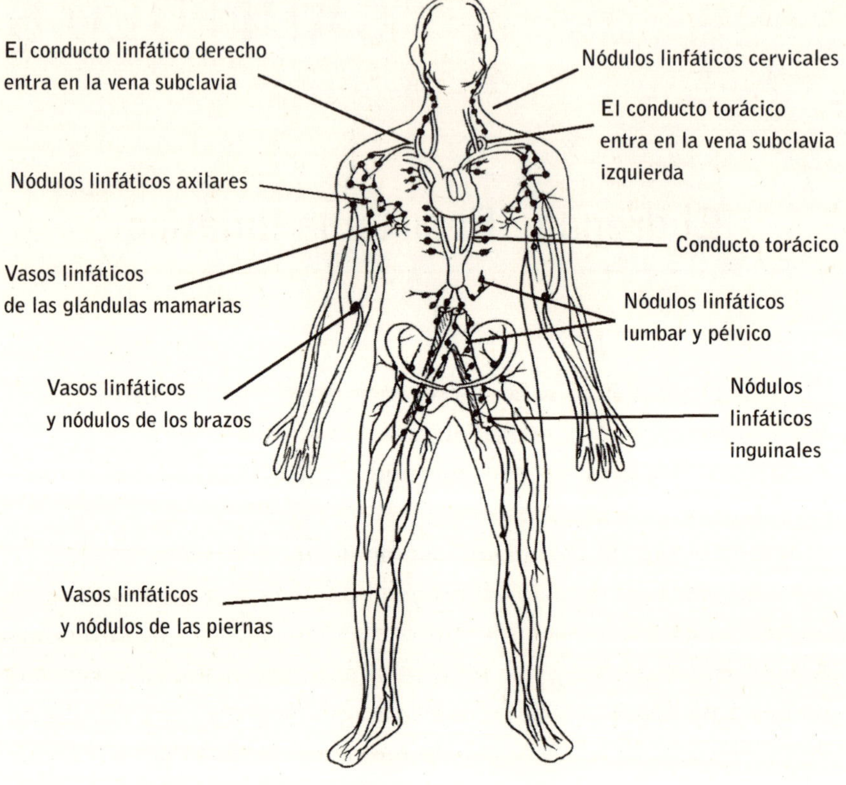

Figura 8.1. Nódulos y vasos linfáticos

En el sistema digestivo, cuando comemos grasa, se absorbe no en la sangre, como sucede con los otros nutrientes, sino en conductos linfáticos especiales llamados **lacteales** o **vasos lacteales.** Esta linfa tiene un aspecto blanco lechoso. También entra en el torrente sanguíneo, en las venas subclavias.*

---

* Éste podría ser un factor que contribuye a la mayor incidencia de cáncer en carnívoros que en veganos. Los alimentos animales son ricos en grasa, que se transportará en principio mediante la linfa, lo que hace que el cuerpo tenga que trabajar más, que posiblemente se sobrecargue y sea menos capaz de llevar a cabo el proceso general de limpieza a su cargo. Asimismo, la grasa de los alimentos animales es uno de los lugares

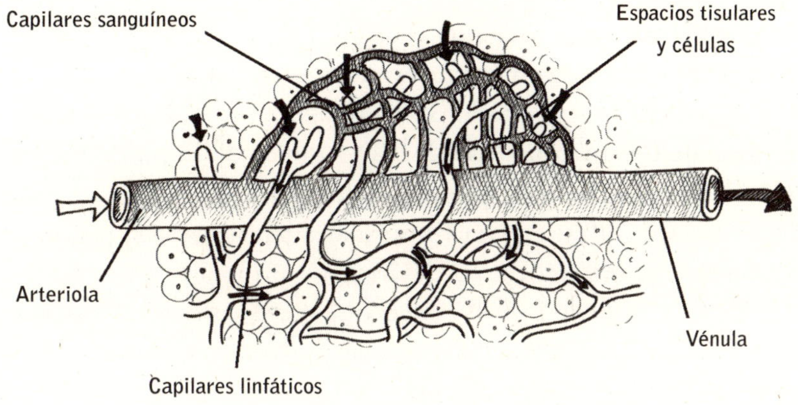

Figura 8.2. Capilares linfáticos y sanguíneos

A diferencia de la circulación sanguínea, el sistema linfático no dispone de una bomba. La linfa se mueve por los vasos lentamente, enviada cuando la comprimen los músculos que los rodean; ¡en otras palabras, el antiguo y buen ejercicio físico! Los vasos tienen válvulas de un solo sentido, igual que las venas, que permiten el flujo en una sola dirección. Los cambios de presión en el tórax, durante la respiración, también ayudan a bombear la linfa; es otro de los efectos limpiadores de la respiración profunda. De este modo, el movimiento linfático es igual que el retorno venoso, sólo que mucho más lento. Además, hay una parte de músculo liso en los vasos más grandes que se contrae rítmicamente para ayudar a impulsar la linfa por sus vasos. En un día, unos 3 litros de linfa entran en la sangre: aproximadamente la misma cantidad de líquido que sale de los capilares sanguíneos en los tejidos y que no retorna.

<hr>

clave de almacenamiento de las toxinas medioambientales, por lo que tal vez se deba más a estas toxinas —muchas de las cuales son carcinógenas— que al hecho de comer animales en sí mismo. Los métodos modernos de cultivo utilizan muchos pesticidas, y la crianza de animales usa bastantes fármacos, por lo que los animales que la mayoría de la gente come están repletos de ellos.

Si los vasos linfáticos se dañan, tiene lugar una grave retención de líquido, o **edema,** en la zona que ellos normalmente drenan. Sin embargo, tus vasos linfáticos pueden volver a brotar de los vasos que quedan en esa zona, y de este modo puede restablecerse un buen drenaje.

El **drenaje linfático manual** [MLD = «manual limph drainage»] es una terapia en la que el profesional utiliza una serie de técnicas de bombeo especializadas, con ritmo suave, para mover la piel en la dirección del flujo linfático. Se desarrolló a principios de la década de 1930 por el doctor Emil Vodder, quien creó una serie única de movimientos que aliviaban en caso de problemas crónicos, como por ejemplo congestión de los senos y catarro. Desde entonces, el MLD se ha extendido por todo el mundo y se ha convertido en un tratamiento popular en muchos hospitales y clínicas de Europa. Ahora está empezando a ganar aceptación en el Reino Unido y Estados Unidos como componente del tratamiento y el control del linfoedema. El drenaje linfático manual estimula los vasos linfáticos que llevan sustancias vitales para la defensa del cuerpo y elimina los productos de desecho. El MLD sirve tanto para prevenir como para curar. También es muy relajante; promueve la curación de fracturas, ligamentos torcidos y esguinces; reduce el dolor y puede mejorar muchos problemas crónicos como la sinusitis, la artritis reumatoide, el escleroderma, el acné y otras dolencias de la piel. El MLD puede fortalecer el sistema inmunitario. Mejora la congestión de los líquidos: tobillos inflamados, ojos cansados e hinchados, y piernas hinchadas debido al embarazo. Es un componente efectivo del tratamiento y control del linfoedema, ayuda en problemas que surgen de la insuficiencia venosa, promueve la curación de heridas y quemaduras, mejora el aspecto de las antiguas cicatrices y minimiza o reduce las estrías.[1]

Hay un movimiento especialmente importante para bombear la linfa desde los pies hacia los muslos; consiste en la acción de elevarse y bajar apoyándose sobre los dedos de los pies, como sucede cuando caminamos. Realizar este movimiento, si no podemos caminar demasiado, puede contribuir en gran medida al drenaje linfático de las piernas.

Nódulos linfáticos

Cuando están «inflamadas» las glándulas del cuello –si estamos comba-
tiendo una infección, como por ejemplo un resfriado–, podemos sen-
tirlas como bultos elásticos a los dos lados de la garganta. En realidad,
no son glándulas, sino nódulos linfáticos.

Hay cientos de nódulos linfáticos en el cuerpo. Son masas discretas
de tejido linfático rodeadas por una dura capa de tejido conectivo. Se
encuentran en forma de racimos en el cuello, la axila, las ingles y detrás
de la rodilla. Tienen un tamaño que va desde unos milímetros a 1-2 centímetros en estado de reposo, pero pueden volverse muy grandes cuando trabajan para combatir una infección.

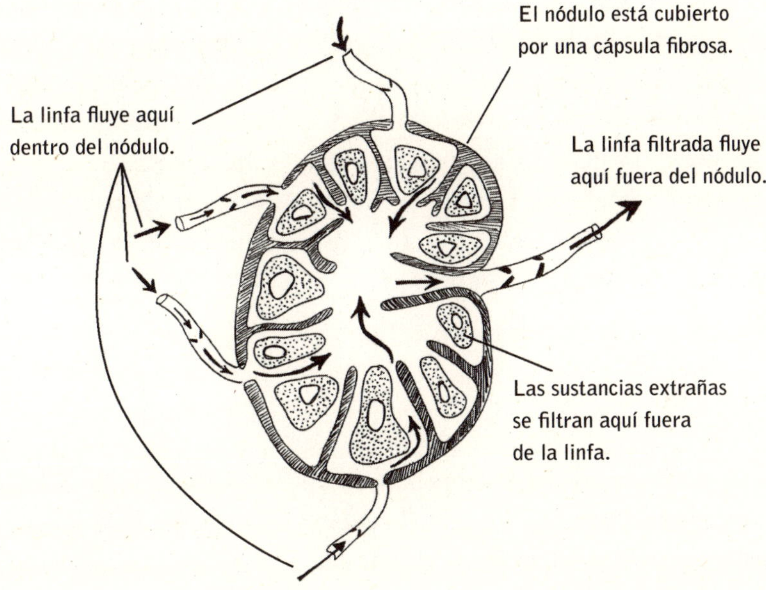

Figura 8.3. Nódulo linfático

Dentro de cada nódulo linfático hay una red de fibras reticulares,
un tejido conectivo especial, con muchos linfocitos enredados entre
ellas. Los linfocitos B y T se encuentran en el córtex (capa externa)

y la médula (núcleo interior) de un nódulo linfático. Algunos vasos linfáticos entran en un lado del nódulo y un vaso sale. Cuando la linfa llena de desechos entra en el nódulo, los glóbulos blancos que hay en su interior engullen cualquier partícula extraña, antiguos trozos de célula, bacterias, virus, células cancerosas y similares. Esta engullición (llamada **fagocitosis**) es una parte importante de la capacidad defensiva de nuestro sistema linfático. Después de ella, la célula intentará disolver o descomponer el material engullido en partes pequeñas e inofensivas, que después pueden liberarse en la linfa. A veces se engullen partículas no biodegradables (por ejemplo, metales pesados). Éstas se mantendrían en el nódulo, separadas del resto del cuerpo, dentro de las células linfáticas.

Conocí una interesante historia sobre una persona con un gran tatuaje que fue al médico quejándose de un bulto en la axila. El médico encontró un nódulo linfático muy grande y tomó un pequeño trozo para que hicieran una biopsia y comprobaran si había cáncer. Resultó que el nódulo estaba lleno de la tinta utilizada para el tatuaje: el cuerpo había decidido que era algo extraño y que debía deshacerse de ella, pero cuando estaba en el nódulo linfático no había forma de que las células la descompusieran, por lo que la secuestraron en el nódulo. ¡Nuestros cuerpos son asombrosos!

Interrelaciones

Las interrelaciones del sistema linfático son similares a las del **sistema cardiovascular,** para quien el **sistema de drenaje linfático** puede considerarse un auxiliar. El sistema linfático elimina las toxinas y el exceso de fluidos de los procesos celulares de **todas las células y tejidos** de todos los sistemas (excepto el sistema nervioso central). En el **sistema digestivo** hay un vínculo adicional, ya que las grasas se absorben en los vasos linfáticos especiales llamados lacteales. El fluido se mueve por los vasos linfáticos gracias a la contracción de músculos del **sistema esquelético,** así como a los cambios de presión del tórax durante la **respiración.**

CAPÍTULO 9

El ejército y los limpiadores. El sistema inmunitario

La visión general del sistema inmunitario es que es el ejército del cuerpo, que lucha y mantiene alejadas las hordas invasoras de organismos causantes de enfermedades (llamados **patógenos**).

Puedes verlo de esta manera, especialmente si piensas que la vida sobre la Tierra es peligrosa y nos vemos atacados por enemigos por todas partes. Sin embargo, existe otro enfoque. El sistema inmunitario tiene muchas funciones que pueden considerarse más como puesta en orden y limpieza que como lucha. Sí nos protege de amenazas externas y evita que los microorganismos causantes de enfermedades nos «invadan» y se multipliquen demasiado una vez que penetran en nuestro cuerpo. Asimismo, nos protege de nuestras propias células, si están muertas o dañadas, o si se vuelven cancerosas o malignas. No obstante, si recordamos que las bacterias son nuestros antepasados, que hemos evolucionado juntos durante miles de millones de años en este planeta, y creemos que tenemos un lugar seguro en este universo bello e increíble, junto con todas las otras formas de vida con quienes lo compartimos, ¿cambia esto las cosas? Una perspectiva naturópata tradicional dice que los gérmenes en realidad son los agentes limpiadores que nos ayudan a recuperarnos de las toxinas u otros ataques al cuerpo. Su presencia estimula la fiebre e incrementa las actividades limpiadoras de nuestro sistema inmunitario. Cuando han hecho su trabajo, se convierten en partes permanentes del cuerpo, en el sentido de que el cuerpo puede ahora mantenerlas controladas para una salud óptima. Dice Sara Hamo, naturópata israelí que trabaja en la tradición de la clínica Kingston, en Edimburgo: «Enfermamos cuando nosotros (nuestros cuerpos) *invitamos* a los gérmenes (los agentes limpiadores) a venir y poner orden en el cuerpo contaminado».[1]

Louis Pasteur suele considerarse el padre de la microbiología moderna. Se involucró en un trabajo temprano en microbiología, aunque la **teoría de los gérmenes** de la medicina moderna precedió a Pasteur en un siglo, y coetáneos suyos trabajaron en lo mismo que él. Claude Bernard, colega suyo, luchó con Pasteur durante el transcurso de sus carreras sobre si era el germen o el estado de la persona lo que provocaba la enfermedad: Bernard afirmaba que el entorno, Pasteur los gérmenes. En su lecho de muerte, las últimas palabras de Pasteur fueron de apoyo a la teoría de su colega: «Es el terreno».[2] Por supuesto, la medicina moderna lo ignoró y siguió adelante con la teoría de los gérmenes.

Cuando tenemos en cuenta lo que significa «terreno», debemos considerar que es más que el estado del sistema inmunitario; es la condición de salud (o falta de ella) de nuestros órganos y tejidos, que se relaciona con muchos factores, incluidos la dieta y el estilo de vida. Una forma estupenda de coger un resfriado, por ejemplo, consiste en agotarse y necesitar un descanso. Muchos experimentos han demostrado que no nos resfriamos exponiéndonos a los gérmenes: sólo el 20 % de las personas se resfriarán de verdad, aunque el virus se impregne en las membranas mucosas de su nariz. **Rudolf Virchow,** conocido como el padre de la patología, dice:

Si pudiera volver a vivir mi vida, la dedicaría a demostrar que los gérmenes buscan su hábitat natural —tejido enfermo— y que no son la causa del tejido enfermo, de igual modo que los mosquitos buscan agua estancada, pero no hacen que el charco quede estancado.[3]

Hay también otros modos alternativos de considerar el sistema inmunitario. Por ejemplo, el gran filósofo **Rudolf Steiner** sugirió que, antes de nacer, nuestro espíritu elige el cuerpo en el que mejor encajará, y después de nacer las enfermedades infantiles ayudan a configurar ese cuerpo para que llegue a ser más exactamente lo que necesitamos.

Ciertamente, los padres habrán observado los crecimientos en el desarrollo que suceden a un período de enfermedad en un niño.

Igual que con los otros sistemas tratados en este libro, vamos a simplificar bastante el sistema inmunitario, que en realidad es una operación asombrosamente intrincada y compleja. Aunque se considera parte del sistema linfático, en realidad muchos sistemas corporales están implicados en su funcionamiento. A diferencia de otros sistemas, que tienen tejidos y estructuras muy específicos, el sistema inmunitario está formado por miles de billones de células, e incluso más moléculas, dispersas por todo el cuerpo. Además del sistema linfático, contribuyen en gran medida a la inmunidad el corazón y la circulación, la piel, los pulmones, los riñones, el intestino, el sistema nervioso y el sistema endocrino: ¡sí, prácticamente todo!

Se considera que hay dos tipos principales de inmunidad: **no específica,** o **inmunidad simple,** que es una defensa generalizada, y **específica,** o **inmunidad adquirida,** que es una forma más especializada de defensa.

Inmunidad no específica

Hay mecanismos en el cuerpo que limpiarán cualquier sustancia irritante o anormal que amenace el ambiente interno. Es una protección general, e incluye barreras mecánicas como la piel y las membranas mucosas, barreras químicas como el ácido clorhídrico del estómago, la fagocitosis de los glóbulos blancos y mecanismos generalizados como la fiebre.

La piel es una barrera esencial en la línea del frente contra la infección. Además de ser una barrera física directa para muchos organismos y materiales externos, las células cutáneas (los **queratinocitos,** en concreto) sintetizan **interferones,** proteínas que bloquean las infecciones víricas.

Otras células de la piel, llamadas **células de Langerhans,** interactúan con los patógenos que han logrado atravesar la capa externa de la epidermis. Las células de Langerhans después llevan esos patógenos a órganos linfáticos cercanos y contribuyen a iniciar una respuesta inmunitaria, llamada **función mensajera.** Esta respuesta se ve alterada por incluso la quemadura solar más leve: la radiación UV inhabilita las células que llevan los patógenos al tejido linfático. Probablemente por esto la exposición al sol puede provocar un herpes labial en personas propensas a tenerlos.*

Las **membranas mucosas** también ofrecen una barrera real cuando están intactas. Las del intestino y los sistemas respiratorios pueden generar grandes cantidades de moco que elimina los desechos. El moco es pegajoso, por lo que, por ejemplo en la nariz, el polvo inhalado se pega a él. El moco se seca y el desecho puede eliminarse del cuerpo. (Si viajas a Londres o a cualquier otra gran ciudad, probablemente descubrirás que puedes sacar mocos muy negros de la nariz. Piensa en ello como en un montón de polvo que *no* ha penetrado en los pulmones).

Y así, el moco es principalmente un procedimiento para que el cuerpo se libre de toxinas o visitantes no deseados. Es una gelatina, por lo que se vuelve acuoso y gotea cuando se calienta. Por tanto, cuando tenemos fiebre, nuestro moco corre libremente y arrastra fuera del cuerpo microorganismos y sus toxinas, así como toxinas producidas en su interior. Por desgracia, la costumbre actual es tomar antipiréticos (medicinas que bajan la fiebre) –paracetamol en el Reino Unido y otros países europeos, acetaminófeno en Estados Unidos– al primer síntoma de fiebre. Una consecuencia de esto es que el moco tiende a espesarse y se queda atascado en el cuerpo. En los niños, la supresión de la fiebre mediante este procedimiento conduce a problemas crónicos de moco, como otitis adhesiva, sinusitis o catarro de pecho. El moco también puede acumularse en los sistemas digestivo y urinario, donde puede

---

* El virus del herpes simple causa herpes labial. Se contrae en principio por el contacto con alguien que lo tiene, y después el virus se aloja en las células de tu piel, donde tu cuerpo intenta mantenerlo, pero no siempre puede librarse de él por completo. En consecuencia, cada vez que estás cansado y tu inmunidad está comprometida, te sale un herpes labial. Mirándolo por el lado positivo, recibes una señal temprana de aviso de que tu sistema está sufriendo estrés, y puedes tomar acciones adecuadas antes de que aparezcan problemas más serios.

servir de alimento para un mayor crecimiento de las bacterias, lo cual genera infecciones persistentes y recurrentes.

Si se nos mete algo en el ojo, éste produce **lágrimas** para limpiarse. Las lágrimas también contienen una sustancia química llamada **lisozima,** un fuerte desinfectante. De hecho, las lágrimas son asombrosas. Además de ayudar a eliminar cosas y de actuar como desinfectante, nos proporcionan la única ruta para excretar las hormonas del estrés por completo, sin que el hígado tenga que metabolizarlas antes. Por tanto, cuando estamos estresados, cambia el contenido químico de nuestras lágrimas. Llorar es una de las formas útiles del cuerpo para protegernos del estrés. Trataremos esto mucho más en el capítulo sobre las causas emocionales de la enfermedad.

La **cera de los oídos** es otra barrera, tanto física como química. (¿Alguna vez has probado la cera de los oídos como agente antiespinillas? También contiene lisozima, un potente agente antibacteriano).

Después, hay varios procedimientos mecánicos bastante explosivos para eliminar cosas del cuerpo: **toser, estornudar** y **vomitar.** Además, si algo traspasa las primeras defensas, la diarrea puede eliminarlo. El **ácido clorhídrico** es muy poco amable para la vida. Si hay suficiente cantidad en nuestro estómago, mata la mayoría de los gérmenes que comemos.

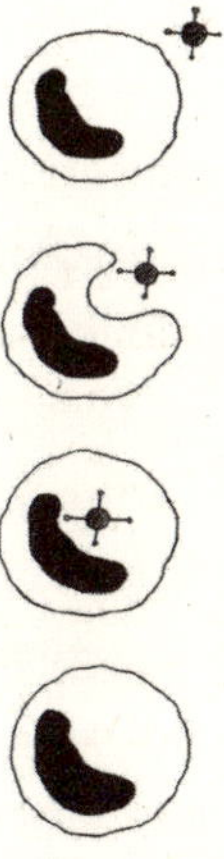

Figura 9.1. Fagocitosis

La **fagocitosis** es un mecanismo de defensa muy importante, tanto no específico como específico. En el caso de la inmunidad no específica, el tipo de glóbulos blancos conocidos como **monocitos** salen de la sangre y migran a los tejidos. Allí se agrandan, se convierten en **macrófagos** y esperan a limpiar cualquier materia extraña que pase a su lado. Se aproximan a la materia extraña, la engullen y la digieren si es posible. Grandes cantidades de ellos se encuentran en los senos hepáticos, los alvéolos pulmonares y el tejido linfático de la garganta (tonsiles y adenoides) y el intestino. En otras palabras, se reúnen en los puntos de entrada del cuerpo.

Los sinusoides hepáticos son los capilares súper permeables que permiten a las células hepáticas pleno acceso a los nutrientes y productos absorbidos en el tracto digestivo, que se llevan directamente al hígado mediante la vena portal. Los macrófagos del hígado se conocen como **células Kupffer.** La maravillosa medicina herbal para el hígado, el cardo mariano, aumenta la actividad de las células Kupffer.

Podemos ver que, si nuestras defensas no específicas son fuertes y vigorosas, apenas se necesitaría implicar a las defensas inmunitarias específicas.

La **fiebre, o piresis,** es un elemento importante de la respuesta inmunitaria. Al principio, el termostato del cuerpo en el hipotálamo se configura a un nivel superior. Esto causa la primera fase de la fiebre, cuando nos sentimos fríos y tiritamos. No hay sudor, y los vasos sanguíneos de la piel se contraen para mantener el calor en el interior, lo que da un aspecto pálido, aunque la piel puede estar caliente al tacto. Conforme se eleva la temperatura corporal, empezamos a sentir calor. Este calor extra constituye un ambiente desagradable para cualquier organismo invasor, que normalmente prefiere una temperatura corporal normal, y estimula en gran medida la respuesta inmunitaria. Cuando aparece la fiebre, sudamos mucho mientras el cuerpo intenta reducir de nuevo su temperatura. Las toxinas generadas por agentes infecciosos y otras toxinas de las que el cuerpo desea librarse se excretan rápidamente del cuerpo en este sudor, junto con los virus. Las sábanas de una persona enferma de esta manera deben cambiarse después de un brote de sudor, para evitar dejarla rodeada por los mismos gérmenes de los que intenta librarse.

Existe mucho miedo a la fiebre, especialmente en los niños. Debido a la fácil disponibilidad de fármacos muy eficaces que bajan la fiebre, no hay esa familiaridad con la fiebre que hubo en cierta época. Incluso muchos profesionales de la salud no han visto a la fiebre tomar su transcurso natural. Es cierto que la temperatura de un niño pequeño puede subir rápidamente, y aunque los pequeños están desarrollando su inmunidad conforme se encuentran por primera vez con los gérmenes, puede haber frecuentes episodios de enfermedades febriles durante la niñez. Pero resulta innecesario tratar todas las fiebres durante la niñez. La tendencia actual parece ser administrar al niño medicamentos con acetaminófeno (como el Tylenol). A muchos padres se les anima a tratar incluso fiebres leves como éstas, dando de forma rutinaria ese tipo de fármacos a los niños desde que son muy pequeños; por la dentición, o incluso porque tienen inquietud o dificultades para dormir. Hay dos problemas con esto: uno es que el acetaminófeno suprime la respuesta febril, y por tanto interfiere con la actividad del sistema inmunitario en desarrollo, además de con la limpieza del moco del cuerpo que describimos antes; el segundo es que el acetaminófeno es un fármaco peligroso. Hay estudios que han descubierto que es tóxico para el hígado, incluso a dosis inferiores a las máximas, cuando se administraba a personas sanas. Un estudio descubrió que causaba daño hepático en hasta el 44 % de los participantes que lo tomaban en la dosis estándar. El acetaminófeno se ha convertido en la principal causa de fallo renal agudo en Estados Unidos y Europa. Algunos de estos casos han sido el resultado de sobredosis involuntarias, en las que quizá se haya tomado una píldora de más, o se ha tomado demasiado sin darse cuenta de que se encontraba en diversos productos que tomaban (por ejemplo, alguien puede tomar un medicamento para la tos, un par de píldoras para el dolor de cabeza y algo para la fiebre, sin darse cuenta de que todo contiene acetaminófeno). Hay gente que ha muerto después de tomar 7 gramos, sólo 3 gramos más de la dosis recomendada.[4] El fallo hepático suele matar si no se consigue un trasplante de hígado (lo cual no es nada fácil).

Las fiebres altas son necesarias en algunas enfermedades (como el sarampión) para que el cuerpo se deshaga del virus. En un estudio clínico de cincuenta y seis niños, durante una epidemia de sarampión en Ghana, en 1967, fue una práctica estándar tratar todos los casos con sedantes, antipiréticos como la aspirina y Calpol (Tylenol), supresores de la tos y antibióticos cuando era necesario. En la primera parte de la epidemia, murió el 35 % de los niños. Sin embargo, los médicos que los trataban observaron que los niños que sobrevivieron normalmente fueron los que habían tenido fiebre más alta y rashes más severos que los que murieron. Aunque los que murieron parecían estar menos enfermos que los supervivientes al comienzo de la enfermedad, después cogieron neumonía y murieron. Los médicos llegaron a la conclusión de que la fiebre alta y el rash ayudaron a eliminar los virus del sarampión del cuerpo, por lo que dejaron de tratar a los niños con sedantes, aspirina, acetaminófeno y supresores de la tos. Los trataron sólo con antibióticos y transfusiones de sangre, si eran necesarias. Después de este cambio de enfoque, la tasa de muertes cayó hasta el 17 %. Esto encaja con el pensamiento naturópata y tradicional de que las enfermedades como el sarampión se convierten en un problema sólo cuando se quedan atrapadas en el cuerpo.[5]

En la práctica común se considera peligroso tener una fiebre de 40 °C. Normalmente se cree que esto puede causar convulsiones febriles e incluso daño cerebral. Cuando yo estaba investigando para redactar este libro, descubrí que, en realidad, sólo una fiebre tan alta como 42,2 °C se sabe que causa daño cerebral.[6] Por tanto, tiene sentido tratar fiebres de 40 °C, para evitar que suban aún más. Una fiebre de 41,1 °C debería recibir atención médica inmediata, ya que probablemente es indicio de una infección severa. (Hay que tener en cuenta que las lecturas bajo la lengua o el brazo son inferiores a la temperatura interna, y tener cuidado si se utilizan termómetros de mercurio y cristal, que pueden romperse).* Sin embargo, a modo de precaución, hay que ser conscientes de que los niños de menos de dos meses corren más peligro cuando tienen fiebre. La mejor forma de protegerlos es darles el pecho y man-

---

* Hay un chamán que «presta» su cuerpo al dios de los huichol, Tatewari (Abuelo Fuego), quien llega y habla a través de él. La temperatura de este hombre sube hasta casi 42 °C cuando el Abuelo lo visita.

tenerlos cerca de casa durante los dos primeros meses. Si tu hijo tiene menos de dos meses y tiene fiebre, se recomienda buscar ayuda médica.

Muy pocas personas con convulsión febril infantil tendrán daños permanentes, y en realidad hay pruebas de que quienes han sufrido fiebre muy alta durante la niñez tienen menos probabilidad de desarrollar cáncer en etapas posteriores de su vida.* Esto tiene sentido: puesto que el cáncer es una enfermedad que puede considerarse un fallo del sistema inmunitario, podría ser cierto que la interferencia y represión de las funciones inmunitarias normales durante la niñez afectarán posteriormente al funcionamiento óptimo. No se trata sólo del cáncer, sino que otras enfermedades comunes en la niñez parecen protegernos de él; el sarampión, por ejemplo, tiene la capacidad de eliminar tendencias crónicas, como por ejemplo infecciones respiratorias recurrentes,[7] psoriasis o problemas renales crónicos. Hasta la década de 1960, el hospital infantil de Basilea (Suiza) solía hacer que los jóvenes con infecciones renales crónicas cogieran el sarampión para curarlos.[8] Después de contraer el sarampión, los niños que eran sensibles a las infecciones estaban más fuertes y resistentes, y necesitaban menos tratamiento médico.[9] Hay pruebas de que los niños del Tercer Mundo tienen menos probabilidad de contraer malaria y parásitos después del sarampión.[10] La fiebre del heno y otras alergias son menos probables después del sarampión.[11] Hay también pruebas de que haber tenido sarampión puede proteger a una persona de enfermedades inmunitarias, enfermedades de la piel, cartílago degenerativo y enfermedades de los huesos.[12]

A continuación hay algunas referencias sobre la fiebre, recopiladas por Hilary Butler, de la Sociedad para la Inmunización, de Nueva Zelanda,[13] reproducidas aquí con su permiso.

---

* Por ejemplo, tener un buen ataque de paperas en la infancia, con unos grandes e inflamados «mofletes de hámster», hace que una persona tenga menos probabilidad de desarrollar cáncer de ovarios en etapas posteriores de su vida. Véase R. O. West, «Estudio epidemiológico de enfermedades de los ovarios», *Cancer* 1966:19: 1001-1007; véase también H. U. Albonico, «El riesgo de cáncer de mama es inferior a la mitad en quienes tuvieron sarampión», *Med Hypothesis* 1998, 51 (4): 315-320.

No todas las fiebres deben tratarse, pero muchos médicos lo hacen para aliviar la preocupación de los padres.[14]

Hay pruebas abrumadoras en favor de que la fiebre es una respuesta adaptativa a la infección [...] Como tal, es probable que el uso de fármacos antipiréticos/antiinflamatorios/analgésicos, cuando conllevan la supresión de la fiebre, den como resultado una mayor morbilidad y mortalidad durante la mayoría de las infecciones; esta morbilidad y esta mortalidad puede no ser evidente para la mayoría de los trabajadores sanitarios.[15]

A pesar de nuestra falta de conocimiento sobre su mecanismo terapéutico, se ha afirmado que es un medicamento seguro, especialmente para niños [...] el jarabe de paracetamol [Tylenol infantil en Estados Unidos] (supuestamente para niños) se prescribe mucho en grandes cantidades [...] Hay cada vez más pruebas de que el paracetamol no es la droga benigna que antes se creía que era [...] Debemos poner en cuestión toda la planificación de prescribirlo en proporciones casi epidémicas. Si se va a usar como placebo, entonces es un placebo muy peligroso [...] La prescripción de paracetamol para los niños se ha puesto en duda. Aunque hay pocos problemas acerca de su uso a corto plazo como analgésico, hay bastante polémica sobre su uso como antipirético [...] Hay pocas pruebas que respalden el uso de paracetamol para tratar la fiebre en pacientes sin enfermedades cardiovasculares o pulmonares. Puede reducir la respuesta de los anticuerpos a las infecciones y aumentar la morbilidad y mortalidad en las infecciones severas [...] Demasiados padres y profesionales sanitarios creen que la fiebre es mala y que debe suprimirse con paracetamol, cuando en realidad una fiebre moderada puede mejorar la respuesta inmunitaria [...] El uso de paracetamol en niños con infección aguda no dio como resultado una mejora en el estado de ánimo, el bienestar, el apetito o el consumo de líquidos.[16]

Los datos indican que la administración frecuente de antipiréticos a los niños con enfermedades infecciosas puede producir un empeoramiento de su enfermedad.[17]

El uso de analgésicos estuvo asociado a la enfermedad [meningocócica] [...] el uso de analgésicos se definió como los tomados en las dos últimas semanas, excluyendo, para algunos casos, los tomados para los primeros síntomas identificados de la enfermedad meningocócica. Estos analgésicos eran principalmente productos con acetaminófeno (paracetamol) [...] Puesto que los analgésicos mostraron una relación más fuerte con la enfermedad meningocócica, el uso de analgésicos puede ser una mejor medida para enfermedades más graves que los síntomas individuales descritos [...] *No podemos excluir la posibilidad de que el uso de acetaminófeno (paracetamol) sea en sí mismo un factor de riesgo para la enfermedad meningocócica* [cursivas mías].[18]

Los antipiréticos prolongan la enfermedad en pacientes con influenza A [...] La duración de la enfermedad se prolongó significativamente, de 5 días (sin) a 8,5 días (con).[19]

Tomar aspirina o Tylenol para la gripe en realidad prolonga la enfermedad hasta 3,5 días, dicen los investigadores de la Universidad de Maryland. Esto se debe a que la fiebre puede ser el procedimiento natural del cuerpo para luchar contra una infección, y tomar aspirina o acetaminófeno —nombre genérico de productos como el Tylenol— puede interferir con el proceso. «Estamos jugando con la Madre Naturaleza», dice el doctor Leland Rickman, profesor clínico asociado de medicina en la Universidad de California, San Diego. «Una temperatura elevada en realidad puede ayudar al cuerpo a luchar contra la infección más rápido o mejor que si no hay fiebre». «Hagas lo que hagas, no des aspirina ni Tylenol a niños que tengan la gripe o cualquier otra enfermedad vírica», dice Rickman. Estos resultados sugieren que la supresión sistemática de la fiebre tal vez no sea útil en pacientes sin traumatismo craneal severo o hipoxemia significativa. Dejar que la fiebre siga su curso natural no parece dañar a pacientes con síndrome de respuesta inflamatoria sistémica, ni influir en el nivel de incomodidad, y puede ahorrar costes.[20]

Los padres que deseen alternativas al acetaminófeno pueden recurrir a la naturopatía o la homeopatía, las cuales ofrecen muchos remedios para ayudar a manejar la fiebre. Hay hierbas, como por ejemplo la aquilea y la flor de saúco, que son **diaforéticas:** estimulan la sudoración, y por ello la disminución de la temperatura corporal mediante los mecanismos de enfriamiento de la piel. Es mejor no utilizar ninguna medicina para bajar la fiebre, a menos que sea totalmente necesario. Un enfoque naturopático para la fiebre es no bajarla demasiado, sino mantenerla en unos 38,9 °C. Se cree que esto permite una resolución suficiente de la importante fase febril de una enfermedad.[21] Hay otros enfoques que defienden que una fiebre más alta es incluso beneficiosa; y ciertamente parece haber pruebas que respaldan esta posibilidad. Es lamentable que no haya más estudios sobre este ámbito. La idolatría de las vacunas y el fuerte rechazo a los argumentos antivacunas por parte de la medicina convencional conllevan la pérdida de buenas oportunidades para investigar una comparación de la salud a largo plazo entre personas vacunadas y personas no vacunadas. (Además, tenemos el hecho de que la mayor parte de los estudios están dirigidos por compañías farmacéuticas, con el objetivo de obtener mayores beneficios, no para demostrar si un medicamento o vacuna puede ser innecesario o perjudicial).

Inmunidad específica

Hay mecanismos protectores que confieren una protección muy específica contra ciertos tipos de bacterias invasoras, virus u otro material tóxico. Este tipo de inmunidad incluye los linfocitos, que tienen la capacidad de responder a agentes nocivos concretos y después recordarlos durante un tiempo. Los linfocitos, igual que todas las células de la sangre, inician su vida en la médula ósea roja. Antes de que estén listos para luchar contra la infección, tienen que madurar, y después de madurar deben activarse. Hay dos tipos básicos de linfocitos: **células-B** y **células-T.** Las células-B se quedan en la médula ósea roja para madurar, mientras que las células-T se envían al timo para finalizar su fase de maduración.

Como dijimos antes, esta inmunidad es específica: un linfocito será específico para (tiene receptores para) un solo antígeno. Un **antígeno** es algo que elicita una respuesta inmunitaria; podría ser un virus, una bacteria, un hongo (agentes infecciosos), un alérgeno como el polen o el polvo dc una casa, o una célula anormal o extraña. Dado que hay una cantidad enorme de posibles antígenos (sobre todo teniendo en cuenta que los microorganismos evolucionan, y cada microorganismo ligeramente distinto se considera un antígeno diferente), puedes imaginar que debe haber una cantidad enorme de células-T y células-B distintas. El cuerpo trata esto sintetizando al azar muchos linfocitos con receptores que son todos ligeramente distintos, como copos de nieve, hasta el extremo de que hay tantos tipos diferentes de receptores que habrá suficientes para que sean adecuados para todos los antígenos que existan o puedan existir. Pero aquí surge un problema: puesto que hay receptores para casi todo, esto significa que también habría receptores para partes de nuestro propio cuerpo, y lo que menos deseamos es que los linfocitos ataquen a nuestro propio cuerpo pensando que es un antígeno. Por tanto, para solucionar este problema, durante la maduración de los linfocitos (su entrenamiento, si se quiere llamar así), cualquiera de los linfocitos que parezca que puede atacar el cuerpo se depura hasta que sólo queden los inofensivos (inofensivos para nosotros, por supuesto).

Por ahora todo bien: ya tenemos linfocitos maduros que se comportan bien y se les deja vagar libremente (por decirlo de alguna manera) por todo el cuerpo. Pero hay una fase final, la activación. Suele tener lugar en y alrededor del sistema linfático: cuando varias de las células se encuentran con un antígeno, comienza el proceso de activación. Mientras ocurre esto, la persona experimenta los síntomas de la enfermedad, como la fiebre, el malestar (sentirse enfermo), manchas, tos o lo que sea. Sin embargo, en una segunda exposición no se experimentan síntomas porque la respuesta inmunitaria es muy rápida, debido a las **células de memoria** que han formado parte del proceso de activación.

Con la activación, las células B y T forman células de memoria y **células efectoras.** Las células efectoras son las que lo dan todo para asaltar el cuerpo de los invitados no deseados, mientras que las células de memoria son las que se quedan cerca para luchar en otra ocasión. Las células B y T se comportan de una manera un poco distinta en lo relativo a su trabajo. Las células efectoras B se hinchan a medida que sintetizan grandes cantidades de **inmunoglobulinas** o **anticuerpos.** Después explotan y liberan los anticuerpos en la sangre que hay alrededor o en el fluido tisular. Los anticuerpos son complejos de proteínas que se unen a un antígeno y lo hacen más vulnerable al ataque de las células-T y lo neutralizan de algún modo o permiten que otras células o procesos químicos las destruyan.

Las células-T efectoras pueden hacer varias cosas. Algunas, llamadas **células asesinas,** atacan directamente a los antígenos, especialmente a células que han sido invadidas por virus. Otras, las **células asistentes,** estimulan a las células-B para que realicen su acción.

La inmunidad puede ser heredada o adquirida. La **inmunidad heredada** es innata: una tendencia genética a ser inmune que hemos heredado de nuestros antepasados. Pensemos, por ejemplo, en enfermedades que no son fatales para los seres humanos, como el moquillo, pero que matan a los perros. Una forma muy triste de entender este tipo de inmunidad innata es examinar lo que ocurrió a los pueblos nativos americanos cuando los europeos los colonizaron. Enfermedades normales que no son graves para los europeos, como el sarampión, e incluso el resfriado común, fueron mortales para los americanos nativos, quienes no tenían inmunidad heredada a ellas y murieron en grandes cantidades.

La inmunidad adquirida puede ser natural o artificial, activa o pasiva. La **inmunidad activa naturalmente adquirida** es lo que he descrito antes: después de encontrar a un patógeno por primera vez tiene lugar la respuesta inmunitaria, incluida la formación de células de memoria. En la segunda exposición, las células de memoria eliminan con rapidez el antígeno, por lo que no se experimenta ninguna enfermedad: hemos «adquirido» inmunidad. La inmunidad también se adquiere de modo natural antes de nacer, a través de la placenta, y después de nacer, por la leche materna. Nuestra madre sintetiza anticuerpos para todos los gérmenes que hay alrededor de nosotros. Si somos lo bastante afortunados como para nacer en casa, ella ya será inmune a todos los gérmenes de nuestro entorno inmediato, por lo que nacer en casa será más seguro (siempre que no haya complicaciones). La sangre de nuestra madre estará repleta de todos los anticuerpos necesarios para protegernos, y éstos estarán presentes en la leche materna que ella fabrica para nosotros. El tracto digestivo de un niño recién nacido aún no está maduro;

el recubrimiento del intestino es más permeable o agujereado que el de un adulto, y permite que proteínas completas pasen a la sangre del bebé. Por eso las inmunoglobulinas (anticuerpos) pueden entrar directamente en el torrente sanguíneo del bebé, aportándole **inmunidad natural adquirida pasivamente.**

Sin embargo, lo que esto significa es que un ser humano recién nacido está especialmente diseñado para tomar sólo leche materna como alimento. Cuando se le administra un preparado lácteo elaborado a base de leche de vaca, o se le da un tipo inadecuado de alimento sólido demasiado pronto (por ejemplo, productos de trigo y de leche de vaca), las proteínas no digeridas pueden pasar a la sangre y desencadenar una reacción de sensibilidad o una alergia. A veces, las alergias son de un nivel tan bajo que los efectos no son visibles de forma inmediata, lo que dificulta averiguar la causa del problema. Hablaremos más sobre esto cuando tratemos sobre el sistema digestivo.

La **inmunidad adquirida artificialmente** hace referencia a las vacunas y las inmunizaciones. Las **vacunas** son la introducción deliberada de material patógeno, normalmente debilitado o muerto, en una persona, con la intención de desencadenar una respuesta inmunitaria sin causar la enfermedad mientras tanto. Se trata de un proceso activo. En la práctica, la vacunación nunca es tan eficaz como contraer realmente la enfermedad, en términos de ofrecer inmunidad para toda la vida. La **inmunización** incluye la introducción de anticuerpos producidos de manera artificial (por lo general en animales) en la sangre. Esto proporciona pasivamente inmunidad durante un breve período de tiempo.

La polémica de las vacunas

Al leer cualquier libro de texto convencional, o cualquier folleto de la consulta de tu médico, verás que normalmente se considera a las vacunas la mayor mejora de la medicina moderna, y que salva más vidas que cualquier otra cosa. En los libros de texto convencionales nunca he visto ninguna sugerencia sobre que las vacunas puedan generar problemas.

A cualquiera que ponga en duda la seguridad o eficacia de las vacunas se le ridiculiza como un lunático hereje que quiere matar niños.* La conversación con tu médico sobre el tema se suele limitar a cuándo (no si hay que ponerla ni por qué) administrar la inyección, y parece imposible tener una discusión relajada que incluya ninguna posibilidad de duda en relación con el tema.

Todo el mundo ha oído algo sobre los posibles peligros de la SPR (la triple vacuna para el sarampión, las paperas y la rubeola), incluido cómo a los científicos cuyos estudios indican posibles problemas se les demoniza o desprestigia. Pero, ¿sabías que hay toda una escuela de pensamiento que pone en duda la misma premisa de la seguridad y eficacia de las vacunas? Es demasiado complicado entrar aquí en detalles, pero destacaré algunos de los puntos principales, y si quieres, puedes investigar más por tu cuenta.

Sobrecargar el sistema inmunitario. En primer lugar, debemos tener en cuenta que la vacuna SPR (u otra cualquiera) obliga al sistema inmunitario a trabajar horas extras de un modo que nunca trabajaría de forma natural; en cuestión de meses, es de esperar que el sistema inmunitario de un niño fabrique anticuerpos contra el sarampión, las paperas, la rubeola, la difteria, el tétanos, la tosferina, la gripe hemofílica tipo B, la polio y la meningitis tipo C; aproximadamente todo al mismo tiempo. En realidad, el cuerpo tiende a experimentar una infección tras otra, no todas ellas a la vez. Estos patógenos nunca están todos juntos en la naturaleza. Administrar todas estas vacunas en unos pocos años conlleva que el sistema inmunitario nunca tiene la oportunidad de descansar de la tarea de producir anticuerpos específicos. Esto lleva a una deficiencia inmunitaria crónica con respecto a la reacción a otros patógenos: la inmunidad está comprometida en la lucha contra los antígenos específicos de las vacunas y no hay energía para com-

---

* Pongamos como ejemplo al doctor Andrew Wakefield, un científico que encontró virus de la vacuna del sarampión en los intestinos de algunos niños con autismo. No estaba en contra de las vacunas de ningún modo, pero se le demonizó por sugerir que había que estudiar esos hallazgos. La página web «Lo que los médicos no te dicen», www.wddty.com, tiene mucha información sobre esto.

batir otras infecciones. Efectivamente, la inmunidad se ve reducida. Los niños terminan contrayendo muchas otras infecciones que por lo general no tendrían (en su mayor parte tratadas con más antibióticos y acetaminófeno).[22]

Seguridad. Hay una carencia de información sobre reacciones adversas a las vacunas, incluyendo muertes y reacciones graves. Es posible que las muertes y los daños graves generados por las vacunas sean hasta cien veces más frecuentes que la cantidad que se nos dice. En Estados Unidos, las compañías de seguros se niegan a cubrir las reacciones a las vacunas, y son estas empresas las que hacen los estudios más fiables.

Después tenemos los posibles efectos a largo plazo de las vacunas, no sólo los dramáticos y evidentes problemas inmediatos. Los estudios han descubierto posibles relaciones entre las vacunas y problemas a largo plazo como el autismo, la hiperactividad, el TDAH, la dislexia, las alergias, el cáncer y el asma.

Entre los ingredientes de las vacunas están el mercurio, el aluminio, el formaldehído y el fenixietanol (anticongelante). Teniendo en cuenta la tendencia a administrar a los bebés cada vez más vacunas, y a su administración múltiple, existe cierta probabilidad de reacciones adversas procedentes de estas toxinas añadidas (que actúan como fijadores) en el futuro. Algunas vacunas se cultivan sobre células animales, o proceden de tejidos de fetos humanos abortados.

Eficacia. La bibliografía médica está llena de estudios que documentan el fracaso de las vacunas. Ha habido brotes de sarampión, paperas, varicela, tosferina, polio y gripe hemofílica tipo B (conocida como Hib y considerada una causa importante de meningitis y neumonía infantiles) en grupos de personas vacunadas. Aunque se elogia a las vacunas por ser responsables de las bajas tasas de enfermedades en la actualidad, en realidad, las enfermedades infantiles disminuyeron en un 90 % entre 1850 y 1940, mucho antes de los programas de vacunación en masa, y en concordancia con una higiene y una sanidad mucho mejores.

Observa esta tabla, publicada en la revista *British Medical Journal* en abril de 1983.[23]

Tasa de muertes en niños (menos de doce años), debidas a la tosferina	
Año	**Número de muertes (por millón)**
1860	1.372
1910	815
1930	405
1950	5
(La vacunación en masa contra la tosferina comenzó en 1952)	

Contraer una enfermedad de forma natural es más útil en términos de inmunidad. A menudo, la inmunidad adquirida natural dura toda la vida (como todos hemos oído sobre la rubeola o el sarampión alemán). En cambio, la vacuna proporciona inmunidad sólo para un período de tiempo limitado.

Cuando yo era niña, si alguien tenía sarampión, paperas, varicela, etc., nuestras madres nos llevaban a visitar al niño enfermo para que tuviéramos contacto con la enfermedad. ¡Actualmente parece que todas esas enfermedades son tan alarmantes que debemos vacunarnos o moriremos! Hay pruebas de que contraer –y pasar– enfermedades infantiles forma parte del desarrollo de un sistema inmunitario sano. Como hemos visto, las personas que no pasaron las paperas cuando eran niños tienen un riesgo mayor de padecer cáncer de ovario; si no tuvieron sarampión infantil, hay un riesgo mayor de algunas enfermedades cutáneas, degeneración de huesos y enfermedad del cartílago, así como algunos tumores. Parece probable que las enfermedades que nuestra población ha tenido durante innumerables generaciones estén implicadas en el desarrollo de nuestro sistema inmunitario.

El sistema inmunitario es increíblemente complejo, y nuestro conocimiento sobre él es aún muy limitado. Pero estamos interfiriendo en la inmunidad de millones de personas, sin el respaldo de buenos estudios y ensayos clínicos a largo plazo, y con un sistema lleno de prejuicios que impide el debate y el estudio a corto plazo.[24]

Autoinmunidad

Algunas enfermedades se conocen como **autoinmunes.** En nuestros cuerpos, todas nuestras células y nuestros tejidos tienen un marcador para ellas, como una etiqueta, para que nuestro sistema inmunitario pueda reconocerlas. A veces algo va mal en este proceso y los linfocitos no son capaces de reconocer nuestro propio marcador y atacan a células y tejidos específicos, causando inflamación y daños. Entre los ejemplos de este tipo de trastorno están la artritis reumatoide, la psoriasis, la esclerosis múltiple, algunas diabetes insulinodependientes y trastornos de la tiroides.

La autoinmunidad es como una guerra civil dentro del cuerpo. Literalmente, alguna parte de nosotros pasa a ser el enemigo. Una teoría sobre la autoinmunidad es que se debe a la llamada «sensibilidad cruzada», originada por una infección. La idea es que a menudo hay dos infecciones que ocurren al mismo tiempo, con lo que el sistema inmunitario se pone en tensión y se siente confuso. Lo que parece que ocurre es que algunas bacterias y algunos virus han evolucionado para tener marcadores en su superficie que son similares a los marcadores de ciertos tejidos corporales. Una persona puede sufrir una infección, por ejemplo en el pulmón, que el cuerpo no puede solucionar por completo. Digamos que el agente infeccioso implicado en el problema de pulmón tiene un marcador de superficie muy parecido a los marcadores presentes en la membrana sinovial de una articulación. La segunda infección (que puede ser algo tan común como un crecimiento excesivo de *Candida albicans* en el intestino) perturba y confunde al sistema inmunitario, y algunos glóbulos blancos atacan a la membrana sinovial de una articulación, confundiéndola con el organismo que ha infectado el pulmón. Ahora hay una inflamación de la membrana, que a su vez atrae más la atención de los glóbulos blancos, lo cual va creciendo más y más.[25] Pensemos en las consecuencias de esto en el contexto del hecho de sobrecargar el sistema inmunitario con vacunas.

La artritis reumatoide y la espondilitis anquilosante, un problema artrítico de las vértebras del cuello y el tórax, parecen tener esta etiología (causa). A menudo hay involucrado cierto daño en el intestino, incluso hasta el extremo de desarrollar la dolencia autoinmune intestinal de la enfermedad de Crohn. La gente que desarrolla una diabetes insulinodependiente de aparición repentina suele padecerla después de tener una infección que se parece a la gripe. Esto también puede suceder en quienes contraen un trastorno autoinmune que afecta a la tiroides. La diabetes mellitus tipo I, insulinodependiente, a veces puede ser una reacción autoinmune desencadenada por la proteína de la leche de vaca, que es muy parecida a los marcadores de las células de los islotes de Langerghans del páncreas. La teoría es que la infección aguda, un accidente u otra causa de fuerte estrés lleva a una mayor permeabilidad de los capilares, y entonces los glóbulos blancos, que han desarrollado un antígeno contra la proteína de la leche de vaca, visualizan y destruyen las células de los islotes debido a su parecido.

Interrelaciones

Al mantener la sangre y los tejidos limpios de células enfermas, y proteger el cuerpo de amenazas externas, el sistema inmunitario está involucrado en el correcto funcionamiento de todos los sistemas. El sistema inmunitario es especialmente activo a través de los sistemas **cardiovascular** y **linfático,** y también por el **sistema esquelético,** donde se sintetizan sus células activas. El **hígado** desempeña un papel clave en las células inmunitarias, al proteger contra toxinas y sustancias extrañas que acceden al cuerpo a través del tracto digestivo. Nuestro sistema inmunitario y las **emociones** tienen una relación especialmente estrecha.

CAPÍTULO 10

Respirar. El sistema respiratorio

En la medicina china, que data de hace miles de años, se supone que las personas necesitan un aporte continuo de *Qi*, o energía, para funcionar. La mayor parte se obtiene diariamente: el *Qi* del Padre Celestial llega a nosotros mediante los pulmones y la respiración. Después se mezcla con el *Qi* de la Madre Tierra, presente en los alimentos, para cubrir nuestras necesidades energéticas.

Como sabes por nuestro estudio de los procesos celulares, esto es lo que ocurre fisiológicamente. El oxígeno constituye el 20 % del aire (el resto es casi un 80 % de nitrógeno más cantidades diminutas de dióxido de carbono y otros gases), y cada respiración introduce entre la cuarta y la quinta parte del oxígeno presente en el aire inhalado, que entra en el cuerpo mediante la acción de la respiración, se lleva desde los pulmones hacia la sangre, de la cual las células lo toman para utilizarlo en la oxidación de la glucosa (procedente de los alimentos), para producir ATP. Por ello, la energía para las funciones celulares se obtiene del aire y de la Tierra. (Casualmente, en la medicina de los cinco elementos, el sabor del elemento Tierra es dulce. El primer sabor de la Madre es la leche materna, que es bastante dulce).

Los subproductos de la **respiración celular** son el dióxido de carbono y el agua. El dióxido de carbono se envía en el plasma hacia los pulmones y se expulsa en la espiración. En un ejemplo claro de la relación simbiótica entre las plantas y los seres humanos; las plantas verdes respiran dióxido de carbono y lo utilizan para su metabolismo, durante el cual producen oxígeno, que expulsan. Por eso a los árboles se les conoce como los «pulmones de la Tierra». Es interesante que el árbol bronquial de los pulmones se parezca a una versión invertida del tronco y las ramas de un árbol.[1]

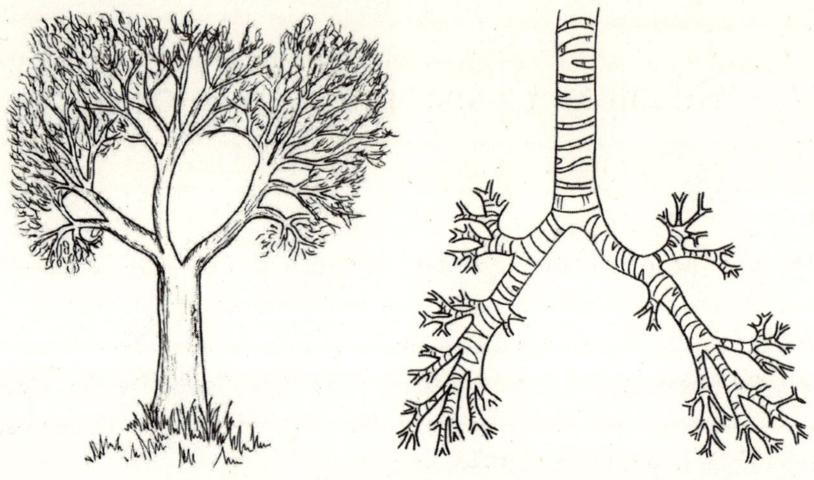

Figura 10.1. Comparación entre un árbol y el árbol bronquial

Vías aéreas hacia los alvéolos

La anatomía del sistema respiratorio consiste básicamente en una serie de conductos que acaban en grupos de diminutos sacos aéreos llamados **alvéolos,** en los que se intercambian los gases. Echemos un vistazo más detallado empezando por la parte superior.

La **nariz** y los **senos nasales.** La nariz es mucho más grande de lo que parece desde fuera. La parte que sobresale al exterior está hecha de cartílago, y contiene pelos en el interior de las fosas nasales para recoger el polvo y los residuos. Dos grandes cavidades van desde la parte superior de la zona cartilaginosa de la nariz hasta el interior de la cara; cada una es una cavidad ósea separada de la otra por un tabique. En las paredes de cada cavidad nasal hay formas óseas parecidas al pergamino, llamadas **cornetes,** que hacen que todo el aire inhalado entre en contacto con la pegajosa membrana mucosa que recubre la cavidad. Conectadas a las cavidades nasales por pequeños conductos hay más cavidades, llamadas **senos,** pegados a los huesos de la cara y el cráneo. También éstos están recubiertos de membranas mucosas.

Las membranas mucosas segregan un moco pegajoso, de modo que cualquier fragmento de polvo o residuo que pase por los pelos de la nariz se pegan a él. Las membranas también son cálidas y húmedas, y esto permite calentar el aire inhalado y le añade humedad, lo que facilita su entrada en los pulmones. Por eso se dice que las funciones de la nariz y los senos son calentar, humedecer y filtrar el aire.

En la parte posterior de la cavidad nasal, y bajando por la garganta, está la **faringe.** Se trata de un conducto común para la comida y la bebida, y para el aire. Contiene una hoja de cartílago llamada **epiglotis,** que bloquea la **tráquea** cuando se traga comida o bebida. Lo que ocurre es que, cuando tragamos, el órgano de la fonación **(laringe)** asciende y la epiglotis bloquea la entrada a la tráquea, con lo que la sella para que la comida no vaya por el camino incorrecto.

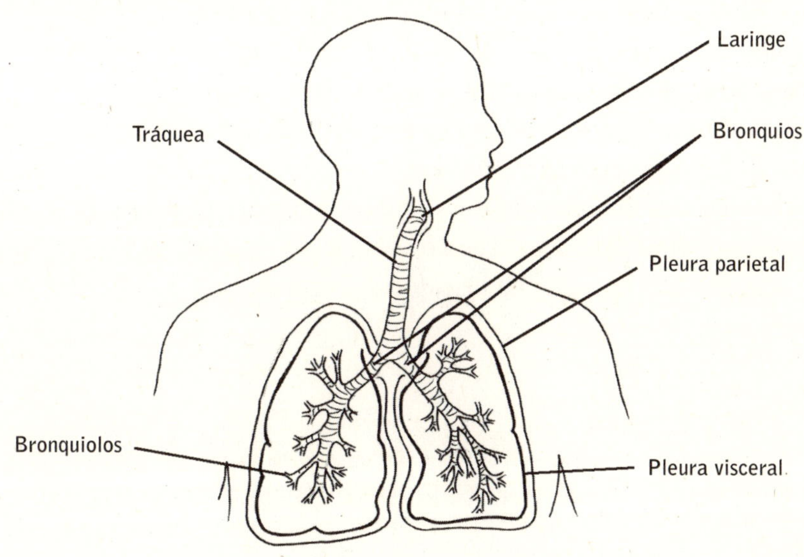

Figura 10.2. Sistema respiratorio

La faringe se divide en **laringe,** en la parte anterior, por donde pasa el aire, y esófago, en la parte posterior, que introduce la comida y la bebida en el estómago. La laringe es una asombrosa construcción hecha de hueso hioides y muchos fragmentos de cartílago, además de las cuerdas vocales, que se mueven mediante músculos. El aire que pasa por las cuerdas vocales, cada una en diferentes posiciones y grados de tensión, es lo que nos proporciona la capacidad para hablar y realizar muchos sonidos distintos.*

La laringe continúa hacia abajo por la **tráquea,** o tubo del aire. Se trata de un fuerte tubo hecho de músculo liso, más cartílago, en forma de herradura, rodeado de tejido conectivo y recubierto con epitelio ciliado. Los cilios (pelos) del epitelio flotan suavemente y mueven el moco por la tráquea hacia la parte posterior de la garganta, desde donde podemos toserlos por la boca y expulsarlos fuera del cuerpo.

La tráquea se divide, a la altura del ángulo esternal, en los dos **bronquios.** Estos tubos aéreos también tienen músculo liso y paredes de cartílago. El cartílago permite que los tubos sean sólidos y los mantiene abiertos en circunstancias normales. Cada **bronquio** llega a cada uno de los pulmones, donde se vuelve a dividir y subdividir en conductos cada vez más pequeños, con cada vez menos cartílago en sus paredes. Cuando ya no tienen nada de cartílago, sino sólo músculo liso en la capa intermedia de sus paredes, se llaman **bronquiolos.**

Los bronquiolos más pequeños terminan en diminutos y delicados sacos aéreos, denominados **alvéolos.**

Los alvéolos de los pulmones están totalmente rodeados de capilares pulmonares que han recibido sangre sin oxígeno del ventrículo derecho del corazón, que ha llegado a los pulmones, y que devolverán

---

* Después de una traqueotomía, cuando se efectúa una abertura en la parte anterior del cuello, sobre la tráquea, que permite que entre aire en los pulmones sin pasar por la laringe, la persona debe aprender a hablar tragando aire y enviándolo por la laringe para que vibren las cuerdas vocales. Un uso menos serio de esta capacidad es el «habla con eructos», con los que se divertían algunos compañeros míos de colegio. Los expertos en este pasatiempo infantil aseguran que hay palabras más fáciles de pronunciar que otras.

sangre oxigenada a la aurícula izquierda. Los alvéolos son los lugares donde tiene lugar el intercambio de gases. Dado que los alvéolos, igual que los capilares, están compuestos de tejido epitelial de un grosor de una célula, existe sólo una barrera muy pequeña para que el oxígeno y el dióxido de carbono se crucen. Puesto que el oxígeno tiene una baja concentración en los capilares pulmonares y alta en el aire inhalado, cruza el gradiente de concentración por difusión desde los alvéolos hasta la sangre. Con el dióxido de carbono la situación es la contraria: la sangre de la circulación pulmonar es rica en dióxido de carbono y el aire inhalado no lo es, por lo que el dióxido de carbono se difunde de forma natural desde los capilares pulmonares hacia el interior de los alvéolos.

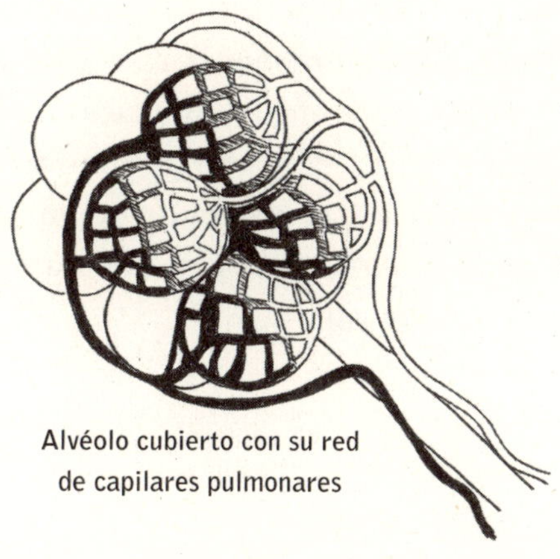

Figura 10.3. Alvéolo

La **membrana respiratoria** (que incluye la pared alveolar más la pared de los capilares pulmonares) tiene sólo 0,5-1 micrómetro (es decir, menos que la milésima parte del tamaño de un milímetro) de grosor en los pulmones sanos, lo que permite que el intercambio de gases sea muy eficaz. Si esto se altera de algún modo por alguna enfermedad (por ejemplo, una neumonía que cause tejidos inundados, y por tanto se ensanchen las membranas), el intercambio de gases se verá afectado.

Si el intercambio de gases se ve perturbado, no podremos introducir suficiente oxígeno en el cuerpo y nos sentiremos sin aliento y cansados hasta el extremo de carecer literalmente de energía para hacer cosas. Asimismo, el dióxido de carbono puede acumularse, lo que hace que el cuerpo esté demasiado ácido. Los cambios en el pH del cuerpo pueden afectar a muchas funciones, como expusimos en el capítulo 2.

Se necesita una gran superficie de alvéolos para permitir un intercambio suficiente. Esto se ve afectado en la enfermedad del enfisema, cuando las paredes de los alvéolos adyacentes se rompen, con lo que los alvéolos son más grandes (con menos superficie), lo cual reduce drásticamente el intercambio de gases. También ocurre cuando el moco, los tumores o materiales inflamatorios bloquean el flujo de gases hacia el interior de los alvéolos. Las membranas respiratorias de los humanos adultos, si se extienden, tienen la superficie de un campo de tenis. Los niños pequeños tienen unos pulmones mucho más pequeños que los adultos —no sólo pequeños proporcionalmente a su tamaño, sino porque hay muchas menos ramas en el árbol bronquial y muchos menos alvéolos—, por lo que su capacidad respiratoria es mucho menor que la de los adultos. Por eso estar en un ambiente con humo es especialmente peligroso y nocivo para los niños.

Los pulmones

Examinados en conjunto, los pulmones aparecen dispuestos en lóbulos. El pulmón derecho es mayor y está compuesto de tres lóbulos distintos. El pulmón izquierdo es menor porque el corazón ocupa espacio en el lado izquierdo del pecho, y está compuesto de dos lóbulos. Los pulmones son más pequeños de lo que tal vez imaginemos. Coloca las manos extendidas sobre tu pecho, con las yemas de los dedos tocando las clavículas a cada lado. Los pulmones ocupan el espacio que queda bajo tus manos, aproximadamente.

Los pulmones son órganos esponjosos que se encuentran en la **pleura,** un doble saco de membrana serosa que rodea cada pulmón. La capa interna de la membrana pleural está unida al tejido pulmonar;

la capa externa está unida a la pared del pecho por delante, a los lados, por detrás, y al diafragma por debajo. Igual que todas las membranas serosas, la pleura segrega un líquido lubricante. Esto permite a las dos capas deslizarse libremente la una sobre la otra, a medida que los pulmones se expanden y se contraen. No hay aire entre las dos capas de pleura, por lo que hay lo que se llama **espacio potencial:** *podría* ser un espacio porque las capas no están unidas la una a la otra, pero no lo es porque las dos capas permanecen unidas de la misma manera que dos láminas húmedas de plástico se pegarían. Tener aire en ese espacio potencial se llama **neumotórax,** y es muy grave; significa que el pulmón no puede funcionar adecuadamente.

Los principales músculos de la respiración son el **diafragma** y los **músculos intercostales.** El diafragma es un músculo unido alrededor de toda la parte inferior de las costillas, y se inserta en un tendón central plano, formando una especie de cúpula. El diafragma separa por completo las cavidades torácicas y abdominal (aunque, por supuesto, hay agujeros para que pasen los vasos sanguíneos, los vasos linfáticos y el esófago). Cuando se contrae el diafragma, su tendón central se impulsa hacia abajo, con lo que la cavidad torácica es mayor. Mientras tanto, los intercostales externos se contraen y tiran de las costillas hacia arriba y hacia fuera, expandiendo el pecho. A medida que el tórax se agranda, la presión intrapulmonar (la de los alvéolos) desciende. Puesto que a los gases les gusta desplazarse desde una zona de mayor presión a otra de menor, el aire penetra en los pulmones hasta que la presión en los alvéolos es igual a la de la atmósfera.

Después viene la espiración: el diafragma se relaja y se eleva, y los intercostales internos tiran de las costillas hacia dentro y hacia abajo, con lo que la cavidad del pecho se hace menor y se comprime para expulsar el aire de los pulmones, igual que un par de fuelles. Esta entrada y salida del aire de los pulmones, en concreto de los alvéolos, se llama **ventilación pulmonar.**

Tres cosas pueden influir en la ventilación pulmonar, y por tanto afectar a la facilidad con que el aire entra y sale de los pulmones: la resistencia de las vías aéreas, la tensión superficial de los alvéolos y la elasticidad de los pulmones.

La **resistencia de las vías aéreas** es la fricción de los conductos del aire que impide su libre flujo. Unas vías aéreas más pequeñas o más contraídas ofrecen más resistencia, lo que dificulta aspirar el aire.

La **tensión superficial** de los alvéolos intenta unir las paredes de los alvéolos, lo cual los colapsa y dificulta la ventilación. A fin de introducir aire, necesitamos luchar contra esta tensión superficial para abrir los alvéolos. (Piensa en lo difícil que es introducir el primer soplido dentro de un balón; una vez que lo has logrado un poco, la tarea es más fácil). Sin embargo, un recubrimiento líquido llamado **surfactante** ayuda a minimizar esta tensión superficial. Este surfactante se forma en una fase tardía del desarrollo fetal, por lo que los niños prematuros tienen dificultades para respirar si nacen antes de que se haya desarrollado totalmente.

La **elasticidad pulmonar** es la cantidad de esfuerzo necesario para expandir los pulmones y la pared del pecho cuando llenamos los pulmones con aire: cuanta menos elasticidad, o capacidad de expansión, más esfuerzo se necesitará para llenar los pulmones. Así que la elasticidad pulmonar depende de la elasticidad del tejido pulmonar y de la flexibilidad del tórax óseo, y las cosas que afecten negativamente pueden perjudicar a la respiración, ya que se necesitará más energía para obligar al aire a entrar en los pulmones y a salir de nuevo (es lo que ocurre, por ejemplo, en la enfermedad de los pulmones fibrosos, que son menos elásticos, y en la artritis, que puede limitar el movimiento óseo del tórax).

Cuando alguien sufre un trastorno que dificulta la respiración, todo tipo de músculos extra se involucran en el proceso. Se puede ver esto en personas con asma o alguna enfermedad respiratoria limitante; los músculos del cuello, la espalda y los hombros trabajarán con fuerza para ayudar a maximizar el espacio del tórax. Se trata de un círculo vicioso en cierto modo, ya que todos los músculos adicionales que trabajan necesitarán más oxígeno, con lo que incrementarán la demanda en un sistema ya afectado. Se puede entender cómo se sienten las personas que están cansadas y que tienen un problema pulmonar grave o crónico. No sólo tienen problemas para obtener suficiente oxígeno para sus necesidades energéticas, sino que también la enfermedad incrementa sus necesidades.

La respiración se describe utilizando diversos «volúmenes» pulmonares.

El **volumen corriente** es la entrada y la salida de la respiración normal. Pero a veces necesitamos tomar o liberar aire extra, por lo que tenemos reservas, también consideradas volúmenes.

El **volumen de reserva espiratoria** puede permitirnos, por ejemplo, toser para eliminar agentes irritantes de los pulmones (aplicando aire a presión detrás del agente irritante para obligarlo a salir). Sin embargo, incluso después del volumen de reserva respiratoria, aún tenemos más…

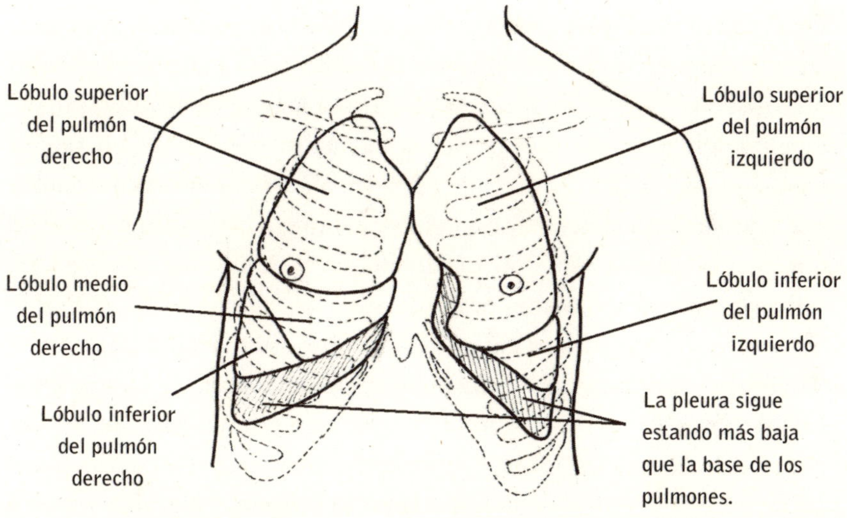

Figura 10.4. Situación de los pulmones en el interior del pecho

El **volumen residual** es aquello a lo que recurrirá nuestro cuerpo si nos quedamos totalmente sin aire: es muy difícil hacer la primera respiración después, como por ejemplo cuando inflamos un balón vacío. El volumen residual nos evita tener que inflar un balón totalmente vacío con cada respiración. Esa primera respiración que todos hacemos nada más nacer es tan difícil como esto: tenemos que inflar los balones de los pulmones por primera vez. (¿Nos imaginamos la barbaridad de tomar a un recién nacido y golpearle para hacerle llorar y que haga su primera respiración? Esto se ha considerado una práctica razonable hasta hace bien poco).

El **volumen de reserva inspiratoria** nos permite inspirar más allá de nuestro volumen corriente, para que podamos introducir aire extra para nadar u otros movimientos exigentes.

Transporte de gases de la respiración mediante la sangre

El **oxígeno** se transporta unido a la hemoglobina en los glóbulos rojos, con una pequeña cantidad adicional disuelta en el plasma. (El oxígeno se disuelve mal en el agua que forma la mayor parte del plasma). La hemoglobina puede transportar hasta cuatro moléculas de oxígeno: cuando ya ha captado una, con mayor facilidad capta dos, y cuando tiene dos, más fácilmente capta tres y cuatro; sin embargo, cuando tiene cuatro, está saturada por completo.

Bajo condiciones normales de reposo, la hemoglobina está saturada en un 98%: 100 mililitros de sangre arterial contienen unos 20 mililitros de oxígeno. La cantidad liberada cuando la sangre fluye por los capilares conlleva que la sangre venosa está saturada en un 75%, y contiene 15 mililitros de oxígeno por cada 100 mililitros de sangre arterial. A esto se le llama la **reserva venosa,** y significa que, en condiciones de ejercicio, cuando se utiliza mucho más oxígeno, puede descargarse más en los capilares incluso antes de un aumento en la respiración.

La temperatura, el pH de la sangre, la cantidad de dióxido de carbono en la sangre y otros cambios químicos locales afectan a la configuración de la hemoglobina, y por ello influyen en la saturación de hemoglobina. Los aumentos en estos factores reducen la afinidad de la hemoglobina por el oxígeno, y por tanto hacen que descargue más oxígeno en la sangre. Todos estos factores serán más altos en los capilares de la circulación sistémica, en la que se utiliza oxígeno.

Las células consumen oxígeno y liberan dióxido de carbono, lo cual también aumenta la acidez en la sangre de los capilares. El calor es un subproducto del metabolismo, por lo que la temperatura asciende. De este modo, es en el lugar en que más se necesita el oxígeno donde más disminuirá la afinidad de la hemoglobina por el oxígeno, y por eso se liberará más oxígeno para que esté disponible para que las células lo utilicen en la respiración. El dióxido de carbono se transporta principalmente como **iones de bicarbonato,** pero con un poco disuelto y unido a la hemoglobina, en el plasma. La carga y descarga suya y del oxígeno se benefician mutuamente. ¿Hasta qué punto es eso evidente? Es un gran ejemplo del tipo de mecanismos regulatorios locales que hay por todo el cuerpo.

El control de la respiración

Como ya hemos dicho, en diferentes momentos varía nuestra necesidad de utilización de oxígeno y de eliminación de dióxido de carbono. El cerebro controla la respiración mediante los centros respiratorios del tronco cerebral. La **médula** tiene un centro respiratorio que establece el ritmo de la respiración estimulando el diafragma y los músculos intercostales externos para que se contraigan, con lo que constantemente conecta y desconecta la respiración, de doce a quince veces por minuto. Si este **centro inspiratorio** se ve reprimido por una sobredosis de alcohol, pastillas para dormir o morfina, la respiración se detiene (con claras consecuencias directas). Otra parte del centro respiratorio de la médula parece contribuir más a la espiración forzada, cuando se necesitan movimientos más enérgicos.

Varias cosas pueden afectar a la respiración (incluidos los mensajes de los centros cerebrales superiores sobre emociones fuertes, así como la temperatura). Podemos controlar conscientemente la respiración desde la **corteza,** decidiendo si aceleramos o ralentizamos de manera deliberada nuestra respiración. Los factores químicos más importantes que afectan a la respiración son los niveles variables de oxígeno, dióxido de carbono y de iones de hidrógeno (acidez) en la sangre arterial. Los receptores químicos (terminaciones nerviosas sensoriales que son estimuladas por los cambios en el entorno químico de la sangre, con distintos tipos que son sensibles a niveles de una sustancia química específica) del cerebro y los grandes vasos del cerebro captan estos cambios y transmiten la información a la médula. Así sabemos cómo aumentar la respiración durante el ejercicio físico, por ejemplo.

Enfermedad pulmonar obstructiva crónica (EPOC)

Es otro nombre para la bronquitis crónica y el enfisema. La EPOC casi siempre aparee en personas que han fumado; es rara en no fumadores. El principal síntoma es la **disnea** —dificultad para respirar o hambre de aire—, y empeora conforme progresa la enfermedad. Son comunes la tos y las infecciones pulmonares frecuentes. La mayoría de las personas con EPOC desarrollan un fallo respiratorio que conduce a la hipoxemia (bajo nivel de oxígeno en sangre), retención de dióxido de carbono y acidosis respiratoria.

Si tienes EPOC, normalmente tendrás en principio bronquitis, o enfisema. La medicina ortodoxa suele llamar **«sopladores rosados»** a quienes sufren enfisema, y **«abotagados azules»** a los que padecen bronquitis crónica.

Los «sopladores rosados» son personas con enfisema que están generando su propia presión positiva continua de las vías aéreas [CPAP = «continuous positive airway pressure»] para mantener los pulmones hinchados. El soplo genera presión de retorno y es como las máquinas CPAP utilizadas por los ventiladores hospitalarios. ¡Esas personas son sus propios ventiladores! En cambio, los «abotagados azules» no son sus propios ventiladores; suelen ser personas con bronquitis crónica; tienen tos con esputos durante tres meses al año, o más. Un abotagado azul no puede conseguir suficiente oxígeno para su cuerpo, por lo que comienza a tener cianosis, o color azulado. Los tobillos y los muslos pueden hincharse, y las venas del cuello dilatarse. Este problema conduce al fallo cardíaco. No es nada bueno tenerlo: la mayoría de los abotagados azules mueren en un plazo de dos a cuatro años.

Un vistazo más profundo a la respiración

Como ya hemos explicado, la respiración es un potente proceso de desintoxicación, que puede maximizarse mediante la respiración profunda. Para limpiar la sangre del ácido y tóxico dióxido de carbono, un producto de desecho, necesitamos respirar. Para que el proceso sea completo, se recomienda la respiración profunda. Sin eliminar por completo el dióxido de carbono, la sangre no puede transportar suficiente oxígeno. La respiración profunda también genera una bomba de cambio de presión en el tórax, la cual estimula el retorno venoso de la sangre, así como el movimiento de la linfa, en especial el vaciado de los grandes vasos linfáticos del pecho que vuelven a la circulación sanguínea (recuerda que el sistema linfático es el principal sistema de limpieza del cuerpo). Cuando respiramos profundamente, el corazón, que está unido al diafragma por medio del pericardio, recibe masaje y ayuda con su trabajo. Asimismo, la respiración profunda impulsa con firmeza el diafragma hacia abajo, lo cual masajea todos los órganos abdominales y pélvicos, ayudando a introducir sangre fresca y energía, y a mantenerlos en buenas condiciones.

Hay muchos métodos distintos y procedimientos para trabajar con la respiración. En el yoga, trabajar con la respiración es de vital importancia. El **pranayama yoga** se considera no sólo una forma de introducir más oxígeno en la sangre y el cerebro, sino también de controlar la fuerza vital, o *prana*. Es un potente proceso de limpieza para desintoxicar el cuerpo, la mente y el espíritu, que calma la mente y aporta crecimiento espiritual. Igual que todas las prácticas espirituales, se realiza mejor bajo la guía de un monitor o maestro.

Un conjunto de ejercicios respiratorios creados por un médico ruso, **Konstantin Buteyko,** en la década de 1950, ayuda a la gente que sufre asma y otros problemas respiratorios. Los beneficios fueron reconocidos oficialmente, y la técnica de los ejercicios aprobada como un tratamiento para el asma en toda la antigua Unión Soviética, en 1981. Parece ser que, en los estudios sobre esta técnica, la mitad de todos los que padecen asma pueden reducir su necesidad de usar inhaladores en menos de tres meses después de comenzar la práctica. Incluye una sencilla serie de ejercicios que alterna retener la respiración con hacer una respiración superficial.*

El asma es un problema de salud en el que las vías aéreas se estrechan por la contracción muscular y la inflamación. Como sabes, cuando aumenta la cantidad de dióxido de carbono en sangre, respiras más. En un ataque asmático, la persona entra en fase de pánico, respira rápidamente y por ello reduce el nivel de dióxido de carbono en sangre, lo que hace que las vías aéreas se estrechen (porque el cuerpo es consciente de que necesita menos oxígeno), lo que a su vez hace que aumente el estado de pánico, en un círculo vicioso. La técnica de respiración de Buteyko alterna las respiraciones profundas con las superficiales, y enseña al paciente a controlar más la respiración, y a acostumbrarse a una mayor concentración de dióxido de carbono sin dejar que la sensación provoque el pánico.

Interrelaciones

El sistema respiratorio aporta oxígeno para el metabolismo de **todas las células** del organismo, por lo que todos los sistemas dependen de él y no podrían sobrevivir sin él. El **cerebro** y los **músculos** son grandes consumidores de oxígeno. El sistema **músculo-esquelético** fortalece la mecánica de la respiración con el diafragma y los músculos intercostales, y los centros para el control de la respiración están en el **cerebro.** El sistema **circulatorio** transporta oxígeno y dióxido de carbono desde y hacia los pulmones, y alrededor del cuerpo, incluidos los tejidos que constituyen los mismos pulmones. La función de desintoxicación de este sistema conlleva que todas las células del organismo dependan de él para mantenerse en óptimas condiciones.

---

* Se puede acudir a algún entrenador para aprender a hacer la técnica de respiración de Buteyko, que funciona para romper el ciclo de pánico en personas con asma, que causa una mayor falta de aire. He encontrado instrucciones en Internet, en www. btinternet.com/~andrew.murphy/asthma_buteyko_shallow_breathing.html.

CAPÍTULO 11

El acto de comer y el procesamiento de los alimentos. El sistema digestivo y la dieta

Nosotros somos lo que comemos. A un nivel físico, todas las partes de nuestros cuerpos están constituidas con ingredientes que nuestra madre comió cuando nosotros nos encontrábamos en su interior, o que nosotros mismos hemos comido durante nuestra vida.

Algunas partes de nuestro cuerpo son permanentes; las partes que hizo nuestra madre tendrán que servirnos para toda la vida; no hay forma de sustituirlas. Es lo que incluye el óvulo de los ovarios de la mujer, y se solía pensar que consistía en nuestras células músculo-esqueléticas, las células cardíacas y las nerviosas. (Estas sí parecen tener cierta capacidad para regenerarse, aunque no tienden a hacerlo tan habitualmente). Aunque algunas células del cuerpo existen desde el nacimiento, es probable que todo su contenido se sustituya a medida que entra y sale material, que se reparan cosas y así una y otra vez. Por tanto, nuestro propio estado nutricional es de vital importancia para mantener nuestros cuerpos en buena forma, y mejorar nuestra alimentación siempre será el comienzo de la mejora de las cosas, incluidas las células consideradas permanentes.

Algunas partes de nuestros cuerpos pueden sustituirse si es necesario, y otras se sintetizan por lo general a diario. Todo se hace a partir de los alimentos. El sistema digestivo descompone los alimentos que comemos –proteínas, hidratos de carbono y grasas, junto con vitaminas, minerales y otros nutrientes– en sustancias que el cuerpo puede absorber y utilizar para obtener energía, crecer y reparar. Las proteínas se descomponen en aminoácidos, los hidratos de carbono en azúcares simples, las grasas (o lípidos) en ácidos grasos y glicerol.

Básicamente, se trata de una vuelta a la química: los alimentos son grandes moléculas, elaborados por las plantas y los animales, y la digestión descompone esas grandes moléculas en otras pequeñas (mediante el catabolismo) para su absorción, de forma que el cuerpo pueda utilizarlas para volver a sintetizar otras grandes (anabolismo). Esta degradación y construcción, y el equilibrio entre las dos, es lo que se conoce como metabolismo. Algo de lo que explicamos a continuación es similar a lo expuesto en el capítulo sobre química, que tal vez te gustaría volver a leer para refrescar tu memoria sobre los principales grupos de sustancias químicas presentes en el cuerpo.

Hidratos de carbono

Los hidratos de carbono incluyen los **azúcares** y los **polisacáridos** (almidones). Excepto por un poco de azúcar de la leche (**lactosa**) y de glucógeno presente en la carne, la mayoría de los hidratos de carbono proceden de las plantas. Los azúcares simples se encuentran en las frutas, la caña de azúcar, la remolacha, la miel y la leche. Los polisacáridos se encuentran en los cereales, las legumbres y las raíces de las plantas.

Las plantas también contienen **celulosa,** otro polisacárido. No podemos digerirla, pero es la fibra que necesitamos con el objetivo de dar volumen para un buen funcionamiento del colon. Los **fructooligosacáridos** (FOS) son una clase de esta fibra llamada prebiótica, alimento para las bacterias útiles que viven en nuestro intestino. Cuantas más bacterias útiles haya, menos sitio habrá para las no saludables.

Los humanos podemos estar sanos con una amplia variedad de ingesta de hidratos de carbono, y los niveles de consumo considerados normales también pueden variar. Actualmente, el rango recomendado en Occidente es de 125-175 gramos diarios, y deben ser todos en forma de hidratos de carbono complejos (es decir, no azúcar). Las dietas de los países occidentales contienen mucho más que esto, una de las causas de nuestro creciente problema de obesidad.

Cómo utiliza el organismo los hidratos de carbono

La principal función de los hidratos de carbono es aportar un combustible fácil de almacenar y usar como energía. La mayoría de las células sólo puede utilizar algunos azúcares simples, el principal de los cuales es la glucosa. Ésta se degrada en el interior de las células para obtener el ATP que se utiliza como energía. Cuando tenemos suficiente ATP, la glucosa se almacena en forma de glucógeno o se convierte en grasa. Otros usos de los azúcares incluyen la síntesis de los ácidos nucleicos ADN y ARN. (Los ácidos nucleicos están formados por nucleótidos. Son las moléculas más grandes del cuerpo, formadas por una base que contiene nitrógeno, un azúcar pentosa y un grupo fosfato).

El **ADN** se encuentra en el núcleo de la célula. Es el material genético que hace posible la síntesis proteica, y se replica a sí mismo antes de la división celular. Su azúcar es la desoxirribosa, y sus bases la adenina, la guanina, la citosina y la tiamina. Tiene la famosa forma de doble hélice.

El **ARN** se forma en el citoplasma y copia parte del ADN a fin de llevar a cabo sus instrucciones para la síntesis de proteínas. Su azúcar es la ribosa, y sus bases la adenina, la guanina, la citosina y el uracilo. Tiene forma de hebra simple, recta o plegada.

El índice glucémico

El **índice glucémico** (IG) de los alimentos está relacionado con la rapidez con que los hidratos de carbono que comemos entran en el cuerpo en forma de glucosa. Un alimento con un IG alto entra en la sangre con rapidez, lo cual significa que el páncreas debe segregar una gran cantidad de insulina para manejar la glucosa. Después, la situación pasa a ser la contraria, el azúcar sanguíneo desciende drásticamente y deseamos tomar más azúcar, y de esa forma el péndulo sigue moviéndose a uno u otro lado. Esto por lo general impone presión en el cuerpo y puede generar cambios de humor en personas sensibles. Los cuerpos de algunas personas parecen reaccionar al azúcar procesado (que es glucosa pura) como si fuera una droga, más que un alimento. Para estas personas, comer sólo hidratos de carbono complejos –hortalizas, cereales integrales y frutas, que tienen un IG bajo– puede suponer un gran cambio en su vida.[1]

Los alimentos con un IG bajo son más saludables porque imponen menos carga sobre los mecanismos de equilibrio del azúcar del organismo. Comer constantemente alimentos con un IG alto es un factor que puede generar diabetes, obesidad, colesterol elevado y enfermedades cardiovasculares. El concepto de índice glucémico lo inventaron el doctor David J. Jenkins y sus colegas, en 1981, en la Universidad de Toronto. Como dijimos antes, los hidratos de carbono que se descomponen con rapidez durante la digestión, y que entran enseguida en el torrente sanguíneo, tienen los valores de IG más altos. Un valor de IG más bajo indica tasas más bajas de digestión y absorción de los azúcares y almidones de los alimentos, y por tanto tal vez signifique que el hígado tenga más tiempo para eliminar y procesar eficazmente los productos de la digestión de los hidratos de carbono, generando una menor demanda de insulina, un mejor control de la glucosa sanguínea a largo plazo y una disminución de los lípidos sanguíneos. Los métodos actuales de valoración del IG utilizan la glucosa como alimento de referencia, y le dan un valor IG de 100. Se puede comparar esto con los alimentos enumerados a continuación.

> **Alimentos de IG bajo** (inferior a 55): cacahuetes, yogur bajo en grasa, frutas integrales frescas (cerezas, pomelo, peras, manzanas, ciruelas, naranjas, uvas, melocotones, kiwis, plátanos), leche, leche de soja, orejones de albaricoque, algunos zumos de fruta (manzana, piña, pomelo, naranja), muchas legumbres (soja, judías mantecosas, blancas, arriñonadas, negras, lima, pintas), algunas pastas (*fetuchini*, espaguetis, *vermiceli*, macarrones, *lingüini*), sopas envasadas (tomate, lentejas), algunos cereales de desayuno (de arroz, de salvado, gachas, Especial K), cereales poco procesados (cebada, centeno, bulgur), algunos panes (soja, salvado de avena, granos mixtos, semilla de centeno, semilla de cebada, pan integral de centeno, pan de bulgur), tubérculos

(batata, boniato), azúcares de fructosa y lactosa. Y muy pocos dulces: M&M de cacahuete, barrita Snickers, mermeladas, bizcocho y chocolate Dove.

Alimentos de IG medio (56 a 69): (se pueden incluir algunos de estos alimentos cada día, pero hay que limitar las raciones si se desea perder peso). Algunos panes (pita, centeno, cebada, de trigo integral), algunos cereales de desayuno (muesli, Bran Chex, Life, Nutri-Grain, de uvas y nueces, de trigo rallado), cereales (arroz blanco e integral, trigo sarraceno, maíz, cuscús), tubérculos (patatas nuevas, remolachas), palomitas de maíz, sopas (guisantes, judías negras, guisantes verdes), maíz dulce, miel, sirope de maíz de sacarosa y rico en fructosa, pizza de queso y tomate, muchas frutas (mangos, sultanas, albaricoques, pasas, melón, piña), cóctel de frutas, albaricoques envasados. Y de postre: helado, pastel de cabello de ángel, mantecada.

Alimentos de IG alto (70 o más): (sustituye estos alimentos por otros con un IG bajo, o cómelos junto con alimentos de IG bajo). Panes blancos (tostada Melba, pan de trigo, roscas, rollitos, baguetes), cereales edulcorados y muy procesados (crema de trigo, Cheerios, Corn Bran, Total, Crispies de arroz, Corn Chex, Chex de arroz), cereales muy procesados (mijo, tapioca, arroz bajo en amilosa, arroz instantáneo), frutas muy dulces (sandía, dátiles), pastas de desayuno (donuts, barquillos, cruasanes, bollo danés, rollitos de canela), tubérculos (nabicol, patatas maduras para hornear y hacer puré, chirivías), pasta de arroz, tentempiés (trozos de maíz, rosquillas, pasteles de arroz), glucosa y tabletas de glucosa, maltosa y maltodextrina, calabaza. Postres peligrosos: barquillos de vainilla, tartas y galletas demasiado numerosas como para enumerarlas todas.

Grasas o lípidos

Hay distintos tipos de grasa. Importantes para el organismo son las grasas neutras y los fosfolípidos, además de otras, como los esteroides y las vitaminas A, D, E y K. Las grasas se utilizan principalmente para producir energía, y en parte para construir tejidos.

Grasas neutras

Las grasas neutras se llaman **triglicéridos.** Son moléculas muy grandes y deben descomponerse en sus ladrillos constructores antes de absorberse. Las grasas se digieren en ácidos grasos y glicerol, y después se vuelven a convertir en triglicéridos para transportarlas en la linfa. La longitud de la cadena de ácido graso de una grasa, y su saturación con iones de hidrógeno, determina lo sólida que es una grasa neutra a una temperatura determinada. Las cadenas más largas de **ácidos grasos saturados** son sólidas a temperatura ambiente; por ejemplo, grasas animales como la manteca. Las cadenas más cortas, con enlaces dobles entre los átomos de carbono, son lo que llamamos **grasas insaturadas.** Son líquidas a temperatura ambiente; por ejemplo, aceites vegetales como el de oliva y de cacahuete (monoinsaturados), o de maíz, habas de soja y girasol (poliinsaturados). Básicamente, un consumo saludable y equilibrado es aquel en que ingerimos más ácidos grasos poliinsaturados y monoinsaturados, y menos grasas animales saturadas, procedentes de la carne y los productos lácteos.*

El hígado puede sintetizar la mayoría de los ácidos grasos que necesitamos, excepto el ácido **linoleico** (de la lecitina) y el **ácido linolénico.** Los ácidos linoleico y linolénico, normalmente llamados omega-3 y omega-6, son los **ácidos grasos esenciales,** llamados «esenciales» porque el cuerpo los necesita, pero no puede sintetizarlos y deben ingerirse

---

* En realidad, las opiniones cambian sobre el tema de la grasa saturada. Muchos estudios que comparan los beneficios para la salud de las grasas saturadas e insaturadas mezclaban las saturadas y las trans, con lo que invalidaban los resultados. Es más probable que las grasas trans y las grasas insaturadas rancias sean los problemas más importantes. Aunque hemos dejado de cocinar con manteca y mantequilla, y lo hacemos con aceites vegetales, las enfermedades cardiovasculares están aumentando, no disminuyendo. Pensemos también que los esquimales comen cantidades muy grandes de grasas saturadas, y no obstante están muy sanos, con una incidencia mucho menor de enfermedades cardiovasculares y similares. Dicho sea de paso, la leche desnatada es peligrosa y puede ocasionar cáncer de próstata y otras enfermedades, un riesgo que se evita utilizando productos con leche entera. Además, las grasas saturadas tal vez sean más protectoras que dañinas. Lo más probable es que los alimentos frescos, cultivados orgánicamente o silvestres, que no estén procesados, o lo estén muy poco, sean los mejores. Hablaremos más sobre esto más adelante.

en la dieta. Actualmente se cree que muchos de nosotros tenemos deficiencia de esos ácidos grasos esenciales, y cuando los comemos es probable que no estén en la mejor proporción entre un tipo y el otro: deberíamos tomar una proporción más alta de omega-3, en relación con los omega-6, que lo que solemos hacer (lo ideal es aproximadamente 2:5, pero la gente suele consumir una cantidad de omega-3 inferior a lo necesario). Los ácidos grasos esenciales son ácidos grasos poliinsaturados de cadena larga derivados de los ácidos linolénico, linoleico y oleico, que se clasifican en las dos familias, omega-3 y omega-6. (Además, existe el ácido graso omega-9. Aunque el organismo también lo necesita, se clasifica como no esencial porque puede sintetizar un poco por sí mismo a partir de los ácidos grasos esenciales). Las membranas celulares más sanas contienen muchos ácidos omega-3 que son muy flexibles.

Se ha descubierto que la composición del tejido, y en concreto de la membrana celular nerviosa, de la población de Estados Unidos, es distinta de la de los japoneses, quienes siguen una dieta rica en ácidos grasos omega-3, procedentes del pescado. Los estadounidenses tienen membranas celulares más ricas en ácidos grasos omega-6, menos flexibles, que parece que han desplazado a los elásticos ácidos grasos omega-3, presentes en las células nerviosas de los japoneses.

Fosfolípidos

Se ensamblan en el cuerpo y no se toman en la dieta, pero se incluyen aquí para completar. Son triglicéridos modificados: diglicéridos con un grupo que contiene fósforo y sólo dos cadenas de ácido graso. Debido a esto son únicamente dipolares, lo que significa que tienen un extremo no polar (la parte grasa) y un extremo polar, la parte que contiene fósforo.

Esteroides

Estas interesantes moléculas son estructuralmente diferentes de las grasas, pero son solubles en grasa. El esteroide más importante que hay en la naturaleza es el colesterol, que se ingiere a partir de carne, huevos y queso, y nuestro hígado sintetiza un poco.

Las hormonas esteroides son un grupo de sustancias químicas que se sintetizan en el cuerpo a partir del colesterol, como sustancias regulatorias. Hay básicamente dos tipos: las hormonas sexuales testosterona, estrógeno y progesterona, y los corticosteroides cortisol y su familia. El tipo de esteroides utilizados ilegalmente por los deportistas que quieren desarrollar músculo son los esteroides anabólicos, versiones sintéticas de la hormona sexual masculina, la testosterona. Generan crecimiento muscular, reducen la fatiga y pueden hacer sentir eufórica a una persona.

Grasas trans. Locas, malas y peligrosas

Las dietas súper bajas en grasas, repletas de alimentos procesados, son peligrosas. Muchas empresas actualmente están eliminando los **ácidos grasos trans,** que son grasas poliinsaturadas modificadas, presentes en algunas margarinas bajas en grasa y muchos alimentos procesados. Las grasas trans las capta el organismo y las utiliza para elaborar membranas celulares y tejidos. Normalmente se usarían grasas poliinsaturadas naturales, pero las grasas trans pueden perjudicar algunos aspectos del funcionamiento celular. En el organismo, compiten con las grasas normales por las enzimas, y sustituyen a las grasas y aceites normales en la formación de **eicosanoides** (los eicosanoides son grasas utilizadas para elaborar sustancias de control como las prostaglandinas). Ahora se sabe que las grasas trans elevan los niveles del colesterol LDL, no saludable y causante de enfermedades (lipoproteínas de baja densidad), y que disminuyen los niveles del más saludable colesterol HDL (lipoproteínas de alta densidad), además de aumentar los niveles de triglicéridos y lipoproteínas. También incrementan el riesgo de enfermedad coronaria, de problemas de piel, perjudican el funcionamiento cerebral y nervioso, y aumentan la tendencia a padecer asma y artritis. Estas grasas trans no naturales son el verdadero problema, no solo las grasas saturadas procedentes de los animales. Hay que comprobar las etiquetas: en Estados Unidos, las «grasas trans» aparecen en la etiqueta, cuando están presentes en el alimento, denominadas «parcialmente hidrogenadas»; en el Reino Unido, hay que buscar aceite vegetal «parcialmente hidrogenado» o «grasa vegetal». Debemos evitar esos alimentos.

Qué alimentos contienen grasas

Las más abundantes son las grasas neutras. Pueden ser grasas saturadas de alimentos animales como la carne, los lácteos o los huevos, o grasas insaturadas de las semillas, los frutos secos y los aceites vegetales. También obtenemos colesterol de la dieta, principalmente de la yema de huevo, la leche y la carne.

Cómo utiliza el organismo las grasas

Las **grasas neutras** son la forma más eficiente y compacta para que el organismo almacene combustible. Los depósitos se encuentran en gran medida bajo la piel. También proporcionan aislamiento de la pérdida de calor y protección de los golpes.

Los **fosfolípidos** se utilizan para sintetizar membranas celulares.

El **colesterol** es la materia prima esencial que el cuerpo usa para sintetizar vitamina D, hormonas esteroides (incluidos las hormonas sexuales y el cortisol) y sales biliares, así como la mielina.

Los **ácidos grasos esenciales** –los omega– se utilizan en el cuerpo para fabricar importantes sustancias regulatorias llamadas **tromboxanos, prostaglandinas y leucotrienos.** Están implicados en la coagulación de la sangre (tromboxanos), la inflamación (prostaglandinas y leucotrienos), la actividad del útero, el funcionamiento digestivo (el movimiento y la secreción de enzimas) y la regulación de la presión sanguínea (prostaglandinas).

Los eicosanoides se elaboran a partir de los ácidos grasos esenciales ácido gamma linolénico (GLA) y ácido ecosapentanoico (EPA). Examinar las maneras en que el cuerpo convierte los ácidos linoleico y linolénico en los ácidos grasos que sirven como materia prima de los **eicosanoides** (prostaglandinas, leucotrienos y tromboxanos) puede ofrecernos información útil sobre la importancia de los ácidos grasos esenciales. Examinaremos esas **secuencias metabólicas** de los omega-6 y omega-3.

La **secuencia de los omega-6** comienza con el **ácido linoleico,** una sustancia presente en muchos aceites de semillas y vegetales (girasol, cártamo, nuez, maíz y soja), así como en frutos secos, carne de órganos y leche humana. Algo de ácido linoleico se transforma en **ácido araquidónico** (también presente en cierta cantidad en la carne, el hígado, el riñón, la yema de huevo y las gambas), que está acostumbrado a sintetizar esos eicosanoides que tienen un efecto **inflamatorio** en el cuerpo, además de ser trombóticos (coagulación sanguínea) y aumentar los espasmos musculares. Algunos ácidos grasos omega-6 se destinan a producir eicosanoides **antiinflamatorios** *antes de* sintetizar ácido araquidónico. Un tipo de omega-6 que tiende a terminar como eicosanoide antiinflamatorio es el ácido gamma linolénico (GLA), presente en el aceite de primavera, el aceite de semilla de grosella negra y el aceite de borraja. Parece que son las *cantidades* relativas de los materiales iniciales ingeridos lo que afecta a la proporción entre las prostaglandinas antiinflamatorias y las proinflamatorias que elabora el organismo. Si comemos más productos animales, parece que se producen más prostaglandinas proinflamatorias. Por supuesto, aunque se ingieran grandes cantidades de aceites vegetales en lugar de grasas animales, se sintetizarán tanto prostaglandinas proinflamatorias como antiinflamatorias, ya que necesitamos las inflamatorias para que el cuerpo se repare adecuadamente y esté sano.

La **secuencia metabólica del omega-3** está relacionada con el **ácido linolénico** (presente en el pescado graso, así como la linaza, las semillas de cáñamo, la calabaza, el aceite de habas de soja y las verduras de color verde oscuro). Sólo los eicosanoides con efectos antiinflamatorio, antitrombótico y antiespasmódico los sintetiza el cuerpo mediante esta secuencia. Además, el **ácido ecosapentanoico** (EPA), próximo al final de esta secuencia, inhibe la conversión de ácido araquidónico en eicosanoides inflamatorios, porque utiliza la misma enzima. *Por tanto, comer grandes cantidades de EPA no sólo aporta los ingredientes para los eicosanoides antiinflamatorios, sino que también reduce activamente los proinflamatorios que nuestro organismo puede elaborar.* El EPA es uno de los ingredientes activos más importantes de los aceites de pescado. Así es como funcionan para ayudar en problemas inflamatorios como la artritis, los brotes alérgicos como el eczema y el asma, y dolencias ginecológicas. No sólo estimulan la síntesis de prostaglandinas antiinflamatorias, sino que bloquean la creación de las inflamatorias. Esta secuencia de los omega-3 también actúa reduciendo la coagulación de la sangre, y por tanto el riesgo de enfermedad cardiovascular. Además, el EPA se utiliza para obtener unas membranas celulares de calidad y flexibles, conocidas porque son importantes en el cerebro, pero sin duda también tienen un efecto en todo el cuerpo.

Así que la idea es reducir la ingesta dietética de grasas animales en favor del pescado graso, y asegurarnos de que el consumo de aceite vegetal no se limita al aceite de girasol, sino incluir otros aceites, además de comer grandes cantidades de verduras.

En resumen: *los omega-3 siempre terminan estimulando la antiinflamación, y los omega-6 pueden estimular la antiinflamación o la inflamación, mientras que las grasas animales (procedentes de la carne y los productos lácteos) estimulan la inflamación.*

El pensamiento médico occidental a menudo se ha equivocado con la grasa. Al principio se pensaba que el problema eran las grasas saturadas, al creer que pueden bloquear las arterias con depósitos grasos llamados **ateromas,** situados en las paredes de los vasos sanguíneos. Esto se consideró un factor importante en la presión sanguínea elevada y las enfermedades cardiovasculares. Asimismo, el exceso de grasa en el cuerpo conlleva más grasa alrededor de los órganos internos, que siempre necesitan un poco para su protección. Si se acumula mucha grasa alrededor del corazón, tiene que trabajar más. Sin embargo, el pensamiento actual es mucho más complejo que limitarse a recomendar evitar todas las grasas. Necesitamos no solo comer menos grasa saturada (una idea que ha conducido a una gran industria libre de grasa que ignora por completo el hecho de que los efectos nocivos de la grasa tal vez se deban a las grasas trans), sino en realidad comer más grasas poliinsaturadas, procedentes de las hortalizas, enfatizando los omega-3. Hay que recordar que esto incluye también comer muchas más verduras, con lo que podremos aportar al cuerpo los ingredientes necesarios para elaborar más eicosanoides antiinflamatorios, y, por tanto, protegerlo de las enfermedades cardiovasculares y otros problemas inflamatorios que van desde la artritis hasta la endometriosis y otras dolencias ginecológicas.*

---

* Para más información, echa un vistazo a Ruth Trickey, *Mujeres, hormonas y ciclo menstrual: soluciones herbales y médicas desde la adolescencia hasta la menopausia,* y Paul Clayton, *Defensa de la salud: Cómo puedes combinar los nutrientes más protectores de las dietas más saludables del mundo para retardar el envejecimiento y lograr una salud óptima.*

Proteínas

Las proteínas son los principales materiales estructurales del cuerpo, y tienen las funciones más variadas de todas las moléculas del organismo. Las proteínas sirven para sintetizar enzimas, hemoglobina, las proteínas contráctiles musculares actina y miosina, inmunoglobulinas, hormonas y mucho más.

Qué alimentos contienen proteínas

Las proteínas constituyen la mayor parte del organismo, y esto también es aplicable a los animales, por lo que toda la carne de los animales y del pescado es rica en proteína, lo mismo que los productos lácteos como la leche y el queso. Pero las plantas son las alquimistas de la Tierra; elaboran aminoácidos fijando el nitrógeno de la tierra en el suelo y captándolo para construir aminoácidos. Piensa en ello: las vacas sólo comen plantas y convierten la hierba en músculo sólido, pero nosotros no podemos hacer esto, no porque no haya aminoácidos en la hierba, sino porque nuestro sistema digestivo no es capaz de acceder a ellos.*

Todos los aminoácidos que necesitamos se encuentran en las plantas, pero para conseguirlos necesitamos algo de atención sobre lo que comemos. Hay básicamente tres grupos de productos vegetales: legumbres, granos y nueces y semillas. Para obtener proteína completa de una comida, debemos comer dos de los tres grupos. En otras palabras, mantequilla de cacahuete (fruto seco) con pan (cereal); arroz (cereal) y lentejas o guisantes (legumbre); humus (elaborado con garbanzos, una

---

* Hay una forma de hacer una especie de cuajada, a partir de la hierba y las ortigas, que podemos comer para acceder a los aminoácidos. Se llama leafu e incluye mucho proceso de hervir, reducir y comprimir. Terminamos con un material de color verde oscuro que tiene un sabor parecido a las algas y que es muy nutritivo. Según Michael Cole, a través de info@leafcycle.co.uk: «El principio básico es hacer zumo la materia abundante en hojas [que no se va a convertir en semillas] y calentar el jugo filtrado justo hasta que hierva. Nos quedamos con lo mejor de la materia verde resultante, la ponemos en una tela fina y presionamos lentamente, pero muy bien, para extraer todo el fluido [puede llevar varias horas]. Terminas con el material convertido en una tableta de color verde oscuro que puede cortarse y añadirse a la comida».

legumbre) y *tahini* (preparado con semillas de sésamo). Estoy segura de que el lector capta la idea. No dejes que esto te aleje del vegetarianismo: los vegetarianos sin duda viven más que los carnívoros, al menos en el mundo occidental moderno.[2] Las habas de soja son poco comunes en el sentido de que contienen todos los aminoácidos esenciales; por eso el tofu y el *tempeh* son alimentos tan útiles.*

Cómo utiliza las proteínas el cuerpo

Entre las proteínas **fibrosas** están el colágeno, que se encuentra en abundancia en el tejido conectivo, incluidos los huesos, los tendones y ligamentos, la piel y los vasos sanguíneos; en realidad, en todas las partes del cuerpo. La queratina protege del agua a la piel, el pelo y las uñas. La elastina es lo que da elasticidad a los ligamentos y al tejido conectivo elástico, y permite que los pulmones, la vejiga y las arterias se estiren y después recuperen su estado original. Por último, la actina y la miosina son las proteínas fibrosas responsables de la contracción muscular y la división celular, y la actina también se utiliza para el transporte intracelular.

Las proteínas **globulares** también se llaman proteínas funcionales, y desempeñan funciones esenciales en casi todos los procesos biológicos. Pensemos en las consecuencias, en este sentido, de aumentar la contaminación de microondas: se ha observado que las microondas causan cambios en la producción de proteínas globulares en las células, y que estos cambios se extienden incluso a los genes de las células.[3]

Las enzimas proteicas incluyen la amilasa salival y las enzimas oxidasas, entre muchas otras. Hay proteínas de transporte como la hemoglobina (que transporta oxígeno) y lipoproteínas (que transportan grasas), además de muchas otras. Las proteínas plasmáticas, entre ellas

---

* Además, parece que hay un efecto protector anticáncer derivado de comer soja, al menos en las formas tradicionales como en el tofu y el *tempeh*, tal como éste se elabora en Japón. Allí, los niveles de cáncer de mama, por ejemplo, son mucho menores que en Occidente. Sin embargo, es probable que la leche de soja, que es un invento más reciente, no sea tan buena. Por supuesto, los japoneses también tienen una dieta muy rica en omega-3, que sin duda tiene un efecto positivo.

la albúmina, aportan presión osmótica a la sangre, además de ser una base o un ácido, con lo que mantienen el pH equilibrado en la sangre. Hay también hormonas proteicas, como la hormona del crecimiento y la insulina, y determinadas proteínas para la función inmunitaria, como los anticuerpos, complementan a las proteínas y los chaperones moleculares.*

Los **chaperones** son proteínas que ayudan al plegamiento-despliegue y ensamblaje-separación de grandes moléculas. Cuando se elabora una proteína grande, por ejemplo, los chaperones evitan que las cadenas de polipéptidos se unan demasiado pronto en una estructura grande que no funcione de manera adecuada. Las **enzimas** son catalizadores. La mayoría son proteínas. Se unen temporalmente a uno o más elementos en una reacción, con lo que la aceleran, pero ellas mismas no se transforman. Muchas de ellas necesitan vitaminas y minerales para sintetizarse.

Vitaminas y minerales

Las vitaminas se utilizan en cantidades diminutas para el crecimiento y el mantenimiento de una buena salud. No se utilizan como energía ni como bloques constructores, sino que principalmente funcionan como coenzimas o partes de **coenzimas.** Éstas son sustancias que actúan con una enzima para realizar una tarea específica; por ejemplo, algunas vitaminas B funcionan como coenzimas en la oxidación de la glucosa. La vitamina D actúa como hormona.

La mayoría de las vitaminas no se sintetiza en el cuerpo y debe tomarse de los alimentos, excepto la vitamina D (elaborada en la piel en

---

* El **sistema complementario** es una cascada de sustancias químicas que ayudan a eliminar los patógenos del cuerpo. Forma parte del sistema inmunitario innato; sin embargo, puede ponerse en acción mediante el sistema inmunitario específico. Pequeñas proteínas circulan normalmente en la sangre, y cuando se estimulan se transforman para liberar citoquinas, que atacan a las membranas de los patógenos. Las proteínas de este sistema constituyen más o menos el 5 % de las globulinas de la sangre.

presencia de luz solar) y la vitamina K (sintetizada por las bacterias del intestino). Hay vitaminas liposolubles (A, D, E y K) e hidrosolubles (B y C). Las vitaminas están implicadas en muchas actividades increíblemente diversas del organismo, desde la formación de hueso hasta la de piel, el desarrollo y mantenimiento de las membranas mucosas y la coagulación sanguínea y la antioxidación (la eliminación de radicales libres, los subproductos de la oxidación, que causan daño tisular y están implicados en la formación de tumores y el envejecimiento).

También se necesitan minerales en cantidades moderadas. Entre ellos están el calcio, el fósforo, el azufre, el potasio, el sodio, el cloro, el magnesio, el hierro, el yodo, el zinc, el cobre, el cromo, el cobalto, el flúor, el selenio y el manganeso. Algunos sólo son necesarios en cantidades diminutas, y por eso se llaman minerales o elementos traza. Sin embargo, todos son esenciales para el funcionamiento del organismo.

Nutriente	Esencial para	Presente en
Vitamina A	Vista, crecimiento, reproducción y mantenimiento de piel sana	Hígado, aceites de pescado, huevos, lácteos. Hortalizas de color rojo, amarillo, naranja y verde oscuro, y frutas que contengan alfa y betacarotenos, que en el organismo se convierten en vitamina A.
Vitamina D	Formación y mantenimiento correctos de los huesos y los dientes	Leche y cereales enriquecidos con vitamina D, aceite de hígado de bacalao, y de forma natural en la piel cuando se expone a la luz solar
Vitamina E	Acción antioxidante, protege a las células contra el daño de los radicales libres	Aceites vegetales, margarina, germen de trigo, frutos secos, semillas y hortalizas de hojas verdes
Vitamina K	Coagulación sanguínea	Huevos, cereales y hortalizas de hojas verdes
Vitamina C	Huesos y dientes sanos, curación de heridas	Frutas (especialmente cítricos) y hortalizas (especialmente las de la familia del repollo)

Nutriente	Esencial para	Presente en
Tiamina (vitamina B1)	Metabolismo de los hidratos de carbono (producción de energía)	Productos integrales o enriquecidos, cereales enriquecidos, carne de cerdo, carne de órganos
Riboflavina (vitamina B2)	Metabolismo de las proteínas, grasas e hidratos de carbono para obtener energía	Leche y otros productos lácteos, carne de órganos y granos enriquecidos y fortalecidos
Niacina (vitamina B3)	Metabolismo de las proteínas, grasas e hidratos de carbono	Carne de ave, pescado, carne de vacuno, mantequilla de cacahuete, legumbres y productos a base de grasos enriquecidos
Vitamina B6	Síntesis de aminoácidos y glóbulos rojos	Cereales enriquecidos, batatas, pollo, carne de vacuno e hígado
Vitamina B12	Producción de energía y aminoácidos	Carne de vacuno, leche, queso, marisco y extracto de levadura
Calcio	Síntesis y mantenimiento de los huesos, músculos y funcionamiento nervioso	Productos lácteos, verduras, semillas de sésamo, almendras y alimentos enriquecidos con calcio (por ejemplo, zumo de naranja o cereales)
Hierro	Transporta el oxígeno en los glóbulos rojos hacia las células corporales	Carne, huevos, verduras, albaricoques y melazas
Fósforo	Soporta el crecimiento y reparación de los tejidos, uno de los principales componentes de los huesos	Leche, carne roja, carne de ave, pescado, huevos, legumbres y frutos secos
Magnesio	Producción de energía y funcionamiento nervioso	Legumbres, frutos secos, cereales integrales, hortalizas verdes y chocolate
Potasio	Funcionamiento nervioso y contracción muscular	Frutas, hortalizas, carne roja, carne de ave, pescado y leche
Folato	Síntesis de ADN; implicado en la síntesis de proteínas	Cereales enriquecidos, verduras, legumbres y espárragos
Zinc	Reproducción celular y crecimiento y reparación de los tejidos	Carne roja, huevos, marisco, cereales integrales, kiwi y pipas de calabaza

Figura 11.1. Vitaminas y minerales esenciales

Qué sucede en los procesos digestivos

El sistema digestivo o tracto gastrointestinal consta de un largo conducto que va desde la boca hasta el ano, con diversos órganos accesorios que producen enzimas digestivas (sustancias químicas que aceleran o ralentizan las reacciones químicas) y otras sustancias que ayudan a la digestión. Las enzimas digestivas afectan a reacciones que incluyen la degradación de los alimentos y el control de la digestión.

El conducto del tracto gastrointestinal tiene cuatro capas. La capa más interna es el tejido epitelial. La boca y el esófago tienen un epitelio compuesto, pero el resto del conducto está recubierto de un epitelio sencillo y columnado, una sola capa de células, que se repone cada veinticuatro horas. Debajo del recubrimiento epitelial, que segrega moco y por eso se conoce como **mucosa,** hay una capa **submucosa.** Es especial para el intestino y contiene glándulas que producen enzimas, así como una red de nervios extraordinariamente compleja.

Hay tantos nervios en la submucosa del sistema digestivo que se conocen como ENS [**sistema nervioso entérico** = «enteric nervous system»]. Sí, de verdad tenemos «sentimientos en el estómago»: el ENS produce neurotransmisores como los presentes en el cerebro. Hay 100 millones de neuronas en el sistema digestivo. Se han encontrado todos los tipos de neurotransmisores en él: de hecho, es aquí donde se produce el 95 % de la serotonina de nuestro organismo (tanta que nos envenenaría si entrara en la sangre). El principal nervio que controla la actividad del sistema digestivo es el nervio vago, pero el tracto digestivo también puede influir en el cerebro mediante ese nervio. Aunque se corte el nervio vago, el sistema digestivo sigue funcionando y regulando sus propias actividades. Las células epiteliales de la pared del sistema digestivo sintetizan neurotransmisores, y también las células nerviosas de la submucosa.*

---

* Candace Pert trata este fascinante tema en su libro *Las moléculas de la emoción: por qué te sientes de la forma como te sientes.*

Después de la capa submucosal está la **capa muscular,** constituida por células de músculo liso dispuestas en láminas longitudinales y transversales por todo el tubo intestinal. En el estómago hay una capa adicional dispuesta en diagonal.

La capa exterior es **tejido conectivo,** que soporta y protege todo el tubo. En ciertos lugares, forma parte de una membrana protectora especial llamada **peritoneo,** una membrana serosa similar a la pleura del pulmón y el pericardio del corazón.

Se dice que la digestión se lleva a cabo de forma mecánica y química. La digestión mecánica incluye la masticación y troceado del alimento, los obvios movimientos de masticar y cortar que acontecen en la boca y los más ocultos movimientos internos del tracto digestivo. Si pones la oreja sobre la tripa de un amigo, enseguida escucharás algunos ruidos, prueba de los movimientos constantes del sistema digestivo.

La digestión química la realizan las enzimas digestivas. Éstas descomponen la comida mediante hidrólisis, por la adición de una molécula de agua entre cada enlace para descomponerlo, lo opuesto a la síntesis por deshidratación.

Los **órganos accesorios** son el hígado, la vesícula biliar y el páncreas. Además de producir bilis para ayudar en la digestión de la grasa, el **hígado** también procesa los productos finales de la digestión y almacena cosas para un uso futuro. En realidad, este asombroso órgano tiene más de mil funciones conocidas, y podemos apostar que hay muchas que aún no conocemos. Así que no hay que dejarse engañar al llamarlo «accesorio»; es uno de nuestros órganos más importantes y complejos, y le he dedicado un capítulo completo. La **vesícula biliar** es un pequeño saco muscular situado bajo la parte central del hígado. Recoge la bilis que elabora el hígado y la concentra y la almacena hasta que una comida grasa entra en el intestino delgado, tras lo cual la vesícula se contrae y segrega bilis en el intestino para ayudar a digerir las grasas. El otro órgano accesorio es el **páncreas,** esencial para la función digestiva. El páncreas produce litros de enzimas digestivas todos los días, además de hormonas relacionadas con el equilibrio del azúcar sanguíneo.

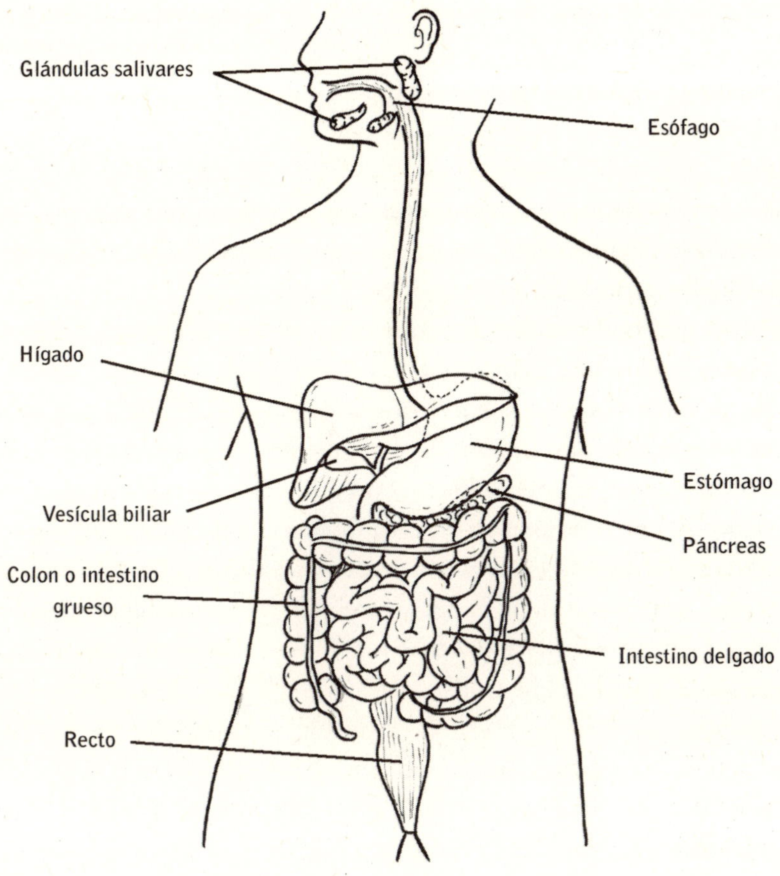

Figura 11.2. Sistema digestivo

Hay cuatro actividades del sistema digestivo: ingestión, digestión, absorción y eliminación. Esto conlleva tomar la comida, descomponerla, llevar al torrente sanguíneo lo que necesitamos y librarnos de lo que no precisamos. Comemos y descomponemos el alimento en sus partes componentes masticándolo y mezclándolo con enzimas digestivas, y después (principalmente en el intestino delgado) absorbemos los fragmentos que necesitamos. El resto permanece en el conducto, y en el intestino grueso absorbemos líquido para que se solidifique y excrete esta materia no deseada en forma de heces. Ahora echaremos un vistazo a los procesos que tienen lugar en cada parte del tracto gastrointestinal, comenzando por arriba.

La boca

Masticar mecánicamente permite trocear el alimento. Esta masticación involucra a los treinta y dos dientes, los labios, la lengua y los músculos de las mejillas (llamados masetero y temporal).

Un pequeño porcentaje de dentistas están interesados en contemplar la salud mental de forma holística; en otras palabras, considerando que los problemas de los dientes pueden estar relacionados con problemas en cualquier otra parte. Se dice que hay una correlación entre los dientes y las líneas energéticas o meridianos del resto del cuerpo; por ejemplo, una inflamación crónica de bajo nivel procedente de un nervio que ha quedado en la raíz muerta de un diente (y que puede ser difícil de detectar porque se ha matado el nervio) puede causar problemas en cualquier otra parte del cuerpo.[4]

La **saliva** es un líquido acuoso elaborado y segregado por tres pares de glándulas salivares (las glándulas parótidas, sublinguales y submandibulares). La saliva contiene la amilasa salivar, que inicia la digestión de los almidones, descomponiendo los almidones en forma del disacárido maltosa. Cada día se produce alrededor de 1,5 litros diarios de saliva, que es una mezcla de agua y moco. La saliva también contiene lisozima, un desinfectante que descompone las paredes celulares de las bacterias para destruirlas. La producción y secreción de saliva está bajo control autónomo (ocurre automáticamente). Igual que todas las demás actividades digestivas, se estimula mediante nervios parasimpáticos y se inhibe por estimulación simpática. Esto significa que, cuando tenemos miedo, se nos seca la boca. Si nos concentramos en mantener la boca llena de saliva, podemos estimular la acción parasimpática en el sistema nervioso. Conozco a un cirujano que opera sin anestesia, utilizando mecanismos de retroalimentación para ayudar a sus pacientes a permanecer en un estado relajado; una cosa importante es mantener la boca llena de saliva. La boca seca aumenta la actividad simpática, y, por tanto, nuestra sensación de miedo (en otras palabras, cuando tenemos miedo, éste nos seca la boca, y eso, a su vez, nos genera más miedo). Parece que si la boca está húmeda, será menos probable que tengamos miedo y tensión. ¿Alguna vez has notado que salivas de placer o por anticipación?

La presencia de alimento en la boca, además del olor, e incluso el pensamiento de la comida, inicia esta secreción refleja. El acto de tragar comienza como movimiento consciente, después el alimento llega a la parte posterior de la lengua, tiene lugar un reflejo automático para tragar, y continúa con un **movimiento peristáltico** en la capa muscular longitudinal y circular de todo el tubo digestivo. Su primera parte se llama **esófago.**

El esófago

La peristalsis impulsa los alimentos a lo largo del canal alimenticio; no se necesita gravedad. Normalmente, la comida tragada se desplaza hacia el estómago a una velocidad de medio segundo por cada centímetro.* El esófago está diseñado para soportar cierta cantidad de trato duro: está recubierto de epitelio compuesto y su mucosa produce una buena capa de moco con la cual protegerse. En la parte inferior, el esófago atraviesa el diafragma, que ayuda a formar un músculo esfínter –el esfínter cardias (o esfínter esofágico inferior)–, que sólo debería permitir que pase alimento al estómago (excepto si necesita abrirse para permitir el vómito). Si este esfínter deja de funcionar adecuadamente, la persona sufre reflujo de ácido estomacal en el esófago, que puede causar una dolorosa inflamación conocida como esofagitis por reflujo o ardor de estómago. Si el esfínter se vuelve incompetente, parte

---

* Algunos herboristas británicos solían hacer la prueba de «deglución» para comprobar la velocidad de la peristalsis de una persona. El paciente se tumba y retiene una pequeña cantidad de agua en la boca. El herborista coloca un estetoscopio sobre el estómago del paciente y observa un reloj con segundero. Cuando el herborista dice «ya», el paciente traga. Anota el tiempo que tarda en escuchar un borboteo, cuando el agua entra en el estómago. Si tarda mucho menos de 7-8 segundos, puede indicar hipermotilidad en el tracto digestivo. Si tarda mucho más de 8-9 segundos, puede indicar una peristalsis lenta. Esto no se utilizaba por sí solo para diagnosticar, sino también para aportar otra pieza al rompecabezas diagnóstico.

del estómago puede herniarse (sobresalir) a través de él. Se trata de la dolorosa dolencia conocida como hernia de hiato.

El estómago

El estómago funciona a modo de depósito. Aunque sea una parte continua del conducto, puede cerrarse y formar una bolsa mediante el cierre de los esfínteres cardias y píloro (el esfínter pilórico bloquea la salida desde el estómago hacia el intestino delgado). El estómago recibe alimento ingerido y lo mezcla con **jugo gástrico,** que contiene **ácido clorhídrico.** Éste tiene el pH increíblemente ácido de 1, tan ácido que quemaría la piel si cayese sobre ella. El jugo gástrico también contiene **pepsinógeno,** moco, agua, factor intrínseco y lipasa gástrica. El jugo gástrico se segrega en proporciones variadas como resultado de una hormona local llamada **gastrina,** liberada por las células-g del estómago; se segrega la gastrina cuando se detectan péptidos en la comida que entra en el estómago. Así, la cantidad de ácido segregado varía de acuerdo con el contenido en proteína de una comida y el estiramiento del estómago.* La gastrina también incrementa el movimiento del estómago. Se trata de un claro ejemplo del modo en que el sistema digestivo se controla a sí mismo. Además de afectarle estímulos externos (el sistema nervioso), la actividad en cada parte suele estimular a la sección siguiente a fin de estar lista para la acción.

El pepsinógeno se activa en forma de **pepsina** por parte del ácido clorhídrico, que también actúa como un excelente solvente para el agua. La pepsina debe convertirse en su forma inactiva, puesto que su función es disolver y digerir proteínas, y el cuerpo está compuesto de proteínas. Si estuviera en forma activa, simplemente digeriría las células estomacales en cuanto aparecen. Cuando el pepsinógeno y el

---

* Resulta interesante que la secreción ácida en realidad la controla la gastrina, que hace que se segregue histamina, que después influye en la secreción de ácido. Por eso, tomar antihistamínicos habitualmente puede afectar a la digestión. Asimismo, el cerebro utiliza la histamina como neurotransmisor: estimula la actividad cerebral y pone mucha más glucosa a disposición de las células cerebrales, que necesitamos en situaciones difíciles. Por eso los *anti*histamínicos nos hacen sentir somnolientos.

ácido se juntan, el primero se activa en forma de pepsina e inicia la digestión de las proteínas. El ácido clorhídrico es también un potente desinfectante, mata bacterias y parásitos, y actúa como estímulo para la secreción de **colecistoquinina** por parte del duodeno, que a su vez genera la secreción de **bilis** y **jugo pancreático.** Para protegerse del potente ácido, el estómago se recubre con una capa de espesor milimétrico, de moco alcalino.

Una vez que la pepsina comienza la digestión de las proteínas, los alimentos se transforman en **quimo,** que, en unas horas, entra en el intestino delgado. La tasa de vaciado del estómago oscila según la comida: las de hidratos de carbono se vacían antes que las de proteína y grasa. Las comidas ligeras de frutas y hortalizas pueden permanecer sólo una hora. Las comidas repletas de grasa y carne podrían durar hasta seis horas. El ritmo de vaciado está controlado por nervios y hormonas.

El intestino delgado

El intestino delgado comprende tres partes: el **duodeno,** el **yeyuno** y el **íleon.** En un adulto, mide unos 6 metros de longitud y 2,5 centímetros de grosor. Tiene las mismas cuatro capas que el resto del tracto gastrointestinal. Toda la población de células epiteliales del intestino, que tiene células secretorias y absorbentes, se repone cada pocos días.

La capa **muscular** del intestino delgado lleva a cabo movimientos llamados **segmentación,** además de peristalsis (la segmentación es, tal como suena, el cierre de pequeños segmentos de tubo simultáneamente). Es en el intestino delgado donde tiene lugar la digestión y se lleva a cabo la mayor parte de la absorción de los nutrientes, por lo que está perfectamente diseñado para estos procesos. En la primera parte se segregan grandes cantidades de jugo digestivo en el duodeno para completar la digestión de los almidones, las grasas y las proteínas.

La pared del intestino delgado se adapta para exponer la máxima superficie posible, estando plegada y compuesta de pequeñas proyecciones llamadas **vellosidades.** Cada **vellosidad** contiene un conducto linfático central, llamado **lacteal,** en el que se absorben las grasas en una red de capilares que forman parte de la **circulación portal.** Las superficies epiteliales de las vellosidades se prolongan en forma de diminutas proyecciones llamadas **microvellosidades,** que incrementan aún más la superficie. Todo esto significa que hay una gran superficie de mucosa para absorber y digerir los nutrientes.

Examinando el intestino delgado en partes, hay tres secciones. La primera es el **duodeno.** De unos 25 centímetros de longitud, aquí las paredes mucosales (así como en la parte siguiente, el yeyuno) producen dos hormonas locales llamadas **secretina** y **colecistoquinina** (CCK), además de otras hormonas reguladoras. La secretina hace que el páncreas sintetice y segregue un fluido rico en bicarbonato para neutralizar el ácido del estómago, e inhibe funciones estomacales, lo que ralentiza los procesos, principalmente al oponerse a las acciones de la gastrina. La CCK actúa tanto en la vesícula biliar como en la parte exocrina del páncreas, lo que hace que se segreguen bilis y jugo pancreático. Éstos entran juntos en el duodeno, en el **esfínter de Oddi.** Sin embargo, la CCK es también un neuropéptido, un neurotransmisor o químico cerebral que actúa en el cerebro eliminando la sensación de hambre. La CCK también tiene receptores en el sistema inmunitario y el bazo. Es probable que el efecto de la CCK en éstos consista en ralentizar el sistema inmunitario. Comer copiosamente por lo general deprime la función inmunitaria, lo cual tiene sentido, ya que reduce la probabilidad de que los alimentos recién absorbidos sean tratados como extraños y desencadenen una respuesta inmunitaria.

La **fórmula de neutralización intestinal** expresa el proceso de mantener el equilibrio ácido-base del cuerpo. Es lo que ocurre en nuestro intestino delgado cuando el contenido estomacal que contiene ácido clorhídrico (HCl) entra en él. El ácido entraría en la pared del intestino y la dañaría, pero el hígado y el páncreas sintetizan bicarbonato sódico ($NaHCO_3$), que entra en el intestino delgado con la bilis y el jugo pancreático, y neutraliza el ácido estomacal dando lugar a un ácido muy débil, llamado ácido carbónico.

Ácido clorhídrico + Bicarbonato sódico = Cloruro sódico + Ácido carbónico
  (Ácido fuerte)   →   (Base débil)   →   (Sal)   →   (Ácido débil)

Las glándulas exocrinas se segregan en una zona local del cuerpo. Las glándulas endocrinas se segregan en la sangre, y por ello sus secreciones (hormonas) viajan por todo el cuerpo y pueden tener efectos de largo alcance. El páncreas tiene dos partes: una parte exocrina que segrega enzimas digestivas en el intestino delgado, y una parte endocrina que segrega las hormonas que controlan el azúcar en la sangre (insulina y glucagón).

Candace Pert ha realizado años de investigación sobre neuropéptidos, o, como ella los llama, las «moléculas de la emoción».[5] Hay una comunicación de doble sentido entre el cerebro y el cuerpo, mediada por estas pequeñas proteínas para las que pueden encontrarse receptores por todo el cerebro y el cuerpo. Esta red de comunicación se traduce en nuestra experiencia en forma de recuerdos almacenados en el cuerpo, y enfermedades o dolencias expresadas en nuestras emociones y nuestros cuerpos, y esto es en gran medida una calle de doble sentido. Como sabían los chinos antiguos, las emociones fuertes pueden influir en nuestras funciones físicas, pero también, si nuestras funciones físicas están desequilibradas, pueden, a su vez, afectar a nuestras emociones.

Como ya hemos dicho, el tracto gastrointestinal tiene un enorme y complejo sistema nervioso suyo propio, el **sistema nervioso entérico,** además de lo que aportan el parasimpático y el simpático. Los procesos digestivos los acelera la estimulación parasimpática del cerebro, y los ralentiza la estimulación simpática de la respuesta de lucha o huida, pero muchos de los procesos de la digestión están mediados por un control nervioso interno. El sistema nervioso entérico regula por completo la peristalsis, y otras funciones digestivas se realizan sin interferencia del sistema nervioso central. Las relaciones específicas entre el cerebro, las emociones y el funcionamiento digestivo las han reconocido desde hace mucho tiempo algunos sistemas de sanación natural, además del sentido común (piensa en todas las referencias que hay a las sensaciones digestivas, las mariposas en el estómago, a que no podemos tragar algo, etcétera).

El jugo pancreático contiene enzimas para digerir el almidón, la proteína y la grasa. La bilis emulsiona las grasas. Podemos considerar a la bilis un detergente. ¿Alguna vez has intentado lavar un plato cubierto de grasa sin jabón lavavajillas? El agua solamente resbala por el aceite. Esto se debe a que a las grasas y los aceites les gusta pegarse, pero no el agua. Lo que hace el jabón para los platos es **emulsionar** las grasas: entra en ellas y separa las moléculas de la grasa, estimula su mezcla con el agua en lugar de mantenerlas pegadas. La bilis hace básicamente lo mismo: en realidad no digiere las moléculas de grasa (descomponerlas en ácidos grasos y glicerol), pero las separa de forma que las lipasas —las enzimas que digieren las grasas— tengan más superficie para hacer su trabajo.

Las otras partes del intestino delgado son el **yeyuno** y el **íleon.** La digestión finaliza aquí cuando la bilis emulsiona las grasas, y el jugo pancreático que contiene proteasas (que se segregan en forma inactiva y después las activa la hormona enteroquinasa, igual que el pepsinógeno del estómago lo activa el ácido clorhídrico), lipasas, amilasas y nucleasas prosigue con la descomposición del alimento en sus bloques constituyentes: las proteínas en aminoácidos, las grasas en ácidos grasos y glicerol, los almidones en azúcares, los ácidos nucleicos en aminoácidos, azúcares y fosfato.

Absorción de nutrientes

Independientemente de lo bien que se comporte tu tracto digestivo a la hora de digerir los alimentos que comes, si no puedes después absorber los nutrientes en la sangre, morirás de hambre. La absorción tiene lugar mediante mecanismos pasivos y activos. La pared del intestino delgado se pliega numerosas veces, con vellosidades y microvellosidades, para disponer de una mayor superficie. Los nutrientes se absorben a través de las células absorbentes y entran en los capilares sanguíneos o en los lacteales (conducto linfático),* en el caso de las grasas. Los capilares

---

* Me pregunto por la mayor incidencia de muchos tipos de cáncer en los carnívoros, en comparación con los vegetarianos. Con seguridad, una dieta rica en grasas, y tomar carne roja y productos lácteos a diario, como hacen muchas personas en nuestro mundo occidental e industrializado, obstruye el sistema linfático. Debe haber grandes cantidades de grasa entrando en el conducto linfático, y parece probable que esta carga extra dificulte que el sistema linfático pueda efectuar su trabajo de limpieza.

sanguíneos se unen en las vénulas, que se unen en las venas, que se unen para formar la **vena portal hepática,** una importante vena que acude al hígado para asegurarse de que cualquier sustancia que entre en el torrente sanguíneo llegue antes a ese asombroso órgano de desintoxicación.

Mala absorción

La mala absorción puede surgir por cualquier cosa que interfiera con la digestión normal: un problema con la bilis o el jugo pancreático, que no llegan al intestino delgado, o daño en el recubrimiento mucosal, por ejemplo. La naturaleza increíblemente compleja de los procesos digestivos conlleva que haya muchos posibles problemas nutricionales.

La medicina naturópata y las terapias nutricionales reconocen muchas más deficiencias nutricionales complejas que la medicina alopática, que en realidad sólo trata los problemas mayores, como por ejemplo la enfermedad celíaca (o enteropatía del gluten). Se trata de un trastorno que aparece cuando el gluten, una proteína del trigo, el centeno, la cebada y la avena, se digiere mal y daña las vellosidades intestinales, con lo que genera diarrea, dolor y malnutrición. Lo extraño es que parece que la medicina alopática no ha entendido del todo la importancia de una buena nutrición; ¡pensemos en la comida que dan en los hospitales!

Síndrome del intestino permeable

Las proteínas completas no se absorben. Son demasiado grandes para atravesar el recubrimiento epitelial del tracto digestivo. A veces, el recubrimiento está dañado y «permeable», con lo que las proteínas que normalmente no se habrían absorbido entran en la sangre. Las proteínas extrañas en la sangre trastornan el sistema inmunitario, lo cual incita a un ataque inmunitario contra ellas. Así es como aparecen algunas alergias e intolerancias alimentarias.

Las sensibilidades del intestino permeable son muy comunes en la primera infancia porque la mucosa aún no está madura, tal vez de forma deliberada para permitir que los anticuerpos IgA (inmunoglobulina A) de la leche materna lleguen al torrente sanguíneo del bebé. Asimismo, se cree que algunos alimentos son difíciles de digerir, y por ello más probable que generen problemas (el trigo y los lácteos, por ejemplo). Una vez que hay un problema con un alimento, la pared intestinal puede quedar dañada y más alimentos llegar a ser problemáticos. El problema no es tanto los alimentos en sí mismos, ni el sistema inmunitario, sino el tracto digestivo.

El intestino grueso o colon

Después del intestino delgado, el quimo entra en el intestino grueso, o **colon,** que tiene 1,5 metros de longitud. El colon comienza en la parte inferior derecha del abdomen, en el **ciego** (de donde sale el apéndice), después asciende y rodea el vientre, con las partes del colon **ascendente, transversal, descendente** y **sigmoide.** Aquí en el colon es donde los líquidos y los nutrientes que quedan se absorben del residuo digestivo, con lo que éste se hace más sólido. Los desechos se conocen como **heces.** Para que el colon funcione bien, necesitamos una gran cantidad de fibra en nuestra dieta. La fibra, que solíamos llamar **forraje,** consta de las partes comestibles de las plantas que nuestro intestino no puede digerir ni absorber. En el intestino grueso, las bacterias fermentan la fibra y producen gases (dióxido de carbono, metano e hidrógeno) y ácidos grasos de cadena corta (butirato, acetato y propionato). Estos ácidos grasos de cadena corta los absorben y utilizan las células epiteliales de la pared intestinal para obtener combustible, o bien pasan al torrente sanguíneo.

Cuando comienza a comer más fibra, una persona por lo general se hincha y tiene gases (aire), pero las bacterias del intestino se adaptan pronto a la mayor cantidad de fibra y los problemas disminuyen. Hay distintos tipos de fibra, y los necesitamos todos. Esto conlleva comer frutas y hortalizas que contengan fibra **soluble,** así como cereales integrales y cereales que contengan fibra **insoluble.** La fibra ayuda a evitar el estreñimiento (sobre todo la fibra insoluble, cuando se ingiere con mucha agua), reduce el colesterol en sangre y mantiene estables los niveles de glucosa en sangre (fibra soluble). Una dieta baja en fibra (como la que siguen los carnívoros que no comen suficiente fibra y hortalizas) está asociada con enfermedades intestinales como la diverticulitis e incluso el cáncer de intestino. Este tipo de fibra soluble llamada FOS (fructooligosacárido) es un **prebiótico,** el alimento de elección para las bacterias sanas y útiles del intestino. (Las bacterias útiles se llaman **probióticos**). Comer muchas de ellas ayuda a asegurar una flora intestinal saludable (más adelante seguiremos tratado este tema).

Algunas bacterias entran en el intestino grueso por el ciego, aunque la mayoría deberían haber muerto por los diversos ácidos y enzimas digestivas del estómago y el intestino delgado. Estas bacterias se desarrollan en los intestinos, lo cual es bueno, porque sintetizan vitaminas del grupo B y la mayoría de la vitamina K que necesitamos para la coagulación sanguínea. Algunas de ellas generan gases, llamados **flato,** una de cuyas variedades puede oler muy mal. La mayoría de los intestinos fabrican alrededor de medio litro de gas al día, lo cual puede variar dependiendo de la dieta.

La medicina naturópata se preocupa bastante por lo que sucede en el intestino y se hace la pregunta de si tiene una flora saludable. Esto hace referencia a tener el equilibrio adecuado de las mejores bacterias en el intestino. Son las mismas bacterias que hacen yogur a partir de la leche: el **acidófilus** y la **bifidobacteria** son los dos tipos principales. Las bacterias buenas para el intestino pueden establecerse al nacer: si nacemos del modo óptimo, nuestra cabeza saldrá justo rozando el ano de nuestra madre. Cualquier cantidad de heces residuales del vientre materno se habrán comprimido mientras se hacía fuerza para expulsar el feto, por lo que habrá bastante flora intestinal en el momento en que lleguemos a este mundo. Después nos acercan a su pecho, cerca de la axila, donde hay una concentración especialmente elevada de bacterias vivas. De este modo nos «colonizan» las bacterias correctas, las de nuestra madre (suponiendo, por supuesto, que no tenga algún problema con su flora intestinal). Tener una buena colonia de las bacterias adecuadas viviendo en nuestro interior significa que habrá menos espacio para las bacterias indeseables, causantes de enfermedades, que pueden entrar y crear problemas. La leche materna, con gran diferencia el mejor alimento para los bebés, promueve el crecimiento de bifidobacterias (lo cual representa el 95 % de las bacterias del intestino de un bebé al que se está dando el pecho, en comparación con el 25 % de un bebé que se está alimentando con leche artificial). Los bebés alimentados con leche materna son mucho más resistentes a los problemas de estómago y la diarrea.[6]

Aquí son muy comunes los problemas. Nacer en el hospital con cualquier tipo de dificultad suele conllevar que nos separan inmediatamente de nuestras madres, por lo que no tenemos esa oportunidad inicial de que nos colonice el mejor tipo de bacterias. La terapia con antibióticos, aunque a veces es vital para mantenernos vivos, elimina de nuestro intestino tanto las bacterias saludables como las patogénicas (los antibióticos de amplio espectro son los peores). Cuando las bacterias saludables se han ido, existe la oportunidad de que las menos útiles prosperen, además de levaduras potencialmente problemáticas, como la *Candida*, que causa candidiasis y normalmente convive con nosotros de todas formas, pero que puede llegar a ser un problema si dejamos que se desarrolle en exceso.

Una dieta abundante en hidratos de carbono y azúcares refinados fomenta este tipo de problema. La terapia hormonal, como la píldora anticonceptiva y la terapia de sustitución hormonal, normalmente prescritas para las mujeres menopáusicas, también fomenta el tipo inadecuado de flora intestinal. Una flatulencia excesiva —ventosidades— puede ser un síntoma de que nuestra flora no es tan buena como debería ser.

Aunque comer el tipo adecuado de bacterias probióticas —como yogur vivo— puede hacernos mucho bien, en sí mismo no es un tratamiento eficaz y duradero para una flora intestinal pobre. Es más eficaz dar de comer a nuestras bacterias útiles lo que les gusta comer. Esto permitirá que crezcan y se multipliquen, y que superen a los «chicos malos». Eso que les gusta comer son los prebióticos, oligosacáridos no digeribles. Son los equivalentes vegetales de la grasa: cómo la planta almacena energía de forma concentrada. Los dos principales son la inulina y los FOS (fructooligosacáridos, a veces conocidos como oligofructosa). Se encuentran en numerosas plantas, y las mejores son la raíz de achicoria, las alcachofas de Jerusalén, el ajo puerro, las cebollas, el trigo, los plátanos, los cereales y las hortalizas. Cuando más tiempo hayan estado almacenadas las hortalizas en frío antes de acabar en las estanterías del supermercado, menor será su contenido en inulina.[7]

Cuando la materia fecal entra en el **recto,** sus estrechos receptores increíblemente sensibles desencadenan el **reflejo de defecación.** Si las circunstancias son favorables, las heces pueden entonces salir del cuerpo a través del ano. El reflejo de defecación es interesante, en el sentido de que puede ignorarse si el momento no es adecuado. En circunstancias normales, se puede ignorar la sensación y suprimir el reflejo de defecación. El único problema es que se pueden tener dificultades más adelante, cuando hay un momento adecuado. Suprimir habitualmente el reflejo puede ocasionar estreñimiento.

Oro marrón

En la China rural de hace muchos siglos, las heces eran de gran valor. A cualquier visitante que pasaba se le animaba a hacer una contribución a la letrina de la familia, antes de marcharse. Los retretes no eran los sistemas actuales, con agua que engulle todo, sino sistemas secos que servían como contenedores de abono. El modelo básico era un simple agujero al cual se añadía celulosa a base de heno, paja, serrín o cartón, junto con todas las heces y la orina.

Después de sólo un año de compostación, el excremento se convierte en estiércol o abono de gran calidad. Y después de dos años, cualquier bacteria patógena normalmente presente en las heces, como *E. coli*, se ha eliminado. Actualmente, los defensores de la permacultura suelen utilizar «estiércol humano» en las cosechas, como en los árboles frutales, más que en la lechuga, pero se sigue considerando uno de los mejores fertilizantes que existen.

Muchas personas se sienten horrorizadas ante la idea de un sencillo retrete para hacer abono; no obstante, no sólo arrojan cantidades enormes de materia fecal al mar, sino también todas esas olorosas sustancias químicas de brillantes colores, llamadas productos «de limpieza», junto con lo anterior. Mientras tanto, fabricamos fertilizantes artificiales de nitrógeno que requieren mucha más energía para obtenerse y son tóxicos de modos que sólo estamos empezando a entender, para verter sobre nuestras cosechas, que los necesitan porque el suelo está agotado (por falta de un abono adecuado). ¡Esto simplemente no es una buena homeostasis!

En la medicina tradicional china, el colon –u Oficial Colon– se conoce como el «Oficial que aporta pureza y brillo». Sin librarnos de los residuos, las sobras, la basura, no puede haber pureza ni brillo en nuestras células y tejidos. El Oficial Colon no sólo opera en el intestino, sino que es la energía responsable de eliminar la basura o desechos de todas las células del cuerpo, y en efecto de todas las partes de la mente y el espíritu. Una persona que sufra un grave desequilibrio en el colon puede tener un olor a podrido, como a basura o incluso a heces.

El peritoneo

Recubriendo las paredes de las cavidades abdominal y pélvica, y rodeando los órganos abdominales, hay una membrana serosa similar al pericardio y la pleura, constituida de una mezcla de tejido conectivo y epitelial. Esta membrana, el **peritoneo,** es una membrana doble con una capa que recubre las paredes y otra que aloja los órganos. Entre las dos capas hay un espacio potencial llamado cavidad peritoneal.

Desarrollo del sistema digestivo

El embrión, cuando es muy joven, es plano y consta de tres **capas germinales** –capas de distintos tipos de células– llamadas **ectodermo, mesodermo** y **endodermo.** Estas capas se pliegan para formar un cuerpo cilíndrico, y es su cavidad interna la que se convierte en la cavidad del tracto digestivo. Al comienzo, este tubo está cerrado en ambos extremos. El endodermo de la parte delantera contacta con una parte del ectodermo llamada **estomodeo** (que significa «en proceso de convertirse en la boca»). Estas dos capas, también llamadas membranas, se unen para formar la membrana oral que después se convierte en la boca. Algo parecido ocurre en el otro extremo, con el endodermo que se une con el **proctodeo** ectodermal para formar la **membrana cloacal** que da lugar al ano.

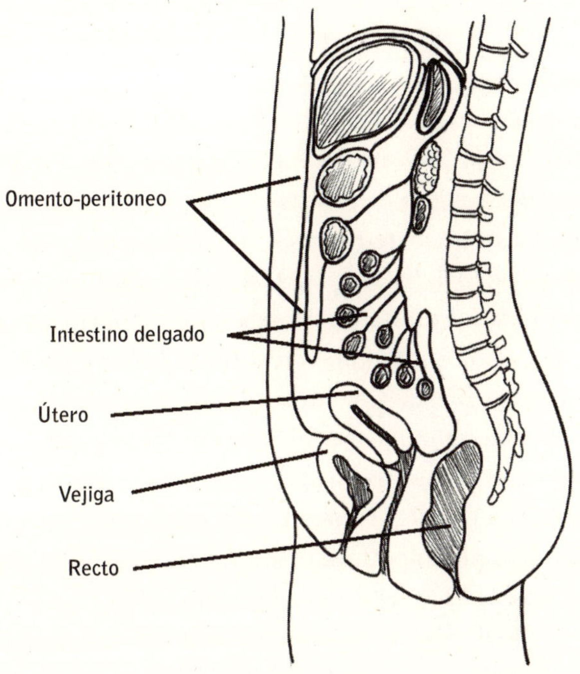

Figura 11.3. El peritoneo

Hacia la octava semana, en el útero, el conducto es continuo desde la boca hasta el ano, y está abierto al entorno externo en ambos extremos. Poco después, los órganos glandulares –glándulas salivares, hígado, vesícula biliar y páncreas– brotan del tubo. Conservan sus conexiones con el tubo, y se convierten en conductos que se abren hacia el tracto digestivo. Aunque el feto obtiene sus nutrientes de la sangre de la madre a través de la placenta, su tubo digestivo ya practica tragando líquido amniótico. Esto ayuda al desarrollo y maduración del tracto gastrointestinal. A veces las cosas van mal en el desarrollo del aparato digestivo, como por ejemplo el paladar hendido, el labio leporino y la fístula tráqueo-esofágica. Normalmente se corrigen quirúrgicamente.

Una **fístula** es una conexión, tubo o apertura anormal entre dos conductos corporales adyacentes que por lo general no están conectados. En este caso, hay una conexión entre el esófago y la tráquea, lo cual es evidente que puede causar graves problemas con la respiración, cuando la leche entre en la tráquea.

El niño recién nacido crece con asombrosa rapidez, y duplica su peso de nacimiento en seis meses. Su estómago es muy pequeño (aproximadamente del tamaño de una nuez), por lo que debe comer poco y a menudo. La leche materna es el mejor alimento para el bebé. El recubrimiento epitelial del tracto digestivo del niño, como explicamos al tratar el sistema inmunitario, no está aún maduro y es mucho más permeable que el de un adulto. Probablemente sea para permitir el paso de los anticuerpos de la madre, que son proteínas, a la sangre del bebé. Pueden aparecer muchos problemas de salud si no se da el pecho al niño. Para evitar la probabilidad de la aparición de alergias, el recién nacido debe tomar sólo leche materna durante los seis primeros meses, o más tiempo si el niño no muestra interés en otros alimentos y se está desarrollando bien; y lo mejor es mantenerle alejado de alimentos problemáticos como el trigo, el azúcar o la leche de vaca, hasta que tenga un año de edad. Por supuesto, siempre debe evitarse, si es posible, cualquier conservante, colorante o aditivo.

Los dientes empiezan a crecer cuando el bebé tiene entre seis y siete meses de edad, y han salido por completo con dos años (aunque los molares posteriores pueden salir más tarde), momento en que el niño sigue una dieta de adulto. La mayoría de los niños tienen todo el conjunto de veinte dientes infantiles con tres años. A los dientes de leche les empujan los dientes permanentes que crecen por debajo de ellos, lo cual comienza a la edad de cinco o seis, y termina con catorce, edad a la que el niño habrá perdido todos sus dientes de leche y tendrá un conjunto completo de veintiocho dientes permanentes. Con unos veinte años, suelen crecer cuatro piezas más en la parte posterior de la boca, las llamadas **muelas del juicio,** y completan el conjunto adulto de treinta y dos.

En la **edad anciana,** los procesos digestivos se debilitan. Esto se trata con más detenimiento en el capítulo 18, sobre la vejez.

¿Una dieta saludable?

Abundan las opiniones sobre qué constituye una dieta saludable. Y siento decir que el médico de cabecera o de familia raramente es una fuente fiable de información sobre la nutrición óptima. Las dietas británica y estadounidense estándar, por ejemplo, no son tan saludables: el predominio de grasas animales, trigo y azúcar no es de verdad una buena receta para la salud. Es extraño que el actual problema de obesidad en ambos países sea una sorpresa para alguien. En verdad, no es suficiente limitarse a comer cinco raciones de frutas y hortalizas al día: hay que intentar tomar diez, si queremos comer de manera saludable. En general, hay que intentar reducir los aditivos todo lo que se pueda y mantenerse alejado de las drogas, incluidos el té, el café, el alcohol y el tabaco. Hay que tomar alimentos frescos, preferiblemente vegetarianos (los vegetarianos viven entre seis y ocho años más que los carnívoros). Hay que ceñirse a los llamados alimentos integrales: arroz integral no refinado, pasta integral y panes multicereales. Hay que mantener el azúcar en los mínimos absolutos.

Reduce el trigo y los lácteos. Hazlo durante un mes y después reintrodúcelos uno a uno, para ver cómo te sientes. Muchas personas descubren que se sienten mejor sin ellos.

Bebe principalmente agua. Recuerda que las frutas y las hortalizas contienen mucha agua. Si deseas los flavonoides del vino tinto, prueba zumo de uva en su lugar, o come mucha fruta y hortalizas de color rojo.

A cualquiera que dice que esto parece una dieta aburrida le pregunto por qué no prueba unos meses. Podemos sentirnos mucho mejor con una buena comida que pronto se convertirá en el tipo de alimentos que de verdad nos apetecen; sentirse letárgico y bajo de moral por culpa de una dieta menos saludable parece menos atractivo e interesante. Si necesitas ayuda para ajustar una dieta saludable, consulta a un terapeuta nutricional.

Aquí hay algo para reflexionar sobre los alimentos procesados, tomado de un editorial de la revista *British Medical Journal* (18 de mayo de 1996),[8] acerca de cómo la industria alimentaria se resiste a responder a la necesidad de reducir la sal en los alimentos procesados, incluso después de que se demostrase por completo la relación con la presión sanguínea alta y las enfermedades cardiovasculares:

> La industria mundial de los alimentos y los refrescos gastó unos 800 millones de euros en publicidad en 1994, en comparación con menos de siete millones de euros en promover las frutas y las hortalizas frescas. En Gran Bretaña, los procedimientos de cocinado básicos están en declive porque los alimentos procesados integran en mayor medida la dieta media. Para contrarrestar estos hechos, los gobiernos tendrán que invertir bastantes recursos en educación para la salud. El gobierno británico debería felicitarse por los logros de la Salud de la Nación [un proyecto de investigación creado en 2003 para llevar un control bianual de las preocupaciones y opiniones de los médicos de familia]. Pero si se toma en serio la disminución de muertes prematuras por cáncer y enfermedades cardiovasculares, tendrá que ignorar las voces de ciertos intereses establecidos y escuchar los consejos de sus asesores expertos independientes.

Interrelaciones

El sistema digestivo distribuye los nutrientes necesarios a todas las células de todos los sistemas corporales, por lo que es esencial para todas ellas. Los nutrientes procesados en el sistema digestivo entran en la sangre o la **linfa,** y se transportan por el cuerpo mediante el **sistema cardiovascular.** El alimento se desplaza por el intestino gracias al recubrimiento de su músculo liso, y el tono y la condición de los **músculos esqueléticos** están implicados en el buen funcionamiento del tracto digestivo. El diafragma masajea los órganos abdominales y los mantiene sanos, y forma parte del cardias que impide que el alimento suba desde el estómago hacia el esófago. El sistema digestivo colabora con los **huesos** bajo el control del **sistema endocrino,** a fin de mantener un correcto equilibrio del calcio en la sangre. El sistema endocrino y el **nervioso** están muy implicados en la regulación de las funciones del sistema digestivo.

CAPÍTULO 12

El hígado

E l hígado es un órgano de gran tamaño, con más de mil funciones conocidas. No las expondremos todas aquí. Examinaremos algunas de las más importantes.

Las células del hígado, o **hepatocitos,** están dispuestas en **lóbulos** en torno a una vena central. Los capilares sanguíneos súper permeables, llamados **sinusoides** (o senos), llegan a esta vena central transportando sangre desde la **vena portal hepática** y desde la **arteria hepática.** Pequeños **conductos** que reciben la bilis elaborada por los hepatocitos corren en sentido contrario desde la sangre y llevan la bilis a la vesícula biliar.

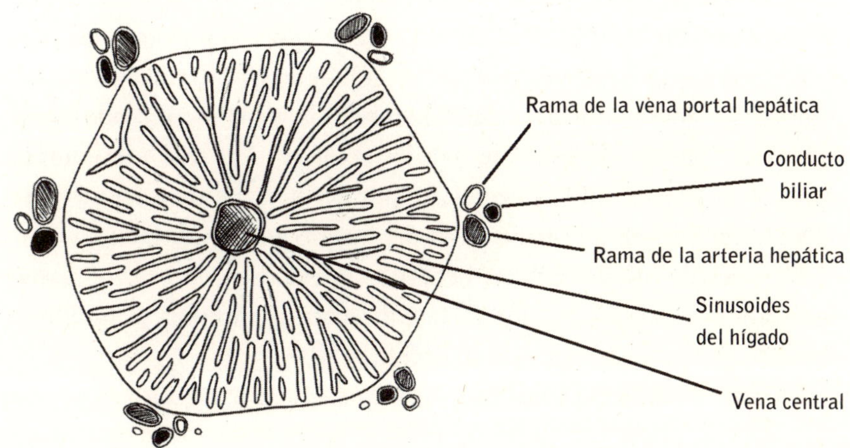

Figura 12.1. Lóbulo hepático

Elaborar la bilis

Es una de las principales funciones del hígado, en lo que respecta a la digestión. Los lóbulos del hígado están dispuestos especialmente para segregar bilis. Las células están dispuestas en forma de hexágono alrededor de una vena central, con una conexión periférica que recibe la sangre que entra en los sinusoides (capilares muy porosos). Esta sangre entrante es una mezcla de sangre de la arteria hepática y de la vena portal hepática (la última contiene todas las sustancias recientemente absorbidas desde el intestino). Los hepatocitos segregan bilis en pequeños canales llamados **canalículos,** que después se unen para formar los **conductos biliares.** La bilis fluye en sentido opuesto a la sangre, para evitar su mezcla. Los hepatocitos extraen de la sangre los ingredientes de la bilis; son agua (97 % de la bilis), más sales biliares formadas a partir del colesterol, algunas sales inorgánicas como bicarbonato sódico para conseguir la alcalinidad de la bilis, y pigmentos biliares, que se elaboran a partir de la degradación de la hemoglobina a partir de glóbulos rojos antiguos.

El pigmento biliar es una sustancia amarilla hidrosoluble. Es lo que da a la orina y a las heces sus colores característicos, ya sean excretadas por el colon o absorbidas en la sangre y excretadas en la orina. Si hay algún problema en el bloqueo de la bilis por parte del hígado para que no entre en el intestino, el resultado es la ictericia, o piel amarilla, debido a que el pigmento se acumula en la sangre, y por tanto en la piel. Además de tener ictericia, la persona tendrá la orina oscura, pero unas heces muy ligeras, de color de masilla; todo el pigmento estará en la orina, al ser hidrosoluble y excretarse por el riñón, pero no habrá nada en las heces porque no puede pasar del hígado a los intestinos.

Después de que las células hepáticas la elaboren, la bilis se transporta a la vesícula biliar, donde se concentra al eliminar el agua que contiene, y se almacena según se necesita.

Otras funciones del hígado:

› Producir proteínas plasmáticas. Incluyen la **albúmina,** que aporta la presión osmótica de la sangre, el **fibrinógeno** implicado en la coagulación y las **inmunoglobulinas** para el sistema inmunitario. De este modo, un hígado sano y en buen funcionamiento es esencial para la inmunidad.

› Elaborar urea. Los aminoácidos antiguos que contienen nitrógeno se degradan en el hígado y se **desaminan** (es decir, se eliminan los grupos amino); el nitrógeno (que es venenoso para el cuerpo) se concentra en una útil molécula hidrosoluble llamada **urea,** que después puede excretarse por los riñones en la orina. Mezclada con celulosa (por ejemplo, procedente del cartón), la urea produce un abono maravilloso; el nitrógeno vuelve al suelo para que las plantas lo utilicen cuando sintetizan aminoácidos.

› Hormonas desintoxicantes, drogas y alcohol. Las células hepáticas recogen el alcohol, que entra en el hígado y se desnaturaliza degradándose y dejando de ser alcohólico. Si el hígado no funciona bien, beber una pequeña cantidad de alcohol hará que estemos embriagados durante mucho tiempo: eso es lo que les pasa a los alcohólicos tarde o temprano. Muchas rutas especiales del hígado están implicadas en la degradación de drogas, haciendo que dejen de funcionar o transformándolas en una forma que se puede excretar. Esto incluye hormonas y drogas que se hayan administrado. (Recuerda que la única forma en que se pueden excretar las hormonas del estrés es en las lágrimas; de lo contrario, el hígado debe desactivarlas. Así que hazte un favor: ¡conviértete en un bebé llorón!).

› Procesar productos digestivos.

› Almacenar hierro y vitaminas A, D, E y K.

› Almacenar glucosa en forma de glucógeno (*véase* la sección siguiente).

› Generar calor. Debido a todas las reacciones químicas que tienen lugar, el hígado genera mucho calor, que puede transportarse por todo el cuerpo mediante la sangre.

El hígado desempeña un papel importante en la regulación del metabolismo. Algunos de estos procesos ya se han mencionado, pero, como es tan importante, merece la pena examinarlo detalladamente.

Metabolismo del azúcar sanguíneo y su regulación nerviosa y hormonal

Sólo los azúcares simples se absorben en el intestino: glucosa, galactosa y fructosa. Al cuerpo le gusta la glucosa, por lo que el hígado convierte la galactosa y la fructosa en glucosa, y normalmente es el único azúcar de la sangre. El cerebro *debe* tener glucosa para producir energía para sus actividades. El músculo esquelético y cardíaco también la prefieren, pero en su lugar pueden utilizar ácidos grasos.

El hígado se conoce como el órgano **glucostático;** tiene un papel central en el mantenimiento del equilibrio del azúcar sanguíneo. Almacena glucosa en forma de glucógeno cuando la glucosa sanguínea está alta, y la vuelve a liberar en la sangre, en forma de glucosa, más adelante. El hígado almacena, en forma de glucógeno, una cantidad de glucosa cien veces superior a la normalmente presente en la sangre. Una hormona llamada **glucagón,** segregada por el páncreas, hace que el glucógeno libere su glucosa en la sangre cuando el azúcar sanguíneo está bajo. (El músculo almacena glucosa también en forma de glucógeno, pero no puede volver a liberarlo en la sangre; es para su propio uso).

El hígado también puede convertir el exceso de glucosa en grasas y proteínas. Cuando la glucosa en sangre está baja, el hígado puede *sintetizar* nueva glucosa a partir de los aminoácidos y las grasas, así como del ácido láctico (producido en el músculo durante la respiración anaeróbica, o glucólisis). La elaboración de nueva glucosa se llama **gluconeogénesis**.

El metabolismo de los hidratos de carbono lo controlan el sistema nervioso y las hormonas; la regulación nerviosa es mediada en el **hipotálamo.** Una glucosa en sangre baja (hipoglucemia), unas horas después de una comida, conduce a un arousal simpático, con liberación de adrenalina y noradrenalina por parte de las **glándulas adrenales.** Estas sustancias, que son tanto neurotransmisores como hormonas, actúan en el hígado para liberar glucosa a partir del glucógeno, y sobre el tejido adiposo para degradar la grasa almacenada en forma de ácidos grasos y glicerol. El corazón y los músculos después utilizan ácidos grasos como energía, con lo cual ahorran glucosa al cerebro. Los centros del hambre también se activan, y el hipotálamo estimula la **pituitaria anterior** para segregar una hormona llamada hormona adrenocorticotrófica (ACTH), que genera liberación de cortisol a partir de la corteza adrenal, y hormona del crecimiento. Estas hormonas actúan juntas para que se liberen los depósitos de energía; el glucógeno se convierte en glucosa, las grasas triglicéridas en ácidos grasos y glicerol. Asimismo, el cortisol fomenta la síntesis de nueva glucosa a partir de los aminoácidos del hígado. Además de las catecolaminas (adrenalina y noradrenalina, conocidas en Estados Unidos como epinefrina y norepinefrina), cortisol y hormona del crecimiento, el azúcar sanguíneo aumenta por el glucagón procedente del páncreas.

Metabolismo y regulación de la grasa

Recordemos que las grasas están compuestas de carbono, hidrógeno y oxígeno, y que en realidad son muy parecidas a los azúcares. Hay dos tipos generales de grasas: combustible y estructural. Las principales **grasas para producir combustible** son las grasas neutras o triglicéridos. Las **grasas estructurales** son el colesterol y los fosfolípidos, utilizados para sintetizar hormonas esteroides, vitamina D, tejido mielínico y membranas celulares. Las grasas son una forma ideal y compacta de almacenar energía en un pequeño espacio; contienen mucha más energía por gramo que los hidratos de carbono.

Los ácidos grasos pueden oxidarse para producir ATP o convertirse en aminoácidos, y el glicerol puede oxidarse o utilizarse para sintetizar glucosa. El glicerol y los ácidos grasos se almacenan en el tejido adiposo en forma de triglicéridos; se almacena más cuando se toman comidas grasas. Bajo la estimulación de las catecolaminas (por ejemplo, adrenalina), la hormona del crecimiento y la cortisona, los triglicéridos se descomponen para dar lugar a ácidos grasos y glicerol en la sangre. Los ácidos grasos los usa después el corazón y los músculos en forma de energía, con lo que ahorran glucosa al cerebro, y la parte de glicerol de la molécula grasa se emplea para obtener glucosa.

A la inversa, la insulina es la principal hormona que promueve la formación de grasa, al hacer que la glucosa se convierta en grasa y se almacene. Hay también una hormona llamada **leptina** (de *leptos*, «delgado» en griego) que está implicada en la formación de grasa; está formada por células grasas y después actúa en el hipotálamo para reducir el apetito y elevar el nivel de hormonas movilizadoras de grasa como la tiroidea. Una carencia de leptina o de sus receptores puede ser un factor para la obesidad: demasiada leptina conlleva que la tasa metabólica disminuya porque los niveles de hormonas tiroideas estarán también bajos. El cuerpo creerá que se encuentra en una situación difícil si tiene poca leptina, ya que supondrá que no hay demasiada grasa porque el suministro de alimento es bajo, por lo que reducirá el metabolismo para que la energía disponible dure más tiempo. Por esta razón, excederse al hacer dieta puede, con el paso del tiempo, tener en realidad el efecto contrario, con personas incapaces de perder peso: el cuerpo entra en modo de inanición e intenta aprovechar al máximo cada caloría. Un menor nivel de leptina también aumenta el apetito, lo que hace que la dieta sea más dolorosa. La gente que tiene sobrepeso e intenta perder peso debe ser consciente de este inconveniente de las dietas severas. Los niveles de leptina se reducen especialmente cuando la ingesta de hidratos de carbono es baja, por lo que no se deben reducir demasiado cuando se hace dieta.

Como hemos visto, el hígado es esencial para el metabolismo de la grasa. Puede almacenar grasas; puede convertir glucosa en ácidos grasos; puede convertir glicerol en glucosa y glucógeno. Puede también convertir ácidos grasos en algunos aminoácidos, y viceversa. Lo único que no puede hacer en relación con las grasas es convertir los ácidos grasos en glucosa. Cuando el suministro de hidratos de carbono sea bajo, el hígado descompondrá los ácidos grasos en una sustancia llamada **acetil CoA** (acetato) para utilizarla como fuente de energía. Si esto ocurre muy a menudo, se forman cuerpos cetónicos. A su vez, si sucede esto, el aliento tiene un olor a pera. Esto ocurre en casos de fiebre y deshidratación; los niños pequeños tienden a padecer este problema con mucha facilidad sin que haya que alarmarse, pero también tiene lugar en la diabetes tipo 1 no tratada, con resultados potencialmente fatales si no se resuelve. Por tanto, si alguna vez detectas ese olor a pera en el aliento de alguien, vale la pena comprobar cuál puede ser la causa.

El hígado también forma **colesterol.** Éste no se utiliza como fuente de energía, sino para sintetizar cosas: hormonas esteroides (hormonas sexuales, aldosterona y cortisol), vitamina D, la vaina de mielina que rodea a los axones de las neuronas y a la capa de la piel resistente al agua (sebo). El colesterol es también el principal ingrediente de las sales biliares, que ayudan a digerir la grasa. El colesterol se toma en productos animales (yema de huevo, hígado, carnes grasas, queso), y también lo sintetiza el hígado. Por tanto, el colesterol no es en sí mismo una cosa mala; es esencial para la vida.

Hay distintos tipos de colesterol en la sangre. El primer tipo, las **lipoproteínas de alta densidad** (HDL) se llaman colesterol «bueno» porque en realidad protegen al cuerpo de las enfermedades cardiovasculares. Están compuestos principalmente de proteína, con una pequeña cantidad de colesterol. Las **lipoproteínas de baja densidad** (LDL) reciben el nombre de colesterol «malo». Formadas sobre todo por colesterol y muy poca proteína, las LDL son las asociadas con un mayor riesgo de enfermedad coronaria. Las LDL se acumulan más en el cuerpo cuando una persona sigue una dieta rica en grasa animal y baja en hortalizas y frutas.

La respuesta de la medicina tecnológica a los altos niveles de LDL es la familia de drogas llamadas estatinas. Sin embargo, tienen una lista impresionante de efectos secundarios. Una buena alternativa es cambiar la dieta e ingerir bastante vitamina C para asegurarse de que nuestras arterias tengan todo lo que necesitan a fin de sintetizar el colágeno necesario para repararse a sí mismas.*

---

* Este enfoque lo desarrolló hace mucho tiempo Linus Pauling. El Instituto Linus Pauling se fundó en la Universidad Estatal de Oregón en agosto de 1996 para encargarse del trabajo de la organización predecesora, el Instituto Linus Pauling de Ciencia y Medicina (radicado en California de 1973 a 1996). La premisa básica del instituto es que una dieta óptima es la clave para una salud óptima. Se puede obtener más información en http://lpi.oregonstate.edu/resagenda/about.html.

Metabolismo y regulación de las proteínas

Se cree que existen más de cien mil proteínas distintas en el organismo. Veinte aminoácidos componen todas estas proteínas, y el cuerpo sólo puede sintetizar doce de los aminoácidos a partir de los ácidos grasos o la glucosa; los otros ocho deben proceder de la dieta. Los tejidos necesitan aminoácidos para el crecimiento, la reparación y el metabolismo normal de las proteínas celulares; los receptores de las membranas y la mayoría de las sustancias regulatorias de la célula están compuestas de proteínas.

Igual que con el metabolismo de los hidratos de carbono y la grasa, el hígado es esencial para el metabolismo de la proteína. Aquí, los aminoácidos se acumulan y se utilizan para elaborar proteínas hepáticas y sanguíneas (albúmina, globulina y fibrinógeno), así como glucosa, grasas y energía (ATP). Hay una segunda reserva de aminoácidos en la sangre y una tercera en las células tisulares. Además de sintetizar todos los aminoácidos no esenciales, el hígado puede degradar proteínas y desaminar aminoácidos para formar urea, una forma no tóxica del amoníaco que es hidrosoluble y puede excretarse a través de los riñones. Las proteínas tisulares normalmente no se usan para producir energía, excepto en momentos de inanición, e incluso en ese caso se ahorran las proteínas del corazón y el cerebro.

La hormona del crecimiento y la insulina promueven la síntesis de proteínas durante el crecimiento elevando la captación de aminoácidos y la síntesis de proteínas en el músculo y el hueso. La hormona tiroidea influye en la formación de proteínas en el corazón, los músculos esqueléticos, el hígado y el riñón. Los estrógenos (una de las hormonas sexuales femeninas) y los andrógenos (las hormonas sexuales masculinas) desencadenan la síntesis de proteínas en los tejidos reproductores. El cortisol también desempeña un papel en la regulación del metabolismo proteico, en el sentido de que fomenta la degradación proteica en muchos tejidos durante los momentos de estrés e inanición, y en el hígado aumenta la captación de aminoácidos y la síntesis de enzimas utilizadas para la gluconeogénesis, para elaborar más glucosa.

Calor metabólico y tasa metabólica

Todas las funciones vitales o trabajos del cuerpo requieren energía, procedente de la oxidación de los alimentos que genera ATP. Este proceso de producción de ATP también origina calor, y muchas de las funciones del cuerpo generan calor (por ejemplo, la fricción de la contracción muscular y los impulsos eléctricos de la conducción nerviosa). Este calor no se desgasta, sino que se transporta por la sangre para mantener la temperatura corporal: igual que el sistema de calefacción central de una casa, en el que el calor del agua hirviendo se transporta por toda la casa a través de las tuberías y los conductos.

La **tasa metabólica basal** (TMB) depende de cuánta energía se necesite para mantener el cuerpo en reposo (tumbado), en términos del valor calórico de los alimentos. Se considera que son unas 2.000 calorías diarias para un adulto medio. La tasa metabólica desciende durante el sueño y se eleva durante la actividad. Las personas jóvenes tienen una pequeña proporción entre la masa corporal y la superficie de su cuerpo, y por eso no pueden almacenar tanto calor corporal y deben comer más: tienen una TMB más alta que los adultos. Conforme envejecemos, normalmente necesitamos comer menos y la TMB disminuye. La tasa metabólica la incrementan las catecolaminas (adrenalina y noradrenalina), hormonas tiroideas, hormona del crecimiento, andrógenos y progesterona. Comer también aumenta la TMB, lo mismo que la absorción de alimentos; especialmente proteína, que eleva la tasa metabólica en un 30 %. La leptina, producida por las células grasas, también aumenta la tasa metabólica.

Regulación de la temperatura corporal, generación de calor y pérdida de calor

La temperatura normal para los seres humanos (y otros mamíferos) es de 37 °C. El calor metabólico se genera y transporta por la sangre alrededor de todo el cuerpo. Sólo el núcleo del cuerpo –el cerebro y los órganos internos– se mantiene a la temperatura corporal normal. Las extremidades, en ausencia de movimiento, cuentan sólo con la sangre arterial para calentarlas y tienden a tener una temperatura semejante a la del ambiente externo, y por tanto son propensas a la congelación o al exceso de calor.

La piel desempeña un papel importante en la regulación de calor: puede retener y perder calor según sea necesario. Tal vez recuerdes que esto se hace mediante la contracción o dilatación de los capilares, y con la sudoración (evaporación de agua). Asimismo, el pelo corporal y la grasa subcutánea evitan la pérdida de calor. El hipotálamo del cerebro tiene un termostato que registra la temperatura corporal e inicia las respuestas de aumento y pérdida de calor por la piel, además de provocar tiritonas y estar implicado en otras actividades, como acurrucarse, enroscarse, marcar el ritmo o tumbarse cuando hay un exceso de calor.

La fiebre es un caso especial. Las toxinas de los microbios hacen que los glóbulos blancos liberen hormonas citoquinas que reinician el termostato hipotalámico, ponen en marcha el acto de tiritar y la vasoconstricción de la piel para retener calor. Como hemos dicho, la fiebre es una respuesta de defensa natural: el calor mata bacterias. El cuerpo se enfría a sí mismo después de matar microbios mediante la sudoración y la vasodilatación de la piel. Si la fiebre es demasiado alta (por encima de 42,2 °C), el cerebro puede sufrir daños.

CAPÍTULO 13

El agua funciona. El sistema urinario

Encargado de la función de filtrar la sangre y excretar la urea y el exceso de líquido del cuerpo, el sistema urinario consta de dos riñones, dos uréteres, una vejiga urinaria y una uretra. (Recuerda que la urea es la sustancia hidrosoluble que contiene nitrógeno elaborada por el hígado, para transportar desechos nitrogenados de los aminoácidos degradados fuera del organismo). Este sistema tiene dos responsabilidades principales: el equilibrio hídrico y la eliminación de desechos.

Los **riñones** se encuentran en la parte posterior del cuerpo, encima de la cavidad abdominal posterior, encajados bajo el diafragma, a cada lado de la columna vertebral. Los protegen las costillas. Si colocamos las manos en la espalda, de forma que queden planas sobre los últimos centímetros de las costillas, estarán situadas justo sobre los riñones. Si golpeamos suavemente los riñones, puede que sean un poco sensibles; si es así, tal vez sea bueno darles un poco de amor. En realidad, de todas formas necesitan algo de amor. Es una buena práctica adoptar el hábito de frotarlos todos los días y agradecerles su duro trabajo.

Los **uréteres** son conductos que salen de cada riñón y pasan por los lados para vaciarse en la **vejiga,** que se encuentra en la parte anterior (al frente), en la parte inferior de la cavidad abdominal, justo por encima del hueso público, cuando está llena. (Prueba a tocarla cuando esté llena; seguro que la sientes).

Los riñones son simplemente increíbles. Cada minuto filtran 125 mililitros (medio vaso) de sangre. En otras palabras, en menos de una hora, toda la sangre del cuerpo ha pasado por ellos. Cada riñón contiene muchos diminutos túbulos llamados **nefronas.** La nefrona es la unidad funcional del riñón. Es básicamente un tubo que filtra la sangre. La nefrona es bastante pequeña; hay aproximadamente medio millón en cada riñón.

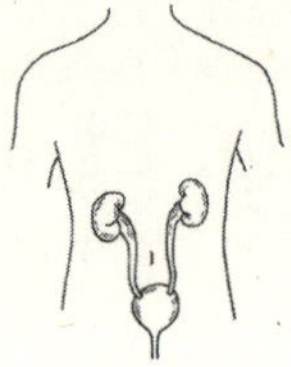

Figura 13.1. El sistema urinario

Todas las partículas pequeñas (no células ni proteínas) de la sangre pasan de los **capilares glomerulares** a la cápsula de Bowman, y por tanto a los túbulos retorcidos de los riñones. La **cápsula de Bowman** es una especie de extremo, en forma de taza para huevos, de un largo tubo. Los capilares glomerulares, una red globular de diminutos vasos sanguíneos globulares, se encuentran en el interior, donde estarían los huevos. La cápsula de Bowman continúa en forma de tubo que lleva a los conductos recolectores. Las proteínas y los glóbulos rojos son demasiado grandes como para traspasar los capilares glomerulares; por tanto, normalmente no se encuentran en la orina. Cosas importantes como la glucosa, así como diversas cantidades de líquido y sales, se reabsorben en la sangre a partir del túbulo.

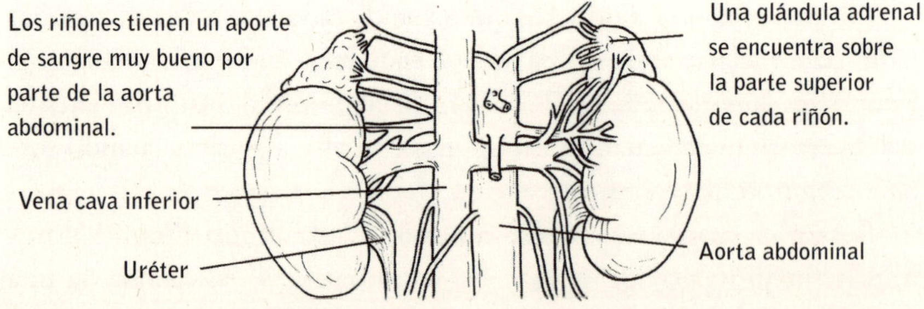

Figura 13.2. Aporte de sangre a los riñones

252

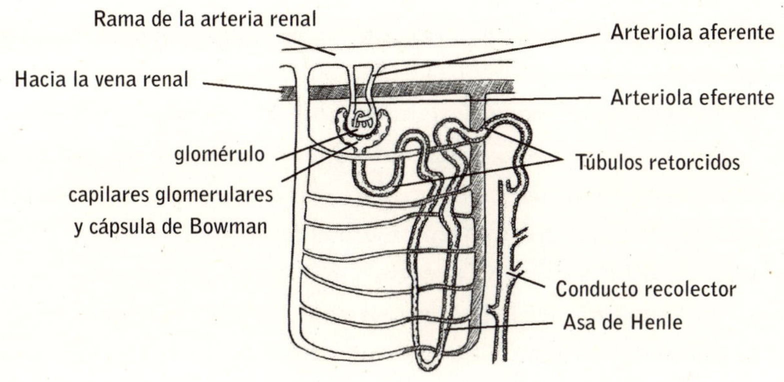

Figura 13.3. Nefrona

Lo que queda (que contiene todos los desechos o sustancias que el cuerpo no necesita) pasa a los **conductos recolectores** en forma de orina, y desde allí sale de la pelvis renal a través de los **uréteres** (mediante peristalsis) hacia la vejiga urinaria. La **vejiga urinaria** es un saco hueco y musculoso que acumula la orina hasta que llega el momento de expulsarla del cuerpo. Durante el acto de orinar, la orina pasa desde la vejiga, por los esfínteres interno y externo, hacia el exterior, a través de la **uretra.** Casi todas las acciones de los riñones tienen lugar en las nefronas.

El nitrógeno es alimento para las plantas

La orina, que contiene urea, un claro y pequeño paquete de nitrógeno, es un fertilizante ideal para las plantas. ¿Sabías que puedes hacer un maravilloso abono a partir de cartón y orina? Pruébalo en casa si tienes jardín; consigue una caja y haz agujeros de drenaje en el fondo, después acumula cartón en su interior, con los lados planos, en paralelo con los lados de la caja. Añade orina de forma regular; los hombres pueden hacerlo directamente, ¡siempre que estén solos! Verás que el cartón (celulosa) se pudre y, junto con la orina, forma un fabuloso y rico abono. Otra alternativa es orinar sobre un fardo de paja o heno durante un año. Ábrelo y verás que se ha convertido en un abono excelente.*

Algunas plantas (especialmente legumbres, como por ejemplo trébol, alfalfa y habas de soja, además de algunos árboles y arbustos, como el aliso) toman el nitrógeno del aire y lo fijan en el suelo para que otras plantas puedan recogerlo y formar con él aminoácidos. Nos comemos las plantas, o los animales las comen y utilizan los aminoácidos para construir músculo, después nosotros comemos el músculo (carne) de los animales y utilizamos los aminoácidos para nuestras necesidades proteicas. Cuando terminamos con los aminoácidos, el hígado los degrada y transforma el nitrógeno en urea, que excretan nuestros riñones y que la tierra necesita como alimento.

Formación de orina

La formación de orina tiene lugar en tres fases: filtración, reabsorción tubular y secreción tubular. Con estas funciones de las nefronas, los riñones eliminan los desechos nitrogenados (los productos finales del metabolismo proteico) y regulan el volumen, composición y pH de la sangre.

Filtración glomerular

Aunque resulte increíble, cada día entran en los túbulos de las nefronas 180 litros para filtrar. Casi toda esta enorme cantidad –unos 179 litros– se reabsorbe. Hay una presión muy alta en los capilares glomerulares porque la arteriola eferente que sale de cada glomérulo es más pequeña que la arteriola eferente que entra en él.

Debido a esta alta presión, una quinta parte del líquido que fluye a través del glomérulo se filtra en la cápsula de Bowman. Como ya

---

* En el Occidente civilizado, vertemos nuestra orina, junto con abundantes limpiadores químicos olorosos y de brillantes colores, en el mar, en lugar de devolverla a la tierra. Lo peor de todo es que nos han lavado el cerebro hasta llegar a pensar que esto es una alternativa «más limpia».

vimos, 125 mililitros por minuto entran en la cápsula y se procesan en los riñones.

A través de cada riñón se mantiene un flujo de sangre más bien constante. Esto se consigue principalmente porque el riñón que se regula a sí mismo. De acuerdo con las necesidades, y cambiando con las variaciones en la presión sanguínea general, los propios procesos autorregulatorios del riñón contraen o dilatan las arteriolas aferentes (las que entran en los glomérulos), a fin de reducir o aumentar el aporte de sangre, respectivamente. Esto significa que, independientemente de lo que suceda en el cuerpo en su conjunto, los riñones pueden continuar haciendo su trabajo de un modo ya calculado.

Reabsorción tubular

Es el proceso por el que las sustancias necesarias se reabsorben de los túbulos hacia la sangre. Básicamente, el proceso de filtración permite que todas las partículas de la sangre que son más pequeñas que las proteínas plasmáticas pasen a los túbulos. Algunas sustancias, como la glucosa, se reabsorben por completo de forma rutinaria. (Después de todo, orinar glucosa sería igual que tirar dinero). Otras, entre ellas el sodio y el agua, se reabsorben en diversas cantidades, con lo que se controlan sus niveles en sangre. Los túbulos renales pueden reabsorber sustancias tanto pasiva como activamente. Algunas sustancias se mueven por difusión y otras necesitan transportadores activados por el ATP; algunas, entre ellas la creatinina y los metabolitos de las drogas, no se reabsorben porque no tienen transportadores, son demasiado grandes o no son solubles en grasa.

La reabsorción del sodio y el agua se controla en los túbulos distales y los conductos recolectores, mediante hormonas que regulan las cantidades que se mantienen en el cuerpo. La **aldosterona** aumenta la reabsorción de sodio, y por tanto de agua, que siempre sigue al sodio como una oveja descarriada. La aldosterona se sintetiza y segrega en la corteza adrenal.

La **hormona antidiurética** (ADH) aumenta la reabsorción de líquido en los conductos recolectores. La ADH procede de la parte posterior de la glándula pituitaria. Hay una enfermedad llamada diabetes insípida, en la que se excretan grandes cantidades de orina muy diluida, sin relación con el consumo de líquidos. La causa es no tener suficiente ADH, o que los riñones no responden a esta hormona. Un fármaco diurético llamado conivaptan inhibe la formación de ADH y puede causar diabetes insípida.

Secreción tubular

La secreción tubular es la forma en que los riñones añaden sustancias a la sangre filtrada procedente de los vasos o de las células tubulares. De este modo, se eliminan la urea, los fármacos (por ejemplo, penicilina, que es demasiado grande para pasar por las membranas glomerulares, por lo que debe excretarse mediante secreción) y el exceso de iones, y el pH de la sangre se regula mediante diversas cantidades de iones de hidrógeno que se segregan en los túbulos.

Los fármacos están diseñados para resistir la degradación por parte del cuerpo, a fin de ejercer el efecto más fuerte posible, durante el mayor tiempo posible. Esto significa que entre el 60 y el 90 % de cualquier fármaco que una persona tome se excreta en el medio ambiente, normalmente mediante los riñones. Debido a esto, con el paso de los años, ha habido y sigue habiendo una terrible y creciente cantidad de sustancias farmacéuticas en la cadena del agua de la Tierra: antibióticos, hormonas femeninas estrógenos y progesterona, fármacos para la presión sanguínea elevada y antidepresivos, por nombrar unos pocos. ¿Preocupado? Que no te quite el sueño, pero sé consciente de ello e intenta minimizarlo.

El mecanismo **renina-angiotensina** existe para elevar una presión sanguínea peligrosamente baja, como por ejemplo se podría tener si se perdiese mucha sangre en un accidente. Lo desencadenan estímulos (incluida una presión sanguínea baja y un fuerte arousal del sistema nervioso simpático) que hacen que las células yuxtaglomerulares liberen renina.

La **renina** es una enzima que actúa sobre el **angiotensinógeno,** ambas elaboradas en el hígado y localmente en el túbulo retorcido proximal. La angiotensina libera **angiotensina I,** que se convierte en **angiotensina II** mediante la enzima conversora de angiotensina, que está relacionada con las células capilares de diversos tejidos corporales, especialmente de los pulmones. (Puede que hayas oído sobre los inhibidores de la enzima conversora de angiotensina, una clase de fármacos utilizados para la presión sanguínea alta. Como indica el nombre, bloquean este mecanismo y con ello disminuyen la presión sanguínea).*

La **angiotensina II** es un potente vasoconstrictor y activa el músculo liso por todo el cuerpo, lo cual eleva la presión sanguínea. También aumenta la reabsorción del sodio en los túbulos renales y estimula la liberación de aldosterona desde las adrenales, con lo que causa aún más reabsorción de sodio en los túbulos. El agua sigue al sodio, por lo que se eleva el volumen de sangre y por tanto la presión sanguínea. Las arteriolas aferentes son menos sensibles a la angiotensina II que la mayoría de las arteriolas del cuerpo, incluidas las eferentes, por lo que aumenta la presión glomerular. La angiotensina II también estimula la liberación de ADH y nos hace sentir sed al activar el centro de la sed del cerebro.

La regulación de la concentración y el volumen de orina se realiza básicamente mediante los niveles variables de ADH (hormona antidiurética) procedente de la pituitaria. En ausencia de ADH, se forma orina diluida. Éste es el nivel básico. Después, cuando se elevan los niveles de ADH en sangre, los conductos recolectores se hacen más permeables al agua, que después acude hacia la sangre, con lo que se forma una orina más concentrada.

---

* El efecto secundario más común de los inhibidores de la enzima conversora de angiotensina es una tos seca persistente. También pueden producir una gran reducción en la presión sanguínea al utilizarlos por primera vez. Otros efectos secundarios menos comunes son problemas renales y hepáticos, un tipo de inflamación llamado angioedema, rash, inflamación del páncreas, síntomas similares a los de la fiebre del heno, dolor de garganta, náuseas, vómitos, indigestión, diarrea o estreñimiento, y cambios en las células de la sangre. (Tomado de la página web de BUPA, una importante compañía de seguros británica, www.bupa.co.uk).

Deshidratación, diuréticos y beber mucha agua

Hay teorías interesantes y contradictorias sobre el agua y cuánta necesitamos. Es habitual que los terapeutas nutricionales holísticos digan que la mayoría de nosotros estamos deshidratados: no bebemos suficiente, y lo que bebemos nos deshidrata. Por ejemplo, las bebidas que contienen cafeína, como el té y el café, son diuréticas y hacen que el cuerpo pierda agua; también se experimentan como toxinas que deben excretarse, y que por tanto necesitan agua extra para salir del cuerpo. El alcohol y el azúcar causan una reacción similar.

Después tenemos los factores tóxicos de la vida moderna con los que hay que luchar: contaminación del aire, aditivos alimentarios, contaminantes como los pesticidas, fármacos, nicotina, alimentos específicos que se experimentan como si fueran toxinas (como el trigo o los lácteos), contaminación electromagnética y hormonas del estrés. Para excretar cualquier toxina, el cuerpo utiliza agua: recordemos que nada en el organismo se mueve sin ella. La idea es que muchas personas tienen toxicidad en mayor o menor grado, y por tanto necesitan agua.

Se proponen diversas cantidades para la ingesta diaria de agua que necesitamos. Todos hemos oído los famosos ocho vasos de agua al día, lo cual puede ser un mito. Mi terapeuta nutricional me dice que es mejor beber ocho *medios litros* de agua cada día, para que el cuerpo recupere una hidratación completa. Pruébalo tú mismo; aunque requiere muchos viajes al baño, algunas personas sienten rápidamente el beneficio de ese consumo tan alto. (Nota: si tienes alguna enfermedad renal, tanta agua puede ser perjudicial, y parece que algunos epilépticos tienen más convulsiones si beben mucha agua, por lo que esta regla no es válida para todo el mundo). Prueba a tomar medio litro, o un litro, a temperatura ambiente, en cuanto te levantes por la mañana. Teniendo en cuenta que de noche el cuerpo puede perder hasta 0,75 litros de agua por la respiración y la sudoración, es una idea razonable.*

---

* La terapeuta nutricional israelí Sara Hamo, quien curó su propio cáncer con cambios dietéticos radicales después de que le dieran unos meses de vida, dice que la gente que ha limpiado su dieta, que no toma toxinas, y que come una gran cantidad de

Cuando el cuerpo está deshidratado, puede hacer todo tipo de cosas para intentar solucionar el problema. A veces entra en estado de pánico e intenta retener líquido, lo cual genera síntomas como el edema (exceso de agua en los espacios tisulares, especialmente en forma de tobillos hinchados o la zona sacra inflamada después de estar tumbado) y presión sanguínea elevada. (Si el cuerpo retiene líquido, y por eso aumenta en los espacios tisulares, los vasos sanguíneos pueden captar más agua. Un mayor volumen sanguíneo puede provocar hipertensión). El tratamiento ortodoxo para esta dolencia será tomar diuréticos, fármacos que eliminan el agua de las células y obligan a los riñones a excretarla. Por supuesto, si el problema realmente lo causa la deshidratación, este tratamiento empeorará la situación. En realidad, un tratamiento mejor podría ser empezar a beber más agua. Dos efectos secundarios de los diuréticos son el mareo y la somnolencia, que surgen porque el cerebro se deshidrata, con lo cual las células encogen. Esto puede causar tal confusión que una persona llegue a olvidar beber o comer, lo que exacerba el problema, y puede llevar a la muerte, especialmente en personas ancianas que pueden estar aisladas y no tienen a nadie que vigile lo que comen o beben (en las zonas modernizadas de nuestro mundo; en muchas culturas, a los ancianos se les valora mucho y se les cuida).

Los fármacos diuréticos funcionan haciendo que el cuerpo pierda sodio, al cual, inevitablemente, sigue el agua. Junto con el sodio, se pierde potasio. El agotamiento de potasio produce debilidad, fatiga y calambres en las piernas. También pueden perderse elementos traza como el zinc y el magnesio. El efecto de esto puede ser más sutil, y por ello más difícil de detectar, pero ambos tipos de pérdida son vitales para la salud de nuestro organismo. El zinc es esencial para una función inmunitaria adecuada, para la curación, la función reproductora, la salud ósea y el mantenimiento de un buen nivel de glucosa en sangre. Al magnesio se le llama el mineral antiestrés porque ayuda

---

hortalizas y frutas frescas y cultivadas por procedimientos orgánicos, necesita beber muy poca agua y sólo debería hacerlo cuando tenga sed. Afirma que, cuanto más bebamos, más deben trabajar los riñones. Ella bebe unos treinta vasos de agua *al año* (Sara Hamo, *El camino dorado hacia la curación natural*).

en la circulación y la digestión; una carencia puede producir calambres musculares, insomnio, depresión, ansiedad y fiebre.*

Interrelaciones

Es evidente que los riñones tienen mucha relación con el **sistema circulatorio,** en el sentido de que las nefronas filtran la sangre, y los riñones están muy involucrados en la regulación de la presión sanguínea. Las hormonas del **sistema endocrino** son en gran medida responsables de controlar la actividad renal; la renina controla los niveles de líquidos corporales y la presión sanguínea, y la aldosterona controla el equilibrio de minerales. Los riñones ayudan a estimular la producción de **médula ósea.** Junto con los otros sistemas excretores, el **sistema digestivo** y la **piel,** los riñones limpian el organismo. El hígado y los riñones tienen una relación especial porque la urea procede de los aminoácidos degradados en el hígado, y este último elabora otras sustancias tóxicas hidrosolubles que pueden excretar los riñones.

---

* Los nutrientes como los minerales son mucho más reducidos en el suelo del Reino Unido, lo cual se ha medido: hasta el 60 % de lo que había hace cincuenta años. Esto se debe a los modernos métodos de cultivo, que extraen más de lo que aportan. Eso significa que todos corremos el riesgo de padecer deficiencias (Informe Cumbre de la Tierra, 1992).

CAPÍTULO 14

El cableado. El sistema nervioso

El control absoluto y la coordinación de las actividades corporales, en la fisiología tradicional, entra dentro del ámbito del sistema nervioso y del endocrino u hormonal. Los dos sistemas están muy relacionados y se apoyan el uno al otro: el control nervioso es increíblemente rápido, pero de vida breve, y la acción hormonal es más lenta, pero sus efectos duran más tiempo en el cuerpo.

El modelo médico científico afirma que el cerebro se encarga de todo y es, con gran diferencia, la parte más importante de nuestro cuerpo, y que el resto le sirve de apoyo. Considero interesante que en la medicina china de los cinco elementos, el sistema nervioso-cerebral no sea tan importante; por el contrario, el corazón está a cargo de nuestra vida, mientras que el sistema nervioso tiene la función menos importante de responder al peligro y mantenernos vivos. Las filosofías orientales (como el Siddha Yoga) concuerdan con esta perspectiva.

El pensamiento occidental también estaba de acuerdo con esto, al creer que el ser humano estaba controlado por un pequeño hombre, u homúnculo, que vivía en el corazón. Pero después de que la disección de cuerpos humanos no demostrara la existencia de ese pequeño hombre, el cerebro se encumbró a la supremacía. La perspectiva convencional y mecanicista es que el cerebro es responsable de lo que en Occidente llamamos «mente». Esto surge de la confianza de la medicina en la antigua física newtoniana para explicar el universo mecánicamente. Resulta interesante que, en cuanto la física cuántica se integró en la biología, se sabe más sobre lo que nos mueve: se piensa que la mente no sólo está en el cerebro.[1] El trabajo emergénte sobre moléculas de comunicación por todo el cuerpo ha llevado a acuñar el término «cuerpomente» para describir nuestro ser.[2] La mente está en todas partes: una red o flujo de comunicación igual en los tejidos del cuerpo que en el cerebro.

Después está la cuestión de si estar vivo es todo lo que hay. En otras palabras, ¿todo lo que hay es la realidad material, o creemos en una realidad que incluye una presencia divina en el universo y dentro de cada uno de nosotros? Las filosofías orientales afirman que la Mente Universal es la inteligencia subyacente de todo lo que hay en el universo, incluidos nuestros cuerpos y nuestras mentes humanas.

Bien, independientemente de lo que creas, a continuación haremos un intento por introducir y simplificar las funciones del sistema nervioso humano. Para facilitar la comprensión de este complejo sistema, trata la siguiente información como una especie de rompecabezas: imagina que contemplas todas las piezas, las pones boca arriba y las extiendes antes de empezar a construir el cuadro completo. No intentes conectarlas hasta el final del capítulo, momento en el que espero que las cosas empiecen a estar más claras.

Células nerviosas

El sistema nervioso consiste por completo en controlar y coordinar información. Los mensajes se transmiten y reciben desde y hacia el cerebro, y a todas las partes del cuerpo, mediante células nerviosas especiales llamadas **neuronas.**

Una neurona tiene un cuerpo celular, el cual contiene el núcleo y los orgánulos habituales de una célula: la mitocondria y todos los demás. De este cuerpo celular salen proyecciones: **axones** y **dendritas.**

Los axones transmiten los impulsos fuera del cuerpo celular, y las dendritas hacia él. Los axones pueden comunicase con otras células nerviosas, o, en el caso del extremo de los nervios motores, con células glandulares o musculares, lo que causa secreción o contracción. Las proyecciones, que también pueden llamarse fibras nerviosas, a veces están cubiertas por una sustancia aislante llamada **mielina.**

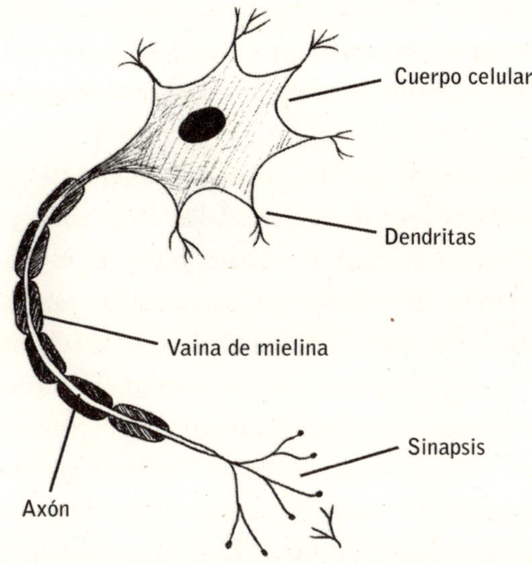

Figura 14.1. Neurona o célula nerviosa

La mielina tiene color blanco. Es un material graso que aísla las fibras nerviosas y que aumenta en gran medida la velocidad de transmisión de un impulso nervioso a lo largo de la fibra. Se la puede considerar la cobertura de plástico del cable de una instalación eléctrica. Sin el aislamiento del impulso nervioso, que, como verás, es electroquímico por su naturaleza, habitualmente no puede viajar. Algunas neuronas están diseñadas para funcionar bien sin mielina, pero las normalmente mielinizadas deben mantener el recubrimiento de mielina en buenas condiciones para funcionar bien.*

---

* En las personas que sufren la enfermedad autoinmune esclerosis múltiple, su sistema inmunitario ataca las vainas de mielina de los nervios. Esto significa que el nervio ya no puede funcionar porque el mensaje no puede transmitirse adecuadamente. La esclerosis múltiple puede afectar tanto a los nervios motores (los que hacen cosas) como a los sensoriales (los que sienten), por lo que se experimenta un amplio rango de problemas. Por ejemplo, una persona puede perder la vista porque su nervio óptico está afectado, o perder el control de los músculos y ser incapaz de caminar o de utilizar los brazos.

En el cerebro, una célula nerviosa puede tener conexiones con muchos miles de otras células, lo que genera una red de fibras nerviosas, con un número enorme de potenciales **rutas nerviosas.** Puesto que las células nerviosas son permanentes —es decir, no se reponen continuamente a lo largo de la vida—, durante mucho tiempo se pensó que nacemos con todas las que podemos llegar a tener, y que degeneran durante la vida, lo que hace que el funcionamiento del sistema nervioso sea algo que declina. Bien, es cierto que no continuamos creando nuevas neuronas, y que muere cierto número de células cerebrales cada año, pero la buena noticia es que, en realidad, a lo largo de la vida, las células nerviosas crean nuevas dendritas, y, por tanto, establecen nuevas conexiones con otras. Deepak Chopra sugiere que esto es una expresión fisiológica de la mayor sabiduría que la gente puede demostrar conforme envejece, cuando las distintas partes de la vida y el conocimiento se conectan más y más.[3]

Hay diversos tipos de neuronas, dependiendo de si transmiten información sensorial, motora, o ambas, y de dónde se encuentren en el sistema nervioso. Todas tienen la misma estructura básica de cuerpo celular, axones y dendritas, pero con variaciones de acuerdo con su función específica.

El sistema nervioso está *estructuralmente* dividido en los sistemas **central** y **periférico.** El sistema nervioso central es el cerebro y la espina dorsal. El sistema nervioso periférico es todo el cableado: haces de nervios que entran y salen del sistema nervioso central. *A nivel funcional,* el sistema nervioso puede dividirse en los sistemas **somático** y **autónomo.** La parte somática trata con el material corporal más consciente —lo que sentimos, procedente de la piel y los músculos—, además de los llamados **sentidos especiales** como el oído y la vista, y los movimientos deliberados que hacemos. El sistema autónomo se ocupa del material visceral o inconsciente (el que sentimos «en el estómago» u otros órganos).

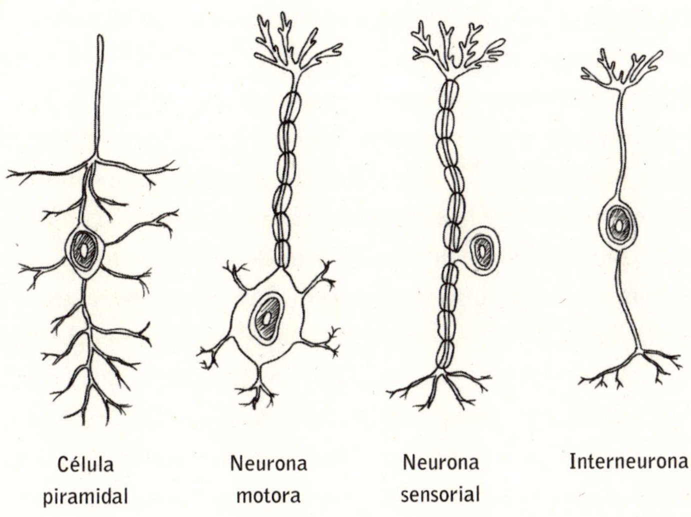

Figura 14.2. Tipos de neuronas

Impulsos nerviosos

Otro nombre para el impulso nervioso es el de **potencial de acción.** Consiste en el gradiente de concentración de iones de sodio y potasio. Como sabes, la membrana celular es selectivamente permeable y no permite que los iones se equilibren por completo atravesándola. También está la **bomba de sodio-potasio,** que bombea tres iones de sodio fuera de la célula por cada dos iones de potasio que entran. Esto significa que, en estado de reposo, hay un ligero incremento de iones de sodio con carga positiva *en el exterior* de la célula. Les gusta alinearse a lo largo de la membrana celular, atraídos por los iones cargados negativamente que se alinean en el interior de la membrana celular. Esto genera una carga eléctrica a través de la membrana que se llama **potencial de membrana de reposo.**

Un potencial de acción es una onda viajera de excitación electroquímica (iónica). Para que tenga lugar, debe haber suficiente **excitación.** Hay un umbral por debajo del cual no ocurre nada, pero por encima de él se disparará un potencial de acción de todo o nada; en otras palabras, es siempre de la misma magnitud. Cuando una parte de la membrana se excita, de repente se vuelve más permeable a los iones de sodio; los iones de sodio cargados del exterior de la membrana celular de repente entran en la célula cuando se altera la permeabilidad de la membrana, cambiando la carga eléctrica y haciéndola más positiva en el interior que en el exterior, al contrario de lo que ocurre en estado de reposo. Esto se llama **despolarización** de la membrana. Este cambio en la carga excita después el siguiente fragmento de membrana y hace que sea súper permeable al sodio, con lo que excita el siguiente fragmento de célula, y así sucesivamente, a lo largo de la membrana, como diminutas olas en una playa. Los canales de potasio también se abren, pero más poco a poco, por lo que, cuando lo hacen, el potasio sale de repente fuera de la célula (siguiendo su gradiente de concentración), y así reduce los iones positivos del interior de la célula, y ésta recupera su estado de reposo: a esto se le llama **repolarización.**

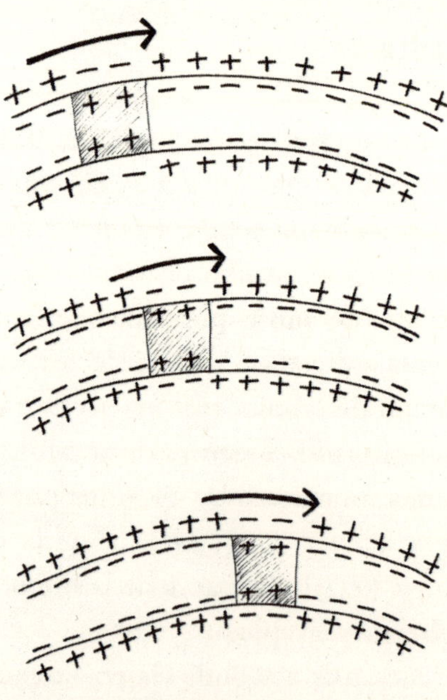

Figura 14.3. Potencial de acción

Tienen lugar potenciales de acción en las células nerviosas y musculares; los potenciales de acción de los músculos esqueléticos aparecen como resultado de la estimulación por parte de un nervio, y hacen que la actina y la miosina se deslicen la una sobre la otra para acortar la fibra muscular. Los potenciales de acción de las células nerviosas tienen lugar cuando las dendritas de una neurona producen lo que se llama **potencial graduado,** después de estimularse. Hay canales proteicos en la membrana de las dendritas que se activan y abren por el potencial graduado, lo que hace que entren o salgan iones de la célula y cambie el potencial de membrana: la membrana se puede despolarizar, y así excitarla de un modo que puede llevar a una posible acción, o bien hiperpolarizarse, inhibirse, de una forma que sea menos probable la aparición de un potencial de acción. Por tanto, a fin de que tenga lugar suficiente estimulación, que genere un potencial de acción completo (o impulso nervioso), normalmente deben verse afectados muchos canales en las dendritas, de un modo excitatorio.

Más sobre las sinapsis

Cuando el potencial de acción de una neurona llega a su fin, produce la liberación de una sustancia química llamada **neurotransmisor,** que después se enlaza a los receptores de la siguiente neurona: a esto se le llama **sinapsis.** También hay sinapsis eléctricas, un cableado directo de neuronas en el que hay uniones entre los huecos gracias a las cuales el potencial de acción viaja directo a la siguiente neurona; éstos son más rápidos y proporcionan una mejor sincronización donde se necesitan. Por tanto, las sinapsis son los lugares donde un nervio se encuentra con otro. Sin embargo, en la mayoría de los casos las células nerviosas en realidad no se tocan; por el contrario, hay un espacio entre ellas llamado espacio sináptico. Como ya sabes, lo que rodea a todas las células del cuerpo es líquido, sobre todo agua. Los neurotransmisores se sintetizan en la célula nerviosa y se almacenan en diminutos saquitos llamados vesículas, en el extremo del axón. Cuando la onda de la excitación eléctrica alcanza el extremo del axón, las vesículas acuden a la membrana celular y liberan su contenido en el espacio sináptico. Los neurotransmisores se difunden por el líquido que hay entre las neuronas (el espacio sináptico) y, al entrar en contacto con la siguiente neurona, se unen a un receptor que hay sobre su membrana celular. Esto desencadena una respuesta eléctrica en el nuevo nervio.

Los neurotransmisores son péptidos, o pequeños grupos de aminoácidos. Se sintetizan en el cuerpo celular de la neurona y se envían al extremo del axón. En el sistema nervioso central, los neurotransmisores pueden ser excitatorios o inhibitorios. Nuestros cerebros están inundados de sustancias químicas que estimulan o tranquilizan nuestro sistema nervioso. Hay al menos cien péptidos que se sabe que actúan como neurotransmisores. Una sustancia química llamada **acetilcolina** es el principal excitante del sistema nervioso, así como de las uniones neuromusculares. Hay también neuronas inhibitorias, que segregan neurotransmisores que calman las neuronas adyacentes y hacen que sea menos probable que disparen un impulso. El GABA (**ácido gamma-amino-butírico**) y la **glicina** son dos neurotransmisores inhibitorios. Otros neurotransmisores son la serotonina, la dopamina, el glutamato, el aspartato, la histamina, la noradrenalina y la adrenalina (norepinefrina y epinefrina), el óxido nitroso y el trifosfato de adenosina (ATP).

Los neurotransmisores funcionan uniéndose a un receptor, con lo que impiden que otro transmisor active ese receptor, y afectan al potencial de membrana de un modo que aumenta o disminuye la excitación. Por tanto, distintas sustancias pueden influir en lo excitables o inhibidas que están las neuronas. Igual que con tantas cosas de la vida, el resultado tiene que ver con el equilibrio entre un camino y el otro: no es blanco ni negro, sino una gama de grises aquello que acabamos teniendo. En términos de neurotransmisores, pueden causar un **potencial postsináptico excitatorio** [EPSP = «excitatory postsynaptic potential»] o un **potencial postsináptico inhibitorio** [IPSP = «inhibitory postsynaptic potential»], que causan una ligera despolarización o una ligera hiperpolarización, respectivamente. En otras palabras, una neurona inhibitoria causará **hiperpolarización** (convirtiendo el potencial de membrana en más negativo), lo cual después dificultará que otra neurona despolarice la membrana por encima del nivel umbral e inicie un potencial de acción. Una neurona excitatoria hará que el potencial de membrana sea menos negativo, y por tanto hacia el nivel umbral necesario para iniciar un potencial de acción completo. Todos los EPSP e IPSP de las numerosas dendritas se suman, por así decirlo, y esto decide el resultado.

El efecto de unión de un neurotransmisor se inactiva por su recaptación de vuelta a la neurona, su destrucción por medio de enzimas, o su difusión fuera del receptor y del espacio sináptico. Se creía que las sinapsis eran la totalidad de la comunicación en el sistema nervioso y mucho más, pero en realidad hay más cosas en juego, ya que los péptidos y sus receptores parecen comunicarse no sólo por la diminuta hendidura sináptica, sino a grandes distancias (¡centímetros!). Los péptidos circulan por el cuerpo y encuentran sus receptores-diana por todas partes, no sólo en el sistema nervioso.[4] La comunicación en el interior del cuerpo (y probablemente también entre cuerpos) también se basa en procesos cuánticos muy sutiles que tienen que ver con la luz (protones) que viaja por microtúbulos, en el interior de las dendritas y las neuronas. Éste y otros procesos explican por qué los pensamientos no surgen en una sola zona del cerebro y se desplazan de manera eficiente por rutas neuronales, a través de sinapsis, de una a otra neurona, sino que surgen en todas las partes a la vez. Los científicos cuánticos suponen que se trata de una especie de Internet dentro del cuerpo que permite la comunicación simultánea entre todas las neuronas del cerebro.*

El sistema nervioso central

El sistema nervioso central consta del cerebro (también llamado encéfalo) y la espina dorsal, rodeados y protegidos por las **meninges.**

---

* Estas teorías de los científicos Pribram, Jibu, Yasue, Hameroff y Scot Hagan están explicadas de forma muy bella en el libro de Lynne McTaggart, *El campo: la búsqueda de la fuerza secreta del universo.*

Meninges

Las meninges son membranas protectoras especiales, compuestas por tres capas: la **duramadre,** el **aracnoides** y la **piamadre.** La capa externa, la duramadre, es muy resistente y fuerte. En algunos lugares se une con la parte interna del cráneo y el canal vertebral de la espina. El aracnoides del medio está lleno de una delicada red de fibras y vasos sanguíneos. La piamadre es la membrana blanda que está realmente en contacto con el sensible tejido cerebral. Entre el aracnoides y la piamadre está el **fluido cerebroespinal** [CSF = «cerebrospinal fluid»], que protege aún más el sistema nervioso absorbiendo los golpes. El cerebro está, sin duda, más protegido al encontrarse situado rodeado por el fluido cerebroespinal que si estuviera golpeándose contra el cráneo, en caso de no existir aquél. El CSF también se encuentra en agujeros del cerebro llamados **ventrículos**, y en el **canal central,** el canal que corre por la espina dorsal y está conectado con los ventrículos. Los ventrículos del cerebro están conectados por diminutos canales, por lo que el CSF circula lentamente por todo el sistema nervioso central.*

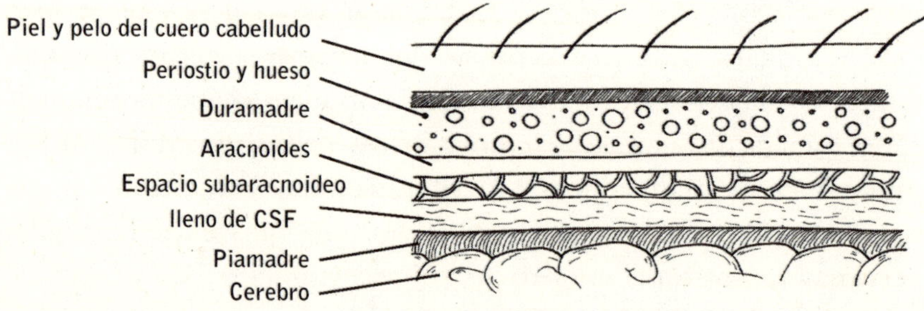

Figura 14.4. Las meninges

---

* La terapia craneosacral trabaja con los huesos del cráneo y la espina dorsal, el cráneo en su conjunto, los diafragmas y las fascias, para liberar las restricciones y mejorar el funcionamiento del sistema nervioso central. Si los huesos del cráneo no se mueven unos contra otros, como deben, la circulación del CSF se verá afectada, lo que a su vez puede afectar a cualquier cosa del cuerpo, a través del sistema nervioso.

La meningitis es la infección de las meninges. La razón por la que puede ser mortal es porque bloquea el drenaje del CSF, y por tanto aumenta la presión sobre el cerebro. El cráneo y la espina dorsal son rígidos, por lo que no pueden expandirse con esta presión. Es el cerebro, delicadamente blando y sensible, el que se ve presionado, lo que causa los terribles dolores de cabeza y los otros síntomas neurológicos de la meningitis. Puesto que el cerebro es tan delicado, puede sufrir un daño permanente debido al aumento de la presión.

Un amigo mío tuvo meningitis de joven. El dolor de cabeza era tan intenso que se la golpeaba contra la pared. En el hospital le hicieron una punción espinal (un pinchazo lumbar, en el que se coloca una aguja en el espacio que hay entre la piamadre y el aracnoides, en la región lumbar). Cuando el fluido se fue drenando y saliendo por la aguja, también iba sintiendo que se calmaba el dolor de cabeza, desde lo más alto hacia abajo.

El cerebro

El cerebro es el centro de control. Vamos a estudiarlo de forma muy sencilla. Hay literalmente miles de millones de células nerviosas en el cerebro, todas con sus axones y dendritas. Algunas zonas del cerebro tienen un color gris: son cuerpos celulares y axones no mielinizados. Otras partes son blancas: son axones mielinizados, que llevan información rápidamente a otras partes del cerebro. Cada neurona del cerebro puede tener muchas dendritas, y algunas llegan a tener cientos, lo que significa que la posible combinación de conexiones entre las células nerviosas es superior al número de átomos del universo conocido.*

Un mecanismo que se cree que está implicado en la memoria es que cualquier pensamiento concreto relacionado con aprender, memorizar, mover una pierna, hablar, probar algo, o lo que sea, está asociado con una combinación específica de neuronas que disparan, llamada **ruta nerviosa.** ¿Recuerdas nuestro potencial de membrana, en los párra-

---

* Esta maravillosa curiosidad la he tomado del inspirador y fascinante libro *Curación cuántica: explorando las fronteras de la medicina mente/cuerpo,* una lectura muy recomendable.

fos sobre las sinapsis? Esto es interesante: cuantas más veces se active una ruta nerviosa, más probable es que se vuelva a activar debido a alguna estimulación. El potencial en reposo de las membranas puede cambiar para que sean más sensibles. En términos prácticos, esto significa que, cuanto más pienses en una idea concreta y utilices una ruta nerviosa específica, menos estímulos harán falta para volver a activar esa ruta, y más probable es que pienses esa idea. Puedes imaginártelo como un antiguo disco de vinilo: cuantas más vueltas dé la aguja, más profundo será el surco. Aunque se cree que es una de las formas en que funciona la memoria, el mecanismo exacto no se entiende por completo. Sin embargo, podría explicar por qué cualquier tipo de aprendizaje (incluidos los de anatomía y fisiología, que estás leyendo en este momento) requiere repetición, repetición, repetición. Este hecho sobre el cerebro merece la pena contemplarlo y examinarlo; cuanto más pienses en una idea concreta o serie de ideas, más las pensarás en el futuro. Estoy segura de que en parte es así como funcionan las aserciones.* Tal vez te preguntes: «¿Cuáles son mis ideas habituales? ¿Me sirven? ¿Me gustaría cambiarlas o estoy contento con que estén en mi cabeza?». Puedes crear nuevas rutas positivas, o colecciones de neuronas, que se activen con mayor probabilidad que otras antiguas y negativas.

Después están todos esos neuropéptidos y sus receptores. El cambio bioquímico a nivel del receptor es la base bioquímica de la memoria. Las células sintetizan y reabsorben receptores en todo momento, en respuesta a su entorno. De igual modo, las células pueden unir péptidos con mucha facilidad en respuesta a alguna necesidad. Es cierto que nuestras ideas se ven afectadas por nuestra química cerebral, pero también es verdad que nuestras ideas influyen en nuestra química cere-

---

* Las aserciones son declaraciones, siempre en tiempo presente y en afirmativa, que contradicen las creencias contrarias de otro. No se pone una aserción en negativa («No puedo recordar la anatomía»), sino que, por el contrario, se le da la vuelta («Recuerdo fácilmente la anatomía»). Las aserciones deben decirse cientos y miles de veces cada día. Después de todo, has oído lo contrario una y otra vez, y ahora te dices a ti mismo la aserción una y otra vez. Son útiles cuando identificas un mensaje negativo que te dices a ti mismo repetidamente: el objetivo de una aserción es transformar esos mensajes. Pueden funcionar de verdad; ponlas a prueba.

bral. Podemos utilizar nuestros pensamientos para estimular a nuestros cerebros a sintetizar neurotransmisores del bienestar, positivos. Podemos aprender a aceptar todas nuestras emociones y permitir que fluyan libremente y se expresen bien, lo cual evita que se queden atascadas: las emociones forman parte del sistema de comunicación de nuestro cuerpo y nuestra mente. (Ahora puedes darte cuenta de por qué *Las moléculas de la emoción: por qué sentimos del modo en que sentimos*, de Candace Pert, es una lectura obligada).

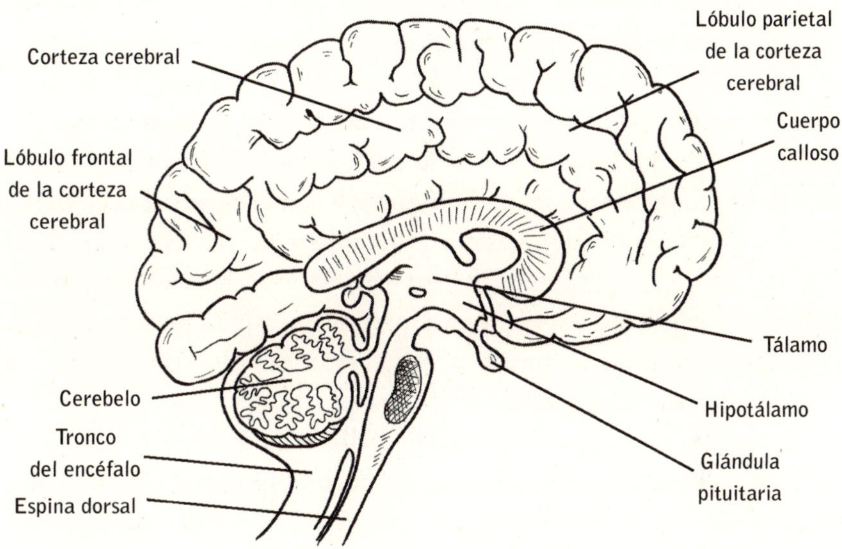

Figura 14.5. El cerebro

El cerebro, o los hemisferios cerebrales

Es el centro de lo que conocemos como funciones superiores: atención consciente, memoria, sentidos especiales (vista, oído, olfato y gusto), habla y movimiento consciente. Es lo que estás utilizando ahora para estudiar y pensar en esta información. Incluye la corteza motora, donde nace el control de todos los músculos voluntarios del cuerpo, y la corteza sensorial, adonde llegan todas las sensaciones de la piel, los músculos y las articulaciones. La corteza cerebral tiene cuatro lóbulos:

› El **lóbulo frontal** está asociado con el razonamiento, la planificación, el habla, el movimiento, las emociones y la resolución de problemas.
› El **lóbulo parietal** se asocia con el movimiento, el reconocimiento, la percepción de estímulos y la orientación en el espacio.
› El **lóbulo occipital** se ocupa del procesamiento visual.
› El **lóbulo temporal** está relacionado con el oído, la memoria y el habla, además de con la emoción.

El cerebro está dividido por una profunda fisura en los **hemisferios** derecho e izquierdo. Cada lado funciona de una forma un poco distinta. El hemisferio derecho está más relacionado con la creatividad, la música y las matemáticas. El hemisferio izquierdo se ocupa del pensamiento lógico. (Tal vez pienses que las matemáticas están relacionadas con el hemisferio izquierdo, con la lógica, pero no es así. Es posible que por eso digan que muchos músicos, especialmente compositores, tienen afinidad por las matemáticas, y viceversa).

Un haz de axones llamado **cuerpo calloso** conecta los dos lados. A veces, el cuerpo calloso se describe como más grande en las mujeres, aunque esto no se ha demostrado por completo. Tampoco se ha demostrado que uno más grande conlleve más inteligencia, aunque hay quien afirma que sí. La teoría dice que, si los dos hemisferios están conectados más plenamente, nuestro pensamiento también estará más conectado. Es interesante que parece que escuchar ciertos tipos de música, como Beethoven, siendo niño, conlleva el desarrollo de un cuerpo calloso más grueso (y por tanto, quizá más inteligencia). Las personas esquizofrénicas, sobre todo las mujeres, parece que tienen un cuerpo calloso especialmente grueso. (Por tanto, podemos concluir, de acuerdo con esta investigación, que las personas con el cuerpo calloso más grande pueden ser más propensas a la destreza mental o a la enfermedad mental, o quizás a las dos cosas). Puesto que el cerebro crece en parte dependiendo de cómo se utilice, y a los jóvenes de nuestra cultura se les puede estar apartando de la expresión emocional y creativa libre, es posible que esto marque la diferencia, aunque esa diferencia también se encuentra en las ratas. Tal vez la conducta necesaria para una buena educación de los jóvenes genere su propio desarrollo. Esto no está demostrado de ningún modo, dejando a un lado los aspectos filosóficos. Todo el ámbito de la diferencia de sexos está cargado de dificultades, ya que los condicionamientos y expectativas comienzan con el nacimiento, o incluso antes, si la gente sabe que van a tener un niño o una niña. Por ejemplo, los investigadores han descubierto que los niños reciben mucha más atención que las niñas. Aunque algunas de las diferencias entre hombres y mujeres son fisiológicas en su base, muchas no lo son y pueden variar considerablemente entre una cultura y otra, y entre una época u otra.

El cerebelo

Situado bajo el hueso occipital, en la parte posterior de la cabeza, el cerebelo es responsable de la coordinación de los movimientos y del equilibrio. ¿Recuerdas cómo actúan juntos los grupos musculares para un buen movimiento? Cuando el bíceps del brazo se contrae para flexionar el codo, el tríceps y los extensores se van relajando gradualmente para permitir un movimiento suave y controlado. El cerebelo es quien coordina esto.

El tálamo

Es un área de gran tamaño de materia gris, en una zona profunda del cerebro anterior. Tiene funciones sensoriales y motoras. Casi toda la información sensorial del cuerpo entra en él, desde donde las neuronas la envían a la corteza, situada por encima. Es el último sitio de relevo de la información sensorial, antes de la corteza cerebral. El tálamo es también esencial para la experiencia emocional.

Con el tálamo funcionando como punto de conexión entre la sensación y la emoción, es fácil entender la importancia del tacto para un buen desarrollo emocional y mental: sin el tacto, los niños no prosperan, e incluso pueden morir si la privación es extrema.

El hipotálamo

Alberga el termostato que regula la temperatura corporal. Durante una respuesta inmunitaria, el termostato se conecta para permitir que se eleve la temperatura corporal, lo cual genera un entorno hostil para los organismos invasores. El hipotálamo es también el regulador de la función nerviosa autónoma y endocrina. Controla la glándula pituitaria, que cuelga de él como una vaina de guisante de un delgado tallo, y que a su vez controla la liberación de muchos de los mensajeros químicos del organismo, las hormonas.

La amígdala

Está en el lóbulo temporal del cerebro, en la parte situada bajo los huesos temporales del cráneo. Está implicada en la memoria, la emoción y el miedo.

El hipocampo

Se encuentra en la parte medial (central) del lóbulo temporal. Es importante para el aprendizaje y la memoria, especialmente para convertir la memoria a corto plazo en memoria permanente, y también para recordar dónde se encuentran las cosas en el espacio, en el mundo exterior.

El tálamo, el hipotálamo, la amígdala y el hipocampo se llaman colectivamente el **sistema límbico,** que se considera el **cerebro emocional.** Así puedes ver lo estrechamente relacionados que están el tacto, la emoción, la memoria, el sistema endocrino y las funciones viscerales del cuerpo.

Tronco del encéfalo

Localizado en la base del cerebro se encuentra el tronco del encéfalo, una especie de cuerda espinal engrosada que se prolonga hacia abajo. El tronco del encéfalo contiene los centros de control de las funciones vitales, como el centro cardíaco, el centro vasomotor y los centros respiratorios. Consta de tres partes conocidas como el mesencéfalo, el tronco del encéfalo y el puente troncoencefálico.

La espina dorsal

La espina dorsal es una prolongación del tronco del encéfalo, y se extiende por la columna vertebral, dentro de su canal vertebral. Tiene el grosor de un dedo, y, como el cerebro, está rodeada por CSF y meninges que la protegen de los daños. Consta de millones de fibras nerviosas –axones y dendritas– que transmiten información entre el cuerpo y el cerebro. Las fibras nerviosas de la espina dorsal se agrupan en haces llamados tractos ascendentes (sensoriales) y descendentes (motores). Los nervios espinales parten de la espina dorsal, con las fibras sensoriales saliendo del lado posterior (dorsal) y las fibras motoras del lado anterior (ventral). Estas fibras sensoriales y motoras se unen en el exterior de la espina dorsal para formar los nervios espinales que son parte del sistema nervioso periférico.

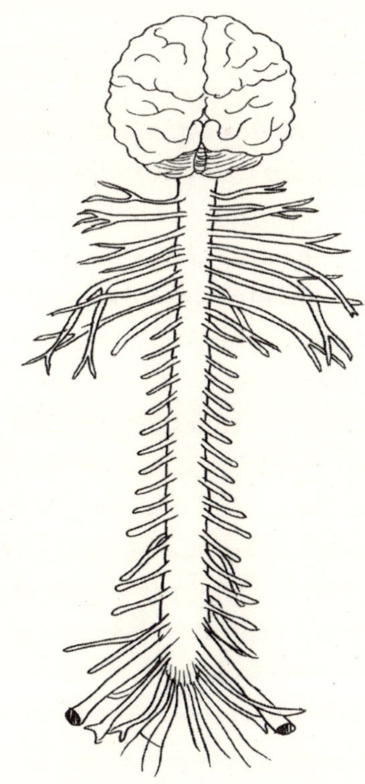

Figura 14.6. Nervios espinales

El sistema nervioso periférico

El sistema nervioso periférico consta de nervios y receptores sensoriales. Un nervio es básicamente un haz de muchas fibras nerviosas envueltas en tejido conectivo (una disposición similar a los músculos esqueléticos, que son haces de fibras musculares envueltas en tejido fibroso). Los nervios tienen suficiente longitud para verse a simple vista, y parecen finos hilos blancos. Llevan información desde el cerebro y la espina dorsal hasta el resto del cuerpo, incluidos los brazos y las piernas. El nervio más grande del cuerpo, compuesto de muchos miles de fibras nerviosas, es el **nervio ciático.** Tiene aproximadamente el tamaño de nuestro dedo meñique, en su parte más ancha.

Los nervios del sistema nervioso periférico están dispuestos en pares que parten del cerebro o la espina dorsal. Doce pares de **nervios craneales** salen del cerebro y llegan a la cabeza y el cuello, a los órganos especiales (nervio óptico, nervio olfatorio) y al aporte parasimpático de los órganos (mediante el nervio vago).

Treinta y un pares de **nervios espinales** salen de la espina dorsal, y cubren la piel y los músculos del tronco, los brazos y las piernas. Los nervios periféricos pueden consistir de fibras motoras o fibras sensoriales, o más a menudo en una mezcla de ambas.

Los **nervios motores** transmiten impulsos del sistema nervioso central al cuerpo; pueden ser órdenes para que un músculo se contraiga, o que una glándula segregue.

El sistema motor consta de zonas de control del cerebro conocidas como **corteza motora.** Desde aquí, los **tractos descendentes** bajan por la espina dorsal: las fibras de las **neuronas motoras superiores** que transmiten mensajes desde la corteza motora. Las **neuronas motoras inferiores** salen de la espina dorsal por el asta ventral o anterior, mediante un nervio espinal o craneal específico que llega a un músculo esquelético, músculo liso o glándula. Se llaman efectores.

El tono de los músculos se mantiene mediante un disparo continuo de las neuronas motoras inferiores, que las neuronas motoras superiores inhiben o estimulan según se necesita; el estado de reposo de los nervios motores superiores se estimula, por lo que, cuando un nervio motor superior queda dañado, esto afecta a la inhibición o estimulación y genera un tono mayor. Entonces vemos espasmos musculares generalizados y más reflejos. Sin embargo, cuando un nervio motor inferior queda dañado, tenemos músculos flácidos y ausencia de reflejos.

Los nervios **sensoriales** recogen información de los receptores sensoriales y la llevan al sistema nervioso central. Los receptores sensoriales tienen una estructura que les permite ser excitados por un tipo particular de estímulo, como la luz, la presión o el daño. Estos receptores pueden ser exteroceptores, visceroceptores o proprioceptores. Los **exteroceptores** captan información sobre el mundo externo, como por ejemplo las sensaciones de la piel y los receptores de los sentidos especiales. Los **visceroceptores** se encuentran en los órganos y conductos internos del cuerpo, e informan al cerebro sobre factores internos como la presión sanguínea o el nivel de dióxido de carbono en sangre. Los **proprioceptores** se encuentran en los tendones y las cápsulas articulares, y ofrecen información sobre dónde se encuentra el cuerpo en el espacio. Cierra los ojos durante un momento: advierte que aún sabes dónde estás y cómo está situado tu cuerpo. Éste es el sentido de la propriocepción.

Los receptores sensoriales pueden clasificarse de otra forma en **mecanorreceptores, termorreceptores, fotorreceptores, quimiorreceptores** y **nociceptores,** sensibles a la presión, temperatura, luz, cambios químicos y daño a los tejidos, respectivamente. La estimulación de cualquier receptor es dolorosa, por lo que todos actúan como **nociceptores** al mismo tiempo. Los receptores se encuentran en el inicio de los nervios sensoriales, que entran en la espina dorsal por la parte posterior (la raíz dorsal) y suben hasta el cerebro. Algunos después hacen sinapsis con el tronco del encéfalo y otros en el tálamo, antes de ascender hacia la corteza sensorial. Otros van hacia el cerebelo.

Un problema común y bien conocido en las raíces nerviosas espinales es el causando por una **hernia discal,** que por lo general se va desarrollando durante un largo tiempo antes de aparecer por completo. El disco intervertebral se vuelve más delgado, comprimido y débil con el paso del tiempo, hasta que de repente no puede seguir realizando su trabajo de sujetar la espina. Los anillos de fibras de cartílago que forman el disco se aflojan, y el centro del disco, más blando, se abulta (hernia). Puesto que hay fuertes ligamentos al frente y los lados de los cuerpos vertebrales, y hueso sólido donde el proceso transversal sale por la parte posterior, la dirección más probable de la protuberancia del disco es hacia los lados y hacia atrás (postero-lateralmente), directa hacia el nervio espinal. El disco herniado presiona contra la raíz nerviosa, y la sobreestimulación resultante de los nervios del interior causa inflamación, con síntomas horribles que incluyen dolor, entumecimiento, parálisis y los conocidos pinchazos.

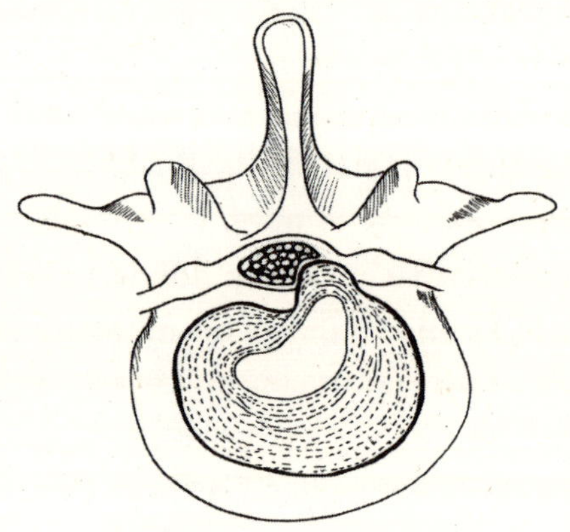

Figura 14.7. Hernia discal

El sistema nervioso autónomo

Esta parte del sistema nervioso, que se creía automática y por completo ajena al control consciente —de ahí el nombre—, mantiene y dirige las funciones vitales del cuerpo, como la respiración, la circulación, la digestión y la frecuencia cardíaca. Hay dos partes complementarias suyas, que trabajan juntas para mantener la homeostasis: los sistemas nerviosos simpático y parasimpático. Trabajando en colaboración, uno estimula la actividad en una parte del cuerpo, mientras el otro la tranquiliza.

El sistema nervioso simpático

El sistema nervioso simpático hace posible la respuesta de **lucha o huida** ante el estrés. Esto conlleva tener al cuerpo listo para luchar o escapar de algo que se percibe como una amenaza para la supervivencia. La estimulación nerviosa simpática eleva la frecuencia cardíaca y la fuerza de contracción, aumenta la presión sanguínea, acelera la respiración y desvía sangre hacia los músculos esqueléticos y el cerebro, a la vez que reduce la actividad digestiva y sexual. Las pupilas se dilatan para dejar entrar mucha luz y poder ver bien. Se libera adrenalina (epinefrina), que moviliza los depósitos corporales de glucosa y grasa, y apoya la acción nerviosa. Todo consiste en movilizar los recursos del organismo para actuar de inmediato.

Es fácil darse cuenta de por qué el estrés de nuestro tiempo es tan peligroso para el bienestar del cuerpo. ¿Cuántas veces en tu vida ha sido adecuado, incluso posible, pelear o correr cuando te has sentido estresado? Para la mayoría de los seres humanos actuales, el estrés llega en forma de exceso de trabajo y soledad; el estrés tal vez proceda de nuestra niñez o por criar a nuestros propios hijos, el aislamiento personal, por intentar llegar a fin de mes para alimentar y mantener a una familia, cuidar a alguien que está solo, o por trabajar en un entorno muy competitivo.

El diseño del cuerpo favorece un acercamiento principalmente físico al estrés, que debería ser breve y dar tiempo para descansar, recuperarse y reconstruir nuestras reservas. Sin embargo, el estrés actual no sólo no requiere que luchemos o huyamos, sino que es permanente. Sigue y sigue, sin descanso, y sin la posibilidad de detenerse y recuperarse gracias al sistema parasimpático. Por supuesto, al principio desarrollamos una respuesta de lucha o huida porque entonces era lo que necesitábamos; tal vez con el paso de los años generemos una nueva respuesta que sea adecuada para lo que necesitamos ahora. En realidad, ponemos en marcha muchos mecanismos de curación internos para contribuir a recuperarnos del estrés, y es posible utilizarlos más plenamente. Hablaremos más sobre esto en el capítulo 23.

Entonces, ¿qué es el estrés? En términos de nuestra fisiología, sólo tenemos una respuesta a algo que consideramos estresante: la respuesta de lucha o huida. Así es como reaccionamos, sin importar si el agente estresante es un acontecimiento externo (como la aparición de un psicópata, correr para que no se escape el autobús, alguien en nuestro puesto de trabajo que abusa de nosotros, una fecha de entrega que se ha complicado o un bebé que llora todo el santo día) o un evento interno (como sentirnos mal con nosotros mismos, o un pensamiento sobre un acontecimiento pasado del que aún no nos hemos olvidado). A veces, el **control del estrés** consiste en reducir nuestra entrada de estrés y aumentar la relajación; otras veces consiste en cambiar nuestras reacciones a las cosas, para que nuestro entorno interno sea menos estresante.

Al sistema simpático también se le llama **sistema torácico-lumbar,** porque los nervios periféricos que le llegan parten de la espina dorsal, en las regiones torácica y lumbar, y forman lo que se conoce como **cadena simpática.** Puedes ver que los nervios simpáticos salen de los nervios espinales en cuanto dejan la espina dorsal, y forman una cadena que conecta todos ellos. La respuesta simpática es un asunto generalizado, no es local. Es como la alarma que suena en la nave espacial de la serie de televisión *Star Trek:* tiene lugar en todos los niveles, en todas las partes del sistema. Puede variar en intensidad, oscilando desde una leve alerta amarilla, hasta una alerta naranja más seria, o una alerta roja en forma de ataque de pánico total.

La respuesta de lucha o huida refleja perfectamente la interrelación de los sistemas nervioso y hormonal para el control de las actividades corporales. El arousal simpático incluye la estimulación de los nervios que llegan a la médula adrenal, que generan la liberación de adrenalina (y noradrenalina, para ser exactos; se conocen en Estados Unidos como epinefrina y norepinefrina) en el torrente sanguíneo. La adrenalina y la noradrenalina, su hermana gemela, son los neurotransmisores del sistema nervioso, y se liberan de los nervios simpáticos en sus sinapsis y articulaciones neuromusculares. En las respuestas simpáticas, la adrenalina también entra en la sangre, viaja por todo el cuerpo y actúa como una hormona, con lo que estimula o seda todos los tejidos con receptores para ella.

Recuerda algún momento en que hayas sufrido un shock. Hay un impacto inicial, que es el sistema nervioso simpático que se activa.

Poco después hay una creciente sensación de excitación o miedo, conforme la adrenalina entra en la sangre y eleva más la frecuencia cardíaca y dispara la respuesta de lucha o huida. Cuando el evento percibido como estrés ha terminado, la reacción de la adrenalina se desvanece. El hígado elimina la adrenalina del torrente sanguíneo y la metaboliza en una forma inactiva que se puede excretar.

Si la respuesta de estrés se prolonga, el cuerpo genera provisiones adicionales: el hipotálamo del cerebro envía una sustancia química llamada **hormona liberadora** a la glándula pituitaria, para decirle que libere la hormona ACTH (**hormona adrenocorticotrófica**) en la sangre. Cuando pasa por la corteza adrenal, la ACTH le ordena que libere una hormona llamada cortisol en la sangre. (Cortisol, cortisona e hidrocortisona son todas ellas hormonas glucocorticoides sintetizadas en la corteza adrenal, que también produce el corticoide mineral aldosterona, así como algunas hormonas sexuales masculinas o andrógenos).

El cortisol (y la cortisona, que es un derivado cetónico del cortisol; aquí utilizo los términos indistintamente) sobre todo se dedica a movilizar la energía almacenada en el cuerpo, a fin de proporcionar más azúcar en sangre para toda la actividad que se anticipa: correr, luchar y pensar. Como efecto extra, el cortisol es antiinflamatorio; suprime la respuesta inflamatoria que forma parte de la curación de los daños por parte del cuerpo. El cortisol suprime esta respuesta para poder seguir adelante. Por supuesto, por ejemplo, correr con un tobillo lesionado lo dañará más, lo cual generará una mayor inflamación cuando por fin cese la actividad. (Trataremos más sobre la inflamación y la curación en la sección de patología del libro). Es esta acción antiinflamatoria de la cortisona lo que ha llevado a su uso tan extendido en la medicina moderna occidental, como tratamiento sintomático para suprimir la inflamación. Podemos ver fácilmente los numerosos efectos secundarios del uso de la hormona esteroidea cortisona. Además del efecto antiinflamatorio, su uso tópico, inhalada y con su uso oral tiene otros efectos sobre el cuerpo. El mayor peligro aparece cuando el uso es oral.

Después de una respuesta de estrés, el cuerpo puede alcanzar la **resolución,** en cuyo caso el sistema simpático se inactiva en favor del parasimpático. Sin embargo, a veces la situación estresante prosigue, o eso es lo que se percibe, y entonces el cuerpo responde con el **síndrome de adaptación general,** un sistema crónicamente estresado, con las glándulas adrenales liberando toda la cortisona que pueden. Con el paso del tiempo, si no se logra la resolución, se llega al **agotamiento.**

El cortisol y las otras hormonas del estrés dañan el organismo. El hígado debe trabajar mucho para metabolizar estas toxinas adicionales. No obstante, hay un asombroso mecanismo para ayudar a recuperarnos y eliminar la presión de nuestros cuerpos y mentes cuando estamos estresados: ¡llorar! En las lágrimas podemos excretar las hormonas perjudiciales. Es la única forma de expulsarlas del cuerpo sin que el hígado las metabolice antes. En otras palabras, llorar es la cura para cuando sufrimos un daño. Ha llegado el momento de recuperar este maravilloso procedimiento de curación, tanto para hombres como para mujeres. Después de todo, nadie sería tan ridículo como para decir: «Sé fuerte, aguanta el acto de orinar» o «Los verdaderos hombres no defecan». En realidad, es una idea relativamente reciente eso de que los hombres no deben llorar. Durante la mayor parte de nuestra historia, los hombres han llorado con tanta libertad como las mujeres. Parece que los varones dejaron de llorar durante la revolución industrial (cuando la gente buscaba una forma de insensibilizarse y seguir y seguir, de ser «buenos trabajadores» o «jefes incansables»). Recuerda que las lágrimas son un excelente procedimiento para que el cuerpo excrete los productos nocivos del estrés, y para que comience a animarse a sí mismo y a los demás.

Si no lloras lo suficiente, y el estrés permanece sin cesar, pueden surgir muchos problemas físicos. Los más obvios y comunes son la tensión muscular, los problemas digestivos y la hipertensión. El sistema reproductor puede verse alterado, con esterilidad, impotencia, irregularidades en la menstruación y dificultades en la menopausia. Los músculos rígidos pueden, a su vez, causar otros problemas, como una mala condición de las articulaciones. Pueden ser expresión del síndrome de adaptación general, que surge por las respuestas al estrés crónico.

Hay tres fases en el **síndrome de adaptación general.** La primera es la **alarma,** la respuesta de lucha o huida. Una vez eliminada la causa del estrés, el cuerpo vuelve a la normalidad. Si la causa no se elimina, el síndrome de adaptación general llega a su segunda fase, la **resistencia** o **adaptación.** Consiste en que el cuerpo intenta ofrecer una protección a largo plazo. Tiene relación con el eje **hipotalámico-pituitario-adrenal** y la secreción de cortisol por parte de la corteza adrenal. Si esta fase de adaptación continúa durante mucho tiempo, sin períodos de adaptación y descanso, el resultado es fatiga, pérdida de concentración, irritabilidad y letargia, a medida que el esfuerzo por mantener el arousal se convierte en estrés negativo. La tercera fase del síndrome de adaptación general se llama **agotamiento.** En esta fase, el cuerpo ha agotado sus reservas de energía e inmunidad. Los recursos mentales, físicos y emocionales se han acabado. El cuerpo experimenta el «agotamiento adrenal». El nivel de azúcar en sangre disminuye porque las adrenales se han agotado, lo que genera una menor tolerancia al estrés, progresivo agotamiento mental y físico, enfermedad y colapso.

El sistema parasimpático

La contrapartida al sistema de lucha o huida es el **sistema nervioso parasimpático,** también conocido como **sistema de descanso-reposo.** Devuelve al cuerpo a la normalidad y a un funcionamiento relajado. Ralentiza todo excepto la digestión y las funciones sexuales, las cuales estimula. El sistema parasimpático se llama también **sistema craneosacral** porque el suministro de su nervio periférico surge del cráneo y del sacro.

Es el ámbito del descanso profundo y la relajación, y sin duda donde tiene lugar la curación. Todos los sistemas de medicina natural insisten en la importancia del descanso y la relajación en la recuperación. En efecto, hasta hace poco tiempo la medicina moderna entendía mejor la recuperación y la convalecencia. No es lo que ocurre actualmente, cuando permanecer en el hospital conlleva estar despierto a unas horas escandalosas por la mañana, y a menudo repetidamente por la noche para que nos tomen la temperatura, la presión sanguínea o realicen cualquier otra prueba. Una estancia en el hospital en raras ocasiones es una experiencia de profundo descanso.

Parece que la actual obsesión con la productividad –trabajar sin parar, independientemente del coste para la salud o el estado mental– aumenta cada vez más, estimulada por potentes fármacos supresores como los antiinflamatorios y los anticatarrales. Cuando oímos que la gente pasa varios días enferma, las cifras suelen consistir en cuánto beneficio se ha perdido debido a la enfermedad. De hecho, la revolución industrial utilizó como fuente de energía el té y el café (cargados de cafeína), y el actual capitalismo global continúa esta orgullosa tradición. Los imperios de Europa y, más tarde, el Nuevo Mundo, con las riquezas generadas gracias a la esclavitud, hicieron posible la revolución industrial. El té y el café permiten a la gente trabajar más que el nivel para el que realmente tienen energía, sobre todo cuando se endulzan con azúcar moreno procedente de africanos llevados como esclavos a las Indias Occidentales y a las plantaciones de Sudamérica, y que trabajaron en los campos de azúcar y algodón. La cafeína potencia e imita a la adrenalina en el organismo, por lo que con su ayuda podemos creer que tenemos suficiente energía, cuando en realidad la hemos agotado. Una forma útil de pensar en el consumo de cafeína es que nos permite pedir tiempo prestado al día de mañana. No es tan malo, siempre que llegue el día en que podamos descansar para devolver lo que hemos pedido prestado. Casi todo el mundo, incluidos nuestros líderes mundiales y gobiernos, siguen consumiendo café y té. ¿Significa eso que se encuentran en un estado de constante arousal simpático? Si es así, no es de extrañar que las decisiones tomadas sean para el presente, sin tener en cuenta el impacto de las acciones actuales sobre las generaciones futuras.

Sentirse agotado al relajarse es un indicio de que alguien ha utilizado el sistema simpático durante algún tiempo, y de ahí la típica situación de la persona que trabaja con ahínco, que se va de vacaciones y se pone enferma. Por eso muchas personas prefieren un día libre activo: detenerse y relajarse conlleva sentir el verdadero estado de cosas en el cuerpo, la mente y el espíritu. Experimentar el agotamiento y la ausencia de reservas no es tan divertido como el súper estado de arousal adrenalínico. La adrenalina puede ser adictiva.

Cuando el sistema parasimpático está funcionando, los músculos se relajan, la mente se ralentiza y la digestión aumenta. El cuerpo se concentra en digerir y absorber nutrientes, y en acumular reservas para futuras contingencias. Si no hay tiempo entre tanto estrés, nunca hay oportunidad de recuperarse adecuadamente. Asimismo, el sistema inmunitario, al estar relacionado con la respuesta inflamatoria, se suprime con la respuesta de estrés. Un sistema inmunitario deprimido tiene consecuencias a todos los niveles, desde ser propenso a las infecciones hasta la más peligrosa falta de protección ante el cáncer.

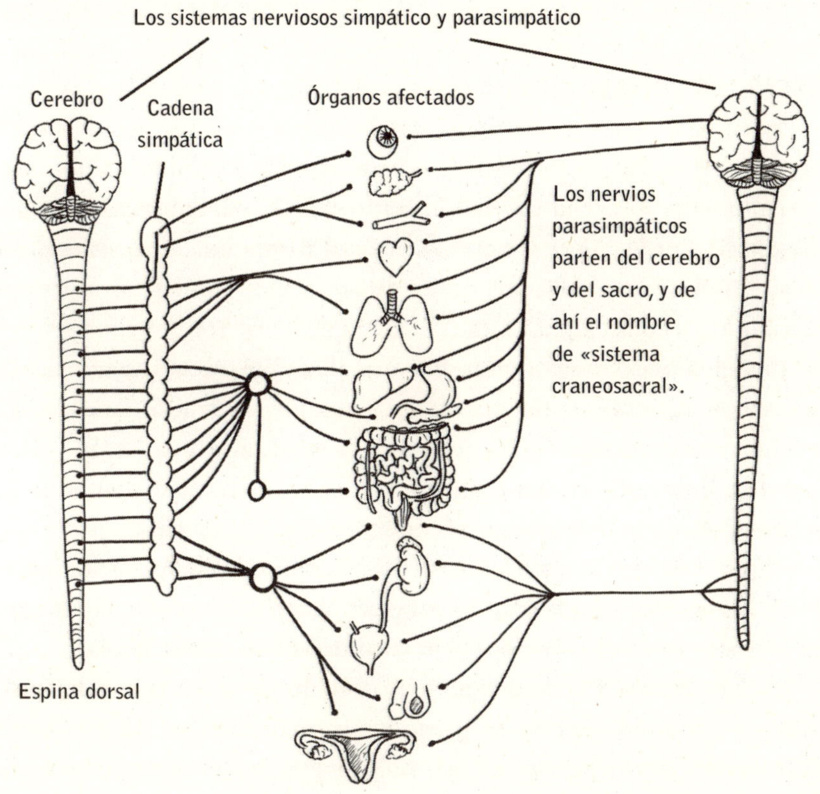

Figura 14.8. El sistema nervioso autónomo

El énfasis en la medicina natural es estimular la función de descanso-reposo: relajación profunda y descanso, colocando todo nuestro ser en un lugar donde pueda tener lugar la curación. Los masajistas y otros profesionales de la salud tienen pronto pruebas de que está teniendo lugar la estimulación parasimpática: los ruidos estomacales del paciente aumentan cuando se relaja. De hecho, una persona que haya pasado años en un estresante hábito de adrenalina seguramente se sentirá cansada y enferma al empezar a relajarse. Estará sintiendo el verdadero estado de su cuerpo, y no la falsa energía procedente de la adrenalina. Con el paso del tiempo, cuando la curación progrese y acumule reservas de nuevo, todo eso terminará.

Acciones reflejas

Las acciones reflejas son respuestas muy rápidas a posibles daños. Un estímulo externo excita un nervio sensorial, el cual envía un mensaje a la espina dorsal. Aquí el nervio sensorial forma una sinapsis con un nervio motor para enviar una orden de una acción inmediata. Esto significa que una reacción a un estímulo puede llegar con mucha rapidez, sin que el cerebro tenga que tomar una decisión sobre qué hacer. Un ejemplo es la respuesta del acto reflejo: cuando un tendón se estira de repente, se moverá de forma refleja para minimizar esa acción. Otro tipo de reflejo es dejar caer algo que está caliente, o reaccionar ante un peligro cuando se conduce, antes de ser consciente de ello.

Algunos reflejos pueden anularse (por ejemplo: ¡suéltalo, está caliente! ¡NO! No quiero dejarlo caer: es mi plato favorito y lo sujetaré aunque me esté quemando). El acto reflejo automático no puede anularse.

El llamado **arco reflejo** tiene cinco elementos: receptor sensorial, neurona sensorial, centro de integración, neurona motora y efector. El receptor sensorial capta un estímulo, y esta excitación se envía a lo largo de la neurona sensorial hasta el centro de integración del sistema nervioso central, de donde pasa inmediatamente la excitación a una neurona motora, que a su vez excita al efector, que por lo general es un músculo. (O, en el caso de algunos reflejos, una glándula; por ejemplo, cuando las papilas gustativas del sabor amargo de la lengua se estimulan, se produce un aumento del reflejo en la secreción de jugos digestivos).

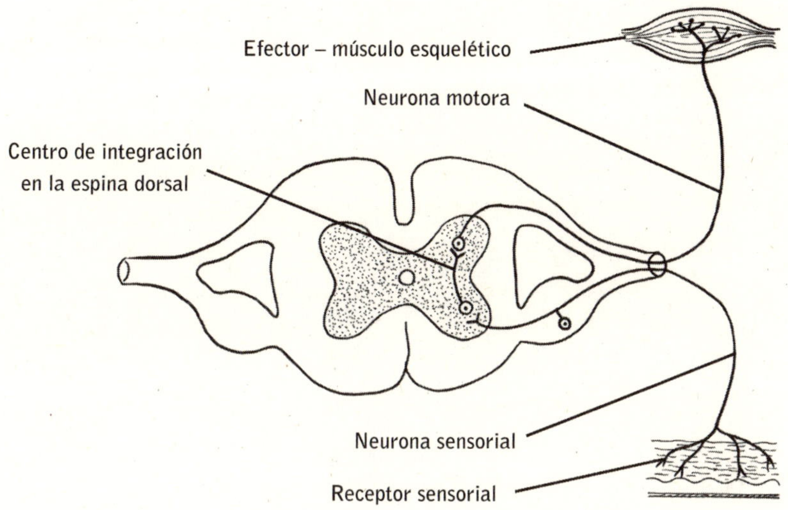

Figura 14.9. Arco reflejo

Interrelaciones

Parece evidente que **todos los sistemas** dependen por completo del sistema nervioso para su correcto funcionamiento. El equilibrio en el sistema nervioso autónomo, entre sus partes simpática y parasimpática, afecta profundamente a **todos los órganos internos,** y por ello a todos los sistemas. Los nervios (como todos los demás sistemas) reciben del **sistema circulatorio** los nutrientes que necesitan para su reparación y mantenimiento. La toxicidad afecta al sistema nervioso rápidamente, por lo que necesita sobre todo a todos los sistemas de eliminación: **digestivo, urinario, respiratorio** y **la piel.** Los sistemas **endocrino** y nervioso están completamente interrelacionados.

CAPÍTULO 15

Glándulas y hormonas.
El sistema endocrino

El sistema endocrino está compuesto por una serie de **glándulas** que segregan mensajeros químicos llamados **hormonas,** directamente en la sangre. Funciona junto con el sistema nervioso para controlar y coordinar muchas funciones orgánicas y mantener la homeostasis. (Recuerda que la homeostasis está relacionada solamente con funciones físicas: control de la temperatura, azúcar en sangre y fluidos corporales). Las sustancias que actúan como neurotransmisores en el cerebro, y como hormonas en la sangre, se sintetizan en numerosos órganos y tejidos. Hay un constante flujo de información de doble sentido por todo el cuerpo, en el que el sistema endocrino tiene un importante papel.

Stephen Buhner dice en *Las enseñanzas secretas de las plantas: el corazón como órgano de percepción en la percepción directa de la naturaleza* (si sólo vas a leer otro libro más en toda tu vida, que sea éste):

Los médicos del siglo xix se asombraron al descubrir poderosas glándulas orgánicas que producían sustancias con un notable impacto en el funcionamiento de todo el organismo. Aunque están localizadas en sitios muy distintos, las agruparon en lo que ellos llamaron sistema endocrino [...] No obstante, resulta que todos los órganos del cuerpo producen hormonas, sustancias moleculares que alteran significativamente las funciones físicas [...] En realidad, no hay nada que sea el sistema endocrino, y al contrario de lo que suelen pensar los médicos, el corazón es una de las principales glándulas endocrinas del organismo.

No es de extrañar que sea fácil confundirse en lo relativo al sistema endocrino. Además de ser el producto de nuestra imaginación, es un hermoso y complejo sistema de hormonas totalmente distintas (que podrían describirse como drogas endógenas) que regulan, con una inteligencia asombrosa, numerosas funciones corporales.

La mayoría de las hormonas son péptidos, pequeñas proteínas hechas de aminoácidos. Las hormonas esteroideas se elaboran a partir del colesterol. Cada hormona influye en sus **células-diana** alterando la actividad de la célula, aumentando o reduciendo la frecuencia de los procesos normales de esas células. Las hormonas normalmente generan uno, o más, de los siguientes efectos:

› Alteran la permeabilidad de la membrana, o potencial
› Estimulan la síntesis de proteínas o enzimas en la célula
› Activan o desactivan enzimas
› Producen actividad secretora
› Estimulan la división celular (mitosis)

Las células-diana para una hormona específica son las que tienen receptores para ella en su membrana. El estado de salud de la membrana celular y la condición de sus receptores son vitales para su capacidad de responder a hormonas u otras señales biológicas. Las cantidades reales de hormonas son minúsculas: tan pequeñas que casi no hay. Las fluctuaciones más pequeñas tienen una gran influencia en nuestra fisiología.

La mayoría de las hormonas están controladas por **retroalimentación negativa.** Como explicamos en los primeros capítulos, esto significa que un mayor nivel de circulación de una hormona es detectado por los receptores, y esta información se transmite a la glándula, lo cual genera una reducción en la liberación de esa hormona. El mecanismo de **retroalimentación positiva** es poco común en el ámbito de la salud y está relacionado con grandes acontecimientos muy específicos, como el parto, cuando se libera cada vez más oxitocina conforme va progresando.

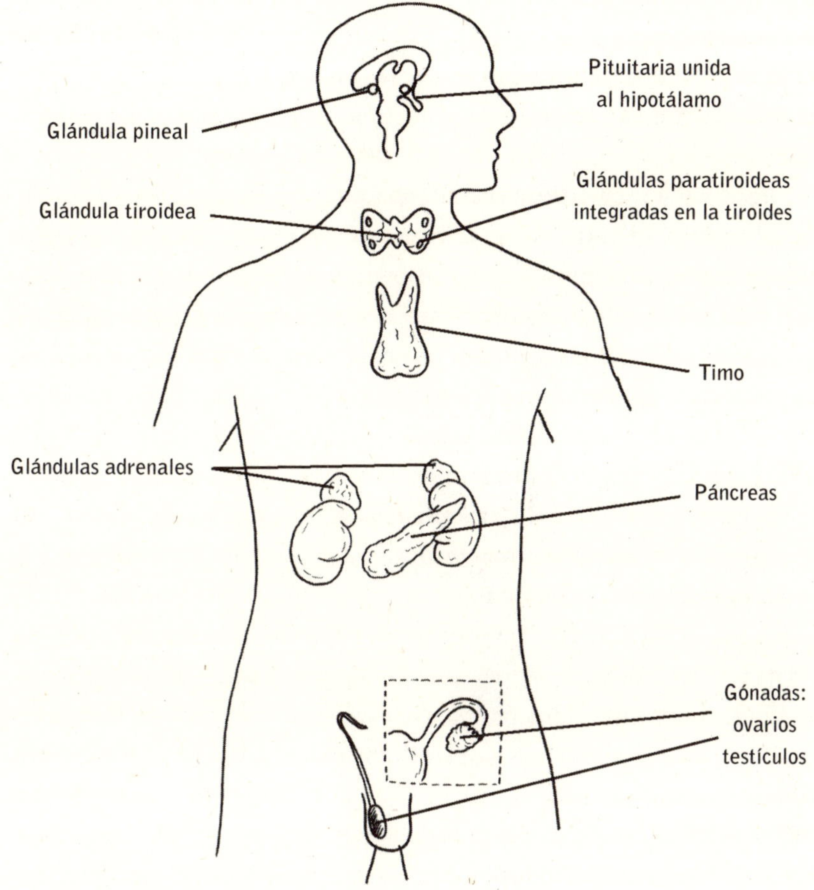

Figura 15.1. Glándulas endocrinas

Control de la secreción de hormonas

Muchas hormonas se controlan mediante el sistema nervioso. El hipotálamo controla la liberación de hormonas pituitarias mediante sus propias hormonas, que se conocen como **factores de liberación.** Las hormonas pituitarias, a su vez, generan la liberación de otras hormonas. El sistema nervioso autónomo, especialmente la respuesta simpática de

293

lucha o huida, también aumenta la producción de muchas hormonas. Como recordarás, tiene grandes efectos en hormonas relacionadas con el azúcar en sangre, como el cortisol, la insulina y el glucagón, así como la hormona del crecimiento, la hormona tiroidea y las otras hormonas adrenales.

Debido a la maravillosa complejidad del sistema endocrino, es fácil que nos confundamos. Aunque el mejor consejo es estudiar *una* glándula cada vez, aquí presentamos el conjunto completo. Tal vez descubras que estudiar los desequilibrios ayuda como procedimiento para aprender y recordar las acciones de las hormonas; haremos eso en este capítulo, mientras examinamos los efectos de una cantidad excesiva o deficiente de las hormonas clave.

Un aspecto muy interesante de la endocrinología es la fuerte relación entre hormonas, neurotransmisores y emociones. Como dijimos antes, hay grandes semejanzas entre las hormonas péptidas y los neurotransmisores, y muchas sustancias actúan como ambas. Se llaman neurotransmisores cuando se encuentran en el sistema nervioso y hormonas cuando se segregan en la sangre. Estos péptidos también los producen los glóbulos blancos del sistema inmunitario. Células inmunitarias, células nerviosas, glándulas endocrinas y muchas células, tejidos y órganos de todo el cuerpo tienen receptores. Por tanto, resulta útil considerarlos sustancias informativas, con lo cual queremos decir que la comunidad de billones de células que somos nosotros se mantiene en contacto con todas sus partes.

La perspectiva puramente mecanicista, que lamentablemente parece prevalecer aún en el campo de la medicina, considera que las emociones son fruto de las sustancias químicas. Esto es una cómoda creencia para confiar en la terapia farmacológica, ya que significa que no hay ningún obstáculo para tratar los problemas emocionales con sustancias químicas. Una tendencia diferente, la más holística, ve la danza de pensamientos, sentimientos y sustancias químicas como la expresión de una calle de doble sentido: nuestros pensamientos influyen continuamente en nuestra química, y lo mismo sucede en el sentido opuesto. Los neurotransmisores y las hormonas son la expresión química de nuestros pensamientos y emociones, que a su vez afectan a nuestras ideas y sentimientos. Este modelo lo describen en gran medida Deepak Chopra en su libro *Curación cuántica: explorando las fronteras de la medicina mente/cuerpo*, Candace Pert en *Moléculas de la emoción: por qué te sientes de la forma en que te sientes*, y Bruce H. Lipton en *La biología de la creencia: desatando el poder de la conciencia, la materia y los milagros*.

La glándula pituitaria

La glándula pituitaria es una glándula del tamaño de un guisante, unida al hipotálamo del cerebro. En realidad consta de dos glándulas: la pituitaria anterior y la posterior. Juntas, se conocen como la **glándula maestra,** porque controla muchas otras glándulas endocrinas. Sintetiza toda una serie de hormonas, que enumeramos a continuación.

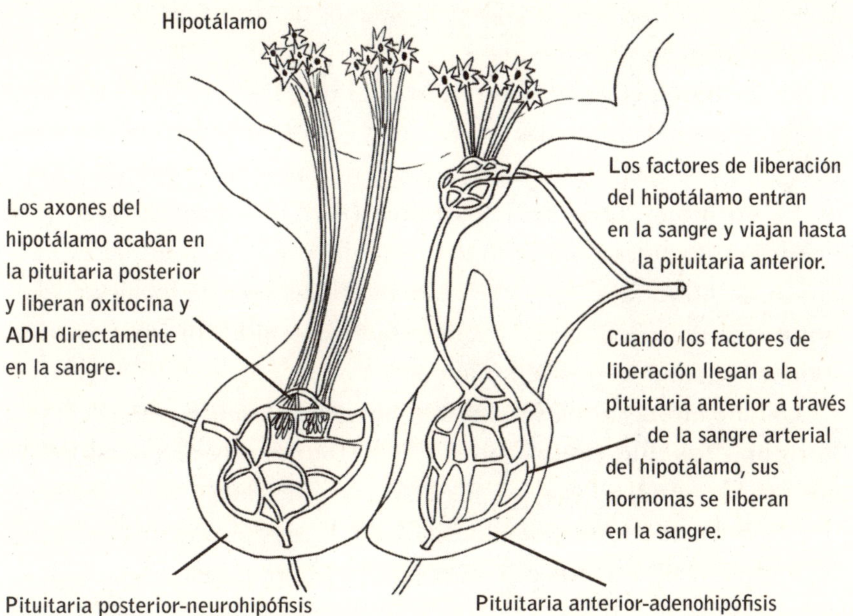

Figura 15.2. Glándula pituitaria

La **hormona del crecimiento** influye en el crecimiento y diferenciación de las células y los tejidos, especialmente los huesos. Aunque es evidente que es muy importante en la niñez, es también vital en la edad adulta porque el crecimiento continúa durante toda la vida. Los tejidos se reponen de forma rutinaria o cuando quedan dañados, y esto no puede lograrse sin la hormona del crecimiento. Hay también otros muchos factores implicados en el crecimiento. La hormona del crecimiento tiene un efecto importante en el metabolismo de la proteína, la grasa y los hidratos de carbono, ya que garantiza que se sintetizan proteínas, que la grasa se descompone para estar disponible para su uso en la producción de energía, y que la glucosa se mantiene dentro de sus límites normales (la hormona del crecimiento tiende a elevarlos). Un déficit de secreción de hormona del crecimiento en la niñez origina el problema llamado enanismo, en el que el desarrollo mental es normal, pero el del cuerpo se atrofia. Una secreción excesiva de hormona del crecimiento en la niñez produce gigantismo. En fases posteriores de la vida, un exceso de secreción genera un problema conocido como acromegalia, una dolencia en que los huesos de las manos, los pies y el cráneo crecen anormalmente.

La **hormona estimuladora de la tiroides** (TSH) se libera en la pituitaria cuando el hipotálamo envía una hormona liberadora. La TSH llega a la glándula tiroides para causar secreción de la hormona tiroidea.

La **hormona adrenocorticotrófica** (ACTH), que también tiene una hormona liberadora procedente del hipotálamo, produce la liberación de hormonas de la corteza adrenal. Es una de las principales **hormonas del estrés,** como explicamos en el capítulo 14, en la sección sobre el sistema nervioso autónomo.

Las hormonas gonadotrópicas (**hormona luteinizante,** LH, y la **hormona folículo-estimulante,** FSH) controlan la actividad de las gónadas de varones y mujeres. La FSH estimula el desarrollo de los folículos de los ovarios, y por ello del óvulo, la producción de estrógenos en la mujer y de esperma en el hombre. La LH estimula la secreción de progesterona en mujeres y de testosterona en varones.

La **prolactina** es responsable de la producción de leche. Comienza a segregarse durante el embarazo, pero los niveles extraordinariamente altos de hormonas sexuales femeninas presentes en ese momento impiden que funcione. Más o menos el tercer día después del parto, hay un repentino y dramático descenso en las hormonas del embarazo, lo cual permite que funcione la prolactina, que llena los pechos de leche. Se suele decir que «la leche está en camino».

La **hormona estimulante de melanocitos** estimula los melanocitos de la piel. Son células que sintetizan el pigmento melanina, que oscurece nuestra piel para protegernos de los nocivos rayos UV del sol.

Todas las hormonas mencionadas se producen en la pituitaria anterior, o **adenohipófisis,** en la parte frontal de la pituitaria, que está compuesta de tejido glandular epitelial. Los factores inhibidores y liberadores del hipotálamo controlan su liberación y viajan directamente a la pituitaria por vasos sanguíneos conectados. Por tanto, el sistema nervioso está implicado en dirigir en gran medida la pituitaria, y por tanto la actividad endocrina.

En la parte posterior está la **neurohipósifis** o pituitaria posterior. Está compuesta de tejido nervioso y es una continuación del cerebro. Las dos hormonas siguientes en realidad se fabrican en los cuerpos celulares de las neuronas del hipotálamo y migran por los axones, que finalizan en la pituitaria posterior, y se liberan en el torrente sanguíneo cuando se estimulan las células nerviosas.

La **hormona antidiurética** aumenta la reabsorción de agua en los riñones.

La **oxitocina** hace segregar leche del pecho y que el útero se contraiga. El estímulo para su liberación es la succión del pezón; por eso dar el pecho inmediatamente después del parto ayuda al útero a contraerse y a expulsar la placenta (el órgano rico en sangre formado por el útero para nutrir y suministrar oxígeno al feto en desarrollo), y durante los meses siguientes vuelve a reconfigurar el útero. La oxitocina es una hormona relacionada con potentes vínculos y sentimientos de amor, importantes para establecer el vínculo madre-hijo. Se segrega desde el interior del cerebro y desde los ovarios y los testículos, además de a través de la pituitaria: un buen ejemplo de péptido informativo.

La glándula tiroides

La glándula tiroides se encuentra en la parte anterior del cuello, debajo de la laringe (la nuez de Adán). Tiene forma de pajarita, con un ala a cada lado y un estrecho puente o **istmo** entre ellas, que cruza la garganta.

Las hormonas tiroideas –la **tiroxina** o **tetrayodotironina,** y la **triyodotironina** (que tienen cuatro y tres átomos de yodo, respectivamente)– estimulan el ritmo metabólico en las células y promueven el crecimiento. Influyen en la diferenciación celular, el crecimiento y el metabolismo: en otras palabras, en casi todo. Se cree que incrementan la eficacia de la producción de ATP por parte de las mitocondrias. La T4 y la T3 (como se las llama) promueven la síntesis proteica al actuar sobre el ADN, aumentan la tasa de absorción de hidratos de carbono en el intestino, fomentan el metabolismo de las grasas y estimulan la captación de glucosa por parte de las células para producir energía. Es probable que todas las células del cuerpo tengan receptores para las hormonas tiroideas.

La glándula tiroides también produce **calcitonina,** que reduce la cantidad de calcio en la sangre, en sus células-C.

Demasiado o demasiado poco

Entre los síntomas comunes de **hipotiroidismo** (muy poca hormona tiroidea) están la letargia, la fatiga, la intolerancia al frío, la debilidad, la depresión, la piel seca, la pérdida de pelo y los problemas en la reproducción. Si estos indicios son severos, se llama **mixedema.** En caso de deficiencia de yodo, la tiroides se vuelve inusualmente grande y se llama **bocio.**

La hiposecreción de tiroxina en la niñez causa **cretinismo,** que retarda el crecimiento y el adecuado desarrollo del sistema nervioso. (Esta dolencia ocurría con mayor probabilidad en zonas interiores y montañosas, lejos del mar, donde era difícil de conseguir sal y los niveles de yodo en los alimentos eran muy bajos).

Solía suceder que la tiroides poco activa solía ser causada por deficiencia de yodo; de ahí el uso de algas en medicina naturista para tratarla. Actualmente esto es mucho menos común porque la sal de mesa normalmente contiene yodo y la mayoría de la gente toma demasiada sal, en lugar de demasiado poca. Sin embargo, la tiroides poco activa es ahora incluso más común. A menudo hay implicado un componente de autoinmunidad.*

Recuerda que la salud de una célula y el estado de sus receptores son de vital importancia. Una persona puede tener todos los síntomas clínicos e indicios de una tiroides poco activa, pero los niveles de hormonas en sangre ser normales cuando se comprueban. Esto podría deberse a un problema en los receptores celulares para la tiroxina. Una membrana celular con mala disposición puede deberse a algo tan simple como la deshidratación, o a una deficiencia en los ácidos grasos esenciales de los que está compuesta la membrana.

Síntomas comunes del **hipertiroidismo** (demasiada hormona tiroidea) son los opuestos: la persona está maníaca, ansiosa, nerviosa y con insomnio, tiene una frecuencia cardíaca alta, intolerancia al calor, y suele tener problemas oculares que le inflaman los ojos. Se llama **tirotoxicosis.** Las irregularidades menstruales son habituales tanto con una tiroides hiperactiva como hipoactiva. Sin tratarse, ambas pueden llevar al fallo cardíaco.

Las paratiroides

Las paratiroides son cuatro diminutas glándulas integradas en la tiroides. Se descubrieron accidentalmente después de que la eliminación de la glándula tiroides, por ser hiperactiva, generase terribles problemas en el metabolismo del calcio en el organismo. La **hormona paratiroidea** trabaja junto con la calcitonina (también segregada por la tiroides) para equilibrar los niveles de calcio en sangre: aumenta los niveles de calcio en sangre incrementando la absorción intestinal, reduciendo la secreción de calcio en los túbulos renales y elevando la reabsorción

---

* Es peligroso dejar de tomar los fármacos para la tiroides poco activa. No es posible sustituir la terapia de sustitución hormonal por hierbas, y no debería intentarse hacer.

de calcio procedente de los huesos. La calcitonina (procedente de las células-C de la glándula tiroidea) hace lo contrario. El calcio es necesario para un funcionamiento muscular y nervioso adecuado, el metabolismo óseo y el bienestar general de las células.

Demasiado o demasiado poco

No hay enfermedades reconocidas que involucren demasiada o muy poca calcitonina, aunque ésta puede estar presente en muchas dolencias. Sin embargo, una secreción excesiva o deficiente de hormona paratiroidea sí tiene lugar en algunas enfermedades. Demasiada hormona paratiroidea puede originarse por un tumor en las paratiroideas que segregan la hormona. Genera niveles anormalmente altos de calcio en sangre, piedras renales y huesos débiles. También tiene lugar de forma secundaria a la enfermedad renal. Si los riñones no son capaces de reabsorber el calcio en los túbulos, los niveles de este mineral disminuirán, lo cual provocará una mayor secreción de paratiroides para intentar mantener un nivel normal de calcio en sangre. El calcio entonces se tomará de los huesos.

Una cantidad baja de hormona paratiroidea genera una menor concentración de calcio en sangre, lo cual causa dolorosos espasmos musculares, conocidos como tetania, así como convulsiones. Las causas más comunes son la eliminación quirúrgica de las glándulas paratiroideas y las enfermedades autoinmunes, que destruyen las glándulas.

Las glándulas adrenales

Las glándulas adrenales están situadas sobre cada uno de los riñones. La médula adrenal (en el medio) segrega **adrenalina** y **noradrenalina** (conocidas como epinefrina y norepinefrina en Estados Unidos), involucradas en la respuesta de lucha o huida. Fuera de la médula se encuentra la corteza, que segrega las hormonas esteroideas que regulan el uso de hidratos de carbono por parte del cuerpo, así como la sal y el equilibrio hídrico. Las hormonas esteroideas son **glucocorticoides** (incluida la **cortisona**), que influyen en la glucosa, la grasa y el metabolismo proteico, como dijimos antes sobre el metabolismo, en el capítulo sobre el hígado. Hacen todo esto movilizando reservas energéticas para permitir que haya disponible bastante glucosa en sangre para la respiración celular, así como la supresión de las respuestas inflamatoria e inmunitaria.

Después están los **mineralocorticoides.** La **aldosterona** controla la reabsorción de sodio y de líquido en el riñón. Aumenta la reabsorción de sodio y la de agua por parte de los túbulos renales, lo cual reduce el agua y el sodio en la orina, y aumenta la excreción de potasio por parte de los riñones.

La corteza adrenal también produce una pequeña cantidad de **andrógenos** u hormonas sexuales masculinas. En las mujeres se vuelven importantes después de la menopausia, cuando los ovarios ya no producen estrógenos, y las células musculares y grasas de la mujer pueden convertir los andrógenos adrenales en estrógenos.

Demasiado o demasiado poco

Una presencia excesiva de hormonas corticales origina la **enfermedad de Cushing.** La causa más común es **iatrogénica:** resultado inadvertido del exceso de prescripción de esteroides por parte de los médicos. Entre las causas naturales puede estar un problema en la corteza adrenal o en la pituitaria que genere demasiada secreción de ACTH. Las características clínicas de la enfermedad de Cushing incluyen la hipertensión, la obesidad troncal, pero extremidades delgadas, la cara hinchada, adelgazamiento de la piel y trastornos metabólicos como la diabetes.

La deficiencia de hormonas esteroideas se conoce como **enfermedad de Addison,** que aparece con mayor frecuencia después de una enfermedad infecciosa, o se detecta como una destrucción autoinmunitaria de la corteza adrenal. Se expresa como letargia, diarrea, debilidad y enfermedad cardiovascular.

La carencia de aldosterona suele tener lugar junto con muy poca cortisona en la enfermedad de Addison, pero puede aparecer por sí sola. El desequilibrio electrolítico y la baja presión arterial resultantes pueden ser mortales y causar fallo cardíaco.

Las gónadas

Se tratarán con más detalle en el tema del sistema reproductor. Las gónadas son los ovarios y los testículos. Además de producir el óvulo y el espermatozoide de los que surge un nuevo ser humano, tienen una función endocrina. Los ovarios producen **estrógenos** y **progesterona;** los testículos producen **testosterona.**

Las hormonas femeninas son los estrógenos y la progesterona. Los estrógenos maduran el óvulo y mantienen la piel suave y el pelo en buenas condiciones, además de controlar las otras características sexuales secundarias de la mujer. La progesterona es la hormona del embarazo, que prepara al útero para el embarazo y lo mantiene. La testosterona es la hormona sexual masculina, que genera el desarrollo de los genitales y de las características sexuales en los varones, y está involucrada en la producción de espermatozoides. La testosterona es parcialmente responsable de la libido, tanto en varones como en mujeres.

Demasiado o demasiado poco

Un exceso de secreción de testosterona en mujeres puede originar virilización: un aumento de la masculinidad; dicho de otra forma, más vello, voz grave, etcétera. De igual modo, demasiados estrógenos en los varones genera feminización: la adquisición de rasgos sexuales secundarios femeninos. Estos trastornos pueden proceder, por ejemplo, de un (raro) tumor adrenal que segregue la hormona.

Como parte normal del envejecimiento, los niveles de testosterona en el hombre disminuyen conforme transcurre el tiempo, y las mujeres experimentan una dramática reducción en la producción de estrógenos y progesterona con la menopausia. Pero los hombres también pueden experimentar niveles anormalmente bajos de testosterona, con el efecto de una menor libido, problemas de erección, poca energía y ginecomastia (desarrollo de pechos). En mujeres a veces tiene lugar un fallo prematuro de los ovarios, que causa todos los síntomas de la menopausia, antes de los cuarenta años.

El páncreas

El páncreas, aparte de su función exocrina, descrita con el sistema digestivo, contiene grupos de células llamadas **islotes de Langerghans,** que segregan **insulina, glucagón** y **somatostatina.** Estas importantes hormonas controlan los niveles de glucosa en sangre. La insulina los reduce al llevarla hacia las células para su uso en producción de energía, y estimulando las células musculares y hepáticas para almacenarla en forma de glucógeno. En la diabetes mellitus se observa la falta de insulina.

El glucagón es opuesto a la insulina: estimula al hígado para convertir el glucógeno en glucosa y promueve la gluconeogénesis, con lo que eleva el nivel de azúcar en sangre.

La tercera hormona, la somatostatina, es menos conocida. Reduce los niveles tanto de glucagón como de insulina.

Demasiado o demasiado poco

La deficiencia de insulina da como resultado la **diabetes mellitus.** Es una enfermedad muy importante para los seres humanos, con cada vez más gente que la sufre cada año. Los síntomas de la diabetes son una sed constante, continua necesidad de orinar, cansancio y letargia, y pérdida de peso inesperada.

Hay dos tipos principales de diabetes: tipo I y tipo II. La **tipo I** se conoce como **diabetes mellitus insulinodependiente.** Suele comenzar en la niñez o al principio de la edad adulta, debido a la destrucción de las células beta del páncreas, que sintetizan insulina, probablemente debido a una autoinmunidad. El organismo de repente es incapaz de producir insulina. Esto conduce a una situación de emergencia en la que la sangre está llena de azúcar, pero las células están hambrientas, lo cual causa los síntomas de la diabetes: fatiga y debilidad, confusión mental, sed, infecciones cutáneas e infecciones urinarias. El exceso de azúcar en sangre es alimento para las bacterias, que rápidamente prosperan y los riñones no pueden mantener el ritmo reabsorbiendo toda la glucosa, por lo que la orina también contiene glucosa.

Este tipo de diabetes se trata con inyecciones de insulina, que debe administrarse todos los días (a veces en varias ocasiones) durante toda la vida. Más adelante (y más si la diabetes no se controla bien), hay daño en los pequeños vasos sanguíneos y nervios, con problemas visuales y renales. Las amputaciones son comunes, debido a la pérdida de sensación en los pies y el hecho de no darse cuenta de una infección hasta que es demasiado tarde.

La tipo II es conocida como **diabetes mellitus no insulinodependiente.** Comienza más lentamente y se relaciona con nuestra actual dieta de exceso de azúcar y grasa. Es la enfermedad de mayor crecimiento en todo el mundo. Empieza con una **resistencia a la insulina** —es decir, niveles normales de insulina, pero receptores de insulina que no responden bien—, y continúa con niveles de insulina en ascenso para intentar que respondan los receptores, pero éstos siguen empeorando. La enfermedad suele controlarse mediante cambios en la dieta. Se ha descubierto que la gente que siguen una dieta rica en fibra, con muchas frutas, hortalizas y cereales integrales, y baja en grasa animal, tienen mucha menos probabilidad de sufrir diabetes. (Aun así, comer azúcar y grasa no se consideran causas, tal vez porque algunas personas pueden comer así y no padecer diabetes. Para que fuese una causa aceptada, *todo el mundo* que comiese demasiada grasa y azúcar, y no suficientes hortalizas, deberían padecerla. Esto no tiene sentido, ya que no todo el mundo que fuma contrae cáncer de pulmón, pero el tabaco es una causa bien conocida). La obesidad se considera un gran factor de riesgo, aunque no una causa. La perspectiva naturópata es que la incapacidad de los receptores de insulina para responder probablemente se deba a las cantidades masivas y antinaturales de hidratos de carbono refinados que muchas personas comen actualmente, junto con dietas altas en grasa y bajas en fibra. Esta forma de comer estresa a los receptores, que se fatigan y dejan de responder a la insulina. La diabetes tipo II puede generar una forma insulinodependiente si no se controla.

Demasiada insulina produce **hiperinsulinemia,** que suele observarse en la diabetes tipo II con resistencia a la insulina. Menos habitual es la formación de un tumor que segrega insulina. También puede ocurrir en diabéticos tipo I que toman demasiada insulina. Este choque de insulina ocasiona un descenso radical de los niveles de glucosa sanguínea, que vacía de glucosa el cerebro y puede generar coma y la muerte.

El primer síntoma de esta grave situación suele ser una conducta irracional o agresiva; la gente cercana a los diabéticos insulinodependientes aprenden a observar esto y saben que es esencial dar algo de glucosa al diabético que empieza a comportarse de esa forma. Debido a la extrema irracionalidad, se puede necesitar sentarse sobre ellos, tumbados sobre el suelo, y obligarles a meterse azúcar en la boca. Si el choque insulínico tiene lugar mientras una persona está dormida, es especialmente peligroso, ya que el coma, y después la muerte, pueden pasar desapercibidos.

La glándula del timo

La glándula del timo se encuentra detrás del esternón. Segrega un grupo de hormonas proteicas llamadas **timopoyetinas** y **timosinas.** Son esenciales para el desarrollo de los **linfocitos-T,** implicados en la inmunidad específica. La glándula del timo es más activa durante la niñez, y después se atrofia, aunque mantiene alguna actividad a lo largo de la vida.

No olvides dar unos suaves golpecitos en tu esternón todos los días, durante unos minutos, para estimular el timo y así maximizar la protección de tu sistema inmunitario. Aunque el timo pierde mucha actividad con el paso de los años, se conserva cierta ligera función de las células-T activadoras, cuando nos encontramos con un nuevo agente infeccioso, como por ejemplo un resfriado o un virus de la gripe que haya mutado. Es posible que golpear el esternón lo estimule un poco para que siga trabajando lo mejor posible, y ciertamente no te hará ningún daño.

La glándula pineal

La glándula pineal está implicada en los ciclos de la noche y el día. Sobresale del cerebro a partir de la parte superior del tercer ventrículo, en el diencéfalo, que está cerca del puente, el cerebelo y el cerebro.

Puede decirse que la glándula pineal es sensible a la luz; de hecho, recibe información sobre la luz procedente de la retina, a través del núcleo supraquiasmático. Una de las hormonas que produce es la **melatonina.** Conforme disminuye la luz, segrega más melatonina. Ejerce cierta acción en los ciclos del sueño y la vigilia. La melatonina inhibe la secreción de gonadotropinas de la pituitaria anterior y está involucrada en el desarrollo sexual. La glándula pineal también segrega en parte el neurotransmisor **serotonina.** (Se sintetiza y segrega por todo el cuerpo, incluidas amplias zonas del cerebro y el sistema digestivo). Ralentiza su actividad en la pubertad y suele calcificarse en los adultos, mientras que aún conserva parte de su actividad secretora.

Glándulas endocrinas y chakras

El sistema de los chakras, que tuvo su origen en la India antigua, trata sobre la fuerza o energía vital en el interior del cuerpo y la mente. Se dice que todas las cosas del universo entero, desde la partícula subatómica más diminuta hasta las grandes galaxias en espiral, son ruedas de energía giratorias. Y así, los chakras son centros de energía en nuestro interior; son ruedas o discos de energía giratoria cuya base es la columna vertebral.

Cada chakra tiene una esfera específica de influencia, y es interesante que cada una pueda correlacionarse con un órgano endocrino concreto, así como con una concentración de actividad nerviosa. Hay diversas escuelas de pensamiento sobre los chakras, que difieren en lo referente a qué chakra tiene relación con cada glándula.* Por ejemplo, el chakra base, en la parte inferior de la espina dorsal, está relacionado con la supervivencia. Algunos unen las glándulas adrenales a este

---

* En la sección de recursos hay tres libros que recomiendo como fuentes de información sobre los chakras: *Ruedas de la vida*, de Anodea Judith, *Nutrición espiritual y dieta arcoíris* (republicado como *Nutrición espiritual: seis fundamentos para la vida espiritual y el despertar del kundalini*), de Gabriel Cousens, y *Cinco elementos, seis condiciones*, de Gilles Marin. Cada uno ofrece una tendencia distinta sobre la teoría de los chakras.

chakra, otros los testículos. El segundo chakra, o chakra sacral, situado bajo el ombligo, tiene que ver con la sexualidad y la creatividad, y puede estar relacionado con los ovarios y el útero, o con los testículos y la próstata. El tercer chakra, que tiene que ver con nuestra voluntad y poder en el mundo, en relación con los demás, está situado cerca del páncreas, pero a veces se le asocia con las glándulas adrenales. El corazón, con el cuarto chakra, se encuentra en el centro de todo y se corresponde con nuestra conexión amorosa con nosotros mismos, con los demás y con todo lo que hay. La glándula del timo se encuentra ahí, con su actividad inmunitaria protectora, y acciones un tanto misteriosas. El quinto chakra, en la garganta, está relacionado con la comunicación y la creatividad, con nuestra voz y nuestra expresión externa de lo que hay en el interior. Bien arropada en esa zona está la glándula tiroides. Un punto que hay entre las cejas es el chakra del tercer ojo; en algunos sistemas se asocia con la glándula pituitaria; en otros, la pineal. El séptimo chakra, llamado la corona, a veces se asocia con la glándula pineal y otras con la pituitaria.

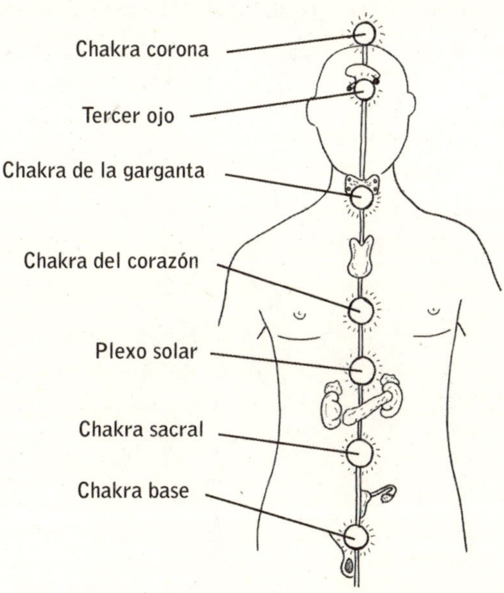

Figura 15.3. Glándulas endocrinas y chakras

Hay buenos argumentos para ambas asociaciones de glándulas en los dos chakras superiores. Tiene sentido asociar la glándula pineal con el chakra corona, ya que ésta tiene que ver con nuestra apertura y conexión con los cielos, con la luz superior, y la glándula pineal está estrechamente relacionada con asuntos del día y la noche, la luz y la oscuridad. Por otra parte, debido al hecho de que el tercer ojo consiste en ver —que tiene mucho que ver con la luz y la oscuridad—, también tiene sentido asociar la glándula pineal con el tercer ojo.

Interrelaciones

Es evidente que las hay en todas partes, porque **todos los sistemas** están, al menos parcialmente, regulados por hormonas. También parece que todos los sistemas también sintetizan hormonas, de las cuales se siguen descubriendo más cada vez. Como las hormonas se segregan en la sangre, hay una relación especial con el sistema **cardiovascular.** El **sistema digestivo** absorbe las materias primas para elaborarlas, el **hígado** las metaboliza cuando ya han realizado su trabajo y los **riñones** y el intestino grueso después excretan los metabolitos.

CAPÍTULO 16

Los pajaritos y las abejitas.
El sistema reproductor

Este sistema sirve para la reproducción de las especies. Es evidente que es muy importante. De hecho, hay un argumento que afirma que es el sistema más importante de todos: todo el organismo se ha desarrollado en torno a las órdenes de los genes para sobrevivir.*

Se trata de un sistema fascinante, y no sólo porque trate de sexo. Hombres y mujeres tienen cuerpos muy parecidos. Todos tenemos las mismas tres hormonas presentes en nuestros cuerpos: progesterona, estrógenos y testosterona. Estas hormonas son hormonas esteroides, que se elaboran a partir del colesterol, igual que la cortisona. De hecho, el cuerpo las mezcla y las pone en relación: el colesterol se convierte en una molécula precursora (llamada **pregnenolona**), que después puede convertirse en cualquiera de las hormonas sexuales, o en cualquiera de las hormonas de la corteza adrenal. Las cantidades reales involucradas son realmente pequeñas: diminutas fluctuaciones tienen un efecto enorme en nosotros.

En un embrión en desarrollo, los genitales parecen idénticos hasta los dos meses, dentro del útero, y en realidad parecen más femeninos que masculinos.** En este momento, un niño varón, si tiene testículos, em-

---

* Richard Dawkins defiende este extraordinario enfoque sobre la vida, en su libro *El gen egoísta*.

** Hay en Internet algunas excelentes fotografías que muestran el desarrollo de los genitales externos de embriones humanos femeninos y masculinos. Por ejemplo, echa un vistazo a http://en.wikipedia.org/wiki/Development_of_the_urinary_and_reproductive_organs.

pieza a segregar testosterona. La presencia de testosterona hace que comiencen a desarrollarse los genitales, de forma que parecen más masculinos: el tejido eréctil, que forma el clítoris en la mujer, y los labios internos, se alargan y se unen para formar el pene; lo que será los labios externos en una mujer se unen para formar la bolsa escrotal que albergará los testículos fuera del cuerpo. (La línea que desciende por la parte media del escroto del varón adulto muestra dónde se unieron las dos partes). Las gónadas son similares en tamaño y forma, e inician su vida en el mismo lugar, a cada uno de los lados de la cavidad abdominal inferior. Los testículos migran por el canal inguinal –un túnel a través de los músculos abdominales– en las últimas semanas de gestación.

Las diferencias son muy pequeñas, aunque importantes para la reproducción. Podríamos sorprendernos con que la diferencia significativa entre nosotros tiene menos que ver con el aspecto de los **genitales** de lo que podríamos llegar a pensar. En realidad, la mayor diferencia entre los sexos puede verse en el funcionamiento de las gónadas. En una mujer, todos los óvulos que sus ovarios llegarán a producir quedan parcialmente completados mientras aún se encuentra en el cuerpo de su madre, en los primeros meses de gestación. Esto significa que, de alguna manera, nuestras abuelas influyen mucho en nuestra formación, y que todos damos comienzo a nuestra vida dentro del cuerpo de nuestra abuela; el óvulo del que surgimos lo produjo la madre de nuestra madre, cuando nuestra madre se desarrollaba en su interior. Lo que nuestra abuela comió, fumó o bebió, además de su forma de vida, sus niveles de estrés y su estatus nutricional cuando estaba embarazada de nuestra madre, influyen en nuestra salud y nuestra vida. Esto es especialmente cierto si somos mujeres, y también influirá en nuestras vidas reproductoras: los óvulos primordiales de nuestros ovarios los formó todos nuestra madre cuando nos llevaba en su seno.

En cambio, las células espermáticas las elaboran los testículos diariamente. Los túbulos de los testículos están hechos de un tejido epitelial con capas y especializado que, igual que todo el tejido epitelial, está siempre dividiéndose, haciendo crecer y reponiendo sus células. Cuando las células llegan al lumen del tubo, se separan de la pared y se quedan en su interior: son las células espermáticas. Los **túbulos seminíferos** de los testículos sintetizan diariamente millones de ellas.

Ésta es la principal diferencia reproductora. De un modo que resulta interesante, imita el antiguo concepto chino de yin y yang, energía femenina y masculina: el yin es la forma constante, invariable, calmada. El yang es la forma transformable y adaptativa.

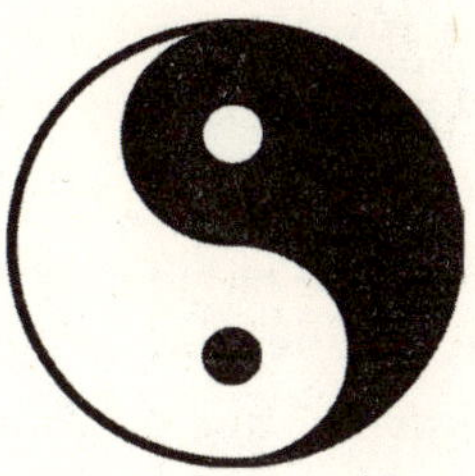

Figura 16.1. Símbolo del yin y el yang

Antes de la pubertad, los cuerpos de varones y mujeres son muy parecidos, dejando a un lado la diferencia en los genitales inmaduros de cada sexo. En la pubertad, las glándulas sexuales se vuelven activas bajo el control de la pituitaria. Las hormonas sexuales provocan el crecimiento y el desarrollo de los genitales, así como el desarrollo de los caracteres sexuales secundarios: vello público, vello en la axila, desarrollo de los pechos en mujeres, vello facial y voz grave en los varones.

Son las **hormonas gonadotrópicas** –FSH y LH, segregadas por la pituitaria– las que estimulan la secreción de estrógenos, progesterona y testosterona, y generan esos cambios al preparar nuestros cuerpos para tener descendencia. Las hormonas generan la ovulación y la menstruación en las mujeres, y la producción de esperma en los varones.

Género

Por motivos de conveniencia, examinaremos los sistemas reproductores femenino y masculino por separado. Muchas, pero no todas, las sociedades humanas han sido muy rígidas en su actitud hacia el género y los roles de los varones y las mujeres. Aunque esta rigidez se ha puesto en cuestión en diverso grado en las últimas décadas, aún hay mucho trabajo que hacer para liberarnos de las ideas represivas relacionadas con el género. Aún estamos aprendiendo las verdaderas diferencias entre las mujeres y los varones.

Algunas investigaciones recientes muy interesantes se centran en las distintas formas en que los varones y las mujeres reacciones biológicamente ante el estrés. Después de muchos cientos de miles de años como cazadores-recolectores, las mujeres (las recolectoras) están adaptadas, gracias a la biología, para la vida en comunidad, para entablar complejas conexiones y relaciones. Las mujeres se protegen del estrés mediante la hormona oxitocina, que permite sentirse bien, y que está relacionada con el amor y las relaciones. Parece que los cerebros de las mujeres realmente nunca se desconectan: mientras haya disponibles bastantes actividades que produzcan oxitocina, estamos bastante contentas con nuestros asuntos. Los varones, por otra parte, están más diseñados para cazar: períodos de actividad intensa, orientada a objetivos, mediadas por la testosterona. Los varones necesitan descansar y desconectarse, para tener éxito en la búsqueda de su objetivo, así como para mantener altos sus niveles de testosterona y protegerlos de los efectos dañinos del estrés.

Las ideas estrictas sobre lo que es un hombre o mujer «verdaderos», junto con distorsiones y desconexiones respecto a las tradiciones espirituales, llevan a mucha gente a no sentirse bien, dado que no encajan en esas definiciones tan limitadas. En biología, resulta que las cosas no son tan claras como parece. Normalmente pensamos que hay dos sexos, o géneros, pero en realidad hay más variación de lo que podemos pensar. Los individuos pueden tener niveles muy distintos de hormonas masculinas y femeninas, lo cual afecta a la fisiología y la disposición emocional de muchas maneras. Algunas personas nacen siendo hermafroditas: con órganos sexuales masculinos y femeninos.

El sexo casi siempre se determina en la concepción, mediante la parte del cromosoma sexual de nuestros genes. Los cromosomas sexuales son X e Y. El cromosoma X se conoce como el cromosoma femenino y el Y como el masculino. Esto se debe a que, ante la simple presencia cromosoma Y, el resultado es un varón. La ausencia de Y (y presencia sólo de X) conlleva una mujer.

Por lo general, las células germinales femeninas (óvulos) tienen dos cromosomas X: XX. Las células espermáticas tienen XX o XY (uno X y otro Y). Los nombres de los cromosomas se dan por su forma; literalmente los cromosomas X se parecen a la letra «x» y los Y a la letra «y».*

Cuando se encuentran un óvulo y un espermatozoide, cada uno aporta un cromosoma a la nueva persona. Es el espermatozoide el que determina el género, no el óvulo, que siempre es femenino. Si está presente un cromosoma Y, se desarrollarán las características varoniles. Si no hay Y, será una mujer. Es interesante que parece que, en un porcentaje muy pequeño de las ocasiones, es posible que un embrión comience como XX, y que después, en unos días, pierda parte de uno de los cromosomas para convertirse en Y, con lo que se desarrollará un varón.

Algunos animales, por ejemplo las ranas, se reproducen por **partenogénesis:** los óvulos se dividen y producen un embrión sin fertilización por parte de los espermatozoides. En estos casos, el embrión siempre sería hembra e incluiría sólo el material genético de la madre. Parece que la partenogénesis puede ser inducida artificialmente en cualquier óvulo de animal, pero los embriones no se desarrollan del todo. Sin embargo, se cree que a veces tiene lugar de forma natural. Esto se cree que en su mayor parte es imposible para los

____

* Me gustaría reflexionar sobre la información genética adicional del cromosoma X: si quitamos una cuarta parte del X obtenemos un Y. ¿Qué es toda esa información genética adicional que las mujeres tienen en el cromosoma X? ¿Es el responsable de nuestra profundidad de intuición y sabiduría, los puntos fuertes de las mujeres? Por supuesto, sólo estoy jugando con estas hipótesis. Nos resulta muy complicado averiguar realmente las diferencias importantes entre las características de hombres y mujeres, las fundamentales, no las impuestas por la cultura. Debemos tener la mente bien abierta en lo relativo a este tema.

seres humanos, y ciertamente no ha sido posible inducirlo artificialmente.*

Número inusual de cromosomas sexuales

Algunas personas tienen cromosomas sexuales adicionales. Estas ano-
malías son bastante comunes, sólo un poco menos que el síndrome de
Down (un problema autosómico: afecta a cromosomas distintos a los
sexuales), pero no son tan evidentes.

Algunas mujeres nacen con un solo cromosoma X –XO–, y se dice
que tienen el **síndrome de Turner.** Normalmente son bajas de altura
y suelen tener cuello alado, mandíbulas pequeñas y paladar alto y ar-
queado en la boca. Los ovarios no se desarrollan por lo general, por
lo que no ovulan ni desarrollan las características sexuales secundarias
normales: tienen pechos muy pequeños y son estériles. Hoy en día se
les administra hormona del crecimiento cuando son pequeñas, para
que crezcan un poco más, y estrógenos durante la pubertad para estimular el crecimiento del pecho y la aparición de la menstruación, para
que tengan una apariencia relativamente normal.

Después tenemos las **«súper mujeres»** (XXX). Estas mujeres suelen
ser más altas de lo normal cuando son adultas, con piernas muy largas
y cuerpos muy esbeltos, pero por lo demás son normales. Tienen un
desarrollo sexual normal y son fértiles, pero por lo general tienen una
inteligencia inferior a la media o ligeras dificultades de aprendizaje,
sobre todo si son XXXX o XXXXX, lo cual puede ocurrir. Este pro-

---

* Un artículo en http://ourworld.compuserve.com/homepages/dp5/sex2.htm afirma,
citando un artículo publicado en *The Lancet*, que ha habido casos en que, en el parto,
los médicos descubrieron que no había modo físico por el que el espermatozoide pu-
diese entrar en el útero, debido a una obstrucción. De esta forma, el embarazo podría
haber sido por partenogénesis o glándulas reproductoras masculinas vestigiales, normalmente no funcionales, que producen algo de semen y producen autofertilización.
Esta teoría de 1956 se ha desacreditado, pero constituye una posibilidad interesante.

blema aparece en más o menos una de cada mil niñas, y más a menudo en hijas de mujeres mayores.

Los hombres a veces tienen un cromosoma X adicional, y son XXY, o, aunque sea menos habitual, XXXY, XXXXY, o incluso XYXXY. Se llama **síndrome de Klinefelter.** Los varones con este genotipo suelen ser totalmente estériles, o casi, y los testículos y glándulas prostáticas son pequeñas, por lo que producen sólo pequeñas cantidades de testosterona. Estos hombres suelen tener voces agudas, son asexuales o tienen una forma corporal muy femenina, les crecen los pechos y tienen poco vello facial y corporal. Suelen ser un poco más altos que la media, y tienden a sufrir sobrepeso y dificultades de aprendizaje cuando son niños. Por lo general son suficientemente normales como para «encajar» sin problemas. Es frecuente que el síndrome se descubra sólo cuando se realizan investigaciones para la infertilidad. Los síntomas son más extremos si hay presente más de un cromosoma X adicional. De nuevo, el síndrome es más común en los hijos de madres mayores.

Después tenemos a los hombres XYY, los **«súper machos»**. Suelen ser altos y tener una apariencia y una conducta normales. Producen niveles elevados de testosterona, por lo que en la pubertad suelen ser esbeltos y padecer acné severo. La mayoría de estos varones desconocen su problema porque tiene poca repercusión en la vida normal y suelen ser fértiles. No hay pruebas convincentes, aunque sí algunas teorías, sobre que estos hombres son más propensos a la violencia y la agresividad.

El sistema reproductor femenino

En las mujeres, los **genitales internos** son los dos **ovarios,** dos **trompas de Falopio,** el **útero** y la **vagina.** Los **genitales externos** son la **vulva** o **partes pudendas** (literalmente «algo de lo que alguien debería estar avergonzado», y relativo a los genitales externos de cada sexo), el tejido eréctil que forma el **clítoris,** los **labios** internos y externos, y los **orificios vaginal y uretral.**

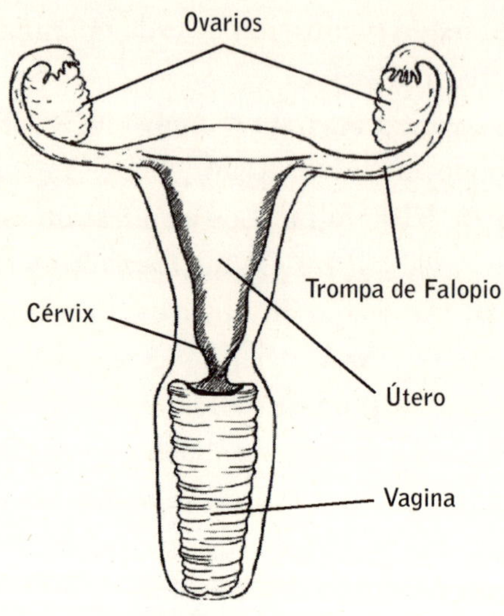

Figura 16.2. Sistema reproductor femenino (sección frontal)

Resulta extraño que el clítoris no se mencionara en los libros de texto de anatomía hasta relativamente hace poco tiempo. Y yo no recuerdo que se mencionase en mis clases de educación sexual, en el Reino Unido, a finales de la década de 1970 y comienzos de la de 1980. Espero que las cosas hayan mejorado en este ámbito. Como podrás ver en la sección sobre el desarrollo, en este mismo capítulo, el clítoris tiene relación con el pene y es eréctil: en otras palabras, se hincha de sangre y es muy sensible durante el arousal sexual. Para una mujer es posible concebir un hijo sin placer sexual, y sin el clítoris, pero el placer sexual no es posible sin él. Yo diría que la presencia del clítoris demuestra que el placer sexual es un regalo divino: no lo tendríamos si el sexo consistiese sólo en hacer hijos.*

---

* «¿Cuál es la diferencia entre el clítoris y un bar?… Que la mayoría de los hombres no tienen ningún problema en encontrar el camino hacia el bar». No me suelen gustar los chistes que menosprecian a algún grupo de personas, pero éste señala la necesidad de saber más sobre este asombroso órgano, el clítoris. Para saber más, echa un vistazo a www.the-clitoris.com

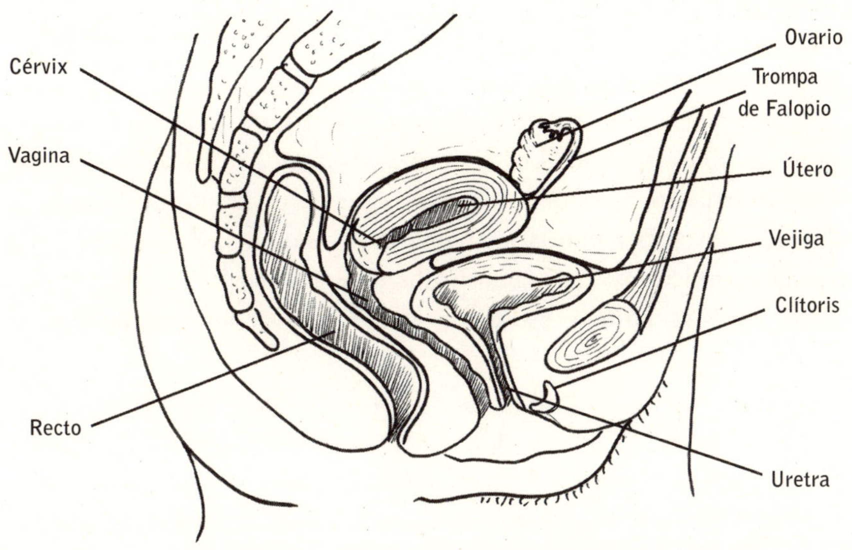

Figura 16.3. Sistema reproductor femenino (sección sagital)

Los ovarios producen hormonas que regulan las funciones reproductoras. La **hormona folículo-estimulante** (FSH), segregada por la pituitaria, hace que el ovario desarrolle sus **folículos ováricos** (cada uno contiene un óvulo inmaduro), y al mismo tiempo estimula al ovario a producir **estrógenos,** que mantienen la piel suave y el pelo en buenas condiciones, además de conservar otras características sexuales secundarias femeninas. Éstas comienzan a desarrollarse en la pubertad, cuando el ovario comienza a sintetizar y segregar estrógenos. Al tejido mamario se le estimula a crecer y agrandarse; antes de la pubertad, chicos y chicas tienen el mismo tejido mamario. Es sólo la influencia de las hormonas sexuales femeninas lo que hace que los pechos crezcan y se desarrollen. Las otras **características sexuales secundarias** femeninas incluyen la distribución de vello corporal femenino, y la de la grasa, que dan al cuerpo de la mujer su forma característica.

Todo sobre los estrógenos

Hay tres tipos principales de estrógenos: estradiol (que es potente y muy activo), estrona (más débil que el estradiol) y estriol (producido por los riñones a partir de otros estrógenos y ochenta veces menos activo que el estradiol). Los efectos combinados de éstos son lo que solemos llamar niveles de estrógenos. Además de configurar las características sexuales secundarias femeninas y causar la maduración del folículo ovárico, los estrógenos influyen en la estructura de la piel y de los vasos sanguíneos, así como de la fuerza de los huesos durante toda la vida.

Lo que hacen los estrógenos es estimular un mayor número de células en todas las partes donde hay receptores de estrógenos; por ejemplo, en las mamas y el útero. También estimula a todas las células a tener más receptores, por lo que, cuanto más estrógenos haya, más células receptivas a él habrá, y más sensible a los estrógenos será cada célula. Algunos tumores son **sensibles a los estrógenos;** se incluyen algunos cánceres de mama y tumores benignos como los fibroides, que son tumores no cancerosos localizados en la capa muscular del útero. (Los **benignos** son los que no se extienden a otros lugares; los que sí se extienden se llaman **malignos,** y los nuevos tumores que aparecen en otras partes del cuerpo, procedentes de ellos, se llaman **metástasis**).

Los ovarios segregan unos estrógenos potentes cada mes, después de la menstruación, con el punto máximo aproximadamente durante la ovulación, y que continúa hasta poco antes de la siguiente menstruación, cuando la producción disminuye. El cuerpo de la mujer también puede sintetizar estrona a partir de la **aromatización** de las hormonas sexuales masculinas elaboradas en las glándulas adrenales. Este proceso tiene lugar en las células de los folículos pilosos, el cerebro, la piel y el hueso, pero principalmente en el músculo y las células grasas. Por esa razón, después de la menopausia, cuando los ovarios dejan de producir estrógenos, las mujeres más delgadas pueden tener más síntomas de carencia de estrógenos que las que tienen más grasa. Es interesante que, después de la menopausia, la tasa metabólica se ralentiza, por lo que hay una tendencia a ganar peso, aunque se coma la misma cantidad. ¿Podría ser la forma en que la Madre Naturaleza se asegura de que las mujeres posmenopáusicas segreguen suficientes estrógenos?

Cuando nos libramos del potente estradiol del organismo, se convierte en dos metabolitos, uno de los cuales es «bueno» y el otro «malo» (llamados así por estar implicados en algunos cánceres de mama). El hígado elimina los estrógeno de la sangre y lo lleva a la bilis, desde donde pasa a los intestinos. Parte se excreta en las heces, pero otra parte puede reactivarse mediante enzimas intestinales producidas por la flora intestinal, y se reabsorbe en la sangre. Estas enzimas tienen un nivel mayor en mujeres con una dieta rica en grasas animales y baja en fibra. Por tanto, este tipo de dieta conlleva un nivel de estrógenos más alto en sangre.

Además, también hay **xenoestrógenos,** sustancias químicas con fuertes efectos similares a los de los estrógenos. Todos los tipos de productos químicos fabricados por el hombre contienen algo: detergentes, pesticidas, fertilizantes y plásticos. Por ello, la dieta moderna, combinada con una mayor contaminación, está incrementando los cánceres y los fibroides dependientes de estrógenos.

Fitoestrógenos

Muchas plantas contienen estrógenos. Estos **fitoestrógenos** tienen un débil efecto estrogénico. Lo más interesante es que los estrógenos débiles se unen a los receptores de estrógenos, con lo que impiden que se unan los estrógenos potentes. Por eso, en las mujeres premenopáusicas, los estrógenos vegetales pueden proteger del nocivo exceso de estrógenos, y con ello potencialmente de algunos cánceres. La soja es un alimento repleto de estrógenos vegetales. En Japón, donde se come mucha soja, el cáncer de mama es muy raro (aunque la soja probablemente no sea la razón de esto). En cambio, en las mujeres posmenopáusicas, los estrógenos vegetales aportan un poco de estímulo para los estrógenos y pueden proteger de los síntomas de su carencia, como los sofocos, los cambios de humor, e incluso tal vez la osteoporosis.[1]

Menstruación

La menstruación es la pérdida cíclica del recubrimiento del útero rico en sangre. Cada mes, este recubrimiento crece, listo para aceptar y nutrir un óvulo fertilizado. Si no tiene lugar la fertilización, el recubrimiento se pierde y se desprende en forma de sangre menstrual.

Los folículos ováricos se desarrollan en la primera mitad del ciclo menstrual. Al final de esta fase, el folículo está maduro y expulsa su óvulo en la cavidad abdominal. En la segunda mitad del ciclo menstrual, después de la ovulación, la hormona luteinizante (LH) de la pituitaria hace que el folículo vacío madure en el **cuerpo lúteo** (que significa «cuerpo amarillo»), que segrega progesterona. La progesterona (literalmente, «para la gestación») es la hormona del embarazo que prepara al útero para la gestación produciendo un engrosamiento de la pared especializada del útero. Si no tiene lugar la concepción, entonces dos semanas después de la ovulación el recubrimiento del útero se desprende en forma de sangre menstrual. La menstruación suele tener lugar cada mes, desde la menarquía, al principio de la adolescencia, hasta la menopausia, a la edad de entre cuarenta y cincuenta años, lo cual varía de mujer a mujer.

Muchas culturas han comprendido que la menstruación es un momento poderoso para las mujeres. En palabras de Alexandra Pope, de su excelente libro *El genio salvaje: el poder curativo de la menstruación*: «La menstruación es poder: el poder del conocimiento, comprensión y amor de tu mente, cuerpo y alma, el alimento y la crianza de lo Femenino, el Genio Salvaje».

Ciertamente, merece la pena reclamar la menstruación frente a los embrollos de extrañas ideas y la aversión hacia los cuerpos de las mujeres que aparecieron con «la maldición», como se llamó al más íntimo y sagrado de los procesos de la vida, sin el cual ninguno de nosotros estaría aquí.

Muchos pueblos tribales tienen costumbres que obligan a que la mujer que menstrúa se retire durante los días de sangrado, o «tiempo de luna». Aunque algunas culturas han evolucionado hasta considerar peligrosas a las mujeres que menstrúan, muchas consideran el período menstrual como un momento extremadamente poderoso y beneficioso. Las costumbres de los primeros americanos (americanos nativos) incluyen el retiro a un albergue lunar. Se entiende que una mujer que menstrúa se encuentra más receptiva, y por eso acude al albergue lunar para retirarse, descansar y soñar. Cuando salen, miran a su «cuenco» –el útero– y contemplan qué regalos les ha dado su Espíritu. El regalo podría ser un poema o una nueva receta, o algo más importante para el pueblo, como una visión sobre dónde están los búfalos, donde podrán encontrar comida los cazadores.

Lloro al pensar en la sabiduría que nosotros, en nuestra cultura moderna, nos hemos perdido, todos esos regalos del Espíritu de todas las mujeres en su período de menstruación. Para nosotras, lo ideal es ignorar nuestro período por completo: nos ponemos ropas blancas para ir a nadar o montar a caballo, lo que sea. No es de extrañar que los problemas menstruales sean tan comunes.

Las mujeres que viven juntas normalmente empiezan a menstruar al mismo tiempo. Parece que nos comunicamos mediante **feromonas,**

La Diosa

Las antiguas costumbres de la isla de Inglaterra, como todos los lugares de todas las épocas antiguas, honraban a la Diosa; adoraban sus tres partes, que reflejan las tres fases de la vida de una mujer y las fases de la luna. En primer lugar, la joven mujer es la Doncella, la luna nueva, una Diosa de la primavera, de fresca novedad e inocencia. Su color es blanco.

Después llega la fase de sangre roja de la Madre, la madurez de la luna llena, la mujer y la Diosa en su faceta de parir y alimentar a la siguiente generación.

Con la menopausia, el final de la menstruación, la mujer entra en la fase de la Bruja. La Bruja es el aspecto de la Diosa que, con la luna oscura, entra en el inframundo, se mueve libremente en el mundo de los muertos para recoger sabiduría y secretos no accesibles a nadie más. El color de la bruja es negro. Blanco, rojo y negro: los colores de la Diosa.

Las Órdenes de la Diosa

Escuchad las palabras de la Gran Madre:

Una vez al mes, y mejor cuando la luna está llena, os reuniréis en algún lugar secreto. Os revelaré cosas que aún son desconocidas.

Y quedaréis libres de toda esclavitud.

Mantened puro vuestro ideal más elevado, luchad siempre por él, no dejéis que nada os detenga ni os aparte.

Porque es mía la taza del vino de la vida, y la caldera de Ceridwen. Soy conocida por miles de miles de nombres y toda la redonda Tierra me venera.

Yo soy la belleza de la verde Tierra, la luna blanca entre las estrellas, el misterio de las aguas, y el deseo en los corazones de las mujeres y los hombres.

Ante mi cara dejad que vuestro divino yo se envuelva en el éxtasis del infinito.

Y conoced el misterio: si aquello que buscáis no lo encontráis en vuestro interior, nunca lo encontraréis fuera de vosotras.

Atención, yo he estado con vosotras desde el principio, y os estoy esperando.

LA ORDEN DE LA DIOSA
DOREEN VALIENTE

componentes inodoros y volátiles del sudor que comunican la actividad hormonal entre unas y otras personas. Se cree que las mujeres que viven sin electricidad y a la vista de la luna normalmente menstrúan con la luna oscura y ovulan cuando la luna está llena.*

---

* No he podido encontrar ningún estudio para respaldar esto. Invito a los lectores a que me escriban un correo electrónico a info@holisticanatomy.com, si pueden aportar alguna información.

Eventos del ciclo menstrual

Días 1-14, la fase proliferativa o folicular: la FSH y una cantidad menor de LH, procedentes de la pituitaria, hacen que el ovario desarrolle sus folículos ováricos, cada uno con un óvulo inmaduro, rodeado por células de apoyo. Éstas producen estrógenos, que a su vez permiten que el óvulo madure. Dentro de los folículos, se desarrollan los óvulos. Cada uno comienza siendo un **folículo primordial,** después se convierte en un **folículo primario,** más tarde en un **folículo secundario,** y por último en un **folículo maduro (de Graaf).** Tarda noventa, o más días, en pasar de primario a maduro. (La ovulación, en el 14.º día del ciclo menstrual, es de ovocitos secundarios, u óvulos).

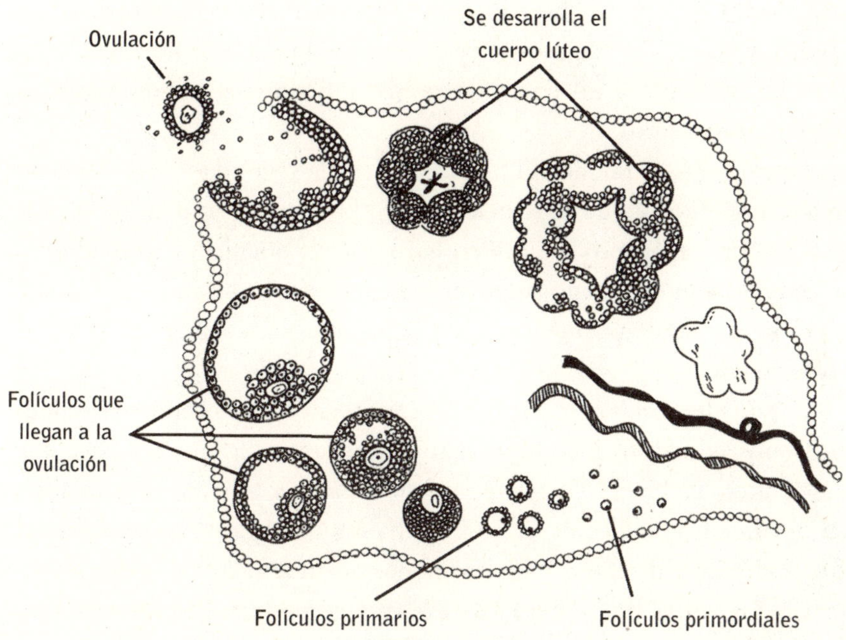

Figura 16.4. Ovario

Día 14, ovulación. Cuando los estrógenos en sangre alcanzan ciertos niveles, un **mecanismo de retroalimentación positiva** produce una elevación de LH en mitad del ciclo; en otras palabras, cuanto más estrógenos haya, más LH se segrega hasta que alcanza el pico del punto culminante de la mitad del ciclo. La explosión de LH, a su vez, produce una elevación de los estrógenos, lo que hace que una célula huevo (ovocito primario) esté lista para desarrollarse más y llegue a ser **ovocito secundario.** Este ovocito secundario **se ovula:** el folículo estalla y libera su célula huevo en la cavidad pélvica, y el huevo después normalmente es atraído al tubo uterino por la acción de arrastre del recubrimiento epitelial ciliado de las trompas de Falopio. (El folículo vacío después se convierte en el cuerpo lúteo). Es sólo cuando el ovocito secundario se encuentra con un espermatozoide en las trompas de Falopio cuando se estimula para terminar su desarrollo, con lo que se convierte en un gran **óvulo** completamente maduro, que está listo para la acción y que puede unirse con el espermatozoide para formar un **zigoto.** O no… (Un zigoto es la célula individual que se forma cuando se unen un óvulo y un espermatozoide, y de la cual puede nacer un nuevo ser humano).

Días 14-28, la fase luteal o secretora: en la segunda mitad del ciclo menstrual, después de la ovulación, la LH sigue estimulando la producción de estrógenos y también hace que el folículo vacío madure y se convierta en el **cuerpo lúteo,** que segrega progesterona y prepara al útero para el embarazo engrosando la pared especializada del útero, el **endometrio.**

Los niveles crecientes de progesterona y estrógenos inhiben después el sistema gonadotrópico hipotalámico-pituitario (lo que conlleva que descienden los niveles de hormona luteinizante y folículo-estimulante, las hormonas gonadotrópicas). Si no ha tenido lugar la concepción, el cuerpo lúteo se deteriora y las hormonas ováricas caen hasta sus niveles más bajos, antes de que el ciclo vuelva a comenzar. Los últimos días de esta fase, si no hay concepción, se conocen como **fase isquémica:** se corta el suministro de sangre a la pared engrosada del útero, el endometrio.

Día 1-5, menstruación (de nuevo comienza la fase folicular): si no ha habido concepción, entonces dos semanas después de la ovulación, el recubrimiento del útero se desprende en forma de sangre menstrual. El primer día de sangrado se considera el día uno del nuevo ciclo.

El ciclo hormonal está controlado por interacciones de retroalimentación positiva y negativa entre la liberación de gonadotropinas y los factores inhibitorios del hipotálamo, las hormonas gonadotrópicas de la pituitaria y las propias hormonas sexuales.

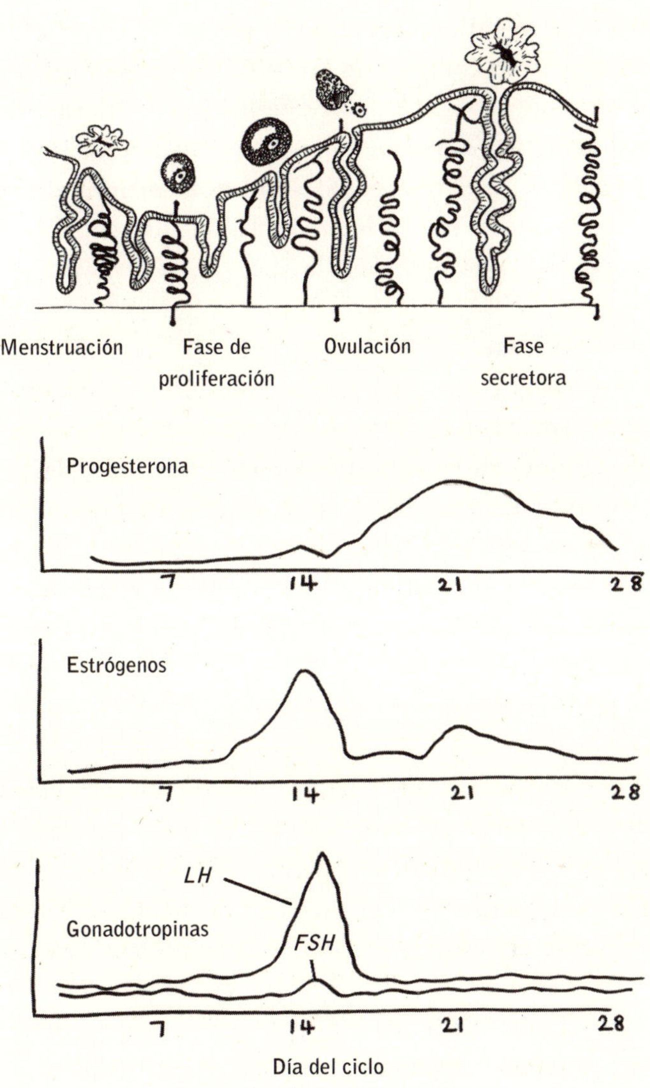

Figura 16.5. Ciclo menstrual

El sistema reproductor masculino

Ahora echaremos un vistazo a los órganos reproductores masculinos, antes de pasar a lo que ocurre cuando las mujeres y los hombres se juntan. El sistema reproductor masculino consta de dos **testículos,** dos **conductos deferentes, vesículas seminales** y **conductos eyaculatorios,** la glándula **prostática,** la **uretra** y el **pene.**

Los testículos están compuestos por **túbulos seminíferos** muy largos y enrollados, que fabrican células espermáticas o **espermatozoides,** bajo la influencia de la hormona folículo-estimulante de la pituitaria. La LH, conocida en los varones como la **hormona estimulante celular intersticial,** hace que las células intersticiales que hay entre los túbulos seminíferos produzcan testosterona, la hormona sexual masculina.

Células espermáticas

Los espermatozoides tienen una cabeza (que contiene material genético y tiene la capacidad de penetrar en el óvulo), una sección media (que contiene mitocondrias para elaborar energía) y una cola que mueve todo el espermatozoide. Hay millones de ellos en cada eyaculación, y se producen todos los días. No se pueden mover hasta la última parte de su maduración, que tiene lugar en los túbulos **epididimarios,** la última parte de los testículos, con los túbulos seminíferos antes y los conductos deferentes después.

Testículos

Los testículos cuelgan fuera del cuerpo dentro de un saco llamado **escroto.** Esto les concede la temperatura más baja necesaria que la espermatogénesis (elaboración de esperma) requiere. El escroto puede quedar pegado al cuerpo cuando hace frío mediante un músculo especial, el **músculo cremáster,** o descender cuando hace calor, a fin de mantener una buena temperatura para la producción de esperma. Si los testículos están constantemente muy calientes —como sucede cuando se llevan pantalones ajustados, o sentado todo el día delante del ordenador, a la altura de la cintura—, puede aparecer un bajo recuento de espermatozoides, y por tanto esterilidad.

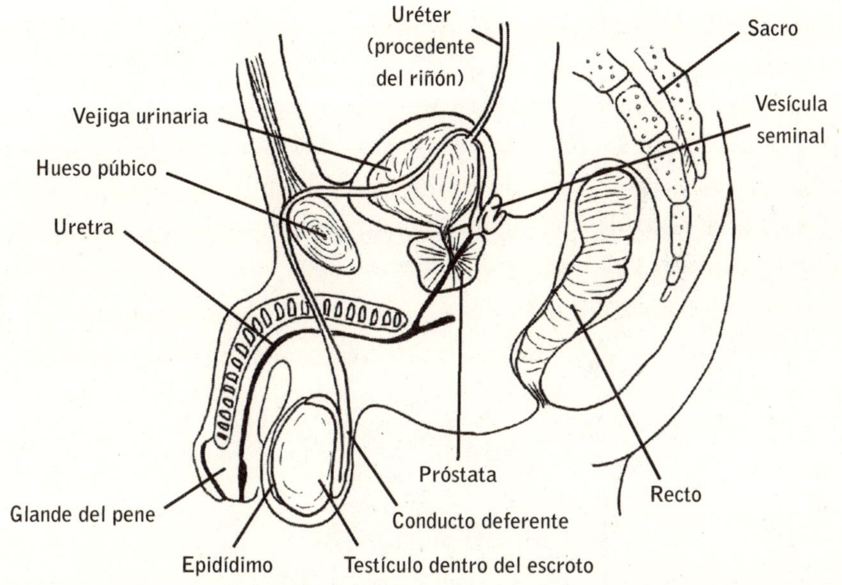

Figura 16.6. Sistema reproductor masculino (sección sagital)

Un tubo llamado **conducto deferente** lleva los espermatozoides desde los testículos hasta el cuerpo, a través del cordón espermático que atraviesa el **canal inguinal,** hasta la raíz del pene. Gran parte del semen, o material eyaculado, lo producen las vesículas seminales y la próstata. De lo eyaculado, el 10 % es espermatozoides, el 60 % secreciones de las vesículas seminales y el 20 % secreciones de la próstata, y el 10 % líquido alcalino y moco de las glándulas bulbouretrales. Las secreciones incluyen alimento para los espermatozoides, fructosa, lípidos y aminoácidos, así como vitaminas B y C, y zinc. (Es bueno para los hombres comer pipas de calabaza, que mantienen llenos sus depósitos de zinc).

En realidad hay distintos tipos de esperma. Una **eyaculación** contiene una gran variedad. En primer lugar están los esprinters, los espermatozoides en buena forma, que se espera que lleguen al óvulo y logren la fertilización. Después vienen dos tipos diferentes, según parece: esperma inservible, que básicamente bloquea los conductos femeninos e impide que entre el esperma de cualquier otro hombre, y el llamado esperma asesino, que se queda ahí para atacar al esperma de otros hombres que pudiera aparecer. (Antes de extraer alguna conclusión de esto, recuerda que estamos estrechamente relacionados con otros mamíferos, y por ello compartimos muchas de las mismas características de diseño, a pesar de que algunas no sean totalmente necesarias para nuestra forma de vida. Recuerda que el 42 % de nuestros genes es igual que el de un plátano).

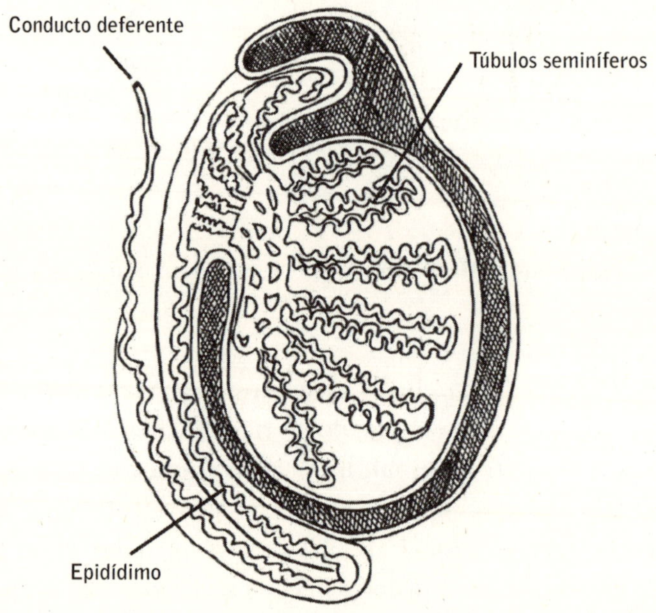

Figura 16.7. Testículo

Más interesante aún es el efecto de los sentimientos y las feromonas en la producción de esperma. Un hombre que no haya visto a su amada durante algún tiempo incrementará su producción de esperma al verla, pero no en caso de que tenga sexo casual con otra persona menos importante para él. Este efecto de la proximidad de la amada puede ocurrir incluso estando ella ausente, si él se expone a sus feromonas.

(Los investigadores de las feromonas hacen cosas raras como mojar tela con el sudor de alguien y pegarla en el labio superior del sujeto durante muchas horas diarias).

El tejido que en el embrión de una mujer se convierte en el útero, en un varón se convierte en la **próstata.** Ésta, que rodea y en realidad da forma a la primera parte de la uretra cuando sale de la vejiga, sintetiza importantes agentes de control local llamadas prostaglandinas, y añade fluido nutriente a la eyaculación. Sus secreciones forman parte de la maduración y activación del esperma.

Es muy común que la próstata se agrande en los hombres ancianos, lo cual genera una compresión de la primera parte de la uretra, y por tanto una interrupción en el control de la vejiga. Esta dolencia tan frecuente se llama **hipertrofia prostática benigna.** Los tratamientos herbales y nutricionales pueden hacer mucho por evitar que se convierta en una dolencia problemática. El cáncer de próstata también es muy común, el tercero en prevalencia en los varones. Dicho sea de paso, hay un vínculo demostrado entre el consumo de productos lácteos y el cáncer de próstata.*

Bajo circunstancias normales, el esperma se introduce en la vagina mediante el pene, que consta de columnas de tejido esponjoso y eréctil, en torno a la uretra. Aunque en los varones la uretra sea la ruta común para la excreción de orina y para la eyaculación, estas funciones no tienen lugar al mismo tiempo.

* Dos estudios distintos, publicados en febrero de 2007, descubrieron una relación entre comer productos lácteos y el cáncer de próstata. Uno fue el estudio CLUE II, que incluyó a cerca de 4.000 varones en Washington County, Maryland (*Control de las causas del cáncer*, 2007; 18:41-50), y el otro un análisis de más de 29.000 varones finlandeses que tomaron parte en el Estudio de Prevención del Cáncer con Alpha-Tocopherol y Betacaroteno (estudio ATBC) (*Intl J Cancer*, 2007, 2 febrero; Epub previo a su impresión). Cuando los investigadores examinaron los productos consumidos, uno por uno, observaron que el riesgo fue superior *sólo con la leche baja en grasa*, no con la leche entera ni con ningún otro lácteo. De hecho, la leche entera tuvo un efecto protector ligero, aunque no significativo estadísticamente (*Amer J Clin Nutr*, 2005; 81: 1147-54). Acceso: 21/7/08 en http://www.wddty.co.uk.

Sexo

La estimulación sexual, tanto en varones como en mujeres, está mediada por la parte parasimpática del sistema nervioso autónomo, mediante los nervios sacros. La respuesta neuronal desencadena cambios vasculares y produce la erección del cuerpo esponjoso del pene y del clítoris. Una situación de **retroalimentación positiva** conduce al **orgasmo,** controlado por nervios y músculo lisos y esqueléticos. El orgasmo viene acompañado de espasmos de los músculos del suelo pélvico. En varones suele llegar junto a la eyaculación, que es la expulsión refleja del semen a través del pene. También la mujer tiene a veces una especie de eyaculación en el momento del orgasmo.

En palabras de Thomas Moore, en la introducción a su libro *El alma del sexo*: «El sexo es infinitamente más misterioso de lo que solemos imaginar, y sólo se considera superficialmente cuando se habla de él en términos de hormonas y mecánica de práctica del coito».

El placer sexual y la estimulación son temas complejos que implican a corazones, mentes y espíritus, además de cuerpos. Es fácil dejarse enredar por la parte más externa, seducidos por la idea de que conocer la técnica correcta es la parte principal del juego.

Un poema de polinización

Semen es un vocablo latino
para un óvulo-planta
latente, fertilizado:
una semilla.
La eyaculación del varón
es químicamente más parecida
al polen de las plantas.
Mira.
Es realmente
más adecuado
llamarlo
polen mamífero.
Llamarlo
semen
es cometer
una locura
en lo más profundo de nuestra cultura:
que los hombres labran a las mujeres
y plantan su semilla
cuando, en realidad,
lo que están haciendo
es polinizar
flores.

STEPHEN H. BUHNER[2]

El mejor enfoque para el sexo es ser conscientes de que no hay un camino verdadero para todos. El sexo puede tomarse a muchos niveles. Es un tema demasiado importante para profundizar en él, aparte de dar un rápido repaso general a las relaciones sexuales, que pueden conllevar el nacimiento de un niño, y las fases generales de la estimulación y el orgasmo. Echa un vistazo a *El alma del sexo*, de Thomas Moore, para profundizar. Ahora, volvamos a la anatomía.

Hay cuatro fases de respuesta física durante el acto sexual. La primera es el **deseo** y la **estimulación,** también llamada excitación. Cualquier cosa puede estimularnos: olores, comida, tacto, ropas, pensamientos. El tejido genital se hincha: el pene y el clítoris se ponen erectos y la vagina se ensancha. Da comienzo la lubricación tanto en varones como en mujeres. La presión sanguínea y la frecuencia cardíaca se elevan. Empezamos a sentir calor.

La segunda fase es la **meseta.** Es el aumento de la excitación sexual, que se vuelve cada vez más fuerte y que llevará al orgasmo. Aumenta la lubricación, junto con la respiración, la frecuencia cardíaca y la presión sanguínea. La cara y el cuerpo a menudo se ruborizan, y aumenta la tensión muscular. El pene se hincha, los testículos se colocan más cerca del cuerpo y la vagina se lubrica más mientras el útero adopta una posición erguida. La parte inferior de la vagina (parte del suelo pélvico conocido como introito) se hincha al máximo. Las mamas también se hinchan, especialmente los pezones, que se ponen erectos. El clítoris se desplaza contra el hueso púbico. En esta fase se necesita una estimulación continua del clítoris para que una mujer llegue al orgasmo. La fase de la meseta puede alcanzarse y volver atrás varias veces antes de llegar al orgasmo; o tal vez no se llegue a él. La estimulación requerida puede tener lugar de diversas formas, y no todas implican los genitales. En casos raros y maravillosos, la simple estimulación mental lleva al orgasmo.

El **orgasmo** *–la pequeña muerte–* es la tercera fase. Fisiológicamente, los orgasmos de hombres y mujeres son muy parecidos. Los músculos del suelo pélvico que rodean a los genitales se contraen rítmicamente, y cada contracción dura aproximadamente 0,8 segundos, y otras veces entre cinco y doce veces más. Las mujeres suelen tener más contracciones. La eyaculación femenina –liberación de una gran cantidad de lubricante– tiene lugar en algunos orgasmos femeninos, pero no en todos. En el momento del orgasmo, el cérvix desciende con cada contracción; posiblemente a una piscina de semen que llegó a ese lugar.

La **resolución** y el tiempo de reposo, cuando el cuerpo vuelve lentamente a su estado normal, forman la fase final. La presión sanguínea, la frecuencia cardíaca y la respiración descienden por debajo de lo normal, y después vuelven a la normalidad. El cérvix se abre durante unos veinte minutos para permitir el paso del esperma, y después se vuelve a cerrar. Todo el cuerpo suda. Se liberan toneladas de endorfinas, lo cual genera sensaciones muy buenas. Esta fase puede durar minutos u horas. Para la mayoría de los varones, el placer sexual y la estimulación son imposibles en este momento. La duración del período de resolución varía según el hombre, y suele ser mayor en ancianos. Sin embargo, las mujeres a menudo pueden ir y volver entre las fases de meseta y orgasmo varias veces.

A menudo (pero no siempre, por supuesto), la estimulación sexual, con su erección del pene y el clítoris, y la lubricación de la vulva y la vagina, conducen a la interacción sexual. Durante la penetración –conocida como **coito**–, el pene erecto es bien recibido en la vagina y ambos se mueven para conseguir una fricción que aumenta el placer sexual. Normalmente, durante el orgasmo masculino tiene lugar la eyaculación, y millones de espermatozoides que transporta el semen salen por la uretra hacia la vagina. El esperma debe recorrer todo el camino por el cérvix y el útero, hacia el interior de las trompas de Falopio, para encontrarse con el óvulo. La fertilización (o polinización, como describe Stephen Buhner) tiene lugar en las trompas de Falopio.

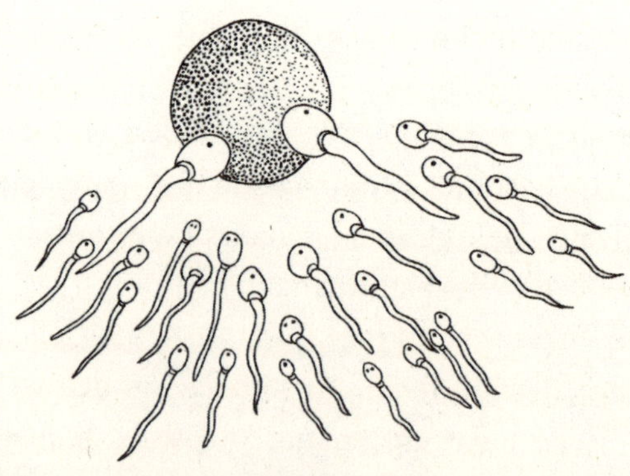

Figura 16.8. Espermatozoides y óvulo

Embarazo. Fertilización y desarrollo del embrión

El ovocito (el nombre correcto para un óvulo inmaduro que está listo para la concepción) es viable durante unas veinticuatro horas después de la ovulación. El esperma puede permanecer activo en el tracto reproductor femenino durante de uno a tres días. Suponiendo que se encuentren en el momento adecuado en el sitio correcto –en la trompa de Falopio–, puede tener lugar la concepción. El esperma debe sobrevivir al entorno hostil (ácido) de la vagina y estar **capacitado** (lo cual significa listo para la acción, capaz de lanzarse a romper la capa externa del óvulo). Muchos espermatozoides deben liberar las enzimas acrosomales almacenadas en sus cabezas para poder romper las capas externas del óvulo. De este modo, aunque sólo uno se una a los receptores del óvulo, y después impida que otros penetren, en realidad la concepción es un esfuerzo conjunto. Esto desencadena la fase final de la meiosis por parte del ovocito, y los **pronúcleos** del espermatozoide y el óvulo se unen para formar el **zigoto.** Se trata de otra prueba que respalda la idea de que el impulso subyacente importante de nuestra naturaleza es la cooperación, no la competición.

Después comienza el **período embrionario,** que dura ocho meses. En primer lugar, el zigoto se divide y forma una bola de células, la **mórula** (que significa «morera»). Ésta se convierte en el **trofoblasto,** que empieza a segregar gonadotropina coriónica humana y lleva a la formación de un **blastocito.** Al llegar al útero seis días después de la concepción, el blastocito se implanta en el enriquecido endometrio que el útero ha preparado para él. La implantación completa requiere aproximadamente una semana. Durante este tiempo, el blastocito se convierte en una **gástrula** con tres **capas celulares germinales primarias,** y se desarrollan las membranas embrionarias.

Las tres capas de células germinales, de las cuales proceden todos los órganos del cuerpo, son el **endodermo,** el **mesodermo** y el **ectodermo.** El ectodermo da lugar a la piel y el sistema nervioso, el endodermo forma los recubrimientos epiteliales y el mesodermo forma prácticamente todo lo demás. El joven embrión es plano y consta de capas germinales que se pliegan para formar un cuerpo cilíndrico; su cavidad interna es la que se convierte en el tracto digestivo. Sigue plegándose para componer las partes rudimentarias del cuerpo.

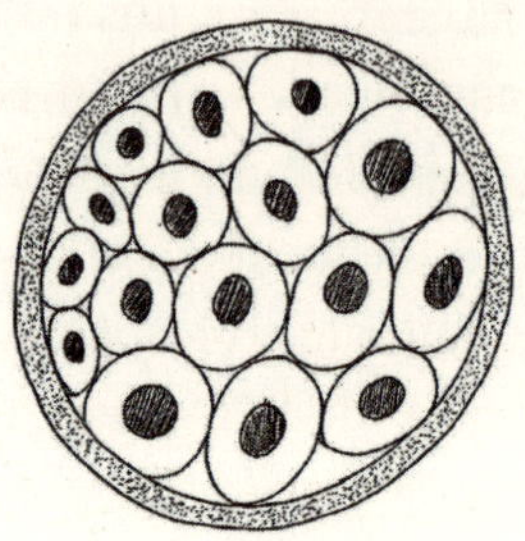

Figura 16.9. Mórula

Hacia la octava semana tenemos 3 centímetros de longitud. Todas las zonas cerebrales principales están formadas. El hígado es desproporcionadamente grande y empieza a sintetizar células sanguíneas con ocho semanas. Las extremidades ya están presentes. El esqueleto existe como un anteproyecto cartilaginoso y da comienzo la osificación. Aparecen contracciones musculares débiles y espontáneas. El corazón y la circulación son totalmente funcionales (el corazón bombea en la cuarta semana). Todos los sistemas del cuerpo están presentes en forma rudimentaria, como mínimo. Ahora comienza el llamado **período fetal,** cuando más crecemos en tamaño y se refina la diferenciación de los órganos y los tejidos.

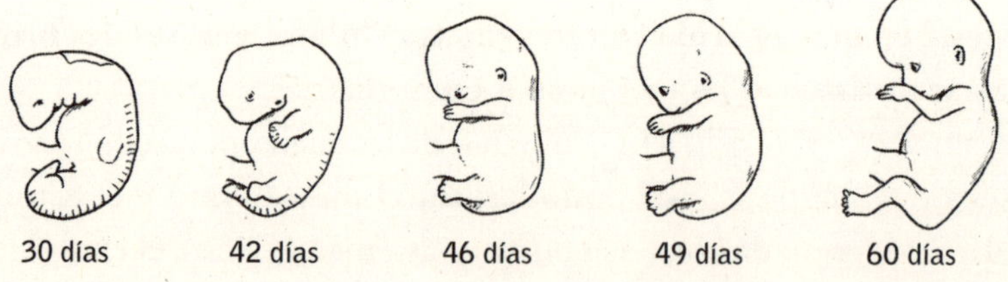

Figura 16.10. Embrión en desarrollo (extraído de dibujos de *Crecimiento humano tras el nacimiento,* de David Sinclair y Peter Dangerfield)

Anormalidades en el embrión y el feto

Se cree que las anormalidades en el embrión son responsables de muchos abortos espontáneos; el cuerpo tiene sus propios procedimientos para detectar y evitar el desarrollo anormal. El asesoramiento genético de los padres para conocer las enfermedades hereditarias es actualmente una práctica médica bien establecida con el objetivo de evitar enfermedades genéticas.

Un ejemplo de esto es el síndrome de Down; la probabilidad de tener un hijo con síndrome de Down es de aproximadamente una entre cien, en mujeres que antes hayan tenido un hijo afectado, y al menos de una entre cincuenta en mujeres de más de cuarenta años, y aumenta con la edad. La idea es disuadir de intentar quedarse embarazada, y, si falla esto, hacer un diagnóstico prenatal (también llamado antenatal). A las mujeres que presentan riesgos se les realiza escáneres por ultrasonidos de forma rutinaria, que pueden detectar algunas anormalidades en el feto. Sin embargo, lamentablemente, a veces los escáneres muestran anormalidades cuando todo está bien, y a menudo no muestran anormalidades que sí existen.[3]

La actitud de los médicos difiere de país en país en lo relativo a la seguridad de los escáneres. Por ejemplo, en Italia se hacen cinco a toda mujer embarazada, pero a los ginecólogos de Estados Unidos, su cuerpo profesional les recomienda realizar escáneres sólo cuando esté indicado médicamente. Los experimentos in vitro muestran daño a las células cuando se exponen a los ultrasonidos. Hasta ahora no se han observado problemas in vivo, pero esto no significa que no los haya.*

---

* La página web «Lo que los médicos no te cuentan», www.wddty.co.uk, resume muchos estudios que ponen en duda la seguridad de los escáneres. Se han relacionado con una menor tasa de nacimientos, más partos prematuros, más dislexia durante la vida, e incluso más muertes. Aun para las anormalidades graves, la tasa de supervivencia de los niños, cuando aquellas se han detectado mediante un escáner antes del nacimiento, no es mejor, y algunos estudios muestran que es incluso peor que cuando no se escaneó al bebé y la anormalidad no se detectó hasta que nació.

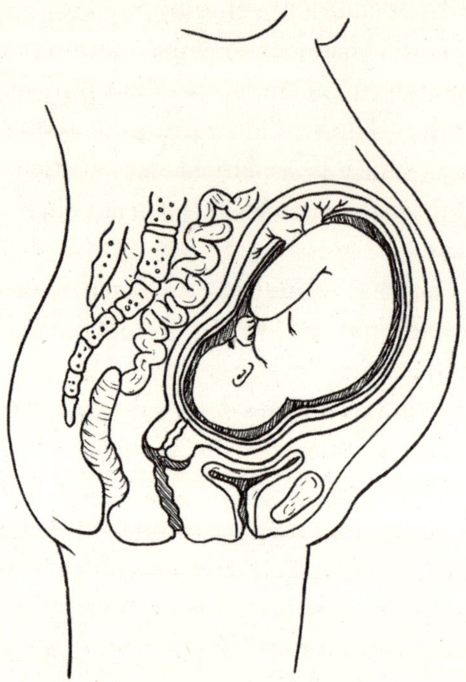

Figura 16.11. Embarazo en su última fase

Los análisis de sangre a la madre pueden revelar una mayor o menor probabilidad de anormalidades. Estos análisis se hacen a todas las mujeres embarazadas en el Reino Unido, y están disponibles para todas las mujeres estadounidenses con seguro, a menos que lo rechacen.

Actualmente se propone la **amniocentesis** a todas las mujeres mayores de treinta y cinco años, así como a las que puedan tener trastornos hereditarios. Se recoge una pequeña cantidad de líquido amniótico hacia la decimocuarta o decimosexta semana de gestación. El ultrasonido ayuda a guiar la inserción de una aguja en el saco amniótico, a través de la pared abdominal de la madre, y se extraen 10 mililitros de líquido. En él se comprueban enzimas y otras sustancias químicas que sirven como marcadores de enfermedades específicas, y contendrá células desprendidas del feto, que podrán examinarse en busca de anormalidades cromosómicas. Se ofrece la práctica del aborto cuando se cree que existen anormalidades. Uno de cada cien niños muere debido a problemas que surgen después de la amniocentesis, independientemente de que haya algo «malo» en él. Lo más importante que se detecta mediante esta técnica son el síndrome de Down, la anencefalia y la espina bífida.

La **muestra de vellosidades coriónicas** es otra prueba que a veces se hace. Implica succionar trozos de la placenta con un pequeño tubo insertado a través de la vagina y guiado por ultrasonidos. Se puede efectuar con ocho semanas, pero no se suele hacer hasta después de la décima. Del mismo modo que la amniocentesis, es un procedimiento invasivo que conlleva riesgos para el feto y la madre; por ejemplo, un mayor riesgo de anormalidades en los dedos de las manos y de los pies.

Cuestiones éticas

¿Qué piensas de todo esto? Cuando tuve a mi hijo, pensé mucho en diagnósticos prenatales y un posible aborto. Ya había tenido dos abortos espontáneos y dos embarazos extrauterinos, y creía que tal vez nunca podría tener mi propio hijo, así que puedes imaginar que tuvo un impacto especial. Decidí no hacerme ninguna prueba en absoluto (a pesar de tener casi cuarenta años, y por tanto un riesgo elevado), ya que practicar un aborto por haber «algo malo» en mi hijo me parece, al fin y al cabo, una forma de fascismo. Estaba sorprendida de lo totalmente normal que se consideraba la práctica; como si ponerla en duda fuera radical o retrógrado de alguna manera. ¿Qué efecto tiene en una mujer abortar un niño que su cuerpo ha decidido tener a pesar de todo? ¿Qué impacto tiene en nosotros saber que se nos habría asesinado si hubiese habido algo considerado «malo» en nosotros?

Son preguntas interesantes, y no sólo para grupos religiosos extremistas, sino para todos. El llamado modelo social de discapacidad dice que las personas son «discapacitadas» no por sus capacidades o ausencia de ellas, sino por las actitudes de la sociedad en que viven. ¿Cómo hemos llegado a aceptar con facilidad la opinión de que sólo es valiosa una persona productiva? ¿Es el valor de una vida humana realmente medible en términos de cómo enca-

Nacimiento del niño

Cuando el niño está listo para nacer, el cuello del útero, o cérvix, se abre por las contracciones de la pared muscular del útero. Es la primera fase del parto, y por lo general duele mucho. Cuando el cérvix está totalmente abierto («dilatado unos 10 centímetros»), el útero se contrae rítmicamente para expulsar al niño (la segunda fase del parto, que también duele un poco). Como ya sabes, la hormona oxitocina, procedente de la pituitaria anterior, ofrece el estímulo para el parto. Durante el embarazo, se ha segregado la hormona relaxina en grandes cantidades, con lo que se ha generado el ablandamiento de los ligamentos y el tejido conectivo del cuerpo. Esto permite una mayor apertura de las articulaciones, y más tarde ayudará a ablandar el cérvix.

Después de salir el niño, se expulsa la placenta (la tercera fase del parto). La obstetricia occidental, en su mayor parte, en raras ocasiones (o incluso nunca, si son más o menos nuevos en la profesión) ha visto una tercera fase natural, puesto que suele «controlarse» por la inyección de un fármaco oxitócico. La tendencia de la medicina moderna y ortodoxa, en lo relativo al parto, suele consistir en controlarlo hasta el final. Esto ha surgido por la tristeza del parto de un niño muerto y del fallecimiento de algunas madres en este, por lo que se desea minimizar el número de muertes lo máximo posible, pero por desgracia ha generado una interferencia rutinaria, cuando en realidad no se necesita nada. De hecho, la expulsión de la placenta es una parte normal del proceso, y lo más común es que tenga lugar sin ningún contratiempo si se deja por sí sola. Si el niño se acerca al pecho poco después de nacer, su succión del pezón aumentará las contracciones del útero y ayudará a expulsar la placenta. La madre también puede sentir que ocurre una contracción, y después empujar para expulsar la placenta. Las contracciones no se detienen en cuanto nace el niño.

Hay muchos libros maravillosos sobre el parto (consulta la bibliografía ofrecida, o echa un vistazo en una buena librería), y sobre la importancia de una llegada natural y suave, cuando es posible. Hay también mucho material publicado sobre cómo las intervenciones médicas al principio del parto hacen que cada vez sean necesarias más intervenciones.

¿Qué ocurre con el dolor? En primer lugar, para la mayoría de las mujeres, parir duele, y mucho. Pero ¿qué problema tiene nuestra cultura con el dolor? Actualmente estamos condicionados a pensar que el dolor es una cosa terrible e insoportable, y que debemos tomar de inmediato fármacos para evitar sentir ningún dolor en absoluto. Pero el dolor es, sin duda, parte de la vida normal, y el cuerpo y la mente cuentan con mecanismos para manejarlo. Nuestra percepción del dolor es en realidad un constructo de nuestro cuerpo y nuestra mente, no algo que agreda al cuerpo y que éste tenga que contrarrestar. Tener un cuchillo clavado en el cuerpo es lo que tenemos que contrarrestar; el dolor es sólo el mensajero elegido por nuestro propio cuerpo. Por supuesto, el dolor es una molestia, pero nuestra resistencia a él molesta aún más.

A un nivel puramente físico, cuando tenemos dolor, nuestras células fabrican **endorfinas,** el opio natural del cuerpo, un potente analgésico. Durante el parto, que por lo general se hace más doloroso conforme progresa, el nivel de endorfinas se eleva en consecuencia. Si se utilizan fármacos analgésicos al comienzo del parto, se interfiere este proceso natural, con lo que se necesitan más fármacos. Dicho sea de paso, respirar de una manera forzada, por la boca, adentro y afuera, como harías cuando corres, aumenta la producción de endorfinas. Así que practicar ejercicios de respiración para preparar el parto tiene mucho sentido.

Si decides no tomar ningún fármaco, que, a menos que las cosas vayan realmente mal, es algo al alcance de las capacidades de cualquier mujer, en cuanto el niño haya salido y el dolor se detenga, te sentirás bien; cansada, pero presente y alerta, y no drogada. Lo mismo puede decirse del niño. Dado que todo lo que hay en tu sangre llega al niño, éste recibe una buena dosis de todos los fármacos que tomas (aunque se cree que el gas y el aire salen con rapidez del torrente sanguíneo de la madre, por lo que el niño recibe poco o nada).

La petidina, el anestésico más utilizado durante el parto en el Reino Unido y Estados Unidos, entra en el sistema del bebé y le deja adormilado y sedado al nacer, lo cual puede afectar a su capacidad de agarrarse bien y tomar el pecho. La epidural te deja más o menos adormecida desde la cintura hacia abajo, por lo que no tendrás dolor, pero tampoco sensaciones que te ayuden a impulsar el niño hacia fuera, lo cual prepara el camino para las ventosas (objetos con forma de taza, hechos de silicona, que se agarran mediante succión a la cabeza del niño) y los fórceps, instrumentos para extraer al niño que pueden dañarle y en casos extremos incluso causar la muerte.

Sólo diré una cosa sobre los partos mediante cesárea por elección: los quiroprácticos y naturópatas (además de ilustres pediatras como Michel Odent, pionero de los partos en el agua) llevan hablando mucho tiempo sobre la importancia de un parto natural mediante el adecuado desarrollo de diversos reflejos. En el descenso por el canal del parto y la expulsión del niño, se siguen importantes fases de desarrollo. Una de ellas la ilustra la investigación que examina las cesáreas por elección; en otras palabras, no una operación de emergencia para salvar la vida, sino la decisión de hacerse una cesárea en un momento determinado, en lugar de esperar a que el parto dé comienzo de forma natural.* Los niños nacidos mediante cesárea voluntaria tienen una

---

* En Brasil, donde las cesáreas son extremadamente populares, un anuncio decía: «Deja el canal del amor fresco, como en la luna de miel».

tasa de mortalidad mayor que los nacidos de manera natural.* Hay también una insuficiencia respiratoria mucho mayor en esos niños. Se cree que se debe a que hormonas como la prolactina, segregada en grandes cantidades durante el parto, ayudan a la maduración final de los pulmones.** Asimismo, la compresión experimentada al salir por la vagina llega a los pulmones y expulsa el líquido que contienen desde antes de nacer.

Cuando llega la leche es otro momento en que hacer las cosas naturales conlleva ventajas. Con el paso del tiempo, el útero vuelve a descender. La oxitocina, la hormona de la pituitaria que hace salir leche del pecho, se segrega en respuesta a la succión del pezón. Esta hormona también hace que el útero se contraiga. Por eso, dar el pecho es bueno para el cuerpo de la madre y para el del bebé, ya que estimula al útero a descender y recuperar el tono después del trabajo del embarazo y el parto. Cuando el bebé mama por primera vez, obtiene **calostro** del pecho. Es un nutritivo líquido repleto de anticuerpos. Después de algunos días se sustituye por leche, que también está llena de anticuerpos. Esta actividad, descrita como la llegada de la leche, tiene lugar después de un gran descenso en las hormonas del embarazo y la expulsión de la placenta. La nueva madre la experimenta como unas horas de emociones extremas: llanto, enfado y desdicha generalizada. Al mismo tiempo, los pechos se hinchan como melones cuando se llenan, y están a punto de reventar con la leche.

Hay muchas cosas raras sobre los pechos en nuestra cultura moderna. En el Reino Unido y Estados Unidos, dar el pecho ya no es lo normal, a pesar de los esfuerzos por despertar la conciencia de sus beneficios y un pequeño aumento en el número de madres que dan el pecho; y no siempre es posible dar el pecho tranquilamente en público, a pesar de que los quioscos de prensa tienen revistas y periódicos llenos de fotografías de jóvenes madres dando de mamar. Se supone

---

* *Birth*, 2006; 33175. Un análisis de cerca de seis millones de nacimientos indica que los niños nacidos por cesárea tienen una probabilidad casi tres veces mayor de morir en su primer mes de vida que los niños nacidos de forma natural.
** *Arch Dis Child* 1997: 77:F237-238.

que los pechos deben tener un tamaño y una forma determinados para ser bellos, lo que induce a cada vez más mujeres a ponerse implantes (y también cada vez más cirugía plástica para mejor el aspecto de los genitales). Si te has hecho esta operación, lo más normal es que no puedas dar el pecho. (Algunos implantes son mejores que otros en este aspecto).

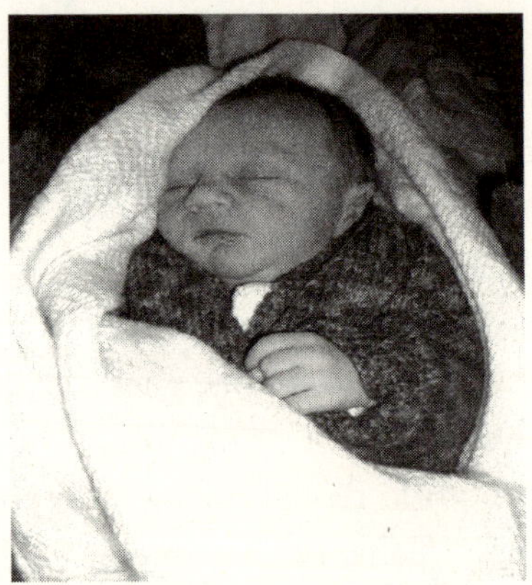

Figura 16.12. Niño recién nacido

Puesto que amamantar es tan vitalmente importante para dar a una persona el mejor comienzo posible en su vida, vale la pena mencionar de nuevo algunas de sus ventajas. Los bebés amamantados están protegidos de infecciones de todo tipo, algunas de ellas mortales. Tienen muchas menos enfermedades atópicas (alérgicas). Es menos probable que mueran por muerte súbita del lactante o síndrome de muerte súbita del bebé. Crecen con más rapidez y se convierten en adultos más sanos, con menos alergias y más fácil acceso a su inteligencia plena: un estudio mostró un aumento de ocho puntos en el CI de las personas que fueron amamantadas. Los niños a los que se da el pecho tienen un contacto más estrecho y cálido de sus madres, y el vínculo es mejor y más intenso.

También hay beneficios para la madre. Dar el pecho ayuda al cuerpo de la madre a volver a la normalidad. Las mujeres que dan el pecho tienen un riesgo menor de cáncer de mama y de ovarios antes de la menopausia, y de osteoporosis después de la menopausia. (La Liga La Leche es un excelente recurso de información sobre amamantar).

Durante el parto, los niveles de hormona del estrés son enormemente altos tanto en la madre como en el niño. De hecho, los niveles de hormona del estrés del niño tardan hasta seis meses en disminuir. Es una de las razones por la que los bebés lloran mucho: necesitan liberar ese estrés acumulado. La mejor forma de ayudarlos es acunarlos, tenerlos cerca, sin demasiada estimulación que los excite más, pero dejarles llorar cuando se los coge y confirmarles suavemente que hacen bien. La mayoría de los bebés parecen necesitar llorar durante una hora al día, o más, y ciertamente más si tuvieron un parto difícil.[4] No se les debe ordenar silencio por cada pequeño ruido que hagan. Imagina cómo te sentirías si intentaras decir a tus seres queridos cómo te sientes, y ellos siguieran diciendo «¡shhh!», a la vez que intentan distraerte o meterte algo en la boca.

Menopausia

La menopausia es el cese de la menstruación y el final de los años en que se puede dar a luz. Esto suele ocurrir en algún momento entre las edades de cuarenta y cincuenta años, a veces inusualmente pronto a los treinta y tantos, o más tarde, a los cincuenta y tantos. Los ovarios dejan de producir estrógenos y progesterona, los folículos que quedan se atrofian (se encogen), y no se generan más óvulos. El útero encoge y se atrofia, el epitelio vaginal adelgaza, hay un poco de sequedad y queratinización (endurecimiento), la vagina pasa de ácida a alcalina, y el tejido mamario se atrofia. Los síntomas menopáusicos de la falta de estrógenos pueden incluir sofocos y sudores, insomnio, nerviosismo e irritabilidad, depresión, mala memoria y concentración, pérdida de libido, sequedad vaginal, dolores articulares, dolores de cabeza y palpitaciones.

Todo esto parece un poco sombrío, al estar tomado del modelo médico de la menopausia. Parece incluso existir una tendencia a considerar que la menopausia es una enfermedad, una situación antinatural, partiendo de la práctica moderna de ofrecer terapia de sustitución hormonal a todas las mujeres menopáusicas. En realidad, para muchas mujeres, la menopausia es una poderosa iniciación a una nueva fase de la vida.* Han pasado los años en que podías tener hijos, y ahora estás liberada de la posibilidad del embarazo, lo cual puede suponer un nuevo disfrute del sexo, ya que no tienes que pensar en los anticonceptivos. En las sociedades tradicionales que honran a las mujeres y los ancianos, una mujer anciana es una persona de sabiduría, una persona a la que pedir consejo. Las canas son un signo de sabiduría, no algo que tenga que cubrirse rápidamente con tinte para tener un aspecto más joven.

Una buena alimentación y la medicina natural, así como cualquier terapia que mejore el equilibrio del cuerpo y minimice el estrés, puede ayudar a convertir la menopausia en una experiencia positiva, con pocos síntomas negativos. Después de la menopausia, los estrógenos se obtienen por completo a partir de la conversión de los andrógenos (fabricados en las glándulas adrenales), mediante las células grasas y musculares. Por eso, el estrés aumentará en gran medida los problemas: las glándulas adrenales estarán cansadas debido a la producción de hormonas esteroideas. Los herboristas médicos a menudo tratan a las mujeres que sufren molestias relacionadas con la menopausia a base de adaptógenos, hierbas que ayudan a las glándulas adrenales, como por ejemplo el regaliz y la borraja.

Interrelaciones

El sistema reproductor está relacionado de manera fundamental con **todos los sistemas,** ya que todo el cuerpo procede de la reproducción. El **sistema cardiovascular** es muy importante, esencial en la función sexual (erección) y en el aporte de los nutrientes necesarios para la

---

* *Pasaje al poder: la revolución de la menopausia natural*, de Lesley Kenton, es un excelente libro para ayudar a considerar la menopausia una poderosa fase natural.

función reproductora. Estos nutrientes proceden de alimentos introducidos en el cuerpo y procesados por el **sistema digestivo.** En los varones hay una relación especialmente íntima con el **sistema urinario.** La función sexual y la regulación de la actividad reproductora están mediadas por los sistemas **nervioso** y **endocrino.**

Experimentar el mundo exterior. Los órganos de los sentidos especiales y el tacto

Los sentidos son los medios por los que experimentamos el mundo exterior: los caminos por los que el cuerpo puede captar información sobre lo que nos rodea. Los cinco sentidos son la vista, el oído, el gusto, el olfato y el tacto. En medicina, los cuatro primeros se llaman «sentidos especiales», mientras que al tacto se le llama «sentido somático». (Otros sentidos somáticos están relacionados con la información que obtenemos del interior, sobre lo que nuestro propio cuerpo hace, como por ejemplo la propriocepción).

Vista

La vista puede considerarse el sentido predominante en los seres humanos, y más del 70 % de los receptores sensoriales del cuerpo son las células especiales sensibles a la luz de la retina del ojo. El ojo es increíblemente complejo. Lo que sigue es un intento de resumir esta asombrosa parte del cuerpo, pero recomendamos un estudio más detenido si se desea profundizar en estos conocimientos.

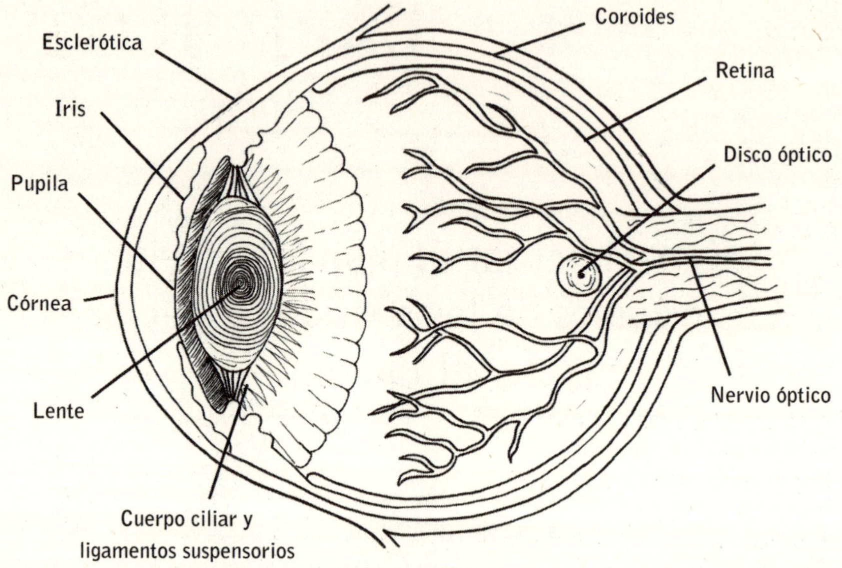

Figura 17.1. El ojo

Iridiología

La iridiología es un método diagnóstico que utiliza el examen detenido del iris del ojo para revelar áreas de disfunción del cuerpo. Cada zona del iris está relacionada con un órgano o parte distinta del cuerpo, y ciertos tipos de marcas o decoloraciones se interpretan como problemas específicos. El aspecto general del iris también es importante. Si examinas los iris de la gente verás que parecen prendas de ropa, con fibras entretejidas. Van desde tejidos muy firmes como la seda hasta tejidos muy sueltos, como la arpillera. Los iridiólogos interpretan esto como revelador de la constitución básica de la persona. Un tejido muy firme conlleva una constitución muy fuerte; un tejido muy laxo conlleva una constitución débil. Algunos herboristas (los formados en iridiología*) utilizarían esta información para juzgar qué tipo de dosis y duración de tratamiento dar; una persona con una constitución más débil necesita dosis menores de medicación durante un largo período de tiempo, y la cura puede requerir algún tiempo. Alguien con una constitución más fuerte puede tomar dosis más altas y emprender medidas más fuertes, porque el cuerpo puede experimentar una fuerte crisis curativa y sanar mucho más rápidamente. (**Crisis curativa** es el nombre que recibe el fenómeno por el cual el cuerpo, la mente y el espíritu se deshacen de algo que está causando una enfermedad y lo resuelven como si hirviera. Esas crisis pueden ser muy variadas; pueden incluir una fiebre muy alta que finalmente desaparece, una inflamación crónica que se convierte en aguda y después se resuelve, una enfermedad cutánea que aparece y después desaparece, y/o brotes emocionales como el llanto que naturalmente acompaña a la pena y alivia el dolor).

La medicina ortodoxa suele considerar una sandez la iridiología, aunque –lo cual es interesante– algunos cambios en el iris se reconocen como reveladores de cambios en la patología. Por ejemplo, un anillo blanco alrededor del borde del iris, llamado anillo corneal, suele indicar niveles elevados de colesterol, si se detecta en una persona joven, aunque se considera un indicio normal de envejecimiento en una persona anciana (cuando de modo encantador se llama anillo «senil»).

---

* No todos los herboristas médicos están formados en iridiología, pero sí quienes han estudiado en la escuela Self Heal. Pueden ser miembros de la AMH (Asociación de Maestros Herboristas), así como de otras asociaciones o institutos de herboristas.

Hay tres capas hasta la pared del globo ocular, que realmente tiene forma de globo. La capa exterior es un tejido duro y fibroso; la mayor parte es lo que se llama la **esclerótica,** que puede verse como el «blanco de los ojos». Es la capa que mantiene la forma del ojo. Por encima de la parte coloreada del ojo, llamada el **iris,** está la **córnea,** a continuación de la esclerótica, pero transparente y más protuberante.

La capa media del globo ocular es la capa vascular, que está llena de vasos sanguíneos. Su parte frontal es el iris, que puede verse a través de la córnea transparente y que da al ojo su color.

A continuación del iris, y detrás de él, está el **cuerpo ciliar,** al cual está unida la **lente** del ojo (mediante **ligamentos suspensorios**). La lente es como la lente de una lupa o par de anteojos; puede moverse hacia delante y hacia atrás según sea necesario, para enfocar la luz que entra en el ojo, en la capa interna, la capa neural. Esta **retina** contiene los receptores visuales; estos receptores fotosensibles están todos conectados al **disco óptico,** en el centro de la parte posterior del ojo, que es el comienzo del **nervio óptico,** que lleva impulsos al cerebro. El disco óptico forma un punto ciego porque no contiene receptores para la luz.

Hay diversos tipos de luz. Para nosotros, los humanos, nuestro rango receptivo se llama **rango de luz visible,** y no incluye la luz ultravioleta ni la infrarroja. Si algo emite luz o es iluminado, y está dentro de nuestro rango de visión, podremos verlo porque la luz entra en nuestro globo ocular a través de la córnea y brilla en la retina. En la retina hay dos tipos de receptores: **bastoncillos,** que son sensibles a la luz y pueden funcionar con luz tenue, y **conos,** que necesitan luz brillante y son sensibles al color. Los bastoncillos y los conos se excitan con la luz, y esta excitación pasa en forma de impulso nervioso por el nervio óptico, y después llega a los centros visuales del cerebro, que componen una figura para nosotros, a partir de la información recibida.

En el exterior del globo ocular, donde se encuentra expuesto a los elementos, hay una fina membrana mucosa llamada **conjuntiva,** que se pliega sobre sí misma para formar la capa de color rosa-rojo que podemos ver en la esquina del ojo, o si tiramos hacia abajo del párpado inferior. Si tenemos bastante oxígeno en la sangre, la conjuntiva tiene un aspecto muy rojo; la palidez puede ser un indicio de anemia. Si la conjuntiva se inflama, produce mucho moco pegajoso que dificulta abrir el ojo; es la **conjuntivitis.** Los bebés son más sensibles, pero afortunadamente hay una cura muy buena: leche materna. Todo lo que se necesita es mojar con algo de leche los ojos del bebé, o echarla en un plato y después bañar los ojos con una tela muy suave. (La leche materna también es buena para las espinillas y la dermatitis del pañal).

Como dijimos antes, la lente puede ser movida por los músculos para colocarse en la mejor posición para enfocar la luz sobre la retina, dependiendo de si el objeto que estamos mirando se encuentra cerca o lejos de nosotros. En algunos de nosotros, este mecanismo no funciona perfectamente y necesitamos gafas para poder ver bien. Cuando podemos ver objetos cercanos, pero no distantes, tenemos miopía. El caso opuesto, poder ver objetos distantes, pero no cercanos, consiste en tener hipermetropía. Conforme envejecemos, la mayoría nos volvemos hipermétropes, y por eso las personas mayores se dan cuenta de que tienen que sujetar las cosas cada vez más alejadas para poder leerlas.

Aunque la medicina ha elegido el camino de las gafas correctoras para los problemas de vista, y los fármacos o la cirugía para otros problemas, algunos especialistas en oftalmología han desarrollado enfoques más holísticos, que normalmente incluyen una combinación de nutrición óptima y ejercicios oculares*. En la última fase de su carrera, el doctor Stanley Evans, del Centro Nutricional para la Salud Ocular, en Lowestoft (Suffolk), fue un oftalmólogo que pasó años en África y curó muchos problemas oculares, incluso cataratas y glaucoma, con terapia dietética.[1] La miopía a veces puede mejorarse con ejercicios oculares, porque normalmente se debe a debilidad o músculos del ojo que funcionan mal, y llevar gafas sólo empeora el problema, ya que el ojo se vuelve más vago. El método Bates se basa en el trabajo del oftalmólogo William Bates, quien hizo estudios exhaustivos a finales del siglo XIX, y combinó los ejercicios oculares con consejos nutricionales.[2]

No estoy criticando los asombrosos avances de la medicina moderna, que pueden hacer cosas milagrosas en lo relativo al ojo; trabajar en este campo es verdaderamente asombroso. Cualquiera que tenga un problema debe, sin duda, consultar a un oftalmólogo, aunque preten-

---

* A menudo me pregunto por qué la medicina moderna se encuentra tan bloqueada por tantas ideas que parecen cosa de sentido común. ¿Puede ser simplemente un exceso de vigilancia contra la charlatanería? Muchos británicos recordarán al doctor Allinson, quien creó un pan integral «con nada que es algo». A comienzos del siglo XX, dijo a la gente que debería comer fibra para que sus intestinos funcionaran correctamente. La profesión le consideró un charlatán, por lo que abandonó la medicina y se estableció como panadero.

da seguir también un enfoque holístico. No debe demorarse, ya que el tiempo es esencial en el tratamiento de las enfermedades del ojo.

Hay otros elementos interesantes que debemos mencionar mientras «examinamos» los ojos, como las cejas, los párpados y las pestañas, que protegen los ojos manteniendo apartados el sudor, el polvo, etcétera. En el borde de los párpados hay unas glándulas especiales que segregan sebo y que lubrican los párpados. Bajo la parte lateral de los párpados superiores se encuentran las **glándulas lacrimales,** que producen las siempre importantes lágrimas. Cuando alguien llora, algunas lágrimas se derraman y otras caen por el **conducto nasolagrimal** hacia el interior de la nariz. Por eso un buen llanto hace que la nariz gotee y que salgan mocos de ella. Las lágrimas lavan el ojo y también contienen sustancias (especialmente lisozima) que destruyen las paredes celulares de las bacterias.

Llorar lágrimas por culpa de una cebolla, o porque hay algo metido en el ojo, permite lavar los ojos. Estas lágrimas son distintas de las que lloramos cuando nos duele algo, física o emocionalmente. Entonces nuestras lágrimas contienen hormonas del estrés, todas las sustancias que nuestros cuerpos producen en grandes cantidades cuando están estresados.

Oído

La oreja es el órgano que alberga el oído y que proporciona la habilidad del equilibrio. Las estructuras de la oreja traducen las vibraciones del aire (en forma de sonido) en impulsos nerviosos. La parte de la oreja que se puede ver se llama **pabellón auricular** u oído externo.* Ésta conduce hacia el canal auditivo externo. En el extremo de este canal hay una membrana llamada tímpano, que la separa del oído medio, que se encuentra más adentro.

____

* Una forma de medicina china tradicional utiliza los puntos de acupuntura del pabellón auricular para tratar todos los órganos del cuerpo. Esta acupuntura auricular se utiliza eficazmente para tratar adicciones y el estrés.

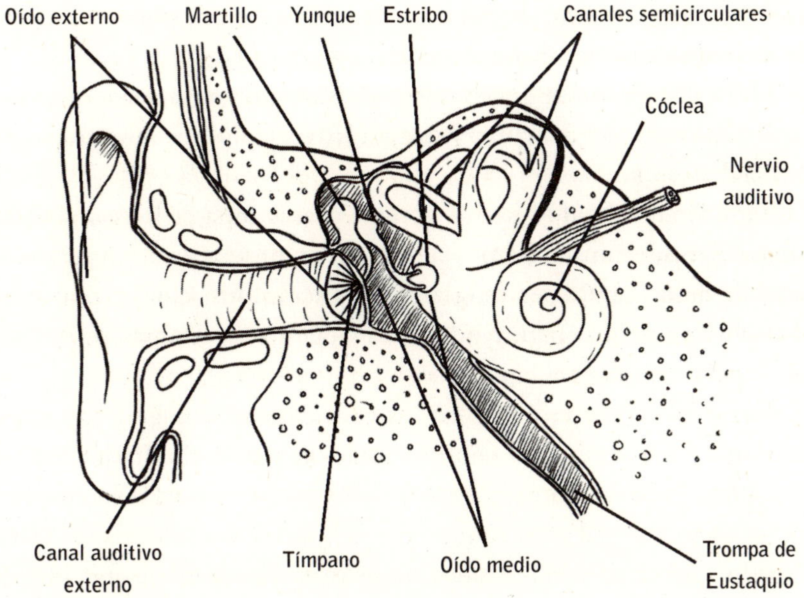

Figura 17.2. El oído

El **oído medio** es una cavidad del cráneo que normalmente está llena de aire. Un conducto llamado **trompa de Eustaquio** lo conecta con la parte superior trasera de la garganta (la **nasofaringe**). Este conducto permite que la presión del oído medio sea igual a la del exterior del cuerpo, y por tanto igual a ambos lados del tímpano. Cuando ascendemos o descendemos, y nuestros oídos experimentan una especie de pequeña explosión, se trata de la presión que se iguala a través de la trompa de Eustaquio. Podemos contribuir a este proceso chupando, bostezando o tragando, por lo que, en un avión, cuando los oídos noten el cambio de presión, chupar un caramelo duro o bostezar puede ayudar con las molestias, o en el caso de un bebé, dándole el pecho.

En el oído medio se encuentran tres pequeños huesos llamados **osículos.** Son el **martillo,** el **yunque** y el **estribo,** así llamados por su forma. Están unidos entre sí y al **tímpano,** y vibran cuando éste vibra. En el extremo más lejano, están unidos a una membrana que se abre hacia el **oído interno,** donde las vibraciones se transfieren al fluido de la **cóclea,** que está llena de receptores sensoriales que responden a estas vibraciones. Así se generan impulsos nerviosos que viajan hacia el cerebro a través del **nervio craneal auditivo,** donde se interpretan en forma de sonidos.

También en el oído interno se encuentra la zona de los **canales semicirculares,** asimismo llenos de fluido. Conforme nos movemos, el nivel de fluido cambia en estos canales. Esta información se transmite al cerebro y se utiliza para ayudarnos a saber dónde estamos en el espacio, y para mantener el equilibrio.

Tanto en la cóclea como en los canales semicirculares hay pelos diminutos que se mueven con las vibraciones en el fluido que los rodea, y es el movimiento de estos pelillos lo que estimula los nervios sensoriales tanto del oído como del equilibrio. Los ruidos de volumen elevado que causan vibraciones masivas en los oídos, como la maquinaria de una fábrica o la música alta con unos potentes sonidos graves, dañan estas finas células pilosas. Este daño es permanente y causa sordera.

La sordera es muy común en los ancianos, por lo que la mayoría creemos que la pérdida de oído es parte natural del proceso de envejecimiento. Pero, en realidad, en los países menos desarrollados, donde hay mucho menos ruido, también hay menos pérdida de oído en los ancianos, y la mayoría de las personas no lo sufre en absoluto. Los factores medioambientales deben ser muy importantes en la pérdida de audición, y el ruido elevado puede ser el mayor culpable; piensa en el volumen tan alto que actualmente tienen las películas. (La próxima vez que vayas al cine, prueba a llevar tapones para los oídos. Seguirás escuchando, y tus oídos estarán algo protegidos). También hay algunos fármacos que pueden dañar los oídos y perjudicar la audición, entre ellos algunos antibióticos, bloqueadores de los canales de calcio, píldora anticonceptiva, terapias hormonales y sustancias para anestesia. No te sorprenderá saber que la nutrición desempeña un papel importante en la calidad de la audición: en realidad, la buena nutrición puede protegernos de la pérdida de audición por sonidos demasiado altos. En un estudio con animales del año 2005 se observó que dosis elevadas de vitaminas A, C y E, y de magnesio –en otras palabras, antioxidantes– lograban esto.[3]

A veces los nervios del oído quedan dañados por causas virales, vasculares, hereditarias u otras. Un tratamiento polémico para esto es el **implante de cóclea,** un implante quirúrgico en la cóclea que recibe y transmite sonidos a los centros auditivos del cerebro. Igual que todos los procedimientos quirúrgicos, esto conlleva ciertos riesgos, incluida la infección. El 10 % de los niños y el 5 % de los adultos experimentan complicaciones derivadas de este tratamiento.

Hay un movimiento llamado Frente para la Liberación de los Sordos, cuyo objetivo fundamental es definir a las personas sordas como una minoría lingüística, con su cultura y comunidad propias, no como discapacitados. Se aplica el modelo social de la discapacidad, y se considera que la sociedad es quien discapacita a la gente, no el problema en sí mismo, al no presentar la realidad de un modo accesible. En la comunidad de los sordos hay diversidad de opiniones sobre los implantes de cóclea. Algunos los consideran una forma de eugenesia, e incluso de genocidio de la población, como una operación muy peligrosa y experimental. Este campo considera que los sordos que deciden hacerse un implante de cóclea ceden a la opresión sobre los sordos y que valoran el hecho de oír, más que la cultura de los sordos. Otros ven los implantes como una elección, al estilo de la operación de miopía con láser, y creen que es solamente una ayuda de alta tecnología empleada para el propio disfrute y un mayor acceso al sonido, pero que no afecta al estatus de pertenencia a la cultura de la población sorda.

Es interesante pensar en cómo nuestra cultura se ha desarrollado como primordialmente visual y auditiva. La televisión, el cine, la radio, los videojuegos y la forma habitual de enseñar –las lecciones habladas– conllevan que nuestra vista y nuestro oído se utilizan mucho más que los otros sentidos. Esto tiene, sin duda, un efecto sobre los otros sentidos, que están más desarrollados en personas que viven de una forma distinta, más natural.

Gusto

El gusto es el acto de **degustar,** y para ello disponemos de los **receptores gustativos.** Hay unos diez mil de ellos, dispuestos en las **papilas gustativas.** Son sensibles a los estímulos químicos. La sustancia disuelta debe entrar en un poro de la papila gustativa para estar en contacto directo con los receptores. Con cuatro tipos distintos de receptores que se encuentran en distintas partes de la lengua, podemos detectar cuatro gustos: el dulce (en la punta de la lengua), el amargo (en la parte posterior de la lengua), el agrio (en las partes centrales) y el salado (delante y delante, a los lados).

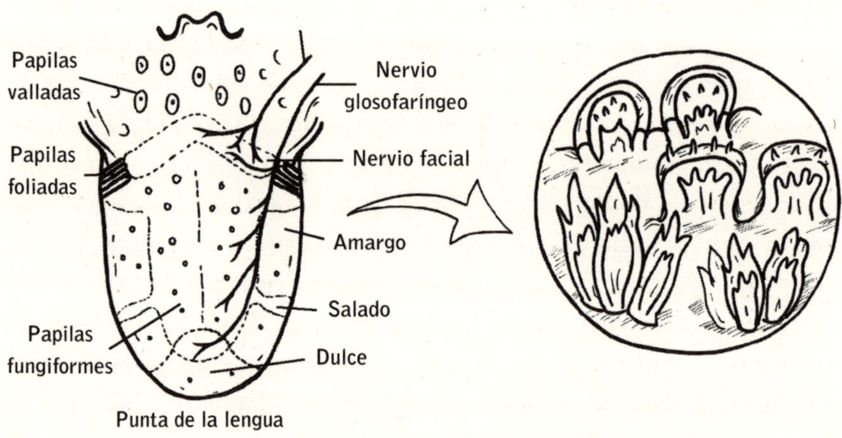

Figura 17.3. Papilas gustativas de la lengua

La medicina china clásicamente describe cinco gustos: uno para cada elemento: dulce, amargo, agrio, salado y picante: para cosas como el ajo, las cebollas y los chiles. En realidad, el sabor picante se debe a la irritación, que activa los nociceptores, debido al efecto ligeramente dañino de la sustancia caliente sobre la delicada membrana mucosa de la boca.

El sentido del gusto depende bastante de nuestro sentido del olfato: si perdemos el sentido del olfato no podremos saborear satisfactoriamente. Tal vez habremos experimentado esto nosotros mismos cuando nuestra nariz ha estado obturada por culpa de un resfriado.

Algunas papilas gustativas se hacen menos sensibles a los gustos conforme las bombardeamos, sobre todo las de la sal. Cuanta más sal tomemos, menos la saborearemos y más querremos. Si cortamos la sal por completo, todo sabe soso durante un tiempo. Pero pronto las papilas se activan y de nuevo se vuelven más sensibles a las variaciones. Merece la pena probar esto si tomamos mucha sal, ya que el exceso es claramente malo para la salud porque puede elevar la presión sanguínea, y por tanto poner mucha tensión sobre el corazón, como recordamos del capítulo sobre el sistema cardiovascular.

Cuando se estimulan las papilas gustativas encargadas del sabor amargo, hay una estimulación refleja, por medio del cerebro, del proceso de la digestión. Tomar una bebida amarga aproximadamente media hora antes de comer prepara al estómago para recibir comida porque aumenta la producción de ácido, y estimula al hígado y a la vesícula biliar para liberar bilis. Éste es el objetivo de los aperitivos: bebidas que se toman antes de comer, a las que se añade hierbas amargas. (La cerveza amarga, por ejemplo, es una bebida alcohólica que contiene hierbas amargas —angostura, casia, genciana— y un poco de cítrico que se creó originalmente como medicina patentada, y que después se convirtió en una ayuda para la digestión, normalmente mezclada en los cócteles).

Por otra parte, las hierbas que relajan el estómago suelen tener un sabor dulce: la raíz de malvavisco, el regaliz y la leche de algarroba son tres ejemplos. El sabor dulce es el de la madre, de la tierra, y es el primer sabor que experimentamos en nuestra vida, con la leche de nuestra madre.

Olfato

Obtenemos nuestro sentido del olfato de los **receptores olfatorios** del techo de la cavidad nasal. Allí hay un epitelio especializado que contiene muchos receptores unidos por fibras que pasan por pequeños agujeros en el **hueso etmoides** y llegan hasta el **bulbo olfatorio.**

Aquí se encuentran los principales tractos nerviosos, que al estimularse transmiten mensajes directamente al cerebro.

Los extremos de las dendritas de los **receptores olfatorios** del epitelio de la nariz forman diminutas proyecciones similares a pelos, o cilios, que se conservan recubiertos por una fina capa de moco. Estos pelillos olfatorios absorben las sustancias químicas que hay en el aire que respiramos, que estimulan un impulso nervioso.

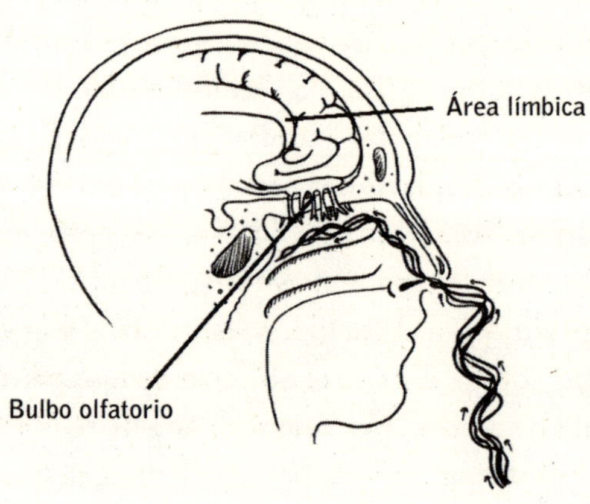

Figura 17.4. Aparato olfatorio

A diferencia de todos los otros tipos de información sensorial que recibe el cerebro, el nervio olfatorio va directo a la corteza cerebral (toda la otra información sensorial pasa a través del tálamo y efectúa algunas sinapsis antes de alcanzar la corteza). Esto convierte a nuestro sentido del olfato en el más directo de todos nuestros sentidos. Se considera el más primitivo, es decir, el más antiguo. La parte del cerebro que interpreta el olor, el bulbo olfatorio, forma parte del sistema límbico –la parte que trata con la memoria y las emociones–, por lo que un olor puede desencadenar un recuerdo o un sentimiento de forma muy potente. (Recordemos que el sistema límbico recibe toda la información de las sensaciones de la superficie del cuerpo, y que está relacionado con el dolor, el placer y todos los aspectos de la emoción.

Trabaja en estrecho contacto con el hipotálamo para mantener la homeostasis).

Los estudiantes pueden utilizar el mecanismo del olfato como procedimiento para memorizar teniendo siempre alrededor un olor particular cuando estudian; ese olor puede después llevarse al escenario del examen. (El aceite esencial de romero es ideal para este propósito, ya que tiene un efecto estimulante y aumenta la circulación hacia el cerebro).

Aceites volátiles

Los aromaterapeutas trabajan con **aceites volátiles** o **esenciales.** Se encuentran por completo en las plantas y se evaporan fácilmente (es decir, son volátiles, que significa que expulsan sus moléculas al aire). La presencia de los aceites es lo que da a las plantas su aroma. Las moléculas de los aceites esenciales las absorben la piel y las membranas mucosas del cuerpo, y las transporta la sangre, hasta excretarse principalmente mediante los riñones, los pulmones y la piel. Por eso, cuando olemos un aceite esencial, no sólo estimula al aparato olfatorio para generar un impulso nervioso, sino que además lo absorben las membranas de las neuronas olfatorias y así pasa directamente al cerebro.

Tacto

Como dije en la introducción a este capítulo, nuestras sensaciones y reacciones del tacto no se consideran las de un sentido especial, sino un sentido general.

Hay seis receptores sensoriales principales en la piel, y cada uno responde a un tipo distinto de tacto. Los receptores, una vez estimulados, transmiten su mensaje electroquímico a la corteza cerebral, que interpreta la información para que la experimentemos de manera consciente.

Las **terminaciones nerviosas libres** son las distribuidas más ampliamente. Responden a la luz, el tacto, el dolor y la temperatura. Atraviesan la dermis y llegan a la epidermis. Acariciar y frotar un lugar donde nos acabamos de golpear reduce la cantidad de dolor que experimentamos. Esto se explica por la teoría de la compuerta del dolor, que describe cómo podemos bloquear las sensaciones de dolor frotando el lugar que duele, porque los mensajes del tacto viajan más deprisa que los del dolor. Cuando los nervios terminales detectan ambos simultáneamente, las sensaciones del tacto llegan antes al cerebro y bloquean las de dolor. Una terminación nerviosa libre tiene el aspecto del extremo de un nervio motor.

Los **corpúsculos de Meissner** tienen forma oval y están repletos de dendritas enrolladas. Se encuentran en los labios, las palmas de las manos, las plantas de los pies y los genitales, donde detectan ligeros roces. Cada corpúsculo tiene la mitad en la dermis y la otra mitad en la epidermis.

Los **corpúsculos de Ruffini** contienen colágeno entre las dendritas y reaccionan a la presión y el estiramiento de la piel. Se encuentran en la dermis.

Los **corpúsculos de Pacini,** situados en la dermis, son sensibles a la vibración. Son especialmente densos en los dedos, los genitales y la vejiga urinaria.

El **plexo de la raíz del pelo** es una terminación nerviosa unida a las raíces de los pelos de la piel. Cuando el pelo se mueve, la raíz se mueve, lo cual estimula el plexo de la raíz del pelo.

Los seis receptores táctiles están unidos a nervios sensoriales, que se unen en una misma fibra sensorial, y salen de la piel y se dirigen al sistema nervioso central.

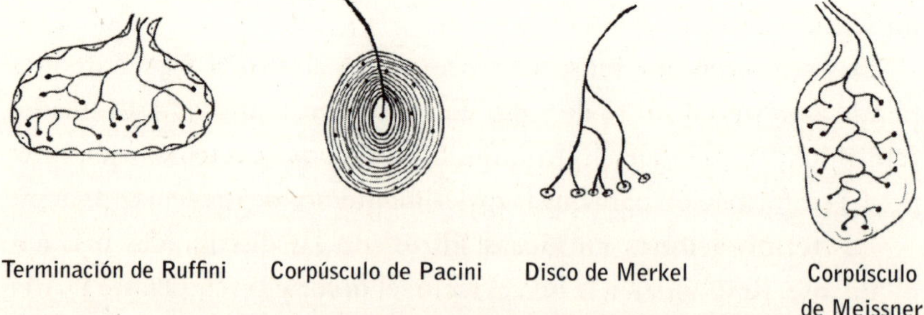

Figura 17.5. Terminaciones nerviosas sensoriales

El tacto es esencial para el adecuado desarrollo emocional y físico. Los niños a los que no se les toca se vuelven retraídos, no crecen bien físicamente e incluso pueden morir.* Recordemos que el sistema límbico, que es parte clave del cerebro implicada en las emociones, el placer y el dolor, recibe toda la información de la superficie del cuerpo. Por tanto, independientemente de si se nos toca con amor, inteligencia, respeto y sensibilidad hacia nuestras necesidades; o por el contrario con violencia, falta de respeto, falta de cuidado y torpeza, la parte de nuestro cerebro que se encarga de las emociones capta todo esto y lo interpreta. No es de extrañar que las investigaciones actuales demuestren los beneficios de tocar. Por ejemplo, los niños prematuros que reciben masajes crecen casi un 50 % más que los que se dejan solos en la incubadora, aun con la misma ingesta nutricional. Asimismo, los niños de edades entre siete y diez años, de familias que hacen mucho ejercicio y juegos físicos, sienten mucha más confianza en sí mismos y se sienten mejor con sus cuerpos.

En realidad, es muy simple: hay que mantener a los pequeños cerca de nosotros y acunarles todo el tiempo que podamos, cuando son recién nacidos, y seguir estando cerca de ellos durante el resto de nuestra vida.

---

* Algunos asombrosos estudios de la década de 1950, con bebés de monos, demostraron que una falta total de tacto lleva a la muerte de los bebés. Una carencia de tacto adecuado en ratas y monos pequeños también ha demostrado que aumenta el número de individuos adultos estresados y antisociales. Personalmente, me indigna que alguien sienta la necesidad de demostrar que los bebés necesitan un contacto muy estrecho con sus padres, por medio de una cruel experimentación con animales.

CAPÍTULO 18

Desde recién nacido hasta anciano. Desarrollo y envejecimiento

Hay involucrados grandes cambios en el crecimiento y desarrollo de un ser humano. No se trata sólo de un caso de acumulación de más células y tejidos para que crezca. Son cambios en el cuerpo en conjunto, así como en la forma de sus órganos y sistemas; y hay también grandes cambios funcionales.

A veces se añade material (como hueso y grasa), pero en otras ocasiones el crecimiento conlleva la muerte de tejidos y células. Por ejemplo, la glándula del timo, grande y activa hasta la edad de seis años, después degenera gradualmente. Los textos occidentales ortodoxos dicen que, en adultos, el timo tiene pocas funciones; en efecto, puede sustituirse casi por completo por tejido graso, pero esa función que aún tiene tal vez siga siendo importante. Pensemos en la antigua práctica china de golpearse diariamente en el esternón para promover la longevidad. Tal vez los golpecitos, una forma de masaje, estimule el timo y ralentice su degeneración, o bien maximice las pocas funciones que le quedan. Recordemos que el timo está implicado en la activación de las células-T, a fin de que sean específicas para un antígeno recientemente encontrado; un tipo de gripe, por ejemplo. Las células-T son también clave en la destrucción de células cancerosas por parte del cuerpo. Para que vivamos más tiempo, hasta una edad anciana, necesitamos que el sistema inmunitario sea capaz de responder a los nuevos retos, además de mantenernos alejados del cáncer.

En otras ocasiones, el crecimiento conlleva la total reposición de los tejidos; por ejemplo, los dientes de leche que se sustituyen por los definitivos, o el hueso dispuesto sobre su anteproyecto cartilaginoso, que después se reabsorbe y se vuelve a sintetizar. Durante toda la vida tiene lugar el crecimiento de numerosos tejidos del cuerpo (el epitelial se encuentra entre los más **lábiles,** lo que significa que siempre está creciendo y siendo sustituido).

Fases del crecimiento

Hay cuatro fases en el crecimiento del cuerpo.[1] Al principio, en el embrión, empezamos a crecer principalmente de tamaño, sin demasiada atención al desarrollo de las funciones. Esto aparece en una segunda fase (que comienza cuando entramos en la fase fetal, en el segundo mes dentro del útero), cuando existe un crecimiento tanto en tamaño como en diferenciación de actividad funcional. Esta fase continúa durante la niñez y se detiene en la madurez, cuando se llega a la edad adulta, al final de la adolescencia o con veintitantos años. Durante la edad adulta tiene lugar una tercera fase, que tiene que ver principalmente con el mantenimiento de la actividad funcional, apoyar el crecimiento y permitir que prosiga, y reparar las pérdidas derivadas del desgaste y las roturas. La última fase tiene lugar en la vejez, cuando el crecimiento ya no puede mantenernos, se pierden células sin reponerse, y a consecuencia de esto, las funciones pueden volverse menos eficientes.

Hay diferencias culturales muy interesantes sobre las actitudes y expectativas ante la edad, y hay pruebas de que nuestras creencias sobre el envejecimiento y el tipo de vida que llevamos tienen una gran influencia sobre el ritmo de nuestro deterioro físico. Las causas reales del envejecimiento no se conocen, aunque se cree que tienen lugar en todas las especies de vertebrados de un modo similar a como ocurre en nosotros. El envejecimiento puede acelerarse o ralentizarse con diversas cosas, pero no detenerse. Al final la muerte nos espera, y así es como debe ser, ya que vienen nuevos seres humanos que ocuparán nuestro lugar. (Las culturas que han conservado su conocimiento de que todo lo que muere retorna, y de que hay dimensiones aparte de la realidad física, no tienen la fobia a la muerte que existe en la moderna cultura occidental).

Patrones de crecimiento

No todos los sistemas del cuerpo siguen el mismo patrón de crecimiento. Los sistemas respiratorio, digestivo y excretor mantienen el mismo tamaño proporcional al cuerpo durante el crecimiento. El esqueleto también se comporta de la misma manera. Pero algunos sistemas siguen curvas de crecimiento diferentes.

Los nódulos **linfáticos** y otros tejidos linfoides crecen rápidamente durante la niñez y llegan a su máximo tamaño en la edad de la pubertad. Después tiene lugar un proceso de regresión y degeneración, con lo que a la edad de veinte hay mucho menos tejido linfático en nuestros cuerpos que al inicio de la pubertad. Como dijimos antes, esto es especialmente evidente en la glándula del timo.

El **sistema nervioso central** y los órganos de los sentidos especiales, junto con los huesos que los albergan, crecen tan rápidamente en la niñez que con cinco o seis años alcanzan más o menos el 90 % del tamaño en la edad adulta. Con doce años, la cabeza de un niño tiene casi el tamaño de la de un adulto. Después de esto, el crecimiento del sistema nervioso es mucho más lento que el del resto del cuerpo. Se pensaba que las células nerviosas no se regeneran en absoluto, que todo iba cuesta abajo en lo relativo al sistema nervioso y el envejecimiento, pero actualmente se sabe que esto es falso. Se sabe que podemos realizar actividades que mantengan bien el sistema nervioso, incluido seguir pensando en nuevas ideas, aprender nuevas habilidades, practicar meditación y dejar que nuestras emociones fluyan libremente.

La pubertad conlleva cambios específicos para las **gónadas,** gracias a las hormonas gonadotrópicas de la pituitaria y las hormonas sexuales estrógenos, progesterona y testosterona. Estos cambios incluyen el desarrollo de las características sexuales secundarias, así como la maduración de la función reproductora, como describimos en el capítulo 16. Los estrógenos y la testosterona son también el estímulo para el cierre de las placas cartilaginosas de los huesos.

Muchas cosas influyen en el crecimiento y el desarrollo. Hay factores importantes antes del nacimiento, e incluso antes de la concepción, y durante la niñez y más adelante. La **nutrición** es de gran importancia. No sólo debemos tener un buen suministro de suficientes proteínas, hidratos de carbono y grasas esenciales en vistas al desarrollo y la energía, sino que hay elementos traza, vitaminas y minerales también esenciales.

La **altitud** influye en el crecimiento: lo retarda. La **deficiencia de oxígeno,** en altitud y por otras razones (por ejemplo, causada por defectos cardíacos congénitos y asma severo) también tiene este efecto. La **pobreza** es otro factor inhibidor del crecimiento, debido a la mala nutrición, junto a enfermedades y factores emocionales. No podemos crecer sin **amor.** Los niños que crecen en hogares donde no hay amor pueden sufrir de muchas maneras, una de las cuales se llama enanismo psicosocial, cuando el amor se ve atrofiado en esos niños, aunque reciban inyecciones de hormona del crecimiento. Si a estos niños se les da amor, comienzan a crecer y alcanzan a los otros de su grupo de edad.[2] Los **traumas** emocionales integrados en el cuerpo-mente pueden interferir con un crecimiento y un desarrollo adecuados.

El **envenenamiento prenatal,** por ejemplo por alcohol o consumo de otra droga, por parte de las madres embarazadas, también perjudica el crecimiento y el desarrollo. Algunos de los efectos de esto no aparecen hasta fases posteriores de la vida, e incluso pueden detectarse con más fuerza en generaciones posteriores.

Es interesante, y nada sorprendente para los estudiantes de medicina china, que una buena cantidad de pruebas indiquen que el crecimiento en altura es entre 2 y 2,5 veces más rápido en primavera y verano que en otoño e invierno. (Por otra parte, el crecimiento en peso es mayor en otoño que en primavera. Esto tiene sentido: necesitamos acumular reservas para el invierno).

Descripciones y definiciones del envejecimiento

En cierto modo, el envejecimiento (conocido en terminología médica como **senectud**) comienza con la madurez, una fase en el camino hacia la muerte. De igual modo que el crecimiento sigue distintos patrones, también lo hace el envejecimiento.

Las **células** y los **tejidos** reflejan ciertos cambios con la edad. Las células nerviosas son un buen ejemplo. La idea de que desaparecen a un ritmo constante no se acepta actualmente; se sabe que algunas zonas del tronco del encéfalo conservan sus funciones bien entrada la vejez. Asimismo, la célula nerviosa de un anciano que ha seguido aprendiendo tendrá muchas más conexiones dendríticas con sus vecinas que en la juventud. Normalmente, el cerebro, junto con otras células y otros tejidos, tiende a marchitarse. (¡Por eso estar bien conlleva mantenerse fresco! A un nivel físico, esto implica hidratarse con muchas frutas y hortalizas frescas y bebiendo agua, y asegurándose de consumir muchos ácidos grasos esenciales).

Los **huesos** suelen perder densidad (osteoporosis), y por eso se rompen más fácilmente. La curación suele ser más lenta, tal vez por un peor aporte de sangre y deficiencias nutricionales.

La **audición** degenera. Este sentido se encuentra en su nivel máximo a los diez años, según parece; aunque ya hemos visto en el capítulo sobre los sentidos especiales que la vida moderna es responsable de un declive mucho más rápido en la audición que lo que sucedía a nuestros antepasados y lo que ocurre en las sociedades menos desarrolladas. Los otros sentidos especiales –vista, olfato y gusto– también se ven perjudicados. (¿Podría esto deberse en parte a que no prestamos total atención y no utilizamos por completo todos nuestros sentidos? A menudo, a los ancianos se les excluye de la vida normal en nuestra cultura moderna, delante del televisor y con pocas relaciones significativas y actos de comunicación. ¿Es de extrañar que muchos de ellos dejen de escuchar todo, por no hablar de mirar, oler y saborear?).

Se puede observar que la **memoria** y la capacidad de aprender son ya menos eficaces en la edad adulta que en la niñez; por otra parte, esto no es cierto para todas las personas. Si la mente de alguien se libera del estrés emocional acumulado, la memoria tiende a funcionar mucho mejor.

Hay también cambios en el **sistema cardiovascular:** pueden acumular depósitos de calcio y grasa en los vasos sanguíneos, lo que genera una mayor presión sanguínea y hace que el corazón tenga que trabajar más duramente y se desgaste antes. La **anemia** es común en los ancianos. Esto puede deberse a una reposición insuficiente de los glóbulos rojos, pero lo cierto es que muchos ancianos tienen una dieta muy deficiente en hierro y otros nutrientes esenciales. También hay menos linfocitos.

El **sistema linfático,** y por tanto la **inmunidad,** es uno de los primeros en mostrar cambios fisiológicos. Podemos comprobar esto en la glándula del timo, los nódulos linfáticos y el bazo.

El **sistema respiratorio** tiene una menor capacidad debido a la rigidez del cartílago, y por tanto a menos movimientos en las articulaciones de la caja torácica. Esto interfiere con la respiración y permite que se acumulen secreciones en los pulmones. Asimismo, disminuye la elasticidad de los pulmones, por lo que se reduce la capacidad vital debido a una menor eliminación. Estos cambios se manifiestan como falta de aliento, mala oxigenación, propensión a las infecciones (bronquitis y neumonía) y fibrosis de los tejidos pulmonares. La práctica de yoga y de meditación, que estimulan la respiración profunda, reducirán la probabilidad de que ocurra esto.

En la vejez, los **procesos digestivos** entran en declive de varios modos. Los dientes se ven dañados o se caen, disminuye la producción de saliva y el estómago es menos elástico, por lo que es incapaz de dilatarse con una comida copiosa. Sin embargo, puede que se mantenga el apetito, lo cual puede ser molesto para el anciano. Un peor control nervioso puede alterar el reflejo de defecación. La peristalsis se ralentiza, lo cual causa estreñimiento, y en el colon aparecen más pequeños saquitos –divertículos–, por lo que la diverticulitis (cuando los pequeños saquitos se inflaman y duelen) es más común. El tamaño del hígado y del páncreas se reduce (aunque el hígado del anciano es capaz de regenerarse del mismo modo que el de los adultos más jóvenes). Estos factores, junto con el aislamiento social tan común y las dificultades para moverse (y por ello dificultades para comprar y cocinar, lo que conlleva que muchos de nuestros ancianos estén malnutridos), influyen a su vez en todos los demás sistemas.

En los **sistemas urinario** y **reproductor,** los riñones se vuelven más pequeños y menos eficientes, por lo que aumentan los niveles de urea, azúcar, creatinina y ácido úrico. Uno de cada tres varones de más de setenta años tiene algún problema con la próstata. Hay también cambios en los testículos y la secreción hormonal, aunque puede conservarse la fertilidad durante la vejez. Los cambios menopáusicos en las mujeres generan un descenso de los estrógenos segregados por los ovarios, lo cual afecta a todo el sistema: el útero se encoge y atrofia, el epitelio vaginal adelgaza y hay sequedad y queratinización; la vagina pasa de ser ácida a alcalina, y se atrofia el tejido mamario.

En el **sistema endocrino** hay un declive en la producción de hormonas por parte de la glándula tiroides, la corteza adrenal y las gónadas.

La **piel** adelgaza, pierde grasa subcutánea y es bastante menos elástica. La curación tiende a ser menos eficiente en los ancianos; tarda más y el tejido cicatrizal es menos fuerte. Hay una disminución de los corpúsculos de Meissner (los receptores en la piel que responden al ligero roce), y por ello empeora el sentido del tacto. Es común la caída del cabello de la cabeza en los varones, aunque crece más pelo en las fosas nasales y las orejas. (Nadie sabe por qué ocurre esto). Las uñas de los dedos crecen más lentas y se vuelven más frágiles y propensas a romperse. (Creo que es posible, incluso probable, que esto se deba a deficiencias, y no al proceso normal de envejecimiento).

Todo parece un poco desalentador, ¿verdad? Especialmente para nosotros, criados en la moderna cultura materialista, que idolatra el aspecto externo de las cosas y valora el aspecto juvenil más que la belleza de la sabiduría y la edad. Muchos de nuestros supuestos, e incluso experiencias sobre el envejecimiento, se deben a nuestras creencias culturales y actitudes. Esto es realmente cierto. Muchos experimentos han demostrado que los indicios físicos reales del envejecimiento pueden revertirse con un cambio de actitud. Se ha observado que marcadores de la edad física, como el espacio entre las articulaciones de los dedos, la vista y la audición, mejoran cuando la gente actúa y habla como lo hacían cuando eran más jóvenes y estaban implicados más activamente en la vida.[3]

También se ha demostrado que meditar permite envejecer de un modo más lento. Robert Wallace efectuó en 1978 un estudio que examinó la edad biológica de personas que meditaban. Las valoraciones de la edad biológica que utilizó Wallace fueron la presión sanguínea, la agudeza auditiva y la visión cercana (la capacidad para ver objetos cercanos, como letras escritas). Son marcadores que se sabe que se deterioran con el envejecimiento. Wallace descubrió que quienes meditaban eran entre cinco y doce años más jóvenes en edad biológica que en edad cronológica (el grupo de cinco años más jóvenes había meditado menos de cinco años; el grupo de doce años más jóvenes durante más de cinco años). Parece que el deterioro propio de la edad conlleva cierta cantidad de decisión. Un estudio realizado en 1980, en tres asilos cercanos a Boston (Massachusetts), comparó los efectos de aprender meditación trascendental, practicar una técnica de relajación típica y aprender juegos de palabras creativos para mantener la agudeza mental. Al ponerse a prueba después de practicar un tiempo, quienes meditaban puntuaron más alto en los marcadores de salud mental, presión arterial y capacidad de aprendizaje. Pero lo más asombroso fue que, tres años después, un tercio de los residentes había fallecido, pero ninguno de los que meditaban.[4]

A medida que entramos más de lleno en la vejez, y por ello nos acercamos a la muerte, empezamos a aproximarnos más al ámbito del espíritu.* Puede decirse que, cuando somos recién nacidos y ancianos, nos encontramos más cerca de Dios, al haber llegado hace poco desde el Espíritu o estar a punto de volver a la Fuente. Nuestra cultura moderna se confunde con la edad, la sabiduría y la muerte: parece como si hiciéramos cualquier cosa por recuperar unos años, meses o incluso minutos de vida, debido a lo grande que es nuestro miedo a la muerte. Pero no hay escape de la vida sin la muerte para ninguno de nosotros, y esta temerosa evitación y negación se convierte en una temerosa evitación de la propia vida.

Volviéndose gris

El cabello gris es una corona de esplendor;
se consigue mediante una vida honesta.

---

* Rudolf Steiner habló y escribió sobre esto, así como sobre todas las fases de la vida.

¿Qué hay sobre el hecho de ponerse gris? Las células de nuestro cabello que elaboran pigmento van muriendo gradualmente, y el pelo se vuelve blanco, gris o color plata. ¿Te has dado cuenta de que actualmente poca gente tiene el pelo gris? Me parece una epidemia de encubrimiento. Yo misma estoy empezando a ponerme gris, así que se trata de un tema importante para mí. Sé que la mayoría de los tintes para el pelo son venenosos: contaminantes para el medio ambiente y tóxicos para nosotros, por absorberse en el cuerpo por la delicada piel del cuero cabelludo. Un estudio del año 2004[5] mostró un vínculo definitivo entre el prolongado uso de tintes y el cáncer linfático. Esto no es sorprendente, puesto que recordamos de nuestra descripción sobre los artículos de aseo que casi todos los más comunes contienen al menos una sustancia química carcinógena.

En la mayoría de las culturas, el pelo blanco es un signo de sabiduría. Sin embargo, el mundo moderno ha perdido el respeto por el pasado y por la verdadera sabiduría. Mirando a nuestro alrededor, podría parecer que hay pocos ancianos, pero mucha gente vieja, puesto que muchas personas pasan gran parte de su vida acumulando bienes materiales, y poco más. No es fácil aprender la verdadera sabiduría, ni aproximarse naturalmente al Espíritu, mientras estemos deseosos de aparentar ser jóvenes, seguir siendo capaces de tener una erección y permanecer al tanto de las modas más recientes. Me encanta ver el proyecto llamado «Los mayores»: la idea de Richard Branson y Peter Gabriel de reunir a los más ancianos del mundo para ayudar en los problemas globales. Entre Los mayores están Nelson Mandela, Desmond Tutu, Ela Bhatt, Gro Brundtland, Jimmy Carter, Muhammad Yunus, Graca Machel, Kofi Annan, Lakhdar Brahimi, Fernando H. Cardoso, Mary Robinson y Aung San Sui Kyi. Trabajan para difundir la paz y los derechos humanos por todo el mundo, y acuden a misiones en lugares donde existen problemas, y ofrecen a la gente la ayuda de su sabiduría y experiencia para la resolución de conflictos. (Véase www.theelders. org para más información).

CAPÍTULO 19

Interrelaciones. Cómo se interconectan los sistemas (y todo)

Aunque hemos examinado los sistemas corporales por separado en vistas a una mayor facilidad en su estudio, en realidad ninguno puede funcionar correctamente sin todos los demás. Somos un conjunto, no la suma de nuestras partes. Cada sistema es el único capaz de llevar a cabo sus funciones específicas, y todos los sistemas dependen del buen funcionamiento de los otros para un buen rendimiento general. Cuando algo va mal en un sistema, los efectos se dejan sentir en todas partes.

No estamos compuestos de sistemas separados que funcionan juntos, igual que las partes de una máquina deben estar bien para que toda la máquina funcione perfectamente. Estamos vivos, somos dinámicos y conectados por completo: no sólo las distintas partes que hay dentro de nosotros, sino que nosotros mismos somos parte del universo, relacionados de innumerables formas con todo lo que hay. ¿Has oído hablar del «efecto mariposa»? Consiste en la idea de que el aleteo de las alas de una mariposa, en una parte del mundo, puede llegar a causar un tornado en otra: un pequeño cambio en algún sitio genera una cadena de eventos que al final produce cambios enormes. No es que el aleteo de la mariposa produzca en realidad el tornado, sino que ciertos detalles del clima pueden verse afectados, de una forma caótica (impredecible) por la mariposa, y por ello también por muchos otros factores, por supuesto.*

---

* Esto procede de la obra de Edward Lorenz, matemática y meteorólogo estadounidense, que hizo el trabajo pionero sobre la teoría del caos.

En este capítulo comenzaremos estudiando el cuerpo, y después ampliaremos nuestra perspectiva más allá. La filosofía holística de la enfermedad considera que las dolencias llegan a un sistema o parte específicos de nuestro cuerpo de acuerdo con las luchas emocionales o espirituales que estemos experimentando. Estoy incluyendo brevemente algunas de estas ideas, no para defenderlas dogmáticamente, sino para quienes les interesen.[1]

Cómo se interrelacionan los sistemas

La mayor parte sobre esto se ha dicho al final de cada capítulo, y a continuación explicamos la conexión en conjunto.

Es evidente lo conectado que está el sistema muscular con el esqueleto. Los músculos están unidos a los huesos, cruzan articulaciones, descansan sobre el marco del esqueleto para moverse y necesitan el calcio de la sangre (las reservas están almacenadas en los huesos) para que estén al nivel adecuado para un funcionamiento correcto. Muy poco calcio en la sangre genera **tetania:** espasmos en los músculos. Si hay demasiado, los músculos se relajan en exceso.

Los músculos dependen por completo de la estimulación nerviosa para el movimiento y el tono. Los músculos dependen del sistema digestivo para obtener glucosa para energía, que almacenan en forma de glucógeno (como hace el hígado). Las hormonas están implicadas en el control de este proceso. El sistema digestivo es el que proporciona nutrientes para el crecimiento muscular: los aminoácidos para la producción de actina y miosina. Los músculos también necesitan oxígeno para elaborar ATP, y por tanto captan energía para la contracción. Esto les llega por cortesía de los pulmones y la circulación.

Los huesos están profundamente relacionados con el sistema cardiovascular. Las células sanguíneas se producen en la médula roja, y un desequilibrio en el calcio afecta al corazón, así como a los otros músculos. Demasiado calcio en la sangre afecta a muchos sistemas, ya que los depósitos de calcio se encuentran en los huesos, los riñones, vasos sanguíneos y otros órganos.

Los nervios hacen contraerse a los músculos para mover el esqueleto, y cada hueso tiene su propio aporte nervioso exhaustivo. El sistema digestivo es quien proporciona nutrientes para sintetizar hueso (por ejemplo, calcio, fósforo y boro, así como glucosamina utilizada para reparar el cartílago). A partir del colesterol y la luz solar, la piel sintetiza vitamina D, que después se utiliza para producir hueso. Hay una estrecha relación entre el sistema esquelético y los riñones, que ayudan a estimular la producción de médula ósea, mientras que el sistema endocrino controla el equilibrio del calcio parcialmente mediante reabsorción y acumulación de hueso. En lo que respecta al sistema reproductor, los estrógenos están implicados en el mantenimiento de la densidad ósea.

Los huesos, dirigidos por el planeta Saturno, constan de estructura y autoridad, por lo que los problemas en este ámbito pueden tener que ver con nuestra relación con la autoridad o con lo cómodos o seguros que nos sintamos con la estructura de nuestra vida y del universo.

La piel tiene músculos importantes (los piloerectores, que hacen que los pelos se pongan de punta) en su dermis, y los mueve el sistema nervioso. Tiene un aporte de sangre y nervioso muy rico. Sintetiza vitamina D para los huesos y desempeña un papel pequeño en la respiración. Si la piel no puede controlar adecuadamente la temperatura, pueden verse afectados todos los sistemas. Piensa en lo que sucedería en una oficina sin calefacción, o con una caldera rota que no se desconecta: sin una buena temperatura es imposible trabajar bien. Si todos los poros están bloqueados, morimos porque el bloqueo afecta seriamente a la termorregulación del cuerpo. Las hormonas pueden influir bastante en la piel, causar acné cuando hay un exceso durante la adolescencia, o sequedad si hay deficiencia durante la menopausia femenina. La piel depende de una buena digestión para recibir todos los nutrientes que necesita para su renovación y reparación constantes.

La piel puede reflejar la relación entre nuestro yo interno y nuestro yo externo. Protege a quienes somos, a nuestro sentido de la sensibilidad y de nosotros mismos. A veces, problemas cutáneos como el eczema están relacionados con la irritación y el enfado, que en ocasiones nos queman al expresarse a través de la piel. En términos holísticos, es bueno que una enfermedad se exprese por la piel, en el sentido de que es muy superficial: es mucho más serio tener un problema que se introduce más profundamente, en nuestros órganos internos.

El sistema cardiovascular está de manera clara relacionado con el sistema respiratorio, ya que la sangre lleva oxígeno y dióxido de carbono por todo el cuerpo, y viene y va desde los pulmones por la circulación pulmonar. El sistema linfático trabaja junto con la circulación sanguínea para ofrecer drenaje al nivel de fluidos y desgaste en los tejidos. La inmunidad está tan relacionada con la circulación sanguínea y los glóbulos blancos que son inseparables. La circulación es el principal sistema de transporte, y lleva hormonas, nutrientes desde el sistema digestivo y productos de desecho. La sangre lleva glucosa y oxígeno a los músculos, y todas las demás células para producir energía. Los riñones filtran la sangre y la mantienen limpia. Las células sanguíneas se sintetizan en la médula ósea, y la sangre transporta oxígeno y nutrientes a la piel, el pelo y las uñas.

En medicina china, la sangre y la circulación pertenecen al elemento fuego, y por tanto hay una fuerte asociación con tu capacidad de sentir y expresar alegría y otras emociones libremente, de forma positiva. Nuestro corazón late al ritmo del cosmos: es el lugar donde nos conectamos con el amor del universo y con éste mismo.

La relación entre los sistemas linfático y cardiovascular ya se ha explicado: no pueden funcionar el uno sin el otro. En el sistema digestivo, los lacteales linfáticos de los vellos del intestino delgado ayudan en la absorción de la grasa. El ácido láctico y la urea formados en las células musculares se eliminan por la linfa. Los movimientos de los músculos y los cambios de presión en el tórax, relacionados con el sistema músculo-esquelético, son claves para el movimiento de la linfa. (Louise Hay afirma que los problemas en el sistema linfático sirven para recordarnos mantener la mente concentrada en las cosas importantes de la vida: amor y alegría. Controlar los fluidos puede conllevar mantener a alguien o algo del pasado). La parte de la función inmunitaria del sistema linfático está involucrada en el correcto funcionamiento de todos los sistemas, porque protege a todas las partes del cuerpo de las amenazas externas y de las toxinas internas y del crecimiento anormal. El hígado es clave para elaborar inmunoglobulinas y protegernos de toxinas y sustancias extrañas que acceden al cuerpo a través del tracto digestivo. Nuestras emociones, el sistema endocrino y la inmunidad, están tan íntimamente relacionados que incluso la medicina moderna está empezando a estudiar el tema mediante la psiconeuroinmunología. Ciertas creencias sobre nuestra vulnerabilidad pueden generar resfriados y gripe, dado que pueden abrumarnos con actividad mental y confusión. El enfado y la irritación que no se expresan y resuelven con satisfacción pueden reducir la inmunidad, y por tanto producir infecciones.

Todas las células requieren oxígeno, que lleva al cuerpo el sistema respiratorio. Por eso todos los demás sistemas orgánicos dependen de él. Hay una relación bastante estrecha entre el sistema respiratorio y el sistema cardiovascular. Mediante su función de desintoxicación del cuerpo, el sistema respiratorio ayuda a todas las células del organismo.

En medicina china, los pulmones pertenecen al elemento metal, y por ello tienen que ver con lo que realmente es vital, valioso e importante, cuando hemos descartado todo lo demás. Debido a esta asociación con el respeto y el valor, los pulmones también están implicados en la expresión de aflicción, que es lo que sentimos cuando perdemos algo que valoramos. Cuando respiramos hondo estamos inspirados, literalmente: asimilamos la vida. Los problemas con los pulmones pueden estar relacionados con no valorarnos o respetarnos a nosotros mismos, no sentirnos capaces de asimilar la vida, o con la aflicción de que estamos luchando para aceptarnos por completo, lo cual conlleva un sentimiento profundo.

El sistema digestivo tiene vínculos con todos los sistemas, ya que todo el cuerpo necesita nutrientes. Además de esto, el sistema cardiovascular transporta nutrientes por todo el organismo. La digestión la controlan y la apoyan ciertas hormonas. Los lacteales linfáticos de las vellosidades del intestino delgado son necesarios para absorber la grasa. La glucosa procedente de la digestión la utilizan los músculos para generar energía, y los músculos de la pared intestinal realizan la peristalsis que impulsa los alimentos por el tracto digestivo. Como hemos dicho, todos los órganos digestivos tienen un suministro nervioso muy rico. El sistema digestivo trabaja junto con los huesos, el sistema endocrino y los riñones, para mantener de manera adecuada el equilibrio de calcio en la sangre. Esto es especialmente necesario para que funcionen bien los sistemas muscular y nervioso. El sistema digestivo, junto con los riñones, el pulmón y la piel, son esenciales para la excreción. ¿Recuerdas el sistema nervioso entérico? Este sistema está tan profusamente ayudado por nervios que le afectan por completo la tensión nerviosa y el miedo. Una indigestión puede significar que estamos teniendo problemas al digerir y asimilar nuestras experiencias.

Todos los sistemas están relacionados con el sistema nervioso de algún modo. Por ejemplo, la respiración está controlada por el cerebro, y el cerebro necesita un suministro constante de oxígeno, por lo que los sistemas nervioso y respiratorio son interdependientes. Nuevas investigaciones indican que una falta de oxígeno generada por problemas respiratorios puede ser la causa de problemas de memoria, déficit de atención y problemas de aprendizaje y conductuales.[2] Las células del sistema inmunitario son sensibles a los neurotransmisores, y algunos glóbulos blancos se producen ellos mismos. El sistema linfático está implicado en la desintoxicación, por lo que mantiene limpia la sangre; el cerebro es muy sensible a las toxinas. El sistema endocrino está controlado por el hipotálamo. Muchas hormonas influyen en el cerebro, y por ello en nuestros estados de ánimo y emociones. El tracto gastrointestinal tiene tanto suministro nervioso que dispone de su propio cerebro, el sistema nervioso entérico. Las células nerviosas de este sistema sintetizan neuropéptidos, con un fuerte efecto sobre el estado de ánimo. La piel está tan llena de receptores que se considera un órgano sensitivo por sí misma.

Los nervios simpáticos y parasimpáticos llegan a todos los órganos internos del cuerpo y la piel. Los nervios realizan el mantenimiento y reparación con nutrientes procedentes del sistema digestivo, que llegan hasta ellos por el sistema circulatorio. Cuando las toxinas se acumulan en el organismo, el sistema nervioso se ve afectado enseguida, por lo que el riñón, el intestino, el hígado, el pulmón, la piel y los sistemas linfáticos que trabajan para mantener limpio el cuerpo son esenciales para permitir un buen funcionamiento del sistema nervioso.

Los nervios se ocupan de la comunicación, por lo que los problemas en ellos pueden reflejar dificultades que tengamos en este ámbito.

El sistema nervioso trabaja íntimamente con el sistema endocrino para mantener la homeostasis. La glándula pituitaria está sobre todo relacionada con el hipotálamo, que la controla. La sangre transporta las hormonas hasta los órganos-diana. La digestión depende de las hormonas del estómago, intestino delgado y páncreas. En cuanto al sistema reproductor, lo dirigen varias hormonas; por ejemplo, la hormona folículo-estimulante (FSH) y la hormona luteinizante (LH) controlan la producción de hormonas sexuales y de gametos. La relación mente-cuerpo puede tener relación con temas de control y de equilibrio.

Los riñones están relacionados con el sistema circulatorio en el sentido de que consiste en sangre que filtran las nefronas, y además los riñones son claves en el control de la presión sanguínea. Hay hormonas que controlan la actividad del riñón: la renina controla los niveles de fluido en el cuerpo y la presión sanguínea, y la aldosterona controla el equilibrio de minerales. Los riñones ayudan a estimular la producción de médula ósea. La urea procede de aminoácidos degradados en el hígado.

Se ha dicho que todos los sistemas existen para permitir la reproducción. Ciertamente, para concebir un bebé se necesitan todos los sistemas, al menos para mantener el cuerpo de la madre en buen estado durante los nueve meses de gestación. Hay vínculos especiales entre este sistema y el endocrino, que controla los ciclos reproductores y su actividad, y entre el nervioso y el circulatorio, íntimamente relacionados con la actividad sexual y sus sensaciones.

El estrés, el miedo al futuro y una aversión inconsciente a ser padre puede interferir en la función reproductora. Las dificultades sexuales suelen proceder de sentimientos de culpa y vergüenza hacia el amor sexual, enfado por un amante actual o pasado, o problemas de abusos no resueltos. Los problemas de los genitales u órganos reproductores pueden estar asociados con la vergüenza y la culpa hacia el sexo, y con creencias sobre el castigo.

La interconexión de toda la vida

No podemos hablar de las interrelaciones sin al menos una breve mención a la mente y el espíritu, y en realidad al universo entero. Por supuesto, la cultura predominante en Occidente no apoya la idea de la interconexión. Si te han adoctrinado con nuestra moderna perspectiva separatista, intenta olvidarla por un momento y deja que algunos pequeños fragmentos sobre este tema tan extenso entren en tu mente mientras permanece abierta.

Campo electromagnético de la Tierra

Como examinaremos en el apéndice B, los llamados pueblos primitivos —los que siguen los Caminos Antiguos— dan por supuesto que nosotros, los humanos, estamos conectados con todo lo que hay, somos una parte integral de un todo magnífico y misterioso, en el que todo está relacionado con todo. De ese modo, tenemos un inmenso poder para influir en nuestro universo, y al mismo tiempo nosotros nos vemos afectados.

En realidad, esto no es tan improbable. Todos los seres vivos funcionamos según un ritmo circadiano de veinticuatro horas, un ciclo de noche y día, con diversas actividades biológicas que siguen un reloj que está sincronizado con la rotación de la Tierra alrededor del Sol. También tenemos otros ritmos en el cuerpo: media semana, mensual y anual, por ejemplo. La mayoría de las funciones de nuestros sistemas corporales se ven afectadas, y lo más asombroso es que quien sincroniza todo no está dentro de nosotros, sino que es externo: el Sol y los planetas.* Por ejemplo, las grandes tormentas solares alteran el campo electromagnético de la Tierra. Una manifestación dramática de esto es que las tasas de ataques cardíacos se elevan: una oleada de ataques cardíacos tiene lugar en un día de tormenta solar. Otro investigador, M. A. Persinger, descubrió que un clima inestable y variable en el am-

---

* Franz Halburg investigó esto mucho. Véase el capítulo «El momento adecuado», en Lynne McTaggart, *El experimento de la intención*.

biente genera un mayor número de intentos de suicidio, trastornos nerviosos y ataques epilépticos.*

Hay distintas energías en diferentes lugares de la Tierra. El término actual empleado para describir el estrés causado por las energías terrestres es **estrés geopático**.** No se trata de una idea nueva. Nostradamus (1503-1566) escribió:

Donde perecen las plantas y los animales están ausentes, allí no deberías vivir, ya que el lugar no es saludable. Experimentarás falta de armonía y perderás el equilibrio. Sin embargo, cuando encuentres el lugar en que viven personas felices, vitales y saludables, así como muchos ancianos, entonces quédate allí, ya que lograrás sobrevivir sin medicina ni médicos. Las misteriosas fuerzas de la Tierra te harán sano.

El historiador Plutarco (125-45 a. C.) también observaba:

Los hombres se ven afectados por corrientes de potencia variable, procedentes de la Tierra. Algunas hacen enloquecer a las personas, o causan enfermedad o la muerte; el efecto de otras es bueno, estimulante y beneficioso.

En Occidente, a estas corrientes se las suele llamar **líneas ley.** Son conocidas como diversas formas de energía terrestre, generadas por los campos electromagnéticos que emanan de forma natural de la Tierra. Algunas de estas redes de energía planetaria pueden ser perjudiciales para los seres humanos, como la red de Hartmann, un circuito que corre tanto longitudinal como transversalmente, cada par de metros, de norte a sur y de este a oeste. La red Curry está compuesta de corrientes diagonales que cruzan por un eje noreste/sudoeste y sudeste/

---

* También tratado en *El experimento de la intención*, de Lynne McTaggart, así como en su otro libro *El campo*.

** El texto sobre el estrés geopático que ofrecemos, y el texto siguiente sobre el feng shui, son obra de Lucy Harmer. Hay información sobre su obra en www.innerelf.com

noroeste. Estas redes de energía pueden sentirse en mayor o menor grado en cualquier parte, y pueden provocar estrés geopático. Pueden sentirse con mayor fuerza si hay distorsiones morfológicas en la superficie del planeta, y donde se cruzan las dos corrientes el estrés aumenta.

El estrés geopático se produce cuando la energía que surge de forma natural de la Tierra se distorsiona y se vuelve inestable. Las líneas ley pueden agrandarse, hacerse inestables o distorsionarse por corrientes subterráneas, concentraciones de minerales, movimientos tectónicos, fallas geológicas, cavidades subterráneas, líneas de ferrocarril o autopistas, túneles, proyectos de construcción, minas, excavaciones y cualquier cosa que cause un shock a la Tierra. Incluso las torres eléctricas y las señales de las calles pueden causar estrés geopático si están mal colocadas.

Hay también rayos terrestres que son beneficiosos para la salud humana. Son corrientes yang conocidas en Occidente como ondas de Schumann. Lamentablemente, estas ondas tienen problemas para atravesar los modernos materiales de construcción, como por ejemplo el granito, y la consecuencia es que son muy débiles en las grandes zonas urbanas.

El estrés geopático puede causar insomnio, irritabilidad, resfriados, fatiga crónica, dolores de cabeza, ansiedad y, a largo plazo, incluso graves enfermedades crónicas como el cáncer. Todas las personas que sufren cáncer o algún trastorno del sueño, y que han pasado por mi consulta, han dormido con su cama situada sobre una zona de estrés geopático, en la que se cruzaban dos o más corrientes. El 50 % de las mujeres que duermen sobre un punto nodal o zona donde se cruzan corrientes (es decir, donde el estrés geopático es agudo) no pueden quedarse embarazadas durante un largo período de tiempo. El estrés geopático se considera actualmente uno de los principales factores del síndrome del edificio enfermo. Las indicaciones más comunes del estrés geopático suelen ser resistencia a los tratamientos médicos, sensación de estar siempre agotado, ansiedad, nerviosismo, depresión, pérdida del apetito, insomnio, sueño inquieto, sensación de frío, calambres, fatiga crónica, dolores de cabeza leves, dolor de espalda y hormigueo en brazos y piernas. El estrés geopático no causa enfermedades específicas, pero debilita el sistema inmunitario, de forma que hay menos probabilidad de combatir las enfermedades. Impide que el cuerpo absorba vitaminas, minerales y elementos traza de los alimentos, y reduce la resistencia a la contaminación ambiental, con lo que aumentan las alergias.

Para reducir el estrés geopático hay unas cuantas opciones. La acupuntura terrestre es un remedio eficaz, pero deben comprobarse con regularidad los efectos, para asegurarse de que el estrés no vuelve. Para llevar a cabo la acupuntura terrestre, pide al guardián del lugar que te muestre los puntos de curación, o que utilice una varilla de zahorí para descubrirlos. Después coloca agujas de acupuntura terrestre, de cobre o hierro (como postes, a veces con cristal adosado) en el suelo, para neutralizar los efectos del estrés geopático. Sigue tu intuición en lo referente a qué método usar.

Limitarse a situar la cama en una zona no estresada geopáticamente es el mejor remedio posible. Un buen libro sobre cómo detectar y evitar el estrés geopático es el de Rolf Gordon, *¿Duermes en un lugar seguro?* (www.rolfgordon.co.uk).

Hay también algunos materiales útiles para protegerse del estrés geopático, como corcho o tatami, que puede colocarse bajo las camas, sobre todo si el estrés geopático se debe al agua subterránea. Hay otros materiales aislantes, como planchas minerales, que pueden utilizarse para protegerse de otras causas de estrés geopático, y que podría recomendarlas un buen consejero zahorí o de feng shui.

Si sufres mucho estrés geopático, puedes comprar un Raditech, un aparato que enchufas a la corriente eléctrica. El dispositivo activa ciertos minerales aplicando una pequeña corriente eléctrica, con lo que neutraliza algo del efecto del estrés geopático. Los nuevos aparatos son mucho más eficaces y emiten menos radiación electromagnética. El bienestar de la mayoría de la gente aumenta dramáticamente, pero algunos de mis clientes sólo me han informado de un ligero beneficio. Si estás interesado, te sugiero que compres un dispositivo que ofrezca un período de prueba. (Para más información, y para comprar un Raditech, visita www.dulwichehealth.co.uk).

Influidos por nuestro entorno

Es posible que no seas consciente de todos los distintos factores que influyen en tu hogar y lugar de trabajo, ni en el impacto que tienen en tu vida. Estas influencias (la mayoría están científicamente demostradas) incluyen:

› El impacto fisiológico del color
› El arte visual
› Adornos
› Campos electromagnéticos y contaminación de microondas emitidos por ordenadores, televisores, hornos microondas, antenas de teléfonos móviles, etc.
› Estrés geopático
› Gases emitidos por materiales de construcción
› Efectos físicos y psicológicos de los montones de trastos
› Localización y orientación de un lugar, incluida la disposición espacial del mobiliario
› Calidad del aire
› Iluminación

El arte del **feng shui** trata sobre estas cosas y mucho más. La definición oficial de feng shui, dada por la Sociedad Londinense de Feng Shui, es «[…] la práctica […] de analizar la influencia y la interacción entre personas, edificios y entorno para lograr una mejor calidad de vida».

Algunas de estas influencias, como el estrés geopático, los campos electromagnéticos, la contaminación de microondas y la iluminación, pueden generar ciertos problemas de salud, como depresión, abortos espontáneos, hiperactividad en niños, insomnio, irritabilidad, resfriados, cansancio crónico, dolores de cabeza, ansiedad, e incluso enfermedades graves como el cáncer.

El feng shui reequilibra y corrige el flujo de energía dentro de un lugar, casi de la misma forma en que la acupuntura funciona en los meridianos de la gente. Cuando la energía circula libremente, todos los aspectos de nuestra vida se potencian: salud, relaciones, trabajo, entre otras cosas. El propósito del feng shui es restablecer cualquier sentido del equilibrio que se haya perdido, mejorando el entorno. Puede aportar un mayor sentido de armonía y bienestar en tu hogar o lugar de trabajo.

Una parte integral del feng shui, llamada limpieza de espacios, tiene como objetivo liberar a un lugar de viejas emociones, los recuerdos incrustados en las paredes y elevar su nivel de energía creando una sensación de armonía con los habitantes. La limpieza de espacios limpia todas las formas de pensamiento y los patrones negativos de conducta que hayan dejado anteriores moradores, y que pueden tener un impacto considerable en las vidas de las personas que se han mudado allí. La energía de un lugar se genera en parte mediante traumas, acontecimientos y estados de ánimo que hayan tenido lugar allí. Cada vez que alguien siente una fuerte emoción en un lugar específico, parte de su energía se deposita en las paredes.

A veces, los recuerdos quedan anclados en las paredes, o las huellas emocionales de un lugar simplemente no reflejan las esperanzas y aspiraciones de la persona que vive o trabaja allí. Si te sientes bloqueado a nivel emocional, o sientes cierta pesadez en tu hogar o lugar de trabajo, si todo lo que intentas parece salir mal, o si los proyectos que emprendes no parecen progresar, entonces es evidente que el espacio necesita una limpieza.

La limpieza de espacio elimina el pasado y libera todas las huellas emocionales, ciclos energéticos y cualquier restricción inútil relacionada con la historia del espacio. Eleva el nivel de vibración y ayuda a manifestar los deseos más importantes. Aporta más luz y energía astral a tu casa o lugar de trabajo, de forma que puedas experimentar una mejor calidad de vida.

Conectado con la naturaleza

Edward O. Wilson, al escribir sobre biofilia en 1984,[3] dijo que los humanos han evolucionado junto con todas las demás formas de vida sobre la Tierra, y nuestra relación íntima con la naturaleza es esencial para lo que emprendamos. Stephen H. Buhner escribe con elocuencia sobre esto en *Las enseñanzas secretas de las plantas*:

Y sin este vínculo, ¿qué es la vida? ¿Qué es la vida sin este intercambio de esencia espiritual entre la humanidad y lo indómito del mundo? Comida sin sabor en algún polvoriento y vacío lugar que se eleva con precisión geométrica sobre un plano vacío. Una vida matemática obligada a estar en su lugar mediante apisonadoras, y ocupada por cemento y hombres. Y entonces, ¿qué somos nosotros sino periódicos abandonados y arrugados, historias sin sentido, vagabundeando en alguna oscura calle barrida por el viento?

Conectados unos con otros

Además de estar conectados con todo lo demás, estamos profundamente conectados unos con otros. Innumerables experimentos han demostrado lo que ya sabemos en realidad: que nos comunicamos a través del espacio, que «sabemos» cosas los unos de los otros, y que podemos «ver» acontecimientos a distancia. Por ejemplo, los experimentos de Dean Radin, de 1997, demostraron que las personas a las que se envía un propósito de curación reaccionan a él de un modo medible fisiológicamente, y que, cuanto más conectadas están dos personas, más fuerte es este efecto. La gente puede conectarse con rapidez de esta manera. Si dos personas intentan conectarse mentalmente, sus ondas cerebrales y los ritmos de sus corazones se moverán juntos en sincronía, en una relación llamada **incorporación.** Por suerte, parece que los ritmos más saludables son los que predominan, haciendo que la otra persona se sincronice con ellos.*

Después hay algunos interesantes estudios con gemelos. Por ejemplo, los «gemelos Jim», de Ohio: se les separó al nacer y sólo se volvieron a ver cuando tenían treinta y nueve años. Los dos se llamaban Jim (nombre puesto por sus respectivos padres adoptivos), los dos tenían un perro llamado Troy, habían trabajado en lo mismo y se habían casado dos veces, primero con una Linda y después con una Betty. Conducían el mismo vehículo y pasaban las vacaciones en la misma zona

---

* *El experimento de la intención*, de Lynne McTaggart, reúne una gran cantidad de fantástica investigación sobre este ámbito, y la presenta de un modo muy legible.

de Florida, en la misma época, cada año. Varias parejas de gemelos han muerto al mismo tiempo. Por ejemplo, Peg murió en un accidente de tráfico cuando la columna del volante penetró en su pecho. Su gemela Helen se despertó en ese momento con dolor en el pecho y murió de camino al hospital. El científico Percy Seymour argumenta a favor de la sincronización entre esos gemelos: una versión, a gran escala, de la sincronización de partículas descrita por la física cuántica.[4]

Por último, tenemos el fenómeno de la visión a distancia: viajar fuera del cuerpo para «ver» cosas que están en otro sitio. Por supuesto, para los chamanes esto es una actividad diaria. Pero es interesante que el proceso de visión a distancia lo desarrollaron investigadores de la Universidad de Stanford, bajo contrato del gobierno estadounidense, para su uso por parte de los servicios de inteligencia. En otoño de 1996, la CIA publicó información sobre el llamado «programa Star-Gate»; se confirmó oficialmente que el gobierno, durante veinticinco años, había formado y utilizado espías psíquicos para observar objetivos en la Unión Soviética y en otros lugares. Paul H. Smith, un oficial de las fuerzas aéreas retirado, dice:

> Los visionarios expertos y con mucha práctica pueden acceder a un objetivo casi el cien por cien de las veces. Esto no significa que obtengan todos los datos que estaban buscando. Consiguen información indicando que estuvieron «allí». No obstante, estos visionarios expertos normalmente consiguen información precisa, por lo general sin errores, sobre el objetivo.[5]

Este tema, por supuesto, sirve para un libro por sí mismo. (O muchos libros. El lector puede leer *El tercer nivel de realidad: Una teoría unificada de lo paranormal*, de Percy Seymour, y *El lenguaje secreto de las plantas: el corazón es un órgano de percepción en la percepción directa de la naturaleza*). Hay muchas pruebas sobre la interconexión.

Conexiones mente-cuerpo

Después tenemos el poder de la mente. Lo que vemos es lo que tenemos, y parece que tenemos cierta tendencia a ver lo que creemos, y eliminamos casi todo lo demás. Hay una adorable historia en el libro *Curación cuántica: explorando las fronteras de la medicina mente/cuerpo*, de Deepak Chopra, sobre una mujer que tenía mucho dolor abdominal y que había sufrido una operación para lo que se sospechaba que eran cálculos biliares; cuando la abrieron, estaba dominada por el cáncer, por lo que se limitaron a cerrarla de nuevo sin poder hacer nada. Su hija, al decirle que no se podía hacer nada y que la muerte era inminente, pidió que no se lo dijeran a su madre, para que disfrutara de la poca vida que le quedaba. A la mujer se le dijo que la operación había sido un éxito. Un tiempo después, volvió a ver al médico, totalmente sana, y dijo: «Doctor, yo estaba segura de que tenía cáncer. Cuando descubrí que eran sólo cálculos biliares quedé aliviada y me decidí a vivir mi vida al máximo». Muchos estudios han demostrado que las creencias de la gente sobre su salud y su enfermedad tienen un efecto importante sobre la recuperación. Echaremos un vistazo más detenido a esto en el capítulo 23.

Puedes ver que sólo he tratado la punta del iceberg. Hay mucho más que decir sobre la interconexión porque básicamente la vida es un flujo en permanente cambio e interconectado. Las conclusiones que se pueden extraer de la información que he elegido para tratar este tema dependen de ti, y sin duda estarán influidas por muchos factores interconectados sobre ti y tu vida: lo que crees, cómo estás conectado contigo mismo y con los demás, la conciencia de la magnífica belleza y el poder de la naturaleza, qué cantidad de esa belleza y ese poder se ha perdido y se sigue perdiendo, y tu relación con el Espíritu, por citar sólo algunos. Se puede obtener mucho de la expansión de nuestra propia conciencia sobre la conexión.

Disfruta de tus exploraciones.

CAPÍTULO 20

Dejar el mundo físico.
La muerte y el proceso de morir

Normalmente, el cuerpo, esta red de funciones y estructuras interconectadas, se mantiene unido mediante mecanismos homeostáticos. Si una o más funciones vitales o partes del cuerpo se pierden o dañan, no se puede mantener la homeostasis y el individuo en su conjunto muere. Esto puede ocurrir de repente o poco a poco; puede tener lugar a causa de una lesión, traumatismo, inanición, deshidratación o envejecimiento. A nivel celular, nuestros cuerpos se encuentran siempre en un estado de muerte y regeneración, y muchas de nuestras células se reponen una y otra vez durante la vida. Después de morir el cuerpo, algunas células siguen vivas durante varios días después. La vida y la muerte no son tan claramente distintas como podríamos pensar.

Las tradiciones espirituales —es decir, casi todos los sistemas de pensamiento del mundo, excepto la moderna ciencia occidental— consideran que la muerte es la separación del espíritu respecto del cuerpo. Y de ahí el título de este capítulo. Dejar el mundo físico consiste simplemente en dejarse ir del cuerpo, la túnica que el espíritu ha llevado puesta durante el transcurso de la vida (el buen camino rojo por el que viajamos dentro del cuerpo), y nos pasamos al camino azul del espíritu.[1]

El espíritu es la fuerza que anima al cuerpo, lo cual puede verse especialmente en el corazón y los pulmones. El espíritu permite que el corazón siga latiendo y los pulmones respirando: son los dos movimientos vitales de los que dependen todas las demás funciones, para la supervivencia inmediata. Cuando el espíritu sale, el latido del corazón y la respiración cesan. La mayoría de las culturas consideran que el espíritu sigue habitando el cuerpo durante un tiempo, después de la muerte física; no sale inmediatamente, sino que tarda un tiempo en marcharse. Los ritos funerarios tradicionales por lo general consisten en ayudar al espíritu a salir, a entrar por completo en el siguiente mundo y no quedarse atrapado como un fantasma.

En ninguno de los libros de fisiología que he estudiado se dice nada sobre la muerte. Por supuesto, la fisiología es el estudio de las funciones de un cuerpo vivo, pero, aun así, puesto que la muerte nos va a llegar a todos nosotros, considero sorprendente que no sea uno de los temas tratados. Sogyal Rinpoche, un maestro budista tibetano, al poco tiempo de llegar al Reino Unido, se sorprendió de la ausencia de pensamientos sobre la muerte en nuestra cultura. En el budismo tibetano es habitual pensar en la muerte de cada uno, meditar sobre ella y prepararse para ella, desde que se es adulto.[2] En muchas culturas, la muerte, como parte integral de la vida, es algo con lo que todos están familiarizados. En la moderna cultura occidental no hablamos sobre la muerte, y ni siquiera sobre los moribundos. Podemos tener noventa años de edad y aún preocuparnos por las minucias de la vida, sin llegar a pensar en la muerte en ningún momento, aunque sabemos que se encuentra cerca.

A nuestros familiares moribundos los alejamos de nuestra vista metiéndoles en hospitales o residencias (si tienen suerte). Durante la época victoriana comenzó la tendencia actual de funerales solemnes y con la cara estirada; la gente intenta no expresar sus emociones, no expresar su aflicción en público.

Comparemos esto con casi cualquier otra cultura, donde, si una persona muere y no recibe una buena despedida –lo cual incluye muchas lamentaciones, llantos y pena, además de una conmovedora celebración de la vida–, la tarea no se habrá realizado adecuadamente. Por ejemplo, el pueblo dagara, en el oeste de África, cree que se necesitan muchas lágrimas para lavar el espíritu del fallecido y que pueda llegar al otro mundo. Los dagara también reconocen la importancia de que los vivos expresen totalmente su aflicción: un funeral es una oportunidad para que todo el mundo llore y exprese sus sentimientos de pérdida, junto con todos los demás, públicamente. Es el momento en que debe salir toda la pena, no sólo por la persona que acaba de morir, sino por la pérdida experimentada como humanos vivientes. Los dagara saben muy bien lo peligroso que es no llorar para un ser humano.[3]

Comparemos esto con la realidad tan habitual en el Reino Unido o Estados Unidos, cuando una persona que llora en un funeral se siente obligada a pedir perdón por perder el control. La gente que no vuelve a la realidad poco después de que un ser amado muera se considera que se ha quedado atrapado, o que necesita alegrarse. Se suelen prescribir tranquilizantes o antidepresivos a las personas que no pueden o quieren suprimir su expresión de pena. Nuestra cultura predominante (hay comunidades del viejo mundo, de África, así como culturas nativas de nuestro Occidente dominante, que ven las cosas de forma distinta) considera que la supresión de la pena es sinónimo de fuerza, y que su expresión es debilidad que pone en peligro nuestra salud física, mental y espiritual. Es muy probable que las dos guerras mundiales del siglo XX hayan endurecido este patrón: simplemente hubo demasiada pena y falta de tiempo para sentirla y recuperarse del todo de ella.

La medicina moderna mide el éxito según el tiempo que vive una persona; por ejemplo, la llamada tasa de supervivencia de cinco años en los tratamientos de cáncer. Hay una sofisticada maquinaria que puede mantener viva a la gente o resucitar a una persona que ha muerto. Se están haciendo bebés de diseño para aportar un hermano a niños con cierta enfermedad y que puedan mantenerse vivos con trasplantes de órganos o médula ósea. Hacemos lo que sea para vivir unos años más, unos meses más, unos días más. Parece que tenemos fobia a la muerte. Probablemente haya muchas razones para esto. Una es que muchos de nosotros estamos tan llenos de pena no expresada que no podemos estar cerca de quien perdemos; otra, que si el cuerpo material es todo lo que creemos que existe, y con lo que nos identificamos por completo, entonces el final de todo conlleva la aniquilación total.

Pensemos esto: un día, tú y todos los demás, vamos a morir. Esto puede tener lugar de distintas maneras. En el Reino Unido y Estados Unidos, uno de cada tres morirá de enfermedades cardiovasculares.

Puede tratarse de un infarto o un ictus, que nos mate inmediatamente o nos conduzca por un viaje más lento hacia la muerte. Uno de cada tres morirá de cáncer, que puede demorarse semanas o años, y que puede ir desde una enfermedad más o menos libre de dolor a una tremenda agonía.

¿Qué sentimientos te aporta esto? Merece la pena pensar en la realidad de nuestra muerte, no ser hipocondríacos ni obsesionarnos con ella, pero sí pensar directamente en la realidad de la muerte y en el momento presente, y poner en perspectiva lo que es importante y lo que no lo es. Una cosa sobre la muerte, y sobre la pena, es que con seguridad nos muestra lo que importa. Caen todas las cosas superfluas. Podemos pasar por el momento con dignidad, con valor e incluso con humor, y aceptarlo como la gran última aventura, abriendo nuestros corazones a cada momento.* Podemos dejarnos ir con elegancia cuando llegue el momento, en lugar de intentar cualquier cosa para comprar más tiempo, sin pensar en el coste para nuestro planeta o para generaciones futuras. Cuando nos dejamos llevar por el miedo, estamos dejando pasar la oportunidad de estar aquí con plenitud, de poder disfrutar de nuestra vida. También nos podemos sentar y disfrutar del paseo. Podemos despedirnos de nuestros seres queridos cuando les llega el momento de irse, en lugar de malgastar nuestro precioso tiempo juntos con excusas o desesperación. Muchas tradiciones espirituales nativas y de caminos antiguos insisten en el sentido de ser conscientes de la muerte para conformar nuestras vidas, y pocas de ellas hablan sobre juicios cuando tenga lugar. Tal vez la versión cristiana de lo que sucede, y de lo que se necesita para ir al cielo, haya alejado a nuestra cultura de la muerte, asustando a tantas generaciones con el fuego del infierno y la condenación eterna.

---

* Mi lector de pruebas para la primera edición, Patch Mendes, me contó una historia sobre un hombre hopi que había hecho de payaso y había hecho reír a la gente toda su vida. Afrontó bien su muerte, y su último deseo —su último chiste— fue pedir que su cuerpo muerto se tirase desde un edificio de la ciudad. Todo el mundo se rio. (Si alguien sabe más sobre esta historia, me gustaría escucharlo: sería adecuado honrar a ese hombre citando su nombre).

Puede que temamos más a las cosas cuando no entendemos lo que está ocurriendo, por lo que una solución es averiguar más sobre el proceso que conduce a la muerte. Otra es dedicarnos a la vida y vivirla de verdad, abriéndonos en cada momento a la confianza, el amor y el asombro a nuestra gran fortuna de haber pasado un tiempo en un asombroso cuerpo humano, en esta hermosa Tierra nuestra.

El proceso de morir

Echemos un vistazo a lo que sucede al cuerpo de una persona que pasa por el proceso de morir. Deborah Sigrist, en su libro *El fin del viaje: una guía para conocer el proceso de morir*, describe los cambios que tienen lugar durante la muerte, en cuatro dimensiones: física, mental, emocional-social y espiritual.

El cuerpo deja de funcionar y ocurren cambios físicos en la circulación, el metabolismo, la respiración, las secreciones pulmonares, la excreción y los sentidos. Lo que tal vez sea anormal en la vida se convierte en normal en la muerte. La muerte es una experiencia que llega a cada persona de una forma única, y ocurre a la persona en su conjunto, no sólo al cuerpo. Dolor y sufrimiento, igual que comodidad y curación, pueden tener lugar en cualquier parte de una persona, no sólo del cuerpo. De hecho, las oportunidades para el crecimiento en los ámbitos emocional, social y espiritual son tremendas, aunque el cuerpo se vaya ralentizando conforme la persona se va dejando llevar.

Hay muchos síntomas físicos de la muerte. La circulación se ralentiza a medida que la presión sanguínea desciende y la frecuencia cardíaca se enlentece, por lo que las manos y los pies pueden sentirse frescos o fríos al tacto. Los dedos, lóbulos de las orejas, labios y blanco de las uñas pueden mostrar síntomas de esta menor circulación y ponerse azulados o gris claro. Cuando la muerte está muy cerca, los pies y las rodillas pueden mostrar manchas: aparecen manchas de color púrpura. Con la circulación reducida, la vista puede nublarse.

El cuerpo ya no necesita mucha energía y el sistema digestivo se ralentiza, por lo que se reduce el deseo de comer, y más tarde el de beber.

Al reducirse la comida y la bebida, el cuerpo se deshidrata de manera natural, lo que hace que el moribundo esté somnoliento y menos consciente del dolor y las molestias. Más próxima al momento de la muerte es común la fiebre.* Se espesan las secreciones de los pulmones y se juntan en los pulmones o parte posterior de la garganta, con lo que el ruido de la respiración parece húmedo y congestionado: el «ruido de la muerte». Esto por lo general no molesta al moribundo cuando se aproxima la muerte. Tiene lugar todo tipo de cambios en la respiración: frecuencia, ritmo y profundidad. Puede haber períodos en que no se respire durante medio minuto o más, o bien las respiraciones pueden oscilar entre lentas y superficiales, o rápidas y profundas.

Los riñones y el intestino dejan de funcionar, y con la deshidratación se produce menos orina, que es de color oscuro, y los movimientos intestinales son menos frecuentes. Si los intestinos no se mueven durante tres o cuatro días, puede haber bastantes molestias.

El oído es el último sentido que se pierde, por lo que tiene sentido siempre suponer que una persona moribunda nos puede escuchar, aunque no pueda responder. Un toque suave es siempre una buena forma de comunicarnos y de asegurarnos de que el moribundo sabe que estamos con él. Cerca de la hora de la muerte, la piel puede parecer húmeda.

También tienen lugar cambios mentales y emocionales durante el proceso de morir. Con la ralentización de la circulación y la respiración, el cerebro recibe menos oxígeno. Esto, junto con el dolor físico, el miedo o cambios metabólicos en el organismo, puede causar inquietud, agitación y una confusión ocasional o constante. El nivel de alerta y conciencia puede subir y bajar. La atención de una persona moribunda comienza a volverse hacia dentro, y se reduce la conciencia de lo que la rodea. Algunas personas caen en un sueño tan profundo que no se las puede despertar.

---

* Tal vez nos caliente el amor de Tatewari en este momento del gran viaje. (Recuerda al dios huichol Tatewari, el Abuelo Fuego, que habla por medio de un chamán cuya temperatura corporal asciende a 41 °C cuando el Abuelo lo visita).

Después están los factores emocionales y sociales. Muchas personas moribundas desean pasar revista a su vida, mirar atrás en busca de sentido y autorrealización. Suele haber lamentaciones, perdón hacia uno mismo y hacia otros, despedida de las personas y de los lugares. El vivo puede ayudar al moribundo estando preparado para escuchar y compartir estos procesos.

Sea o no religiosa una persona, las consideraciones espirituales suelen estar presentes cuando alguien está muriendo. La gente piensa en el sentido de la vida, la esperanza, el sufrimiento y la muerte. Las pasadas pérdidas aparecen y se lamentan, se revisa el pasado y se perdona a la gente que nos ha hecho daño: todo esto son acciones comunes en alguien que está muriendo. Es habitual que un moribundo tenga una visión de alguien que ya ha muerto, o de una figura espiritual o religiosa. Es común soñar con nuestros antepasados.

Cada persona muere en el momento adecuado; para algunos, rodeados por otros; para otros, solos. Algunos parecen esperar durante el momento de la muerte, para morir justo después de que llegue alguien de fuera de la ciudad, o después de un aniversario importante.

Qué le ocurre al cuerpo después de la muerte

Después de morir, el cuerpo cambia aún más. A veces, el intestino y la vejiga se abren y se vacían inmediatamente. En cuestión de cuatro horas, los músculos esqueléticos se ponen rígidos; se llama **rigor mortis,** la «rigidez de la muerte», en latín. Normalmente la cara se pone rígida antes, y las manos y los pies después. La máxima rigidez aparece entre doce y cuarenta y ocho horas, dependiendo de la temperatura del cuerpo y otros factores. (Por ejemplo, una persona que tuviera hambre tiene menos depósitos de glucógeno en los músculos para utilizar en la respiración; por esto, el rigor mortis aparecerá antes).

Lo que sucede en los músculos es que el ATP se agota porque la circulación deja de llevar oxígeno y glucosa a las células. Las células musculares no mueren todas inmediatamente: pueden proseguir la respiración anaeróbica y sintetizar algo de ATP, pero al final dejarán de poder hacer más. ¿Recuerdas que el ATP lo utilizan las células musculares para liberar la contracción de actina y miosina, con lo que les aportan energía para la siguiente contracción? Por tanto, sin ATP, y también con iones de calcio filtrándose por todas partes del interior de las células musculares, los miofilamentos no pueden liberarse, y los músculos se quedan y permanecen contraídos con fuerza.

El rigor mortis sólo desaparece cuando las células y los tejidos empiezan a descomponerse. Sin su mantenimiento normal, los lisosomas de las células musculares se abren y dejan que sus enzimas escapen y empiecen a disolver la actina y la miosina, con lo que liberan la tensión. Esto marca el comienzo del proceso de **putrefacción:** la descomposición del cuerpo tras la muerte. La putrefacción es la disolución del cuerpo por sus propias enzimas y la acción de las bacterias. El cuerpo cambia gradualmente en lo relativo a su composición química de gases, líquidos y sales. Poco después de la muerte, las bacterias invaden los tejidos. Son bacterias que en vida estaban normalmente presentes en el tracto digestivo y los pulmones. Prefieren condiciones anaeróbicas, por lo que, como el oxígeno rápidamente está ausente tras la muerte, se multiplican con velocidad. Cuanto más calor haga, más rápida será la descomposición. Se producen gases que huelen mal a medida que el cuerpo se licúa. En general, el cuerpo en descomposición no tiene un mal aspecto ni huele mal, y el fallecido se aleja de los vivos antes de que la putrefacción progrese. Sin duda, ésta es la razón por la que la mayoría de las religiones de países cálidos insisten en un rápido entierro.

A veces no tiene lugar la putrefacción normal y ocurre una variante llamada **momificación.** Esto sólo sucede en condiciones de sequedad del aire, cuando el aire puede circular; por ejemplo, en el desierto, o en una chimenea. En lugar de pudrirse, el cuerpo se marchita y se convierte en una masa de piel y tendones, parecida al cuero, que rodea a los huesos. Los órganos internos pueden descomponerse, o a veces conservarse. Los niños recién nacidos son pequeños y estériles, por lo que es más habitual que se momifiquen. Como probablemente sabrás, los antiguos egipcios conservaban los cuerpos de algunos de sus muertos utilizando procesos que generaban este fenómeno.

Los estudiantes de medicina del Reino Unido y Estados Unidos diseccionan cadáveres ya en su primer año de carrera, para aprender anatomía. Tengamos en cuenta que los estudiantes de medicina, igual que el resto de nosotros en Occidente, han estado protegidos de la muerte y tal vez nunca hayan estado cerca de ella antes. La experiencia de diseccionar un cadáver tiene un impacto muy profundo en ellos. Se espera que los médicos no muestren cara de estupefacción ante la muerte. Los estudiantes de medicina empezarán a estar en contacto con personas enfermas, algunas de las cuales serán enfermos terminales. La disección de cadáveres y la participación en autopsias en realidad no prepara a los estudiantes para interaccionar con los moribundos.

Hasta hace poco, muchas escuelas médicas también tenían «laboratorios de perros», donde los estudiantes practicaban operando a perros. Además de aprender sobre anestesia y diseccionar un cuerpo vivo, que respira y sangra, los perros morían en la mesa de operaciones, y con ello los estudiantes se exponían a la muerte. Este proceso se ha eliminado recientemente de la mayor parte de las escuelas de medicina.

Normalmente, en el segundo año de su formación médica, los estudiantes participan en una autopsia, la disección de una persona muerta para determinar la causa de la muerte. Las leyes británicas estipulan que a cualquier persona que muera sin haber visto a un médico en las dos semanas anteriores, que pueda confirmar la causa de la muerte, se le debe practicar la autopsia: el objetivo de la ley es evitar algún delito.

Como estudiante de medicina herbal, visité una morgue con un grupo de compañeros estudiantes. Una de las personas que se estaba diseccionando era una mujer de noventa y seis años que había muerto durmiendo. Puesto que estaba sana y no bajo cuidados médicos, se le practicó la autopsia. Resultó que había muerto por un derrame masivo: la mitad de su cerebro se había convertido en líquido. Este tipo de muerte, más propia de una edad avanzada, es la que mucha gente desea. Es una experiencia dura, pero valiosa, estar en presencia de la muerte.

La muerte en una avellana

(Esta historia procede del gran narrador de viajes escocés Duncan Williamson, que murió en 2007. La vi en el libro *La muerte, en resumen*, de Eric Maddern y Paul Hess, y la reproduzco aquí con mi agradecimiento hacia todos ellos).

Érase una vez un chico llamado Jack, que vivía con su madre en una cabaña junto al mar. Jack ayudaba a su madre en el huerto de hortalizas y vigilaba la cabra y las gallinas. Le encantaba caminar por la playa y recoger maderas a la deriva y otras cosas interesantes. Un día se levantó y su madre estaba aún en la cama. Fue a su habitación y ella estaba muy enferma y pálida, tumbada en la cama.

—Estoy muy enferma, Jack. Creo que el Viejo Muerte pronto vendrá a por mí.

—Oh, no, mamá, por favor, no digas eso; yo no puedo vivir sin ti. Estaría solo en el mundo.

—Lo sé, Jack, es duro para ti. Pero eres joven; te casarás y tendrás tu propia familia. Lo siento, pero estoy cansada y ahora debo dormir.

Jack fue a la playa, destrozado. Mientras caminaba por la orilla del mar, vio a un viejo que se le acercaba, llevando una guadaña. Era la Parca, el mismo Viejo Muerte. Cuando se acercó a Jack, le preguntó:

—¿Sabes el camino a la cabaña que hay junto al mar?

Jack dijo:

—Es la cabaña de mi madre. ¡No puedes ir allí!

Pero la Muerte repuso:

—Está enferma y con dolores, me necesita. Ha llegado su momento de partir.

—¡No! –gritó Jack–. No puedes llevarte a mi madre.

Y cogió la guadaña de la Muerte y la rompió en dos trozos.

—Has hecho mal –dijo la Muerte, y empezaron a pelear. Pero lo extraño es que, cada vez que Jack le golpeaba, el viejo se volvía más y más pequeño.

Pronto Jack le tuvo en la palma de la mano. Encontró una avellana que las ardillas se habían comido y empujó la cabeza del Viejo Muerte por el agujero, en el interior de la avellana, y después tapó el agujero con un palito. Allí la tenía: la muerte en una avellana. Jack tiró la avellana lo más lejos que pudo, dentro del mar. «Ahí. ¡Ahora no te llevarás a mi madre!».

Cuando Jack volvió a casa, su madre estaba en la cocina haciendo bollitos. Dijo que había entrado un viento en la cabaña y había hecho que mejorara.

—¿Por qué no recoges algunos huevos para el desayuno, Jack?

Así que Jack salió a por los huevos, sin decir nada a su madre sobre el Viejo Muerte. Cuando ella intentó romper el huevo con el borde de la sartén, *¡clonk!*, no se rompió. *Clonk, clonk, clonk.* Lo intentó una y otra vez, pero los huevos no se rompían.

—Qué raro –dijo–. Los huevos no se rompen. Ve y recolecta algunas hortalizas del jardín y haré sopa para comer.

Jack llevó puerros, zanahorias y nabos. Pero cuando su madre intentó trocearlos, el cuchillo resbaló, como si estuvieran sólidos y congelados.

—Pero no hemos tenido hielo desde hace meses. De acuerdo, entonces tendrás que matar al pollo y lo prepararemos para comer –dijo la madre de Jack.

Jack cogió al pollo e intentó retorcerle el cuello, pero, sin importar como lo hiciera, el cuello no se doblaba. Llevó el pollo a su madre y ella le cortó el cuello. La cabeza saltó, pero volvió de nuevo al cuello del pollo. Una y otra vez, la madre de Jack intentó matar al pollo, pero simplemente no pudo.

—¡Qué extraño! –dijo la madre de Jack–. Bueno, ve a la ciudad y compra algunas chuletas para cenar en la carnicería –dio a Jack una corona, y él se fue.

En la ciudad, Jack vio a una gran multitud de gente en la plaza, pero no les hizo caso y corrió al carnicero a pedir las chuletas. Pero el carnicero no tenía nada. Cada vez que intentaba matar a una vaca esa mañana, la vaca se volvía a levantar. Jack le contó lo del intento de matar al pollo.

—Tú lo has intentado con uno, yo lo he hecho con diez –exclamó el carnicero–. Es todo muy extraño; es como si nada muriese.

En ese momento, Jack se dio cuenta de algo que *él* había hecho. Corrió a casa y le contó a su madre cómo había metido al Viejo Muerte en la avellana.

—Oh, querido Jack –dijo su madre–. No debiste hacer esto. Necesitamos que la Muerte viva. Es mejor que vayas, busques esa avellana y lo dejes salir.

Así que Jack caminó por la playa buscando la avellana. Estaba cansado, hambriento y con frío, y caminó tres días y noches buscando la avellana. Desesperado, se sentó en la orilla. De repente vio la avellana. La agarró y quitó el palito. Salió la Parca, y mientras salía recuperó su tamaño original.

—Pensaste que podrías librarte de mí, que sin mí no habría problemas en el mundo. Pero sin mí, querido niño, no puede haber vida.

Pidió su guadaña y Jack le dijo:

—Mi madre me hizo arreglarla. Está al lado de nuestra casa.

Así que fueron a la cabaña y Jack dio la guadaña a la Muerte. El Viejo probó la hoja con su pulgar y dijo:

—Has hecho un buen trabajo, Jack. Y como has sido justo conmigo, dejaré que tu madre viva durante un tiempo.

Y desapareció.

Después de eso, la madre de Jack vivió hasta la vejez, y cuando la Muerte por fin le llegó, Jack no se preocupó mucho porque había aprendido que sin la Muerte no puede existir la Vida.

El proceso de duelo

No sólo pasan por el proceso de duelo las personas cercanas al fallecido. La persona que está muriendo también pasa por el mismo proceso en uno u otro grado, dependiendo de sus sentimientos sobre la vida que ha vivido. Cuando nos acercamos a la muerte, recibimos noticias desastrosas o pasamos por algún tipo de experiencia que altera nuestra vida, pasamos por varias fases del duelo.

Elisabeth Kübler-Ross define cinco fases del duelo en su libro de referencia, *Sobre la muerte y los moribundos*. Estas fases no siempre siguen el mismo orden, y no las experimenta todo el mundo, aunque Kübler-Ross afirma que la persona siempre experimentará al menos dos de las fases:

Las cinco fases del proceso de duelo:

› Negación: no me puede estar pasando a mí. Debe de ser un error.
› Enfado: ¿por qué yo? No es justo, hay que echar la culpa a alguien.
› Negociación: si hago esto, no ocurrirá. Déjame vivir para ver crecer a mis hijos y haré lo que sea a cambio.
› Depresión: Tristeza extrema, falta de motivación o deseo para seguir luchando. Cuando alguien queda inmerso en esto, las grandes lágrimas de curación llegan junto a los sentimientos de pérdida.
› Aceptación: al final llega el sentimiento de que es el momento correcto. Todo está bien, lo acepto.

Meditación sobre la muerte

En muchas culturas, es normal ser muy conscientes de la muerte, y de algún modo meditar sobre la inevitable muerte de cada uno. En el libro de Stephen Levine, *¿Quién muere? Una investigación sobre la vida consciente y la muerte consciente*, se presentan muchas maneras de trabajar con el dolor y la inminente muerte con compasión y gran humanidad. Tal vez te guste la siguiente meditación, tomada de *¿Quién muere?*

Sentado cómodamente, con tu cuerpo bien apoyado y asegurándote de que nadie te va a interrumpir, empieza a inspirar y espirar. Sé consciente de tu cuerpo, tus sensaciones, sus dolores y problemas. Tú eres tu cuerpo, pero eres más que tu cuerpo.

Sé consciente de tu mente, tus pensamientos: rápidos o lentos, fugaces o persistentes. Vigila tus pensamientos. Tú eres tus pensamientos, pero eres más que tus pensamientos. ¿Quién vigila tus pensamientos? Conviértete en el vigilante.

Piensa en tu vida con compasión y amor. Piensa en tus padres. Tú eres su hijo, pero eres más que eso. Piensa en tus hijos, tu familia. Eres padre, esposo. Piensa en tu trabajo. Eres… Pero eres más que tu puesto de trabajo. Cuando te retires, seguirás viviendo.

¿Quién es el que va a morir?

Experiencias cercanas a la muerte

Las experiencias cercanas a la muerte tienen lugar en aproximadamente el 10 % de las personas que se encuentran cerca de la muerte. Estas personas pueden experimentar un viaje por un túnel oscuro, hacia una luz brillante, viendo su propio cuerpo desde arriba, con recuerdos vívidos o entrando en otro mundo y encontrándose con seres queridos, dioses, ángeles o espíritus. Algunas personas tienen experiencias místicas de que pertenecen a la unidad del universo.

Los científicos materialistas (es decir, los que no aceptan la existencia del espíritu) dicen que todas estas experiencias pueden explicarse por la actividad desorganizada del cerebro del moribundo. Este argumento no convence a quienes han pasado por la experiencia, ni a las numerosas personas que creen que el alma tiene una existencia que no depende del cuerpo. Algunos que han tenido una experiencia cercana a la muerte han visto detalles de la sala del hospital o de la escena del accidente que, estando inconscientes, no pudieron ver con sus ojos físicos. Los escépticos dicen que el cerebro cambia la secuencia de estos eventos para que la persona crea que ocurrieron después de la muerte clínica, cuando en realidad sucedieron antes. Pero, por lo que sé, nunca se han hecho escáneres por imagen de resonancia magnética de una persona moribunda, para ver exactamente lo que ocurre en el cerebro y el cuerpo.

El libro de Helen Graham, *Medicina del alma: recuperar el espíritu hasta la curación*, comienza con una descripción de lo que sucedió a la amiga de su hermana, que sufrió la infección de un misterioso virus y cayó en coma. Los médicos decían que tenía muerte cerebral y que no sobreviviría mucho a los cuidados intensivos y al apoyo a su vida, pero poco después de que se la trasladase a una sala normal recobró la consciencia. Había experimentado que estaba fuera de su cuerpo. Sabía cosas que no podía haber sabido, sobre acontecimientos que ocurrieron mientras estaba en coma; por ejemplo, saber que una enfermera se había hecho un nuevo corte de pelo (no pudo haber visto el antiguo peinado mientras estaba en coma). También sabía cosas que nadie más sabía, como el hecho de que su hija estuviese embarazada y que tendría una niña.

Para la persona de una tribu que vive con la experiencia de una tradición ancestral, toda esta especulación sobre si hay una vida después de la muerte es irrisoria: la existencia de los antepasados no se acepta con una fe ciega ni con la amenaza de un castigo por parte de algún dios lejano o autoridad religiosa, sino que se experimenta directamente durante la vida.

Actitudes religiosas sobre la muerte

Lo que sigue es un vistazo muy simplificado de la muerte desde diversas perspectivas religiosas. De nuevo, cada una podría ser un libro por sí misma, y explicar de verdad el misterio de todo ello llevaría una vida de dedicación. Permíteme pedir disculpas con antelación por dejar pasar tantas cosas importantes en mi torpe intento por ofrecer una perspectiva de las actitudes religiosas sobre la muerte.

La perspectiva **budista** incluye considerar la muerte como la separación de lo material de que estamos hechos, y un despertar hacia nuestra verdadera naturaleza. El estado mental de la persona moribunda es de gran importancia. Después de la muerte, podemos volver al mundo humano o entrar en un mundo puro de bendición, o, si logramos la iluminación, mezclarnos con la naturaleza última de la mente. Una vez dicho esto, hay muchas escuelas distintas de budismo, cada una con visiones diferentes sobre la muerte. En realidad, no podemos entender la muerte desde una perspectiva budista desde fuera, en parte porque el budismo tiene un concepto muy profundo de quiénes somos realmente, del todo distinto de nuestro enfoque occidental. Somos tanto el yo como el no yo; no hay un yo permanente. Después de la muerte, un budista podría creer que nunca se puede morir porque nunca se ha nacido. Después está la cuestión de no poder captar el budismo con la mente intelectual, lo cual complica más las cosas.

Los **cristianos** creen que, si abrazas a Jesús como tu salvador, tendrás la vida eterna. Muchas confesiones enseñan que llegará un momento en que Cristo volverá a la Tierra, y todos los verdaderos creyentes tendrán garantizada la vida eterna en el cielo. Hay «un tiempo para nacer y un tiempo para morir» (Eclesiastés, 3:2). Algunos cristianos fundamentalistas creen que cualquier persona que no haya acogido a Cristo irá al infierno, así que los misioneros y evangelizadores intentan salvar a los «no creyentes», incluso en su lecho de muerte.

Los **hindúes** creen en la reencarnación; mueres y tu espíritu deja el cuerpo, pero vuelve a otro cuerpo. Por tanto, la muerte no es una fatalidad, sino un proceso natural del alma. Después de la muerte, la persona puede tomar el camino del Sol y fundirse con la luz, sin volver a un cuerpo. Una persona que tome el camino hacia la Luna vuelve a un nuevo cuerpo, y su estatus y fortuna de su vida siguiente dependen de sus actos en esta vida, y de si sus hijos realizaron unos ritos funerarios apropiados. El hinduismo cree en muchos cielos e infiernos, y en muchos dioses y diosas que expresan lo divino. Los hindúes queman a los muertos para ayudar a liberar el alma. Mientras están en período de luto, los hindúes no celebran fiestas como signo de respeto. Esto ofrece a quien está de luto tiempo suficiente para pasar el duelo, antes de volver a una vida normal.

El **judaísmo** considera natural la muerte, como un mecanismo que da vida. Puesto que Hashem (literalmente «el nombre»; así llamado porque en el judaísmo el nombre de Dios se considera demasiado sagrado para decirse o escribirse) es justo, la otra vida debe ofrecer la justicia definitiva y compensar cualquier injusticia aparente en la vida. En el paraíso entendemos por fin la verdad de Hashem. El infierno está a una gran distancia de Dios, el cielo debe estar con Dios. El judaísmo no cree que los judíos vayan al cielo y los gentiles al infierno, sino que el comportamiento ético de cada individuo es lo más importante.

Los **musulmanes** se reúnen alrededor para reconfortar al moribundo. El enterramiento tiene lugar lo antes posible. El cuerpo se coloca sobre el lado derecho, mirando a La Meca. La persona, al morir, se encuentra con el juicio de Alá. La familia del muerto debe pagar las deudas lo antes posible, y mantener relaciones íntimas y corteses los unos con los otros. La oración y la súplica por el fallecido son esenciales, junto con la visita a las tumbas: los vivos deben recordar a los muertos y el día del juicio. Sólo los verdaderos creyentes tienen la oportunidad de alcanzar el paraíso, por lo que es importante difundir la religión.

Los antiguos caminos del **chamanismo** y el **paganismo,** que todavía existen, suelen creer en la reencarnación después de la muerte, y el alma o espíritu sale del cuerpo. Es posible para un espíritu quedarse atascado en este mundo, en forma de fantasma. Son esenciales unos ritos funerarios correctos para cuidar y ayudar al espíritu en su viaje. Los espíritus a menudo vuelven a la tribu para vidas futuras. Unos ritos funerarios no adecuados conllevan que podemos nacer en otra tribu o cultura (esto es probablemente lo que no ocurrió a quienes nos sentimos arrastrados a una cultura del todo extraña, aunque nos sintiéramos con ella más en casa que con la nuestra). Algunas almas se quedan en el mundo siguiente, y ofrecerán la ayuda que puedan como nuestros ancestros, que necesitan nuestro amor y nuestras ofrendas.

SECCIÓN 2

Salud y enfermedad

Hay muchos modelos de salud y enfermedad en el mundo.
En estos tres capítulos examinaremos los fundamentos
de la patología ortodoxa occidental, y después explicaremos
aún más lo que puede significar «holístico», y echaremos
un rápido vistazo a la medicina y a la curación cuerpo-mente.
Para los interesados en sistemas que ofrezcan una perspectiva
completamente energética de la salud y la enfermedad,
los apéndices A y B presentan los modelos basados
en la energía del chamanismo y el sistema de los cinco
elementos de la medicina tradicional china.

CAPÍTULO 21

Una breve introducción
a la patología occidental

La patología occidental es básicamente un conocimiento sobre lo que ocurre en los tejidos cuando las cosas se ponen mal. Es brillante en sus procedimientos; ha adoptado el arte de examinar el nivel físico y molecular del cuerpo para averiguar qué funciona mal en una enfermedad concreta, hasta un nivel bastante profundo, en un período de tiempo más o menos breve.

Durante los últimos cien años, aproximadamente, han tenido lugar enormes innovaciones, y cada vez se tiene más conocimiento. Sin embargo, en este momento, el estudio de la fisiología y la patología adolece de una gran debilidad que puede achacarse sobre todo a su incapacidad de incorporar la comprensión cuántica de la naturaleza de la materia y la energía en sus teorías, con lo que se queda limitada a la perspectiva newtoniana del hombre y el universo como máquina.[1]

Causas de la enfermedad

Algunas enfermedades se clasifican como **orgánicas;** son aquellas en las que es posible ver un cambio definido en los tejidos y las células, por ejemplo, una ulceración o inflamación. Algunas patologías no se pueden (todavía) ver de esta forma: se llaman enfermedades **inorgánicas.** Hubo un tiempo en que la mayoría se agrupaba en una extraña categoría denominada «todo en la mente», que al mismo tiempo pare-

411

cía significar que en realidad no existía. A medida que las técnicas de imágenes físicas y otras técnicas diagnósticas se han ido sofisticando más, y se tiene más conocimiento sobre la fisiología del estrés, las cosas han ido cambiando. Hay cierta tendencia hacia el holismo en la medicina ortodoxa (en todo caso, utilizan mucho esa palabra); cualquier buen libro de texto de anatomía, fisiología y patología, por ejemplo, actualmente examina cómo los sistemas se interrelacionan, en lugar de limitarse a considerarlas funciones separadas.

Una vez dicho esto, la forma más común de clasificar enfermedades es en términos del sistema corporal al que afectan principalmente. Esto significa que hay cierta tendencia a compartimentar la patología. Los servicios sanitarios también están divididos: ves a un médico para la pierna, a otro para el intestino y a otro más para la espalda. No surgido aún la medicina integral. Por supuesto, los médicos de cabecera son generalistas por definición. Y mientras tanto, por ejemplo, una enfermedad del riñón se estudia con la nefrología, y los especialistas en este campo serán conscientes del efecto de y en el resto del cuerpo. (Se han escrito muchos artículos sobre la necesidad de integrar más estrechamente los distintos servicios para alguien con una enfermedad renal en concreto). Todavía, en general, los médicos trabajan como si no fueran conscientes de las sutiles interacciones —en especial de la dieta, el estrés y el estilo de vida—, y sólo consideran que tienen importancia los desequilibrios grandes y medibles.

El problema de la medicina occidental no es la patología; es más bien el hecho de que tiende a ver los cambios de primera línea en los tejidos como si *fueran* la enfermedad. Una lista de «causas» revela sólo exploraciones superficiales en los *porqués*; por el contrario, muestra una serie de *cómos*. Por ejemplo, una causa de enfermedad es la inflamación, pero la inflamación como causa de enfermedad (y hay muchas enfermedades inflamatorias) en realidad sólo describe lo que sucede en los tejidos. Como explicamos en el capítulo sobre el sistema inmunitario, es posible examinar en profundidad las causas de la infección en términos de la exploración del terreno —las condiciones del cuerpo—, pero la actual tendencia ortodoxa dice que los virus, bacterias, hongos, etc. (los mediadores de la infección) son la causa.

El cuerpo se considera una máquina. Esto es, como John Ball dice en *Comprender la enfermedad: guía del profesional de la salud*, tanto su punto fuerte como su fracaso. Nadie pone en duda la brillantez de la medicina occidental en situaciones en las que hay que salvar vidas: cuando has sufrido un traumatismo en un accidente, te recompone y te mantiene vivo para que puedas curarte; o en enfermedades agudas extremas, puede mantenerte vivo hasta que tu cuerpo pueda averiguar cómo solucionar las cosas. Es en las enfermedades crónicas donde se ven los puntos débiles, y en el tratamiento excesivo de las enfermedades agudas (que se consideran autolimitantes y causan problemas para el futuro). Asimismo, la patología occidental utiliza medicinas que, aunque pueden tener efectos deseados sobre un objetivo específico, son en gran medida incompatibles con el cuerpo, trabajando para controlar una parte de él, en lugar de trabajar con él, por lo que causan daño en otras partes. Consiste en el típico error de tratar los síntomas en lugar de la causa.

A continuación se muestra un resumen de causas de enfermedades, en el que es posible categorizar la mayoría de los diagnósticos oficiales.

Las **infecciones** son una causa clásica de enfermedades; microorganismos como las bacterias, los virus, los hongos, las levaduras o los parásitos entran en el cuerpo y lo utilizan como hospedaje, con lo que generan problemas. Se dice que Louis Pasteur, el padre de la microbiología moderna, afirmó: «Le terrain c'est tout» («El terreno es todo»), o «C'est le terrain», lo que significa que el estado del cuerpo decide si nos ponemos enfermos. Los microorganismos sólo se aprovechan de un sistema ya debilitado. Lamentablemente, la medicina moderna ha descartado esta interpretación en favor de considerar a los microbios el enemigo que debe eliminarse a cualquier precio.

Los **trastornos inmunitarios,** incluidos los autoinmunitarios, las alergias y el cáncer. El cáncer se puede considerar un fracaso del sistema inmunitario, porque, con tanta replicación celular que tiene lugar en el organismo en todo momento, los errores y las mutaciones son inevitables, por lo que la producción de células cancerosas tiene lugar dentro de nosotros como algo normal. Si nuestro sistema inmunitario está bien y funciona normalmente, estas células se eliminarán con rapidez antes de que puedan convertirse en una molestia. Las enfermedades autoinmunes conllevan que el sistema inmunitario lanza un ataque sobre partes nuestras propias, y las alergias consisten en que el sistema inmunitario es demasiado agresivo al tratar con sustancias inofensivas con las que el cuerpo entra en contacto.

Los **traumatismos,** o daño físico a los órganos y los tejidos. Puede ser un traumatismo mecánico, como ser atropellado por un autobús o resultar dañado lentamente por un trabajo repetitivo, o un traumatismo químico, como sucede con las toxinas medioambientales como el polvo del carbón, el amianto, el humo, los pesticidas y los aditivos alimentarios.

Estrés. Sí, es oficial: la patología occidental reconoce que algunas enfermedades las causa el estrés, y que agrava muchas otras. Recordarás de nuestra sección sobre el sistema nervioso simpático lo sistémica que es nuestra reacción al estrés.

Los **factores nutricionales,** incluida la malnutrición por falta de alimento y las enfermedades causadas por una excesiva cantidad de una comida inadecuada. Es interesante que en Occidente haya gente con problemas de obesidad que también está malnutrida,* en el sentido de una carencia de vitaminas, minerales y otros nutrientes esenciales.

Las enfermedades **iatrogénicas,** o inducidas por el médico, es decir, causadas por el tratamiento utilizado para otra enfermedad. Entre las enfermedades iatrogénicas se incluyen los problemas generados por los efectos secundarios de los fármacos, errores y accidentes en hospitales, y cosas como pillar una infección en el hospital. Por ejemplo, a una persona se le puede administrar esteroides para el asma y desarrollar osteoporosis como resultado. La osteoporosis es una enfermedad iatrogénica. Estas enfermedades están entre la primera y la tercera causa de muerte en Estados Unidos (dependiendo de la posición: las cifras oficiales la consideran la tercera causa, pero algunos críticos del sistema

---

* De acuerdo con Terry Pratchett, esto se debe al jinete del apocalipsis llamado Hambruna, que es más creativo en el mundo occidental. Véase *Buenos augurios*, de Terry Pratchett y Neil Gaimon.

médico actual las sitúan en primer lugar), y es la tercera o la cuarta en el Reino Unido.*

Entre las **enfermedades congénitas y hereditarias** hay un amplio rango de anormalidades que van desde el síndrome de Down y el de Turner, hasta la hemofilia y la anemia falciforme. Asimismo, muchas enfermedades parecen ser habituales en algunas familias, por lo que hay algún factor hereditario; por ejemplo, eczema, artritis y algunos cánceres. Una escuela de pensamiento, actualmente popular, achaca todo a los genes: si podemos aislar el gen responsable de una enfermedad y transformarlo o erradicarlo, podremos vencer esa enfermedad. Es muy probable que nuestros genes nos hagan propensos a una patología u otra, pero eso no significa que los genes causen la enfermedad. Los genes en sí mismos se activan y desactivan mediante interruptores medioambientales. La mayoría de las enfermedades aún parece que necesiten desencadenantes medioambientales de algún tipo para manifestarse.

La **degeneración:** proceso de envejecimiento, desgaste y degradación. Un campo interesante, puesto que gran parte del envejecimiento depende de la cultura y está en gran medida relacionado con nuestras creencias y sentimientos. Se han hecho estudios muy interesantes, que muestran que los síntomas del envejecimiento, incluido el engrosamiento de las articulaciones, la pérdida de vista, de oído y de memoria, pueden revertirse en circunstancias que cambien la actitud y los intereses de la persona. Es también adecuado recordar que dos personas pueden tener el mismo nivel y tipo de degeneración, como desgaste de cartílago en la articulación de la cadera, y mientras una persona sufre un dolor terrible y no puede andar, la otra no padece prácticamente ningún síntoma. Los síntomas y los signos de la enfermedad no tienen por qué estar tan relacionados. (Un **síntoma** es algo que sientes y cuen-

---

* De acuerdo con la doctora Barbara Starfield, de la Escuela John Hopkins de Higiene y Salud Pública, cada año hay 250.000 muertes causadas por errores médicos, lo que hace que sean la tercera causa de muerte (después del cáncer y las enfermedades cardiovasculares) entre los estadounidenses. Esta investigación se publicó en la revista *Journal of the American Association*, en mayo de 2007.

tas; un **signo** es algo que puede verse o medirse. Por ejemplo, el dolor es un síntoma y la hinchazón es un signo).

Por supuesto, algunas enfermedades son difíciles de encajar en estas clasificaciones. La patología occidental tiene una categoría enorme llamada **enfermedades idiopáticas,** las que tienen una causa o mecanismo desconocidos. A veces los problemas surgen por el estilo de vida, como las úlceras por presión y el desgaste en personas que son muy sedentarias. Las enfermedades mentales y psicológicas a menudo se consideran totalmente distintas y separadas de las físicas por parte de la medicina ortodoxa, mientras que al mismo tiempo la tendencia consiste en suponer que ciertos cambios bioquímicos son la causa de todo. Estudio esto en el capítulo 23.

Diversos estados de enfermedad

La patología occidental se centra en los cambios en los tejidos que tienen lugar en los estados de enfermedad; por tanto, un **patólogo** es alguien que estudia enfermedades. El término también se refiere a las personas que abren los cuerpos de los fallecidos para examinar sus tejidos y órganos para ver por qué han muerto. Otros sistemas más holísticos de medicina suelen centrarse en lo que ha sucedido para permitir que aparezca el estado del tejido enfermo, más que en la condición de los mismos tejidos.

Entre los diversos estados de enfermedad que pueden observarse en los tejidos del organismo están cosas como la inflamación, el daño o la muerte celular, y el crecimiento anormal de las células. Las células pueden hincharse y parecer turbias, pueden llegar a morir y degradarse por completo, acumular grasa de forma anormal y atrofiarse (es decir, reducirse en número o tamaño, en lo relativo a los tejidos). Un ejemplo muy simple de atrofia es la que ocurre en los músculos esqueléticos que no se utilizan. Cuando te rompes la pierna y está inmovilizada durante semanas, sin ninguna actividad en la que mueva peso, la degeneración muscular hará que la pierna quede bastante más pequeña y flácida que la otra, cuando te quitan la férula. A continuación, echamos un rápido vistazo a la inflamación, que es una de las respuestas celulares y tisulares más universales a las circunstancias problemáticas.

Inflamación

Muchas enfermedades incluyen inflamación. Es interesante porque, aunque normalmente cause muchos, o incluso todos, los síntomas de una enfermedad, es en sí misma una parte importante del mecanismo curativo del cuerpo. Cuando los tejidos están dañados o infectados, los glóbulos blancos llegan a ellos en gran cantidad. En primer lugar llegan los **neutrófilos** y después los **granulocitos,** y ambos liberan sus sustancias químicas para estimular y aumentar el proceso inflamatorio (histamina, prostaglandinas y otras). Éstas hacen que los capilares se dilaten y se hagan más permeables, con lo que permiten que el fluido rico en proteínas, que contiene nutrientes y bloques constructores para reparar, salga de la sangre y entre en los tejidos, junto con muchos glóbulos blancos que podrán luchar con cualquier infección y limpiar los desechos producto de los daños. Este fluido también diluye las sustancias tóxicas o nocivas. La hinchazón también retarda la extensión de la infección, ya que los factores coagulantes de los espacios tisulares convierten todo en una especie de gelatina, con lo que es más difícil que los microorganismos se muevan libremente. Éste es el mecanismo subyacente de la inflamación que tenemos cuando nos golpeamos la rodilla, por ejemplo.

Los signos clásicos de la inflamación son:

› **Inflamación** (por el líquido adicional en los espacios tisulares)
› **Calor** (la sangre lleva calor, por lo que, con la actividad extra, la zona se calentará)
› **Rojez** (sangre adicional en la zona)
› **Dolor** (por la presión sobre las terminaciones nerviosas causada por la hinchazón)
› **Pérdida de función** (duele y está inflamado, así que no puedes utilizarlo como harías normalmente).

Puedes ver que, aunque nos cause síntomas problemáticos, la inflamación es en realidad uno de los mecanismos de curación más importantes del cuerpo; sin ella, la curación no tiene lugar. Por ejemplo, los estudios han mostrado que en las personas que toman fármacos antiinflamatorios sus huesos rotos tardan más en sanar. Los estudios no se han realizado sobre otros tiempos de curación, pero es probable que todos los tiempos de curación se retarden con los antiinflamatorios. (De hecho, a veces la curación se ralentiza deliberadamente con la aplicación de fármacos antiinflamatorios esteroideos; por ejemplo, en ciertas operaciones del ojo, es importante que la curación tenga lugar poco a poco).

Si todo va bien, esta actividad antiinflamatoria significa que cualquier infección estará pronto bajo control, y que cualquier daño se reparará con nuevas células y nuevos tejidos. Después, hordas de **fagocitos** (primero neutrófilos y basófilos, después macrófagos) que entran en la zona limpian todos los desechos. Los glóbulos blancos que quedan vuelven a la sangre y el tejido retorna gradualmente a la normalidad. A esto se le llama **resolución.** A veces, el cuerpo no puede resolver la situación y se establece una inflamación crónica. En ocasiones se forma una herida abierta, o úlcera. Otras veces hay mucho pus (una mezcla de bacterias muertas y vivas, junto con glóbulos blancos) que debe eliminarse de la herida para que tenga lugar la resolución.

La infección es una causa común, pero no la única, de la inflamación. Los traumatismos también la generan, y la naturopatía opina que la acumulación de toxinas en el organismo es una causa común, y se considera que la inflamación es el intento del cuerpo por solucionar las cosas. Muchas enfermedades crónicas son básicamente inflamatorias, entre ellas la artritis, el asma, el eczema y la enfermedad arterial coronaria (que causa infartos de miocardio).

Diversos estados de inflamación tienen lugar en el cuerpo en todo momento. En gran parte se manejan mediante sustancias químicas llamadas **eicosanoides,** que también facilitan su resolución. ¿Recuerdas esto de nuestra exposición sobre los ácidos grasos esenciales, del capítulo sobre nutrición y dieta? Básicamente, las grasas animales se utilizan para sintetizar los eicosanoides proinflamatorios, y los ácidos grasos esenciales –a partir de aceites de pescado, frutos secos y semillas y verduras– se utilizan para sintetizar los antiinflamatorios. La dieta de nuestros antepasados contenía muchos más aceites y menos grasas. La dieta moderna es justo lo contrario, por lo que la mayoría llevamos nuestro cuerpo hacia la inflamación, y no la alejamos de ella. Cambiar la dieta eliminando los productos animales y aumentando los vegetales y el pescado puede equilibrar la balanza y poner fin a un estado de inflamación crónica.

Un camino para que el cuerpo resuelva una inflamación crónica es que la respuesta inflamatoria vuelva a una fase aguda; toda la actividad extra puede ayudar a la resolución. Los tratamientos tradicionales que utilizan esta forma de curación son el calor intenso, los emplastes de mostaza y pinchar la articulación inflamada con ortigas. (Una antigua cura para la artritis consistía en rodar desnudo por un lecho de ortigas en primavera).

Los glóbulos blancos fagocitos siempre intentarán mantener cualquier infección dentro de ellos. En algunas situaciones se infectarán los monocitos y no podrán destruir el organismo invasor, sino que lo mantienen en su interior. Un grupo de monocitos infectados puede ser rodeado por otro grupo de normales, y a veces incluso todo el escenario puede ser rodeado por una cápsula de tejido conectivo. Esto puede ocurrir en la tuberculosis de los pulmones, cuando se forma un granuloma así, manteniendo la tuberculosis separada del resto del cuerpo, mientras no se pueda librar de ella. Ese tipo de situación puede durar muchos años, hasta que llega un momento en que el sistema inmunitario está bajo, no puede mantener el control, la infección rompe la barrera y se extiende por todo el organismo.

Es un ejemplo muy extremo, pero las llamadas infecciones de bajo nivel, de todo tipo, pueden existir en el cuerpo durante años. Un punto focal muy común para ellas es la boca; una infección dental, por ejemplo. También virus como la familia del herpes pueden permanecer en un estado inactivo y después provocar una infección en momentos de estrés, que se expresa como herpes zóster, herpes labial y herpes genital.

Diagnóstico de enfermedad

Muchas enfermedades se nombran con un impresionante y rimbombante nombre en latín que es tan sólo una descripción de lo que ocurre. Pero por lo general estamos condicionados a reconfortarnos con esos diagnósticos (o a asustarnos por ellos, dependiendo de lo que nos comuniquen). Habitualmente, solemos tener más respeto por el médico que nos ofrece una bonita etiqueta para nuestra enfermedad, en especial si apenas podemos pronunciar su nombre. Vas a la consulta del médico con una dolencia y sales con toda una enfermedad. Vaya, es bronquitis: los conductos de los pulmones están inflamados; ajá, es síndrome del intestino irritable: los intestinos no funcionan correctamente, pero no puede encontrarse úlcera, crecimiento o anormalidad en los tejidos.

El **diagnóstico** se basa en reunir suficiente información sobre los síntomas y los signos para hacernos una descripción precisa de lo que está sucediendo y dar con la etiqueta correcta. Por supuesto, hay algunos factores al ofrecer la etiqueta: es posible tener una descripción bastante aproximada de lo que está sucediendo en el organismo y de lo que puede esperarse si las cosas no se alteran. El transcurso o progreso esperado de una enfermedad se llama **prognosis.**

Tratamiento sintomático

La mayoría de los tratamientos de la medicina ortodoxa se consideran exitosos si eliminan con eficacia los síntomas de la enfermedad. Por otra parte, los sistemas holísticos no consideran que los síntomas sean el verdadero objetivo, sino más bien algo como las luces de emergencia del vehículo: si se enciende la luz de emergencia cuando conduces tu automóvil, ¿te detienes y la desconectas para seguir conduciendo, feliz porque la luz ya no está encendida? Si es así, no tendrías que sorprendente si te ocurre algún problema serio. Pero hemos aceptado la idea simplista de que, si un fármaco nos libra de los síntomas, el problema ha desaparecido, aunque el fármaco pueda causar otros problemas y no haga nada para eliminar la causa del problema inicial. Así prosperan las enfermedades iatrogénicas.

¡¡¡Bandera roja!!! Síntomas que nunca hay que ignorar

Dependiendo de tu nivel de formación, esto exigirá más o menos conocimientos previos por tu parte. Muchos sistemas holísticos de medicina han llevado a cabo métodos de diagnóstico y tratamiento que no hacen referencia en absoluto a los estados de tejidos patológicos. Sin embargo, el terapeuta o sanador holístico debe ser totalmente consciente de esos problemas de bandera roja por los cuales lo mejor es que la persona visite a un médico.

Sin el conocimiento y la atención a los síntomas peligrosos, podría ser más seguro tener la costumbre de enviar a todo paciente a que se haga un chequeo médico de síntomas, antes de empezar a tratarle holísticamente. A veces, el mazo de la medicina ortodoxa salvará una vida cuando hay un desequilibrio en los tejidos, o si una persona no tiene la fuerza o los recursos para generar cambios lo bastante rápidos para movilizar las capacidades innatas de curación. Sin embargo, esto no significa que la persona no se beneficie de un tratamiento mediante un sistema holístico al mismo tiempo.

Mencionamos una lista de síntomas y signos de bandera roja; no es exhaustiva, pero sirve para empezar. El profesional debe siempre estar alerta por la posibilidad de una enfermedad grave.

› **Hemorragia anormal.** Aunque no siempre indique una enfermedad grave, y no sea necesario asustar a los pacientes con esto,* sangrar en un lugar inesperado siempre debe estudiarse. Esto incluye el sangrado por la vagina que tiene lugar fuera del ciclo menstrual,

---

* A no ser que realice la prueba de emoción al modo de la práctica de los cinco elementos. *Véase* apéndice A.

sangrar por el recto (a menos que se sepa que la persona tiene hemorroides, que también debe examinarse si el sangrado es prolongado o excesivo) y la sangre en la orina, así como toser sangre o la presencia de sangre en el vómito.

› **Heces** que se parecen a granos de café negro; esto indica la presencia de sangre parcialmente digerida procedente del intestino.

› Pérdida de apetito, o más **apetito.**

› Repentina **pérdida de peso** sin hacer dieta.

› **Ganar peso** mientras se hace dieta.

› Repentino **cambio en los hábitos intestinales:** aunque una persona con síndrome del intestino irritable puede tener constantes cambios en los patrones intestinales sin ninguna consecuencia fatal. El cáncer de intestino puede revelarse con un cambio en los hábitos intestinales. Hay que sospechar si una persona que normalmente ha defecado con regularidad experimenta rápidos y duraderos cambios sin haber variado nada importante en la dieta.

› **Vómitos** sin motivo.

› **Los bultos y las protuberancias** pueden ser un cáncer, aunque no necesariamente. Por supuesto, si estamos de acuerdo con el doctor Hamer* sobre que los shocks emocionales y los conflictos causan cáncer, podríamos pensar que no es beneficioso caer en las manos del sistema ortodoxo. Al mismo tiempo, supongamos que el cáncer lo causó un shock o trauma emocional: a menos que puedas ofrecer a esa persona buenos consejos sobre cómo remediar la situación, un simple diagnóstico de shock y trauma será peor que no hacer nada. Independientemente de lo que pienses sobre la causa, estarías en un terreno problemático en lo ético y lo legal si no enviaras a un médico convencional a alguien que tuviera un bulto no identificado. Siempre es la misma persona quien decide lo que hacer, si se descubre un cáncer con seguridad.

---

* *Véase* capítulo 23 para más información sobre la obra del doctor Hamer. También: www.newmedicine.ca

> **Dificultades para tragar** que puedan estar (pero no es definitivo) causadas por un tumor.
> Un **dolor de cabeza** que comenzó gradualmente y que empeoró y no se fue, o cualquier otro tipo de dolor de este tipo.
> **Agotamiento y cansancio** que no responden con rapidez al cansancio o a otro tratamiento. Las causas médicas más comunes (excluyendo el exceso de trabajo, el estrés, la depresión y la falta de sueño) son la anemia y una tiroides poco activa, pero puede haber una enfermedad subyacente más grave.
> **Cambios en los patrones del sueño.**
> Visión interrumpida de algún modo, o dolor en, alrededor o detrás del ojo.
> **Tos persistente o dificultades para respirar.**
> **Despertarse por la noche sin poder respirar** o con ataques de tos, y después sentirse mejor al sentarse erguido (puede deberse a un fallo cardíaco).
> No poder generar **orina** adecuadamente.
> **Estreñimiento** que no responde al tratamiento; después de no defecar durante una semana, una persona puede ponerse muy enferma.

Hay otros, por supuesto. Vale la pena repetir aquí lo de asegurarse de que cualquier persona enferma debe consultar a un *profesional con formación médica*, ya que los signos y los síntomas pueden confundirse o pasarse por alto fácilmente. Recuerda que un poco de conocimiento puede ser algo peligroso, y no dejes que tu ego se deje llevar por el hecho de pensar que sabes más de lo que en realidad sabes. En su mejor faceta, la medicina ortodoxa salva vidas.

CAPÍTULO 22

Hacia un paradigma holístico

U n paradigma es una visión del mundo, una estructura de creencias. Hay bastantes entre los que elegir, aunque no lo creerías según lo que nos ofrece la tendencia convencional. Normalmente somos fieles al nuestro, y con facilidad pensamos que es el único. De hecho, por lo general no lo consideramos un paradigma, sino sólo cómo son las cosas en realidad. Si lo reconocemos como paradigma, nos gusta pensar que es el único sensato.

Empezaré a examinar las diversas sombras del sentido de holismo. Esto tiene como objetivo ser una introducción, una llamada a las armas, o por lo menos al pensamiento. Aquí no contestaré todas las preguntas, sino que más bien intentaré desarrollar nuestras ideas de lo que puede significar la medicina holística. Hay mucha atenuación en el significado de «holismo», ya que la medicina convencional pretende incorporar ideas holísticas en su práctica. Esto es bueno y valioso, y tal vez generará menos sufrimiento a las personas tratadas dentro de ese sistema; al mismo tiempo, no debemos conformarnos con esa versión atenuada de medicina holística, que se presenta como si no hubiese otra alternativa.

Los paradigmas profundamente holísticos pueden cuestionar la estructura de nuestra existencia si nos hemos educado en Occidente; como he dicho, la medicina ortodoxa occidental es la única en el mundo que no tiene en cuenta al espíritu. Éste es una cosa difícil de definir; no obstante, de algún modo sabemos lo que significa. Una excelente descripción me llegó a través de mi maestro Eliot Cowan, sanador de prestigio mundial en la tradición de los cinco elementos.

Piensa dónde ha estado hoy tu cuerpo: todos los movimientos que ha hecho desde que te levantaste hasta ahora mismo. Aunque sea temprano por la mañana, tu cuerpo habrá estado activo todo el tiempo de un modo u otro. Ahora piensa dónde ha estado tu mente: adónde has dirigido tus pensamientos. Verás que los movimientos de la mente superan hasta ahora a los del cuerpo, que en realidad no hay forma de que el cuerpo pueda seguir a la mente, porque ésta es demasiado rápida para que el cuerpo la alcance. Bien, tu espíritu es a tu mente lo que tu mente es a tu cuerpo: la mente simplemente no tiene forma de alcanzar al espíritu; éste es demasiado extenso, demasiado rápido, demasiado avanzado, para que la mente pueda tener más que un ocasional destello suyo. No obstante, muchos de nosotros hemos tenido experiencias en las que estuvimos cerca de sentir las cosas de nuestro espíritu: elevaciones, experiencias cumbre, momentos de paz profunda, gran alegría, conexión, serendipia.*

Thomas Moore también escribe con elocuencia sobre el alma o espíritu en sus libros.

Causas de enfermedad

Para la mayor parte de sistemas de medicina del mundo, el espíritu es el encargado: la curación debe tener lugar en el espíritu y la curación debe proceder *del* espíritu. En el fondo, el holismo dice que una persona es un todo completo, y también una parte del todo superior. Puesto que estamos profundamente conectados tanto con nosotros mismos como con todo el mundo y todas las cosas del universo, todas estas

---

* De mis apuntes de clase del curso de Medicina espiritual con plantas, de Eliot, al que asistí en 2004. Para más información sobre la obra de Eliot Cowan, echa un vistazo a su *Medicina espiritual vegetal: el poder curativo de las plantas.*

influencias, interiores y exteriores, nos afectan. Tú eres tu cuerpo, pero eres algo más que tu cuerpo: tus ideas y sentimientos influyen en tu realidad física mucho más de lo que puedes imaginar. No existes en estado aislado: tus relaciones, desde el comienzo de tu vida hasta el presente, te han formado y te siguen formando. Si tu familia está enferma, te sientes afectado. Si tu comunidad está enferma, te sientes afectado. Si tu sociedad está enferma, te sientes afectado.

Como dijimos antes, las infecciones son una causa clásica de enfermedad. Podríamos pensar que se trata de un caso sencillo: microorganismos como las bacterias, los virus, las levaduras o los parásitos (bichos, gusanos) han entrado en el organismo y lo utilizan como si fuera su casa, con lo que nos causan problemas. Pero profundicemos un poco y ya querrás conocer toda la historia: ¿qué sucedió para alterar nuestro equilibrio de forma que los microorganismos pudieran entrar y causar problemas? Si juntas un grupo de personas y les frotas el cuerpo con virus del resfriado procedentes de cultivos, directamente en las membranas de su nariz, sólo unos pocos (el 20 %) padecerán el resfriado.[1] No podrás cambiar esta cifra humedeciéndoles los pies ni aplicando aire frío a sus espaldas. Parece una cifra bastante baja, ¿verdad? (Hay investigaciones que muestran que tener escalofríos puede duplicar tu probabilidad de pillar un resfriado).

Recordemos que Louis Pasteur, el padre de la microbiología moderna, dijo en su lecho de muerte que el terreno es todo. En otras palabras, no es el organismo infeccioso lo que causa la enfermedad, sino las condiciones de la persona afectada. Por desgracia, los seguidores de Pasteur tomaron con entusiasmo el camino de encontrar algo para matar los organismos invasores, y ése es el camino en el que sigue estando atascada la medicina ortodoxa. El resultado de todo esto es el estafiloco áureo resistente a la meticiclina y otros llamados «súper bichos», un aumento de las alergias y otros síntomas de una peor inmunidad, más los efectos aún desconocidos de la contaminación farmacéutica.

¿Te resfrías si alguien que está resfriado estornuda sobre ti? ¿Por qué es así? ¿Está tan bajo realmente tu sistema inmunitario, y por qué es así? ¿Tiene algo que ver con lo que comes, con los altos niveles de estrés? ¿Por qué estás estresado? ¿Es por tu vida actual o por traumas emocionales de tu niñez que te han dejado más vulnerable al estrés? ¿Es solamente porque crees que vas a pillar el resfriado? ¿Está tu sistema inmunitario en buena forma como para resistir una enfermedad aguda, para ayudar a desintoxicarte (provocar fiebre y muchos mocos es un procedimiento para ofrecer a tu cuerpo una buena limpieza)? En otras palabras, ¿es un signo de debilidad resfriarse, o un signo de fuerza?

Para ser realmente holístico, un médico o sanador debe dejar espacio para pensar e intentar comprender todos los factores que operan en la vida de una persona (aunque se dé cuenta de que, al menos a un nivel consciente, nunca podremos entender todo, y de que el entendimiento no es la única fuente de curación). Incluso en el aparentemente sencillo nivel físico, podemos preguntarnos lo que está sucediendo en cada órgano y sistema del cuerpo. El tradicional historial de caso de la medicina moderna incluye una indagación sistémica de esto.

Hacer un historial médico detallado de un adulto maduro normalmente llevará *al menos* cincuenta minutos, y suele revelar cosas que un naturópata o herborista relacionará con signos y síntomas actuales de la enfermedad. Pongamos como ejemplo a una persona que tiene osteoartritis (desgaste y rotura del cartílago hialino, que causa inflamación y dolor). El tratamiento ortodoxo de esto será terapia farmacológica: antiinflamatorios y analgésicos, todos con efectos secundarios de diverso grado. (Una persona con osteoartritis a la que se le ha diagnosticado por rayos X se le suele decir que la dolencia es irreversible y no se puede hacer nada).

Un herborista médico o naturópata pasa una hora, o más, elaborando el historial médico completo (que podría hacerse también en el modelo médico, pero que se limita a la típica consulta de entre cinco y ocho minutos, y casi nunca lo hacen médicos generalistas), y observa que la persona también tiene estreñimiento y mala circulación. El estreñimiento genera una acumulación de toxinas en el cuerpo, lo cual puede ocasionar una inflamación de los tejidos. Recordarás que el cartílago no tiene un suministro directo de sangre para eliminar las toxinas, y que toma los nutrientes del líquido sinovial y del hueso subyacente. La función intestinal puede mejorarse y la circulación estimularse con hierbas, ejercicio y masaje. Estas cosas, junto con la eliminación de toxinas y la adición de nutrientes de calidad en la dieta, tendrán un gran efecto en los síntomas de la persona. Un naturópata puede utilizar técnicas quiroprácticas u osteópatas para equilibrar las partes óseas y musculares, y ofrecer un mejor alineamiento: un mal alineamiento físico supone presión adicional sobre las articulaciones y puede causar daño. La liberación de la tensión muscular alrededor de una articulación reduce la compresión y por ello el daño, y promueve la regeneración del cartílago.

Por tanto, incluso a un nivel puramente físico, vemos que podemos intentar ser holísticos, en lugar actuar sólo para detener los síntomas, sin tratar la causa del problema. Después hay que considerar los niveles emocional y espiritual.

Un sanador de los cinco elementos o un homeópata podrían tardar hasta dos horas en elaborar un historial detallado, que incluirá los antecedentes emocionales, los momentos buenos y malos de la vida, las cosas que gustan y las que no; todo ello en un intento por penetrar en el espíritu. Stephen H. Buhner describe con brillantez (en *Las enseñanzas secretas de las plantas: el corazón como órgano de percepción en la percepción directa de la naturaleza*) la técnica de utilizar el corazón como un instrumento de percepción: literalmente sentir el interior de la realidad física, mental y espiritual de otra persona para determinar (o diagnosticar) dónde y cómo no van bien las cosas. Los curanderos chamánicos utilizan el viaje del sueño y el estado de trance para recopilar información sobre el espíritu de sus pacientes.

Como podrás imaginar, hay muchas cuestiones que deben tener en cuenta los terapeutas holísticos. ¿Qué comen sus pacientes? ¿Cómo están sus niveles de estrés? ¿Sus familias están en buena forma, tienen tiempo para estar con sus seres queridos, niños y amigos, tiempo para jugar y divertirse? ¿Tienen un lugar seguro y asequible donde vivir? ¿Una vida libre de preocupaciones? ¿Tienen acceso a agua buena y limpia? ¿Qué sucede con los residuos de pesticidas y fertilizantes artificiales del agua y los alimentos? ¿Los aditivos alimenticios? ¿Qué tal la contaminación del aire? ¿La acumulación tóxica en el medio ambiente de sustancias químicas de productos químicos, pintura, tintes para la ropa, muebles y fármacos? ¿Tiene la gente la sensación de estar conectada, de pertenencia, de un objetivo significativo en sus vidas? ¿Es su trabajo significativo, útil y contribuye al bien de la sociedad? ¿Se la trata con amor y respeto, y se la valora, en el trabajo y en casa? ¿Qué hay en el núcleo del problema? ¿Cómo se encuentra su corazón?

Estas cuestiones, y más, entran en la exposición de la salud holística. Ya puedes ver que, para la mayoría de nosotros, no hay muchas respuestas positivas a estas preguntas. La medicina holística, llevada a su máximo nivel no puede sólo añadir un agradable «tratamiento» a los cuidados ortodoxos de la salud; aunque esto no disminuya el valor de estar tumbado en una sala oscura, recibiendo un masaje, mientras suena una agradable música.

Desequilibrio de la sociedad y nuestra salud

Una debilidad del paradigma de la «new age» es que no se hace cargo de los problemas generales de las culturas dominantes: se supone que, si podemos conseguir todo lo bueno por nosotros mismos, ya es suficiente. Bien, podemos conseguir la mayoría de las cosas por nosotros mismos a lo largo del tiempo, pero para lograr la curación total es necesaria la curación global, y esto conlleva cambios radicales en la forma en que están configuradas las sociedades. Por ejemplo, una medicina de verdad holística nunca podría estar dirigida por los beneficios, como ocurre con las compañías farmacéuticas, que financian la mayoría de las investigaciones médicas.

Si piensas holísticamente, ¿puedes en realidad utilizar un tratamiento para salvar la vida de una persona que generará contaminación y daño a las vidas de otros, incluidas las generaciones futuras? Se trata de una cuestión muy difícil, y no hay una respuesta fácil, pero sigue siendo una pregunta que merece la pena contestar. ¿A qué precio estamos dispuestos a salvar una vida, y por qué? ¿Está nuestra incapacidad para aceptar la muerte generando más muerte para el futuro?

Contaminación farmacéutica

Los fármacos están diseñados para que sean estables en el organismo, para que no se degraden fácilmente, para que tengan efectos más fuertes y duraderos. Entre el 55 y el 90 % de los fármacos se excretan por completo por la orina. El agua corriente de las ciudades se recicla una y otra vez en las depuradoras, y los sistemas de filtración no están configurados para eliminar las sustancias farmacéuticas. Por eso, antidepresivos, anticonvulsivos, fármacos anticáncer, antibióticos, terapias hormonales de sustitución, esteroides, estatinas y fármacos para la presión arterial se han encontrado, todos ellos, en cantidades medibles, en el agua corriente de las ciudades. No se sabe cómo nos afectará la creciente presencia de estos fármacos en el agua corriente de todo el mundo; ni a todas las criaturas de la Tierra y el mar, desde las bacterias y los organismos unicelulares hasta los más complejos. Cuando se comprobaron los arroyos en Estados Unidos (en un estudio de 1999-2000 realizado por el Servicio Geológico de Estados Unidos), se descubrió que el 80 % contenía unos pocos antibióticos, esteroides, hormonas sintéticas u otros fármacos muy comunes.

Lynn Roberts, profesor de geografía e ingeniería medioambiental, fue el director de un estudio de la Universidad Johns Hopkins que estudió el alcance de la contaminación farmacéutica en Estados Unidos. Escribió en 2003:

Se trata de un nuevo e importante campo de investigación. Durante los últimos años, los científicos de Europa han descubierto sustancias farmacéuticas en los ríos navegables, las plantas de tratamiento de aguas e incluso en el agua potable. Pero hasta este año no ha habido prácticamente investigaciones científicas que estudien este problema en Estados Unidos. Es importante que comencemos a investigar esto porque hay muchas formas en que las sustancias farmacéuticas del medio ambiente pueden producir efectos indeseables en los organismos acuáticos, e incluso en los seres humanos.

El 10 de marzo de 2008, la organización estadounidense Grupo de Trabajo Medioambiental expresó testimonios de los expertos:

> Todas las sustancias farmacéuticas encontradas en las fuentes de agua potable no están reguladas: ninguna es legal. La Agencia de Protección Medioambiental no sólo ha fracasado en el establecimiento de estándares para las sustancias farmacéuticas, sino que también ha sucedido lo mismo al requerir empresas que comprueben estas sustancias. Los residuos de fármacos en el agua potable suman cientos de productos químicos a los que los estadounidenses están expuestos diariamente, en forma de contaminantes en los alimentos, el agua y el aire, o en productos de consumo habitual. Nuestro grupo descubrió una media de 200 sustancias industriales, pesticidas y otros contaminantes en la sangre del cordón umbilical de 10 bebés nacidos en Estados Unidos, lo cual indica que nuestra exposición a productos químicos tóxicos tiene su inicio en el útero, cuando los riesgos son mayores.[2]

Y esto son sólo los fármacos. El conjunto de la medicina tecnológica también contamina fuertemente con los residuos que genera: la incineración de plásticos desechables y residuos radioactivos, por ejemplo. El excelente libro de Stephen H. Buhner *El lenguaje perdido de las plantas: la importancia ecológica de las plantas medicinales para la vida sobre la Tierra*, tiene varios capítulos sobre este importante tema.

Estamos experimentando con el planeta, con nuestros hijos y los hijos de nuestros hijos, vertiendo grandes cantidades de toxinas de todo tipo en el medio ambiente. Comparemos esto con la actitud de muchas tribus americanas nativas: considerados primitivos por nuestra sociedad «civilizada»,* estos pueblos tienen una perspectiva filosófica que les lleva a sentir la obligación de considerar los efectos de cualquier acción sobre las siete generaciones siguientes.

---

* Como tal vez recuerdes, Mahatma Gandhi, cuando le preguntaban qué pensaba de la civilización occidental, contestaba diciendo: «Creo que sería una buena idea».

Los temas medioambientales y ecológicos deben ser asumidos por el sanador. La gente puede controlar lo que introduce en sí misma en forma de alimentos, bebidas y fármacos tóxicos. Pero no podemos elegir mantenernos alejados de la contaminación medioambiental perjudicial. Una vez que las sustancias tóxicas que no se han biodegradado, entran en el agua, viajan por todas partes. Algunas se han encontrado en la grasa de los osos polares del Polo Norte. Parece que es necesario algún tipo de activismo político por parte de los médicos y los sanadores. La sociedad necesita cambios para lograr la mejor salud para todos nosotros.

Aunque estemos tratando el tema de la sociedad cambiante, consideremos un importante factor social que tiene un gran impacto sobre la salud y la esperanza de vida de todo el mundo. La pobreza es el principal asesino de gran parte del mundo. Las enfermedades infecciosas pueden penetrar con toda su agresividad en personas cuyo sistema inmunitario está debilitado por una carencia de nutrición adecuada y por el estrés. Las personas pobres que viven en los países ricos no tienen acceso a unos alimentos de calidad (orgánicos, por ejemplo). Las enfermedades cardiovasculares, el mayor asesino del mundo desarrollado, son sobre todo habituales en personas de herencia africana que viven en países industrializados del norte, donde están sujetos a un violento racismo. Todo esto ya se ha contado. Comentaré más sobre el estrés emocional y la hipertensión en el capítulo siguiente, que trata sobre las causas emocionales de las enfermedades. De hecho, en cuanto empezamos a hablar y pensar holísticamente, vemos que resulta difícil separar todo en temas con etiquetas claras.

Hay también estrés al ser testigos de la opresión y el abuso de otros pueblos. ¿Cuál es el precio que pagamos aquí, en el rico hemisferio norte, Europa y América, al saber que nuestra riqueza se construye sobre el extremo sufrimiento y pobreza del hemisferio sur, en concreto África, rica en recursos, pero pobre económicamente? Es interesante que el enfoque chamánico o energético sería que estamos afectados por la energía de esto, aunque a nivel personal no seamos conscientes de los hechos; sea como sea, todos estamos conectados.

La armonía interna de una persona y el acceso a una curación completa se verán perjudicados en una sociedad tan desequilibrada como la nuestra. Esto no quiere decir que no haya cosas maravillosas en todas las sociedades. Pero existe una conspiración de silencio, según parece, en lo relativo a echar un vistazo a la realidad de la globalización moderna, el capitalismo y el precio que pagamos por todo ello. Una perspectiva más útil que podemos tomar es aquella en que no culpemos a ningún grupo o individuo –incluidos nosotros– por las enfermedades actuales, y que en su lugar nos demos cuenta de que las sociedades tienen una forma de perpetuarse, debido al modo en que se induce a la gente a integrase en ellas. La perspectiva más correcta es que el enemigo es la misma sociedad opresiva y desequilibrada, no un grupo específico; ni siquiera esos grupos que parece que tienen todo el poder. Es la sociedad la que debe cambiarse, transformarse.

La gente recibe daños por los desequilibrios de nuestra sociedad. Observemos los individuos para ver los desequilibrios de la sociedad a pequeña escala, y observemos la sociedad para ver los desequilibrios de los individuos a gran escala. Las personas sumidas en la pobreza, en situaciones de opresión por culpa de otros, no nacieron deseando hacer daño a otros; lo mismo que tampoco deseando recibir daño. Por el contrario, recibimos daño mediante miles de formas durante nuestra educación, y aprendemos a asumirlo, conforme pasa el tiempo, como el único modo que podemos imaginar en que podemos comportarnos. Debido a nuestros desequilibrios adquiridos, seguimos actuando de formas que soportan la falta de salud de nuestra sociedad. Esto es aplicable tanto a quienes ostentan el poder como a quienes están en el lugar de los oprimidos; la historia está llena de ejemplos de personas que derrocan a la tiranía y que después instauran una nueva tiranía en su lugar. El cambio debe ser más fundamental e implicarnos todos a un nivel más profundo. Como decía Gandhi: «Debemos ser el cambio que deseamos ver en el mundo».

Investigación

Necesitamos investigar en medicina porque hay tanta información falsa que se ha hecho necesario averiguar lo que realmente funciona y lo que no; qué debe mantenerse, qué adaptarse y qué abandonarse. Viejas ideas que en realidad nunca funcionaron, nuevas ideas que en realidad nunca funcionaron: todas pueden convertirse en prácticas establecidas que después no desean abandonarse. El peligro también existe para las llamadas terapias holísticas o alternativas.

Los modelos de investigación hoy considerados buena práctica dentro de la medicina no sirven bien a los ideales de salud holística. El estándar dorado de la medicina ortodoxa es el ensayo controlado doble ciego y con placebo, o ensayo controlado aleatorizado. En un estudio aleatorizado, a la gente se la divide en dos grupos, a uno se le administra el fármaco estudiado y a otro un placebo, una sustancia que no tiene valor para el tratamiento y que tiene el mismo aspecto y sabor que la sustancia activa. La gente se coloca en el grupo de la sustancia activa o en el del placebo mediante un código normalmente generado por ordenador. La idea es que la aleatoriedad compensa cualquier variabilidad en la enfermedad de los distintos participantes (como diferencias en la gravedad o duración de los síntomas), con lo que permite una evaluación estadística exitosa de cualquier diferencia entre los dos grupos. La expresión «doble ciego» consiste en que se hace todo lo posible para asegurarse de que ni el paciente ni el investigador sepa qué sustancia (activa o placebo) está recibiendo cada sujeto. Esto asegura que las creencias de los pacientes o de los investigadores sobre si están tomando la «cosa real» no interfiera en los resultados.

Este enfoque igual para todos no se adapta a la medicina herbal o la homeopatía, por ejemplo, que utilizan un enfoque en gran medida individualizado para la prescripción. Un ensayo de 1998 sobre medicina herbal china para el síndrome del intestino irritable mostró una mejoría en dos grupos, uno que recibía un tratamiento estándar y otro un tratamiento diseñado individualmente. Después de dieciséis semanas, no hubo diferencia entre los dos grupos, pero en el seguimiento de catorce semanas después de finalizar el tratamiento, solo quienes habían recibido tratamiento individualizado mantuvieron las mejorías. Es un buen ejemplo de evidencia del valor del tratamiento holístico e individual que se propone tratar las causas subyacentes de la enfermedad; se tarda más en resolver, pero con beneficios duraderos.[3] Pero se informó de que el tratamiento herbal estándar es tan bueno como el individualizado, porque no se tuvieron en cuenta los efectos a más largo plazo. No es fácil diseñar un ensayo controlado aleatorizado para estudiar de verdad un tratamiento individual. La investigación de la medicina complementaria está buscando modelos nuevos o adaptados que puedan probar con más eficacia la medicina holística.[4]

Hay en desarrollo nuevos paradigmas de investigación que pueden medir más adecuadamente la eficacia de las terapias naturales. Uno de ellos es la llamada investigación narrativa.

La **investigación narrativa** trata sobre todo de evaluar y reunir las historias de personas sobre sus experiencias. Es un campo de investigación bastante nuevo en el área de los cuidados, en el que se reconoce que muchos factores humanos son importantes: la medicina no puede reducirse simplemente a una estrategia de tratamiento igual para todos, separada de la experiencia de las personas. Como me dijo el doctor A. M. Carson (director de la Escuela de Salud, Cuidados Sociales, Ciencias del Deporte y el Ejercicio, del Instituto Educativo del Norte de Gales, Wrexham):

> La **investigación narrativa** es un estudio cooperativo que se propone desarrollar y mejorar la práctica. Se resiste a las técnicas más simplistas, y en su lugar propone un proceso holístico y orgánico en el que todas las personas involucradas en el estudio tengan la oportunidad de ser más conscientes de quiénes son y qué están haciendo. Aunque las metodologías estándar se proponen la articulación de una realidad objetiva o subjetiva, las narrativas desean desarrollar una crítica autorreflexiva de estas realidades. Como tal, la investigación narrativa nunca es neutral sobre sus objetivos y prácticas, sino que intenta definir estas prácticas de un modo éticamente coherente.

¿Qué es la «salud definitiva»?

Una parte clave de los paradigmas de la salud holística es la definición de la salud. ¿Qué es? Los sistemas holísticos no definen la salud como la ausencia de enfermedad. En su mayor parte, un modelo de un humano completamente sano es alguien que está:

› Lleno de energía y alegría.
› Conectado y feliz, o más en concreto, profundamente contento, con la vida y con un cuerpo que funciona bien.
› Interesado e involucrado en muchas cosas, con un profundo sentido de la rectitud de la existencia y la bondad del universo.
› Disfrutando del trabajo y del juego de forma equilibrada, con relaciones saludables, dieta sana y practicando ejercicio.
› Cuidando de nuestro planeta, habiendo conocido nuestra profunda relación de los unos con los otros y con toda la vida.
› Trabajando para recuperar, y después celebrar y maravillarse ante el tremendo esplendor de la naturaleza.

Para la mayoría de nosotros, no es así como nos sentimos la mayor parte del tiempo, aunque la medicina moderna no nos haya atribuido ninguna etiqueta relacionada con la salud. Las compañías farmacéuticas (y las de cosméticos, las de comida y todas) se lucran gracias a que nos sentimos mal, e inventan más y más «dolencias» que requieren «tratamiento»: fármacos para trastornos de personalidad y mejorar el rendimiento sexual hasta niveles extremos, por ejemplo. Esto es ignorar la causa de nuestro problema. Entonces, ¿qué pueden ofrecer los paradigmas holísticos en relación con esos «tratamientos? ¿Qué podemos hacer para sentirnos mejor, para reclamar nuestro derecho a la alegría, desde nuestro nacimiento?

El siguiente capítulo examina en profundidad los aspectos emocionales: cómo los problemas emocionales nos afectan y qué podemos hacer para recuperarnos por completo de problemas pasados. Después hay dos apéndices que exponen brevemente dos modelos holísticos: el sistema de los cinco elementos de la medicina tradicional china y el enfoque chamánico. Son, sin duda, los únicos métodos valiosos, simplemente los ejemplos de sistema del todo holístico que más conozco y que puedo presentar con coherencia. Son también de especial interés porque hacen un fuerte énfasis en situar la persona en el contexto de la familia, la comunidad y la sociedad, con la perspectiva de que los desequilibrios en la familia, la comunidad y la sociedad en sentido amplio influyen en gran medida en el individuo. Esto es muy distinto de un modelo que ve a la gente con problemas inherentes y tendente a la enfermedad y la infelicidad.

CAPÍTULO 23

La salud emocional.
Las conexiones mente-cuerpo

Los seres humanos somos seres emocionales. Tenemos todo tipo de sentimientos durante todo el tiempo. Es justo decir que la mayor parte de nosotros luchamos con las emociones, de una forma u otra. Muchas sociedades humanas han evolucionado de tal forma que las emociones —sus efectos sobre el cuerpo, la mente y el espíritu, y cómo mejorar los problemas en este ámbito— se entienden muy mal. Esto es totalmente cierto en el Reino Unido, donde no se fomenta la expresión de las emociones: incluso llorar en los funerales no es una práctica habitual en la actualidad. Muchos de nosotros nos sentimos incómodos con las emociones, tanto con las nuestras como con las de otras personas. Algunos nos hemos insensibilizado a nuestros propios sentimientos, nos hemos desconectado de lo que sentimos, incluso hasta el extremo de pensar que no tenemos sentimientos fuertes en absoluto. Algunos de nosotros nos sentimos abrumados por las emociones y luchamos por contenerlas, y a menudo nos etiquetan de enfermos por nuestros sentimientos tan fuertes.

En realidad, esta medicalización de las emociones humanas se está extendiendo cada vez más, a medida que las codiciosas empresas farmacéuticas investigan cómo encontrar formas de convertirnos a *todos* en clientes.* La tendencia imperante en psiquiatría y en el llamado

---

* ¿Son tan malas las compañías farmacéuticas? Tal vez. Pero expreso una idea: ser holístico conlleva un conflicto con la curación, y esto sin duda debe incluir el conflicto que se siente entre ser alternativo o ser convencional. Si consideramos enemigas a las

sistema de salud mental es buscar causas biológicas o genéticas para los trastornos mentales, y publicitar productos para ellas, como si hubiesen descubierto esas causas, cuando en realidad no es así.

> Cuando [...] los grupos de interés psiquiátricos promocionan una teoría o tratamiento para la depresión, su objetivo de vender psiquiatría suele quedar empañado por trampas científicas [...] Los ciudadanos [...] probablemente protestarán porque «ellos están intentando venderme tratamiento de choque y fármacos», o «están intentando que pague a médicos para que solucionen mis problemas psicológicos y espirituales».[1]

Podría sorprenderte saber que prácticamente ningún psiquiatra está en realidad formado en ningún tipo de terapia hablada, y ni siquiera en asesoramiento.

> Si tienes formación en humanidades o unos cuantos buenos libros de autoayuda psicológica, y si te gusta pensar sobre ti y los demás, tal vez tengas más ideas sobre el crecimiento personal que tu psiquiatra [...] Si también tienes sentimientos compartidos y problemas personales con alguno de tus amigos, entonces seguro que tienes más experiencia y práctica en «terapia hablada» que tu psiquiatra.[2]

Parece que la profesión en su conjunto, además de muchas otras, preferiría culpar a las personas «problemáticas» por su sufrimiento, en

---

grandes farmacéuticas, eso en sí mismo nos hace daño por generar temor; tener miedo de las sustancias químicas también nos hace daño. Significa que de algún modo estamos desconectados de la fuente; en último término, está bien si nos envenenamos un poco, pero seguimos siendo uno con lo Divino. La cuestión es que, en lo relativo a considerar malas a las grandes farmacéuticas, inventamos una situación entre ellas y nosotros, divididos en campos enfrentados, hasta el punto de que hay un valle entre nosotros y permanecemos en lo alto de montañas enfrentadas, con cañones apuntando los unos a los otros. Lo importante es saber cómo hacer las paces con algo que puede ser perjudicial, cómo alejar a otros de ese daño sin generar conflicto ni temor, y cómo reflejar esto en un libro. Gracias a Mark Jack por esta excelente contribución.

lugar de tratar con la realidad de cómo nos hacemos daño a nosotros mismos, a nuestros hijos, y los unos a los otros, con nuestra falta de conciencia emocional y las opresiones que funcionan en nuestra sociedad. Sin embargo, hay muchos psiquiatras y psicólogos que dicen de forma clara y convincente que la investigación que respalda la teoría de que la enfermedad mental tiene una base biológica –y que por tanto se puede tratar con sustancias químicas– simplemente no existe. (Decir que todo el campo de la psiquiatría está basado en ninguna evidencia en absoluto es tremendo; estoy parafraseando a Peter Breggin, que ha practicado la psiquiatría durante muchos años. Investiga sobre él).[3] Al contrario, hay muchas pruebas sobre cómo los acontecimientos traumáticos en la niñez de la persona, y los efectos de una cultura opresora, influyen en la salud mental.

El factor del estrés

Muchas personas son cada vez más conscientes de la importancia de nuestras emociones para la salud y la enfermedad. Actualmente se reconoce que el estrés causa enfermedad. Tal vez quieras leer de nuevo el capítulo 14, sobre el sistema nervioso; cuando algo se percibe como estresante, el cuerpo se ve estimulado para estar listo para la lucha o la huida (la respuesta simpática), y se suprime lo relacionado con la relajación, la curación y la recuperación (la respuesta parasimpática). La respuesta de estrés consiste en actuar *ahora*: hacer algo con rapidez para alejarnos del peligro. No es favorable a la reflexión, a sentir la complejidad de nuestros sentimientos más profundos, a averiguar sentidos más profundos, a meditar sobre el sentido de la vida o a planificar un futuro de un modo racional y conectados con todo.

Por ahora todo bien: no necesito explicar con todo detalle cómo los cambios en el cuerpo que tienen lugar durante la respuesta de estrés, mantenidos a largo plazo, pasarán factura al cuerpo e incluso generarán graves enfermedades. Nuestras sociedades modernas son increíblemente estresantes: a un ritmo rápido y furioso, con poco tiempo para el descanso y la recuperación. La balanza se desequilibra claramente en favor del sistema simpático y en contra del parasimpático, en casi todos nosotros. Además, el tipo de actividades en que muchos de nosotros nos comprometemos, caracterizadas por una falta de participación del cuerpo y un uso excesivo de la perspectiva sobre el mundo intelectual y cognitivo, basada en el cerebro, conduce a una falta de coherencia en el corazón. «Coherencia» es un término utilizado para referirnos a la conexión, la armonía, el orden y la estructura dentro y entre sistemas. La coherencia fisiológica hace referencia a los procedimientos por los que el cuerpo humano en conjunto se comunica y permanece alineado consigo mismo y con las fuerzas externas. La coherencia del corazón es este fenómeno, tal como ocurre en el corazón.

Así lo describe Roland McCraty en una monografía titulada *Coherencia fisiológica*:

Es el armonioso flujo de información, cooperación y orden entre los subsistemas de un sistema mayor lo que permite la aparición de funciones más complejas. Esta cooperación de orden superior entre subsistemas físicos como el corazón, el cerebro, las glándulas y los órganos, así como entre los sistemas cognitivos, emocionales y físicos, es un aspecto importante de lo que llamamos coherencia. Es el ritmo del corazón quien establece el latido de todo el sistema. El rítmico latido del corazón influye en los procesos cerebrales que controlan el sistema nervioso autónomo, la función cognitiva y las emociones, lo que nos lleva a proponer que es el principal conductor del sistema. Cambiando el ritmo del corazón, la dinámica de todo el sistema puede cambiarse rápida y dramáticamente.

Utilizamos el término coherencia en un contexto amplio para describir procesos mentales y emocionales más ordenados, así como interacciones más ordenadas y armoniosas entre diversos sistemas fisiológicos. En este contexto, la coherencia incluye muchos otros términos utilizados para describir modos de funciones específicas, como sincronización, incorporación y resonancia. La coherencia fisiológica es así un modo específico y medible de funcionamiento fisiológico que incluye una serie de fenómenos distintos, pero relacionados. Correlatos del modo de coherencia fisiológica, que trataremos más detalladamente en esta monografía, son: la mayor sincronización entre las dos ramas del sistema nervioso autónomo, un cambio en el equilibrio autonómico en favor de la actividad parasimpática, una mayor sincronización corazón-cerebro, mayor resonancia vascular e incorporación entre los distintos sistemas fisiológicos oscilatorios. El procedimiento coherente se ve representado por un patrón en forma de onda senoidal, en los ritmos del corazón (coherencia del ritmo cardíaco) y en un pico de banda estrecha y alta amplitud del rango de frecuencia baja de la variabilidad del ritmo del corazón, a una frecuencia de aproximadamente 0,1 hertzios.[4]

Si el corazón toma el mando, tal como fue diseñado para ello, el cerebro se integra en sus señales electromagnéticas. Pero cuando perdemos el contacto con el entorno natural y ponemos el énfasis en la parte superior, viviendo en nuestras cabezas en lugar de en nuestros corazones, el corazón se integra en el cerebro y la consecuencia es una menor función del primero. Como describe Stephen Buhner:

Una mayor coherencia del corazón y de la integración corazón/cerebro ha demostrado muchos efectos positivos para la salud. Una mayor coherencia del corazón estimula la producción de inmunoglobulina A por parte del organismo [...] También genera mejoras en problemas como la arritmia, el prolapso de la válvula mitral, el fallo congestivo cardíaco, el asma, la diabetes, la fatiga, los trastornos autoinmunes, el agotamiento autonómico, la ansiedad, la depresión, el sida y el trastorno por estrés postraumático. En general, en muchas enfermedades se mejoran las tasas de curación absoluta. Un estudio de intervención de tratamiento específico, por ejemplo, descubrió que la hipertensión puede reducirse significativamente en seis meses —sin uso de medicación—, si se restablece la coherencia del corazón. Y cuando tiene lugar la sincronización corazón/cerebro, la gente experimenta menos ansiedad, depresión y estrés en términos generales.[5]

La integración en el corazón consiste básicamente en relajarse, llevar la atención a nuestro corazón y a los sentimientos que obtenemos al observar nuestro entorno, en lugar de a vivir en algún punto situado en nuestra frente. Cuando un ser humano se encuentra en un entorno natural y salvaje, con muchas cosas distintas a las que prestar atención (lo que conlleva un tipo de atención relacionada con el sentimiento, no un tipo de atención relacionada con el pensamiento), surge este estado de forma natural. Por tanto, pensando holísticamente, para generar equilibrio, en última instancia debemos cambiar las cosas en nuestras sociedades, ordenar las cosas de modo que haya mucho menos estrés para todos, y entornos más naturales y salvajes para experimentar lo que es vivir de verdad.

Más mecanismos curativos

Piensa en la increíble y elegante complejidad del cuerpo, con sus asombrosos mecanismos homeostáticos. Si el estrés es tan malo para nosotros, un asesino tan grande, ¿no tendríamos incorporados mecanismos de recuperación para ayudarnos a evitar sus peligrosos efectos? Buena idea: sí, de hecho los tenemos. Una de las cosas más importantes para nosotros los humanos es conectar: necesitamos conectarnos con nosotros mismos, con nuestros corazones, pero también los unos con los otros. Hablar, compartir sentimientos, mostrar nuestros sentimientos a los seres queridos es necesario para la salud humana. Echemos un vistazo a lo que significa tener sentimientos.

Llanto, risa y otras formas de exteriorizar los sentimientos

Ya hemos expuesto uno de los mecanismos curativos más poderosos para la mente y el cuerpo del ser humano: llorar. Llorar lágrimas es una de las principales formas en que el cuerpo puede librarse de hormonas tóxicas que dañan el cuerpo, si permitimos que se acumulen. Sí, el hígado puede metabolizarlas para que los riñones y los intestinos las excreten, pero ¿no será mejor excretarlas por completo en nuestros fluidos corporales? Podemos hacer esto no sólo con las lágrimas, sino también con el sudor y la saliva.* Estos mismos procesos físicos forman parte de los mecanismos de descarga emocional que tenemos, los cuales están ahí para permitirnos recuperarnos completamente de las situaciones dolorosas o estresantes.

Otra excelente forma de descargar las emociones es mediante la risa. El asesoramiento de reevaluación** cree que la risa es la principal forma en que la gente puede descargarse de las emociones de vergüenza, pequeños miedos y enfado. Los miedos más profundos y el daño se descargan tiritando, sudando y llorando, el enfado enrojeciendo y sudando, y la tensión física y el dolor bostezando. Hablar sobre nuestras experiencias es parte esencial de la recuperación de daños pasados. Parece que, cuando nos hacen daño de alguna forma, si no utilizamos el proceso de curación integrado de la descarga, para recuperarnos del daño en ese momento, ese daño se quedará en nuestra mente y nuestro cuerpo hasta que lleguemos a sentirlo. Básicamente, sentir es curar.

Norman Cousins escribió su libro *Anatomía de una enfermedad* en 1979, donde describe su experiencia de curarse a sí mismo después de que le dieran seis meses de vida al sufrir una forma extrema de artritis. Decidió morir feliz, y pasó ese tiempo viendo películas de comedia y riendo. En lugar de morir, se recuperó, y volvió al trabajo después de seis meses. Describe la risa como un «ejercicio físico interno».

El cardiólogo Michael Miller, de la Universidad de Maryland, descubrió que la risa dilata los vasos sanguíneos y aumenta el flujo de sangre al corazón en un 22 %. Después de reír, hay niveles significativamente menores de cortisol y adrenalina. Se ha demostrado también que la risa aumenta la producción de células asesinas naturales,

---

* ¿Recuerdas lo que dijimos sobre que tener la boca seca aumenta el sentimiento de miedo? Si esos sentimientos no salen, se quedan dentro. Producir saliva llena de hormonas del estrés conlleva que esos fármacos internos que generan más sentimientos de miedo se excretan, en lugar de quedarse en la sangre para desencadenar la desagradable respuesta de estrés.

** Comenzó en la década de 1950 y lo practican actualmente miles de personas en ochenta y seis países. Puedes averiguar más en www.rc.org.

células-B, células ayudantes e inmunoglobulinas, y algunos de estos efectos permanecen durante horas después de una buena y larga risa. Esto respaldaría las observaciones del asesoramiento de reevaluación (también llamado coasesoramiento porque es una actividad basada en compañeros), que proceden de la experiencia de miles de personas cuando aprenden a reclamar el proceso curativo de la descarga emocional y juntos ríen, lloran, sudan, tiritan y bostezan los residuos de las experiencias estresantes.

Algunos estudios han descubierto que la risa también ayuda a aliviar el dolor, y que incluso reduce el azúcar en sangre y protege los riñones en los diabéticos. El Instituto Gesundheit, de Virginia, fundado por el doctor Patch Adams, médico y anteriormente payaso, utiliza la risa como su principal forma de terapia.*

Liberar el enfado

El enfado merece que lo tratemos aquí brevemente porque es una emoción con la que muchos de nosotros tenemos dificultades, al menos en el Reino Unido, donde no se considera educado expresarlo; a consecuencia de esto, muchas personas están llenas de enfado no liberado y no saben qué hacer con él, mientras que al mismo tiempo se extiende en forma de enfado ante el volante y de rabietas. El enfado es una energía de estrés, en términos fisiológicos. Está destinado a darnos el impulso para actuar, para escapar de la situación amenazante en que nos encontramos. Como ya he mencionado, un aspecto crucial del impacto poco saludable del estrés en nuestras vidas modernas es que nos ponemos elegantes sin sitio al que ir; ocurre algo que nos hace sentirnos amenazados y el cuerpo tiene una reacción natural de lucha o huida; pero tenemos que limitarnos a quedarnos sentados y aguantar la presión.

Aprendiendo la forma de mantener los sentimientos bajo presión, obligamos al enfado y la frustración a acumularse a lo largo de los años.

---

* Véase «Lo que los médicos no te cuentan» (dic. 2007; 18/9), sobre lo que la investigación ha demostrado acerca de los beneficios de la risa.

Descargamos nuestro enfado utilizando sonidos y movimientos enérgicos y violentos, calor, sudor y lágrimas.

A fin de tener algo de espacio para liberar parte de esta energía, tal vez te gustaría probar a utilizar tu voz más fuerte diariamente; intenta gritar a los cojines si vives en un lugar donde no puedes gritar sin asustar a los vecinos. Dar puñetazos a los cojines también es bueno, o golpear la cama o el sofá con un bate de béisbol o una raqueta de tenis. Si empiezas a sentir mucho calor, sabrás que el enfado está saliendo de tu cuerpo.

Terapia primaria

Arthur Janov fue el pionero de la terapia primaria en la década de 1970, y desde entonces su Centro de Terapia Primaria y Tratamiento, de Venice (California) ha investigado los efectos de la descarga profunda (todo el sentimiento de las antiguas heridas emocionales y la expresión de este dolor mediante lágrimas, sollozos, movimientos y gritos) en miles de personas. La premisa del doctor Janov es que muchas personas reciben daño en una época temprana de su vida por un trauma de nacimiento, y por no tener sus necesidades satisfechas cuando eran muy pequeñas. Este «dolor primario» se reprime, lo cual es muy difícil de sentir en ese momento.* Janov llega tan lejos como a decir que si lo hubiéramos sentido cuando éramos bebés, en realidad habríamos muerto debido a su potencia: para un recién nacido es mortal no tener a nadie que le cuide.

El dolor reprimido no se escapa, sino que se acumula en el cuerpo y la mente. Cuando una persona aprende a volver pronto y experimenta de nuevo dolores pasados, llorando como un bebé –de ahí el «grito primitivo»–, los antiguos daños pueden descargarse completamente con efectos asombrosos. La investigación de Janov ha demostrado que estos

---

* El asesoramiento de reevaluación diría que los pequeños habrían intentado descargar el enfado llorando, pero a la mayoría de los bebés se les obliga a dejar de llorar con mordedores o alimentándoles en exceso, o bien se les acostumbra a dejarles que lloren, lo que significa que el bebé pierde la confianza en alguien que se moleste lo suficiente para venir y reprimir profundamente sus sentimientos.

efectos pueden medirse fisiológicamente mediante los niveles variables de estrés y hormonas sexuales, una bajada de la presión arterial y de la frecuencia cardíaca hasta niveles normales, y una mejora en la función inmunitaria.[6] Es habitual que la gente crezca y madure físicamente en formas que antes se reprimían. Por ejemplo, los pechos de algunas mujeres se desarrollan más, o algunos hombres se hacen más anchos, más peludos o con la voz más grave.

El cuerpomente

El término «cuerpomente» lo propuso por primera vez Diane Conelly, y expresa la idea de que el cuerpo no está separado de la mente.[7]

Está surgiendo toda una disciplina médica cuerpo-mente —llamada psiconeuroinmunología— en torno a los vínculos definidos entre la mente y el sistema inmunitario. *Moléculas de la emoción*, de Candace Pert, es una buena introducción a esto, igual que *Curación cuántica*, de Deepak Chopra. La psiconeuroinmunología es una forma en que la ciencia comprende que la mente se convierte en el cuerpo, y viceversa, mediante miles de conexiones de la red química de comunicación que corre continuamente en ambos sentidos entre el cerebro y el cuerpo, la emoción, el pensamiento y el funcionamiento físico.

Hay muchas investigaciones que demuestran que el pensamiento positivo y una actitud alegre son buenos para la salud. Lo difícil para muchas personas es cómo cambiar realmente sus hábitos mentales y liberarse de los viejos y perjudiciales. Por supuesto, reclamar el proceso de descarga es una buena forma de empezar; esos antiguos daños deben salir para que dejen de molestarnos. De lo contrario, el pensamiento positivo, las afirmaciones y cosas así pueden servir más para reprimir aún más el material doloroso, con efectos perjudiciales sobre la salud. En consecuencia, mucha risa y, si aún estás en buena disposición para escuchar bien a otra persona, visita www.rc.org para conocer los consejeros de reevaluación más cercanos. Si no es así, busca un terapeuta que conozca el valor —y que fomente— de la descarga emocional al estilo de llorar; y no uno que quiera enseñarte a reprimirlo más eficazmente.

Esto incluye alejarse de todos los asesores que recomiendan antidepresivos a sus clientes. Si están haciendo eso, es evidente que no confían en el poder curativo de su terapia, lo cual puede tener buenas razones.

Incluso con la práctica de la psiquiatría durante toda una vida, es posible ofrecer ayuda sin recomendar antidepresivos a los pacientes. Las personas deprimidas no tienden a dañarse a sí mismas cuando tienen una buena relación con su terapeuta y cierta esperanza de mejora. Yo intento ayudar a las personas a experimentar sus sentimientos, a entender las fuentes de su desesperación y a superar su desesperanza, mientras ofrezco una relación cariñosa y constructora de confianza, así como una guía hacia formas más eficaces de vivir. A menudo, esto conlleva que el cliente aprenda valores nuevos y más positivos, y una perspectiva de la vida más audaz y creativa. Tampoco creo que yo sea más eficaz como terapeuta que muchos otros del gremio. No hay «grandes terapeutas», sino sólo grandes clientes.[8]

Es simple en cierto sentido: debemos darnos permiso a nosotros mismos y a los demás para sentir nuestros sentimientos sin censurarlos ni reprimirlos. La parte más complicada es que la mayoría hemos estado reprimiéndolos durante tanto tiempo que hay algo de trabajo pendiente por hacer: montones de viejos sentimientos que han estado rondando por ahí tanto tiempo que incluso tal vez no sepamos cómo surgieron. Nos están envenenando y necesitamos sacarlos y liberarnos.

Meditación

Es posible cambiar en qué se concentran nuestras mentes. Una buena forma de aprender a hacernos cargo de nuestra mente y nuestros pensamientos es aprender meditación. La meditación trascendental (MT), que incluye la repetición de un mantra simultáneo a la respiración, mientras se permanece sentado en silencio, ha sido el tema de más de 600 estudios de investigación. La práctica habitual de la meditación ha demostrado que aumentaba la creatividad y la inteligencia, mejoraba la memoria y la percepción, potenciaba la concentración, elevaba la coherencia electroencefalográfica del funcionamiento del cerebro,* reducía el estrés de diversas formas, mejoraba la salud, reducía los efectos negativos del envejecimiento, mejoraba las relaciones y la autoconfianza, aumentaba la productividad en el trabajo y reducía los delitos, los conflictos y la violencia.** En 1970 se llevó a cabo un proyecto para lograr que el 1 % de la población de veinticuatro ciudades distintas meditara, para comparar después los porcentajes de delitos de esas ciudades con los de otras que hacían de control (que no tenían un 1 % de la población que meditase). Los porcentajes de delitos descendieron en las ciudades donde se meditaba durante el año que se puso como objetivo, 1972, así como en los siguientes.[9]

Lo que creemos es lo que logramos

Necesitamos cambiar nuestras mentes, porque nuestras creencias y nuestras ideas configuran nuestras vidas y nuestra salud. Pensemos, por ejemplo, en los efectos placebo y nocebo: si creemos que mejoraremos con un tratamiento, entonces lo conseguiremos, aunque el tratamiento no haya hecho nada. Si el doctor en el que confiamos nos dice que no se puede hacer nada y que está seguro de que moriremos, eso es lo que tiende a ocurrir. El libro de Deepak Chopra, *Curación cuántica*, tiene excelentes historias sobre estos dos efectos.

Este tema de la medicina mente-cuerpo sirve para escribir por lo menos varios libros, y toda una vida de estudio. Estoy segura de que muchas más enfermedades de las que creemos se deben a traumas emocionales atrapados en el cuerpo. En Occidente hay una gran resistencia

---

* La coherencia electroencefalográfica es una forma de describir cómo en sincronía, o no, distintas áreas del cerebro operan en relación las unas con las otras. Los cerebros más sanos muestran un alto nivel de coherencia (es decir, sus partes están más sincronizadas).

** La página web www.t-m.org.uk tiene referencias de muchos de estos estudios. Son una lectura fascinante.

a una idea así: la medicina ortodoxa, con nuestra ayuda, ha tomado el enfoque de «no sabemos qué genera esto» ante los problemas de la vida. No queremos saber o no sabemos cómo hacernos responsables, y se nos ofrecen muchas formas de esquivar nuestros sentimientos.

Hay también otro problema: si la enfermedad está causada por dificultades emocionales, ¿significa eso que es «culpa» de una persona ponerse enferma? Espero que mi exposición sobre el tema no lleve a pensar en esta falsa opinión, que está especialmente carente de compasión. Para que las cosas sean lo más claras posible, lo que estoy diciendo es que recibimos daño: sólo eso. Recibimos daño y no tenemos la ayuda que necesitamos para recuperarnos por completo. La razón más importante por la que la mayoría recibimos daño es el gran desequilibrio de nuestra cultura y los patrones opresivos que hay en ella. No tenemos la culpa de recibir daño, no lo hemos pedido, habría sido mejor que no hubiese ocurrido. Pero así sucedió, y esos daños nos hacen enfermar, lo creamos o no. Ésa es la mala noticia; la buena es que es posible curarse completamente, de diversas formas, cuando la mayor parte, o todo (desde mi posición), parece implicar el proceso de descarga de algún modo.

El cáncer como manifestación de un trauma emocional

Hay tanta resistencia en la sociedad y la medicina convencionales a pensar en una relación entre el cáncer y los traumas emocionales que a quienes la defienden se los ridiculiza e incluso se los persigue. Uno de ellos es el doctor Dirk Hamer, perseguido en más de un país por su obra pionera con personas con cáncer avanzado. Esto ocurrió a pesar de su alto porcentaje de éxito; tanto, que el fiscal (Wiener-Neustadt, Austria) tuvo que admitir que, después de cuatro o cinco años, unos 6.000 de 6.500 pacientes con cáncer avanzado aún estaban vivos.

El doctor Hamer sufrió cáncer de testículo después de que su hijo muriera a consecuencia de un disparo. Se preguntó si la muerte de su hijo fue la causa de su cáncer, y empezó a investigar. Examinó más de 15.000 casos de cáncer, y siempre encontró las siguientes características presentes (las llamó las reglas de hierro del cáncer, un nombre desafortunado y que parece rígido): el cáncer comienza con una experiencia traumática grave (regla número uno), que genera un trauma y un conflicto que se manifiesta en la psique, en una zona específica del cerebro (regla número dos), y después la enfermedad aparece en un órgano concreto que corresponde a la zona del cerebro afectada por el trauma (regla número tres). Identificó temas traumáticos, y cada uno reflejaba un cambio en la actividad de una parte del cerebro, correspondiente al órgano donde el cáncer se había manifestado. Afirmó que podía demostrar una relación directa entre esto. Además, el cáncer mejoraría conforme se redujera la lesión cerebral y se resolviera el trauma. Fotografió el cerebro con escáner de tomografía computerizada (TC), y describió la zona del problema como si fuera la superficie del agua después de caer una piedra dentro. Posteriormente, si el conflicto se resuelve, la imagen TC cambia, se genera un edema y por último tejido cicatrizal.

Parece que el doctor Hamer puede diagnosticar con precisión la enfermedad –incluida la diabetes– observando la TC de esa persona. También puede hacer esto con los conflictos emocionales que la persona experimenta. El órgano en el que se concentra un cambio cerebral específico refleja nuestras asociaciones subconscientes, y éstas parecen estar acordes con la filosofía de los cinco elementos. Por ejemplo, los conflictos biológicos que incluyen el agua (también otros líquidos, como leche o aceite) generan cáncer de riñón,* el miedo a morir produce cáncer de pulmón, y tragar mentalmente un trozo más grande de lo que podemos digerir, cáncer de estómago o intestino. El doctor Hamer cree que la mayoría de los tumores secundarios están causados por el miedo al cáncer o el miedo a la muerte que aparecen cuando al paciente se le diagnostica un cáncer o una prognosis negativa. Otro efecto nocebo.

---

* Tal vez haya pronto un aumento del cáncer de riñón, con los problemas globales del combustible y el agua que afectan al planeta.

La nueva medicina del doctor Hamer

Por Walter Last[10]

Hamer piensa que todas las enfermedades constan de dos fases, y comienzan con un conflicto activo, seguido (si es posible) por una fase de curación que revierte el conflicto. No las llama enfermedades, sino programas biológicos especiales. En total parece que ha trabajado con más de 31.000 pacientes, y se ha observado que sus teorías se han confirmado en todos los casos, sin excepción alguna. Hamer afirma que, en términos generales, la nueva medicina tiene un 95 % de éxito en el cáncer. Siemens, el fabricante del equipamiento de TC, ha verificado independientemente la existencia de los corpúsculos de Hamer en el cerebro [...] Sin embargo, el doctor Hamer ha sufrido una persecución excepcional.

Según las leyes alemanas, el derecho a practicar la medicina puede perderse si el médico tiene las capacidades mentales disminuidas. Esta ley se utilizó en 1986, en el tribunal de un distrito alemán, para negarle su derecho a trabajar. Como prueba del trastorno mental de Hamer, el tribunal afirmó que no estaba dispuesto a retractarse de sus teorías y a jurar lealtad a los principios de la medicina ortodoxa [...]... era incapaz de volver a aceptar los principios de la medicina ortodoxa: intentó convencer a un grupo de eminentes profesores sobre la exactitud de sus teorías sólo un mes antes del juicio. Un año después, el mismo tribunal solicitó una valoración psiquiátrica de sus capacidades mentales, a lo que Hamer se negó. Un psiquiatra designado por el tribunal, sin ni siquiera verle, le diagnosticó psicopatía.

En 1997, el doctor Hamer fue arrestado y encarcelado durante 18 meses, basándose en una oscura ley sobre terapias naturales aprobada en la época de Hitler para acabar con las brujas. Su delito fue que había dado consejos sobre salud a unos individuos que le habían pedido su opinión. El fiscal afirmó que debían utilizarse todos los medios posibles para eliminar a Hamer de la sociedad.

Por supuesto, algunas personas están plagadas por el cáncer en el momento en que se les diagnostica, lo cual no parece encajar en la teoría de Hamer. Hamer dice que los cánceres secundarios, si no están causados por el estrés del cáncer inicial, aparecen por otros traumas no resueltos, y no están relacionados directamente con el tumor inicial. La desesperanza y la desesperación generan estrés crónico, lo cual evita las curaciones de todo tipo. El programa de curación del doctor Hamer incluye descubrir cuál fue la experiencia traumática emocional original, y asegurarse de curarla. A veces, cuando se encuentra un tumor en alguien, ya está inactivo y la persona se ha curado de esa crisis, pero el trauma de la intervención médica puede hacer que crezca ese tumor, u otro distinto. Si el conflicto original aún está activo, debe tomarse cualquier medio para resolverlo: terapias de sanación emocional, meditación, pasar por completo por el proceso de duelo, si ha habido alguna pérdida. Hamer afirma que lo peor que podemos hacer es tomar tranquilizantes o antidepresivos para los acontecimientos traumáticos, ya que interfieren con nuestro propio proceso curativo.

¡Cuidado con los herejes médicos!

Hay serias críticas al doctor Hamer y su obra. No es fácil decir, investigando esto, si es un santo o un maldito charlatán: ambas cosas son igualmente improbables. Parece que muchas personas que acuden a su consulta han pasado por tratamientos ortodoxos para el cáncer y han sido desahuciados: les han dicho que no se podía hacer nada más por ellos. Creo que seguramente ha descubierto algo, pero la realidad es que no es fácil que una persona llegue al fondo y resuelva conflictos emocionales y dolores profundamente asentados, ni siquiera cuando están bien. Hacer esto mientras se está gravemente enfermo de cáncer sería más difícil aún. Sospecho que hay una brecha entre la teoría y los conocimientos obtenidos de los escáneres del doctor Hamer, y la práctica real y la capacidad de la gente de resolver sus problemas a tiempo para detener un cáncer avanzado. Sin embargo, es cierto que los intereses creados dentro del campo de la medicina llegan a hacer lo que sea para castigar a quienes van contra las normas aceptadas; especialmente si esa persona es un médico. Los traidores son peores que los enemigos demostrados.

Sobre todo, esto trata sobre el hecho de sentir nuestros sentimientos. Al reprimirlos y negarlos es cuando nos hacen enfermar. Los sentimientos no son enfermedades: son respuestas humanas normales a nuestra situación. Para la mayoría de nosotros esto es complicado porque llevamos toda la vida reprimiéndolos; cuando dejamos de hacerlo, todo tipo de antiguos sentimientos aparecen, cuyo origen seguramente hemos olvidado. Aunque pueda parecer insoportable sentirlos, debemos hacerlo si queremos recuperar toda nuestra humanidad. Lo insoportable se convierte en soportable cuando lo afrontamos juntos. Dejamos las palabras finales a ese maravilloso y valiente psiquiatra y psicoterapeuta, el doctor Peter Breggin, cuyo libro, *Psiquiatría tóxica*, es uno de los más importantes publicados en ese campo:

La gran mayoría de personas superan la depresión sin recurrir a ningún tipo de servicio de salud mental. Lo hacen mediante su propia fuerza interna, leyendo y contemplando, con amistad y amor, trabajo y juego, religión, arte, viajes, mascotas queridas, el paso del tiempo: todas las infinitas maneras que la gente tiene para refrescar su espíritu y trascender sus pérdidas.[11]

Una breve introducción a la medicina tradicional china de los cinco elementos. Un sistema holístico completo

El sistema de los cinco elementos en un sistema completo de medicina. La medicina tradicional china de los cinco elementos se importó a Inglaterra en la década de 1970 gracias a J. R. Worsley, quien había viajado mucho por China.[1] Sus fundamentos datan de más de 2.000 años, en la China antigua. La incluyo aquí porque una de sus mayores diferencias con otros sistemas es que los síntomas los trata el profesional con una benigna indiferencia: el diagnóstico no se puede hacer en relación con los síntomas.

Por supuesto, como pacientes, nosotros no tratamos nuestros síntomas con benigna indiferencia. Pero el enfoque de los cinco elementos consiste en que, como parte de la naturaleza, somos capaces de tener un equilibrio completo y estar sanos, y, cuando las cosas van mal, hay signos que un profesional experto puede entender: cambios en el sonido de la voz, el color del cuerpo en general, el olor corporal y el tono emocional de la vida del paciente. El diagnóstico de un desequilibrio concreto se hace con esos parámetros, y no con los síntomas de la enfermedad. Esto es totalmente contrario a la moderna medicina occidental, que se concentra sobre todo en los síntomas.

Igual que todos los demás sistemas que se remontan a la antigüedad, el sistema de los cinco elementos procede de un profundo estudio de la naturaleza. En el fondo, comprende que el espíritu se encuentra en las raíces de la salud, que la mayoría de los desequilibrios que causan enfermedades se originan al nivel del espíritu. En este apéndice intento hacer una sencilla introducción al sistema de los cinco elementos, que es un paradigma asombrosamente complejo y elegante. En mis descripciones del desequilibrio elemental, se pone el énfasis en la forma en que se manifiestan en las esferas emocional y espiritual, no en la física. Si deseas profundizar en su estudio, hay libros excelentes sobre el tema, así como cursos para aprender a practicar la medicina de los cinco elementos.

Los elementos

La palabra china que se ha traducido como «elemento» en realidad significa algo más parecido a fase o movimiento. Los elementos son grandes fuerzas cósmicas que configuran todo en el universo.[2] Podemos pensar en los elementos como si fueran las estaciones.

Cuando escribo esto se aproxima la mitad del invierno; fuera hace mucho frío y está empezando a oscurecer, aunque sólo son las tres de la tarde. Los árboles están sin hojas, el paisaje es sombrío. La energía de la Tierra se ha enterrado profundamente. No ocurre nada en la superficie. Aunque nos acercamos al caos navideño, hay cierta tendencia a guardar silencio, a replegarnos en nuestro interior, a hacer pocas cosas, a dormir más.

No es un momento para la acción, para hacer, sino para ser. Es la época del **agua;** la lluvia limpia el suelo, y la nieve y el hielo nos congelan hasta inmovilizarnos. El color es negro o azul oscuro, la negrura de la noche. El agua es vida, más que ningún otro elemento; cualquier habitante del desierto lo sabe. La ausencia de agua lleva a una muerte segura; por eso la emoción del agua es el miedo: un miedo que tiene la función de mantenernos vivos. El agua está siempre cambiando y moviéndose, de lluvia a nieve y hielo; incluso en el tranquilo estanque se está moviendo porque se evapora en el aire para después caer en forma de lluvia sobre una lejana montaña. Hay un misterio en el agua: ¿de dónde viene? La vida surge, igual que la primavera emerge de la Tierra, de algún gran misterio, de la Fuente original.

Después de esta fase de oscuridad y silencio, de conservación y descanso, viene la siguiente: la primavera, la época del crecimiento. Todo surge en forma de color verde: una combinación de crecimiento magníficamente orquestada. Es el elemento **madera:** igual que un árbol, contiene a todos los demás en su interior. El árbol succiona el agua, y el árbol está hecho de madera. Recoge el calor del sol para elaborar energía y crece con sus raíces en la tierra, de la cual toma los preciosos minerales y metales. Más que ningún otro elemento, la madera es el elemento de la curación, del crecimiento de la regeneración, así como del desarrollo. La madera se mueve en sentido ascendente, emergiendo, vibrante. La madera está decidida a crecer hasta su pleno potencial, y derribará cualquier obstáculo que impida su progreso. Por eso la emoción de la madera es el enfado; la emoción que surge en nosotros cuando nuestro crecimiento se ve impedido, la emoción que podemos utilizar para afirmar nuestros límites. El color es verde.

Cuando el prolífico crecimiento de la primavera, de la adolescencia, ha terminado, llegamos a un período de madurez con la energía del verano. Todo se encuentra en su punto cumbre. Las plantas han florecido y atraen insectos y abejas hacia ellas. Conforme los días se alargan y se hacen más cálidos, salimos al exterior y nos sentimos atraídos los unos por los otros, para jugar, reír y organizar fiestas. Es la energía del **fuego:** expansivo y conector, el calor de la alegría y el amor, la diversión y la risa. La energía roja del corazón.

Hacia el final del verano, la hierba se vuelve amarilla y las flores han dado su fruto. El verano indio, o período de recolección de bayas, frutas y frutos secos, muestra la generosidad del elemento **tierra,** que consiste en nutrición y dulzura. Nuestra Madre Tierra nos da todo lo que necesitamos para sobrevivir: nos nutre con su dulce pecho durante toda nuestra vida. Los chinos atribuyeron al elemento Tierra el color amarillo, debido a la rica tierra amarilla de sus sitios más fértiles.

Después llega un momento en que cambia el tiempo; una intensidad fresca y fría se siente en el aire, y respiramos profundamente sintiendo su pureza y cualidad. El otoño ha llegado, la época de los vientos y la caída de las hojas, un tiempo en que todo se desnudará excepto lo esencial y más simple. Es el tiempo del **metal,** con su energía de valor y cualidad; los preciosos metales y minerales que las plantas succionan del suelo regresarán a medida que la vegetación muera y se degrade. El metal es el elemento de la pureza, y por eso tiene color blanco.

Y así gira la rueda, ya que el agua del invierno volverá a limpiar la tierra.

Estos cinco elementos existen en el interior de todos nosotros, cada uno con sus esferas de influencia y controlando funciones en nuestro cuerpo, nuestra mente y nuestro espíritu. Los elementos se manifiestan en nuestro interior en forma de personalidades –conocidas como **oficiales**–, que están a cargo de diversas áreas. Por ejemplo, los Oficiales del Agua son el riñón y la vejiga, a cargo del control y almacenamiento de líquidos. Pero no hay que cometer el error de pensar que los oficiales son simplemente otro nombre para los órganos sobre los que ya conocemos algo; son eso, pero también mucho más. Es mejor imaginárselos literalmente como si fueran personas, una gran banda de sabios honorables y de gran talento, quienes dirigen el show: una especie de enanitos.*

Aunque tenemos todos los elementos en nuestro interior, todos también nacemos con una combinación específica de elementos exclusiva de nosotros, y que muestra en qué consisten nuestros principales puntos fuertes, cuál es la vocación de nuestra alma. Predominará un elemento, aunque haya un elemento dentro de otro elemento, otro dentro de otro, etc., por lo que el conjunto completo es profundo y complejo. Nuestro elemento principal se revelará por la forma en que principalmente nos relacionamos con el mundo, y, debido a esto, puesto que es aquel que más se muestra en «nuestra fachada», es también el más vulnerable al daño. Cuando resultamos dañados, la herida tiene lugar, primero, en nuestro elemento principal, lo cual produce un desequilibrio. Para la mayoría de nosotros, esto ocurre a una edad muy joven, incluso antes de nacer, debido a los grandes desequilibrios de nuestra sociedad. Esta herida original se conoce como el **factor cau-**

---

* Los lectores británicos de cierta edad tal vez recuerden una historia en cómic sobre unos divertidos y pequeños hombrecitos que vivían en la cabeza y dirigían las diversas funciones del cuerpo.

sante; a partir de él se originan todos nuestros problemas y hasta él pueden retrotraerse.

Dado que formamos parte de la naturaleza, ésta muestra nuestras necesidades de forma natural, lo cual se hace cada vez más evidente al ojo bien entrenado. Cada perturbación de un elemento se muestra en el sonido de nuestra voz, un color que aparece en ciertas zonas de nuestra cara, un tipo de olor y un sabor específico de desequilibrio emocional.

Emociones elementales

Las emociones son esenciales para nuestra existencia. El sistema de los cinco elementos parte de que un ser humano es un ser emocional, que *siempre* estamos experimentando el mundo mediante nuestras emociones. Si nos encontramos en equilibrio y armonía (pocos de nosotros), sentimos emociones adecuadas según la situación.

El tono emocional general de una persona equilibrada es una profunda alegría o felicidad, un sentimiento de conexión con todas las cosas y una relación correcta con el mundo y nuestra existencia en él. Candace Pert, neurocientífico, sugiere una condición similar: que nuestro estado natural es la felicidad.[3]

Aunque nuestro estado natural es la felicidad, hay cinco emociones que se elevarán y descenderán dentro de nosotros, por encima de esta felicidad básica, dependiendo de qué ocurra. Si sucede algo que impide nuestro crecimiento, entonces surge el **enfado** de forma natural, lo que nos da el impulso necesario para eliminar el obstáculo y seguir creciendo. Por supuesto, para la población británica, aquí hay un desequilibrio cultural general, ya que nos encontramos en una sociedad que verdaderamente desaprueba el enfado. Hay un chiste que dice que, si en Nueva York alguien te pisa el pie, dices «deja de pisarme»; en Londres, si alguien te pisa, dices «lo siento».

Cuando los deseos están satisfechos, sentimos **alegría;** no la profunda alegría que subyace a todo, sino una felicidad más frívola que tiene que ver con la satisfacción de algo que quieres. Cuando alguien necesita algo, la emoción natural que se siente es la **simpatía:** la emoción de la madre que cuida a su hijo herido: «Ven, ven, pobrecito, cuéntamelo a mí». En realidad, en Gran Bretaña tampoco fomentan demasiado la simpatía: ¡el famoso labio superior rígido!

Hay un sentimiento de respeto en la presencia de aquello que valoramos, y cuando perdemos algo que queremos, el sentimiento natural es la **pena.**

Por último, está la emoción tan relacionada con sentirnos vivos: el **miedo.** Puesto que el miedo nos avisa para reaccionar frente al peligro, nos ayuda a sentirnos vivos.

Podemos pensar en las emociones como en puertas: una siempre debe estar abierta, y cuando lo está, las otras cuatro están cerradas. Sentimos una cada vez, y cuando estamos equilibrados podemos movernos con facilidad de una a otra. Cuando existe un desequilibrio, algo funciona mal en este mecanismo. Para algunas personas, es como si una puerta permaneciera continuamente abierta y hubiese una sola emoción, con independencia de las circunstancias. Para otras, una puerta está cerrada con llave y no se puede pasar por ella de ningún modo. Para la mayoría de nosotros, es como si hubiera sólo una emoción en la que podemos estar vivos, aunque podamos entrar y salir un poco de las otras.

El diagnóstico del factor causante

Todos entramos y salimos del equilibrio durante nuestras vidas. Aquí hay una introducción muy breve a cómo descubrimos el factor causante de una persona, o FC: como norma general, cuanto más desequilibrada esté una persona, más extremos serán los signos descritos a continuación. Sin embargo, esto no quiere decir que una persona equilibrada sea como una insípida página vacía: cuando se encuentra en equilibrio, cada elemento tiene su belleza y puntos fuertes específicos; los dones concretos que aportamos al mundo se expresan mediante el poder de nuestra disposición elemental.

Las personas que tienen lo que se conoce como un FC **madera** tienen un aspecto verde, un olor rancio, tienen una voz que grita o enfatiza, o bien no gritan en absoluto y pueden estar atascadas en el miedo, o incapaces de expresar un miedo apropiado. Probablemente te habrás encontrado personas así, que parecen estar furiosas incluso cuando te preguntan la hora, o al contrario, personas que describen la más terrible crueldad contra ellas sin el menor atisbo de enfado.

Las personas **fuego** son rojas, o carecen del color rojo: pálidas o grises. El olor es a quemadura; el sonido es de risa o de ausencia de ella, la emoción de alegría o de falta de ella. Un ejemplo extremo es una persona que te dice riéndose cómo la semana pasada perdió su trabajo, la desahuciaron y le diagnosticaron un cáncer terminal. El extremo opuesto es la persona que habla con total monotonía sobre las maravillosas vacaciones que acaba de disfrutar.

En cuanto a las personas **tierra,** su color es amarillo, el olor es fragante, la voz es cantarina y la simpatía es la emoción que estará potenciada o ausente. Una persona tierra desequilibrada puede cuidar de otras con una permanente simpatía. Por otra parte, puede ser completamente incapaz de entender el sufrimiento de los demás.

En cuanto a los **metales,** su color es blanco, el olor es a podrido, y las emociones se centran en torno al llanto y temas relacionados con las pérdidas y la pena, o con un sentido de la valía. Algunas personas están atascadas en la pena, incapaces de superar la pérdida. Otras están espiritualmente empobrecidas, incapaces de valorar algo lo suficiente para sentir pena por perderlo.

Las personas **agua** son azules o negras, huelen a podrido, tienen una voz quejumbrosa, pueden estar atascadas en el miedo, o ser incapaces de sentir miedo en absoluto, y tienden a las situaciones extremas para poder sentir algo.

Los olores son interesantes. No estamos hablando de las axilas o los pies de una persona; se trata del olor general que nos caracteriza. Los olores tienen cierta cualidad, un sentimiento. Cuando yo huelo el olor madera, por ejemplo, es como un puñetazo: siento como si mi cabeza ascendiera. A veces de verdad huele como a aceite rancio. Otras veces podría describirse mejor como «verde». El olor fuego puede ser bastante similar a las especias, y a veces oler como sábanas de cama recién planchadas, o puede ser como algo chamuscado; incluso bastante desagradable, como la goma quemada. También lo siento en mi cabeza, pero se mueve en todas las direcciones, no sólo hacia arriba. El olor a tierra lo siento en mi tripa, como algo cálido. A veces una persona huele a fragancia, como si tuviera perfume o loción para después del afeitado, pero no es así. El olor fragante, como todos ellos, puede ser desde adorable hasta repulsivo, enfermizo o empalagoso. El olor a metal podrido puede ser como basura antigua o incluso como heces. Pero también puede ser como abono bien descompuesto o como hojas en un árbol. Lo siento como una sensación pesada o ligera en mi garganta y la parte frontal de mi cuerpo. El olor fétido del agua es ácido y acre, casi como una sustancia química de la naturaleza, como amoníaco. Puede oler como agua salobre o como orina dulce.

Sin embargo, no supongas que todos podemos ser categorizados tan fácilmente; es seguro que casi haya cerca de mil millones de tipos distintos de cada factor causante. No se puede etiquetar a la gente, y conocer el FC de alguien no significa que conozcas nada más sobre esa persona. Lo que revela es lo que más necesita una persona, a su nivel más profundo, para recuperar su salud.

Como he dicho, no son útiles en absoluto para hacer un diagnóstico dentro del sistema de los cinco elementos. Esto se debe a que cada elemento alimenta al siguiente y está en relación con los demás. Por eso, si el invierno es demasiado suave y la primavera demasiado seca, el verano y la época de la cosecha se verán afectados.

«Cualquier cosa puede surgir de cualquier cosa» es el lema de los cinco elementos en lo que respecta a los síntomas. Una persona fuego puede tener todos sus síntomas en el elemento tierra y sin problemas evidentes en fuego. El diagnóstico sólo puede hacerse por el sonido, el color, el olor y la emoción. Los elementos se expresan en el cuerpo mediante los oficiales. Estos oficiales son un equipo, y trabajan juntos para lograr que todo el cuerpo, la mente y el espíritu funcionen bien. Cada uno tiene áreas únicas de responsabilidad, y cada uno es el único que puede proporcionar ese servicio a todos los demás. Por tanto, si uno está muy enfermo, todos pueden sufrir de diversas formas. Cada elemento se manifiesta como dos oficiales, pero el elemento fuego tiene cuatro. Éstos vienen en dos pares y cuidan de las funciones del fuego de modos muy diferentes.

Los doce oficiales

Los Oficiales del Agua son la vejiga y el riñón. Se dice que la vejiga es el «oficial a cargo de los depósitos y reservas de líquidos». Los líquidos deben almacenarse y tener a mano cuando se necesiten; de lo contrario, no son útiles. La Oficial Vejiga está a cargo de esto; es, de hecho, el único oficial en cierta medida capaz de almacenar líquidos de cualquier tipo.

Esto es aplicable a todos los líquidos del cuerpo, no sólo la orina y el agua, sino también la sangre, la linfa, los líquidos tisulares, las lágrimas, el sudor, el líquido sinovial, el fluido cerebroespinal, los fluidos sexuales; incluso las hormonas presentes siempre en la sangre y los líquidos corporales. (La vejiga, dentro del cuerpo, no está a cargo de todos los fluidos en términos fisiológicos. No intentemos correlacionar esto fisiológicamente; se trata de un sistema del todo distinto). *Qi*, la propia energía de la vida, es un fluido, en el sentido de que fluye por todo el cuerpo, la mente y el espíritu. Siempre lo necesitamos, y siempre debemos tener reservas, por lo impredecible que es la vida. La Oficial Vejiga mantiene estas reservas, con lo que nos ofrece adaptabilidad: la capacidad para movernos con el flujo de los eventos. Si no tenemos reservas, sentimos miedo de modo natural: ¿cómo sobreviviremos en una crisis? Podemos quedarnos literalmente paralizados por el miedo. La forma más tremenda de agotar nuestras reservas es mediante un exceso de trabajo, que se convierte en un desequilibrio crónico del conjunto de la sociedad moderna, en la que el exceso de trabajo es la norma. El mundo moderno se basa en la cafeína para alimentar cargas de trabajo no realistas e insostenibles. La cafeína agota a los Oficiales del Agua, al permitirles que trabajen más que la energía de que disponemos para ellos. Una buena forma de relacionarnos con la cafeína es que, al utilizarla, estás pidiendo tiempo prestado de mañana. Llega un momento en que debe devolverse. El exceso de trabajo suele estar motivado por el miedo, por lo que en realidad es un círculo vicioso: el miedo genera exceso de trabajo, que causa agotamiento de las reservas, lo cual genera miedo.

Al riñón se le llama «un oficial que destaca por su ambición e inteligencia», y tiene mucho que ver con nuestro intelecto y nuestra claridad mental. El riñón es como una fuente que emerge de la tierra. Alberga a nuestro ancestral *Qi*, que es como la arena de nuestro reloj de arena: en el momento de la concepción, recibimos un *Qi* ancestral de nuestro padre y nuestra madre. Utilizaremos este *Qi* durante toda nuestra vida, y cuando se haya ido moriremos. Nunca podremos extraer más de él, pero podemos utilizarlo a un ritmo mayor o menor, dependiendo de cómo vivamos. Durante toda nuestra vida también recibimos *Qi* de la Madre Tierra, mediante la comida, y del Padre Celestial, mediante la respiración.

El riñón, como controlador de los líquidos, está a cargo de la limpieza de nuestro cuerpo, mente y espíritu. La emoción del agua es el miedo, y un aspecto suyo es el *asombro*, el temor que sentimos cuando nos encontramos cara a cara con algo enorme y misterioso. El aspecto de los riñones y el elemento agua consistente en aportar vida es tremendo: misterioso, impenetrable, no podemos captar su sentido. El Oficial Riñón es el único oficial capaz de controlar los fluidos de alguna manera.

Los Oficiales Madera están a cargo del proceso de crecimiento. El hígado es el arquitecto y elabora todos los planes para todo en el cuerpo, la mente y el espíritu. La vesícula biliar es como el capataz, que toma todas las decisiones diarias necesarias para ejecutar los planes del arquitecto.

Nada puede ocurrir sin un plan. Alguien debe tener la visión, la previsión para averiguar qué hacer en caso de que surja cualquier problema. Éste es el trabajo del Oficial Hígado, que dirige la visión y el plan de acción de nuestras vidas a gran escala, así como día a día. Piensa en la increíble fuerza de crecimiento presente en nuestros cuerpos durante la niñez. El hígado lo controla todo. Después, cuando ha terminado el crecimiento físico, el crecimiento debe continuar al mismo ritmo poderoso en la mente y el espíritu, durante toda nuestra vida. El hígado, cuando está en buenas condiciones, es capaz de hacer planes con fuerza y flexibilidad. El hígado es también el desintoxicante, y como tal se sobrecarga de drogas y alcohol. Si nuestro Oficial Hígado están en malas condiciones, podemos quedarnos atascados y ser incapaces de ver la forma de salir de una situación intolerable, incapaces de planificar; o bien podemos ser rígidos y propensos a planificar en exceso, intentar controlar todos los aspectos de nuestras vidas y de las vidas de los demás. El Oficial Hígado elabora todos los planes para el cuerpo, la mente y el espíritu, y es el único oficial capaz de hacer alguna clase de plan.

La Oficial Vesícula Biliar es como un controlador de tráfico aéreo, sentada sola y pensando detenidamente para tomar las decisiones necesarias para dirigir y ejecutar con éxito los planes del Hígado. Para hacer esto, necesita determinada pureza. Conocida como el «oficial capaz de tomar decisiones y juzgar», la Vesícula Biliar coordina a todos los demás oficiales y pares de opuestos; el derecho y el izquierdo, el superior y el inferior, el anterior y el posterior. Está relacionada con el orden y la disciplina. Si sufre daño, podríamos tener dificultades para decidir cosas, o tener una mala capacidad de juicio. O bien podemos ser rígidos y críticos, preocuparnos obsesivamente por la pureza y ser incapaces de tolerar el desorden. Por un lado, tomadores de decisiones ineficaces; y por otro, planificadores excesivos y obsesivos. El retraso habitual puede deberse a la vesícula biliar, debido a la dificultad por organizar y coordinar lo suficiente para ser puntual, o incluso puede ser una especie de agresión encubierta: el enfado es la emoción de los Oficiales Madera. Como seguramente habrás adivinado, la vesícula biliar es el único oficial remotamente capaz de tomar cualquier tipo de decisión.

Los Oficiales Fuego son distintos en el sentido de que hay dos pares de ellos: un par es el corazón y el intestino delgado, y el otro es el protector del corazón y el triple calentador.

El corazón es el emperador, el director supremo, el encargado último de guiarnos para cumplir nuestro propósito divino o destino. Recuerda que los nombres de los oficiales se inventaron en la antigua China; por eso se consideró que el papel del emperador era el de representante de la Divinidad en la Tierra. Él permanecía en su palacio, protegido de los problemas cotidianos, meditando y concentrándose en Dios para poder recibir consejo divino en relación con el destino de China. Por eso, nuestro Oficial Corazón se mantiene en un espléndido aislamiento, protegido de tener que ocuparse de los asuntos cotidianos, para permitirle estar en conexión contemplativa con lo divino y guiarnos sabiamente en nuestro viaje por la vida.

Al corazón le ayudan principalmente dos oficiales: su gemelo, el intestino delgado, es el catador oficial de los alimentos, el «oficial encargado de separar lo puro de lo impuro». Nada traspasa los labios del emperador que no lo haya probado antes el intestino delgado, para asegurarse de que ningún veneno llega al corazón. Recuerda que los oficiales funcionan al nivel de la mente, el espíritu y el cuerpo, por lo que todas las ideas y toda la energía que nos llegan pasan por el intestino delgado, quien después decide si dejarles entrar o no, dependiendo de si son puros o impuros. Pensemos en la enorme cantidad de información que nos bombardea a los seres humanos modernos, con correo basura, periódicos, Internet y televisión. Toda esta información la filtra el intestino delgado para decidir si es de valor para que la tomemos y se incorpore a nuestra digestión. Ya puedes ver cómo este oficial puede sentirse abrumado en nuestros días: igual que un empleado con exceso de trabajo, a veces el intestino delgado enferma y llega a abandonar su puesto debido a la terrible carga impuesta sobre él. Esto puede suponer una situación muy grave porque sin un Oficial Intestino Delgado que funcione bien, una persona es totalmente incapaz de discernir, de saber la diferencia entre lo correcto y lo incorrecto. Una forma en que esto se refleja puede ser tomando decisiones terribles en el ámbito de las relaciones: la persona es incapaz de decir qué es bueno o malo para ella. A nivel físico, si el Oficial Intestino Delgado no está bien, podríamos tener una persona que, aunque sigue una dieta muy saludable, se envenena e intoxica porque el oficial absorbe todo lo que debería excretarse, o está mal alimentada porque el oficial es incapaz de absorber nada en absoluto.

En un extremo, incluso tenemos sociópatas y personas como los pedófilos, que están tan confusos que intentan obtener amor adulto de los niños. Según la perspectiva de los cinco elementos, no son monstruos que haya que castigar, sino personas en un terrible estado de desequilibrio que no pueden distinguir lo que es bueno o malo: son personas que necesitan curación en un alto grado. El sistema de los cinco elementos dice que las personas son y se comportan sólo como el estado de sus oficiales les permite. El Oficial Intestino Delgado es el único que puede distinguir lo correcto de lo incorrecto, lo puro de lo impuro.

El otro par de Oficiales Fuego es el protector del corazón, conocido como el «oficial encargado de los placeres de la gente», y el triple calentador. Son dos oficiales que en realidad no tienen equivalentes en términos de órganos, aunque el protector del corazón a veces se llama pericardio, y en ocasiones circulación/sexo: sus dos áreas de funcionamiento físico.

El protector del corazón es el segundo oficial con el trabajo específico de proteger al Oficial Corazón. La mejor forma de hacer esto es tener un corazón abierto y amante y mucha diversión. Al protector del corazón le encanta la fiesta y conectar mediante el amor con los demás. Es la función de calidez y alegría que puede ofrecer a nuestro corazón la mejor protección (¿recuerdas la investigación que explicamos sobre que la risa es buena para el corazón?).

La mayor parte de lo que consideramos enfermedad cardiovascular es en realidad un problema que consiste en que el protector del corazón no puede realizar su trabajo. Resulta irónico que, cuando recibimos algún daño, podemos tener la tendencia a encerrarnos, para evitar estar cerca del acecho de algo que nos dañe más, cuando esto es lo peor que podemos hacer en términos del cuidado de nuestro corazón. Cuando el protector del corazón de una persona no funciona bien, podemos sentir la vulnerabilidad más terrible, sentir que el más leve acto perjudicial hacia nosotros es todo un golpe para el corazón.

El triple calentador es como el ingeniero de la calefacción: conserva el calor (y el *Qi*) circulando de manera uniforme por todo el cuerpo, la mente y el espíritu, a la vez que mantiene todas las áreas a la temperatura adecuada para que todos los oficiales funcionen bien. Podemos sentirlo directamente en el cuerpo notando los «Tres Jaios» («Tres Calentadores»), colocando la mano de forma que los dedos toquen la tripa por debajo del ombligo, y el pulgar por encima, y la otra mano sobre el corazón, y después comparar la temperatura en cada zona. Las tres deberían ser casi iguales, ninguna demasiado caliente ni demasiado fría.

Conocido como el «oficial del equilibrio y la armonía», el triple calentador es responsable de calentarnos; no sólo físicamente, sino también a nivel mental y emocional. Imagina una orquesta calentando para que los diversos instrumentos estén coordinados los unos con los otros, o una reunión que calienta para ser un todo unido, y no individuos separados: ésa es la misión del triple calentador. A un nivel mental y espiritual, cuando el triple calentador no funciona, tal vez veas a una persona que sopla caliente y frío, con increíble entusiasmo un minuto, y frío e indiferente el siguiente minuto. Alguien puede ser incapaz de mantener relaciones, o de realizar ningún proyecto, por falta de entusiasmo continuo.

Puesto que el elemento tierra trata sobre la abundancia de nuestra Madre Tierra y alimentación, lo natural es que los Oficiales Tierra sean los encargados de recibir los alimentos —el estómago— y de transportar su dulzura a través de nuestro ser: el bazo/páncreas. Por eso, si nuestros Oficiales Tierra están en buenas condiciones, nosotros estaremos bien nutridos y tendremos un profundo sentido de la seguridad. Si no, podemos estar vorazmente hambrientos, incapaces de obtener lo que necesitamos, muy inseguros, enfadados y viciosos por nuestra carencia, o agobiándonos y alimentándonos en exceso para compensar nuestra carencia.

El Oficial Estómago es el «oficial encargado de la podredumbre y la maduración»: igual que el estómago físico recibe comida y la digiere para que el intestino delgado la absorba, el estómago de la mente y el espíritu recibe ideas, experiencias y energía, y las digiere, y después les da sentido para que podamos asimilarlas por completo. De este modo, el estómago trata sobre el entendimiento: meditar sobre nuestras experiencias vitales y darles sentido. Sin un estómago equilibrado, podríamos preocuparnos eternamente, dando vueltas a las mismas ideas una y otra vez, sin una conclusión satisfactoria. Tal vez seamos incapaces de entender adecuadamente nuestras experiencias, y en casos extremos incluso desconectarnos de la realidad.

El Oficial Bazo puede explicarse simplemente como que tiene una flota de pequeños camiones amarillos que transportan todo por todo el cuerpo, la mente y el espíritu: nutrición, sangre, impulsos nerviosos, energía, todo. Cuando el Oficial Bazo no funciona, vemos signos de estancamiento, por un lado, y de exceso de actividad por otro. La memoria puede ser mala, igual que la función impulsora del bazo que es responsable de llevar los recuerdos desde su lugar de almacenamiento hasta la frente de la mente. Nada puede moverse sin el Oficial Bazo.

Por último, los Oficiales Metales –el pulmón y el colon– son los responsables de mantener la pureza del cuerpo. El pulmón incorpora la energía pura y liviana del cielo, la energía de la cualidad y el respeto, y todo lo que es valioso en la vida. El colon elimina los desechos y la escoria, y de ese modo mantiene la pureza y el brillo en todas las células de nuestro cuerpo y nuestro ser.

Una persona que tenga un problema con el Oficial Colon se contamina, se vuelve negativa: literalmente, «llena de mierda». A veces, una persona puede ser sucia en el cuerpo, el hogar, el lenguaje. A veces se ve lo contrario: una limpieza obsesiva. Algunas personas se convierten en campeones de guardianes de resentimiento; es una especie de estreñimiento mental o espiritual. Otros pueden mostrar el desequilibrio con una obsesión por el estatus y la valía, y tienen necesidad de impresionar.

El Oficial Pulmón trata sobre el valor y la cualidad, y es lo que nos permite tomar la esencia y la cualidad. Por ello, un desequilibrio puede considerarse como una incapacidad para recibir un elogio y la expresión de la apreciación de la valía de uno mismo. En medicina china, se sabe que la piel es el tercer pulmón, por lo que los problemas de los pulmones pueden verse en la calidad de la piel.

Protocolo de tratamiento de los cinco elementos

El tratamiento real dentro del sistema de los cinco elementos conlleva mucho más que el factor causante, aunque esto sea importante. Por ejemplo, hay bloqueos para el tratamiento que deben solucionarse antes. En primer lugar, la **energía agresiva** es un estado grave y antinatural que, si no se trata, llevará a la muerte. Este problema puede detectarse mediante sutiles cambios en el pulso. Hay también una cosa llamado **desequilibrio marido-mujer,** que puede causar terribles síntomas en el cuerpo, la mente y el espíritu; y también se detecta por el pulso. Después está la **posesión,** una invasión de la mente y el espíritu por parte de alguna entidad extraña. Entre los factores de riesgo de esta dolencia están una mala salud de base, terribles choques emocionales o físicos, y abuso de drogas y alcohol. Ya puedes ver que es algo muy común hoy en día. Si se sospecha que se está poseído, un profesional debe resolverlo antes de hacer cualquier otra cosa, ya que de lo contrario bloquearía por completo cualquier curación.

Este apéndice es, como he dicho, sólo la introducción más breve posible a los cinco elementos. Estudiarlos por completo es el trabajo de toda una vida. Insisto en esto para dejar totalmente claro que hay muchas cosas importantes que faltan aquí, y que yo sólo pretendo quedarme en lo más superficial. Si el lector desea más información, hay excelentes libros y cursos sobre el tema.*

Podemos acceder al tratamiento constitucional de los cinco elementos en forma de acupuntura o al estilo de la medicina espiritual vegetal de Eliot Cowan.** Por mi parte, recomiendo que el lector lo pruebe: transformará su vida de formas que ni siquiera puede imaginar.

---

* Por ejemplo: Angela Hicks y John Hicks, *Acupuntura constitucional de los Cinco Elementos*; J. R. Worsley, *Acupuntura clásica de los Cinco Elementos*; Nora Franglin, *Guardianes del alma: los cinco elementos guardianes de la acupuntura*.

** Para encontrar un practicante de los cinco elementos en el Reino Unido o Europa, visita www.plantspiritmedicine.org.uk; en Estados Unidos, www.bluedeer.org/psm. html. Para encontrar un acupuntor de los cinco elementos, visita www.sofea.co.uk, www.acupuncture-coll.ac.uk o www.fivelement.com

Causas espirituales de la enfermedad.
La perspectiva chamánica

Para concluir este libro me gustaría hablar un poco sobre los métodos de nuestros antepasados, los Antiguos Caminos, los procedimientos de la Tierra y de los antiguos dioses de este planeta nuestro.

El paradigma chamánico, común a todas las culturas indígenas de todo el mundo, considera el universo como una entidad conjunta, totalmente interconectada. Todo está vivo y tiene energía, o espíritu, y todas las cosas están relacionadas. Vivimos en continua relación con todo: nuestra familia, nuestra tribu, nuestra sociedad, los animales y los pájaros, los insectos, todas las criaturas, junto con los espíritus de la naturaleza, las plantas, la tierra, el fuego, el aire y el agua. La idea es estar en armonía con todo; la enfermedad llega cuando la energía o la relación entre la gente y nosotros mismos, la comunidad, o el entorno, no es adecuada.

Hay procedimientos para que una persona viva con unas relaciones adecuadas. Las tradiciones antiguas y ancestrales conllevan conocimiento detallado sobre cómo vivir así, además de tener un sistema de tratamiento eficaz para cuando las cosas vayan mal, incluidas esas enfermedades emocionales y espirituales para las que la moderna medicina occidental es, como mucho, ineficaz, y, en el peor de los casos (y con excesiva frecuencia) totalmente destructiva.* En este apéndice ofreceré un breve resumen de la perspectiva chamánica.

---

* Peter Breggin, *Psiquiatría tóxica*, describe elocuentemente el bárbaro tratamiento occidental de ese tipo de enfermedades.

Todo lo que existe está hecho de **energía.** Esta realidad física nuestra, a la que estamos tan vinculados, es un aspecto de este sueño de la vida, pero no es tan sólida como creemos. Hay también otras realidades, conocidas como el mundo espiritual, el otro mundo, el mundo próximo, el mundo por debajo del agua; lo que Michael Harner llama la **realidad no ordinaria.**[1] Podemos acceder al ámbito de la realidad no ordinaria mediante nuestros sueños nocturnos y las visiones estando despiertos. Hay muchos métodos para conectar con la realidad no ordinaria, que normalmente conllevan tamborileos, ritmo, canciones, danzas y quemar hierbas sagradas.

Michael Harner investigó las culturas chamánicas de todo el mundo, después de una profunda experiencia chamánica, cuando estudiaba una tribu como antropólogo. En lugar de subestimar su experiencia, se dio cuenta de que había sucedido algo real y empezó a investigarlo, a intentar entenderlo. Al descubrir que ese rítmico tamborileo es parte integral de la mayoría de las prácticas chamánicas de todo el mundo, emprendió un estudio sobre sus efectos sobre las ondas cerebrales de una persona y observó que los efectos consisten en poner el cerebro en ondas theta: un estado de trance. Es interesante que la música electrónica de baile (trance, acid house, tecno, por nombrar sólo algunos tipos) utilice ritmos de percusión de la misma frecuencia que el tamborileo chamánico.

En las culturas indígenas, todo el mundo sabe que los sueños son reales e importantes. Todo el mundo sueña. Nuestros antepasados, guías espirituales, asistentes de espíritus animales, ángeles: todo ello nos llega en nuestros sueños, y nos ofrece la ayuda y el consejo que necesitamos. Para mantener los espíritus más claros en su manifestación, hay métodos para purificarnos y limpiarnos, y para protegernos de la negatividad.

En las culturas indígenas intactas, todos los pueblos cuentan con iniciaciones para identificarse ante los espíritus, para asegurar su lugar adecuado en la tribu.[2] Estas iniciaciones son esenciales para el crecimiento y la madurez. Sin iniciación, una persona no se convierte fácilmente en un adulto adecuado ni crece espiritualmente durante su vida. (Comparemos esto con la sociedad occidental «civilizada», que tiene muchos ancianos, pero pocos Sabios Mayores; y mucha gente joven furiosa que sabe, a un nivel muy profundo, que no están efectuando el cambio debido de acuerdo con los consejos y una iniciación significativa de cara a la edad adulta).*

Todo el mundo sueña. Pero algunos están llamados a profundizar mucho más. Son quienes se convierten en chamanes, videntes, adivinos, hombres o mujeres medicina, médicos brujos** o sangomas (literalmente «personas de la canción», curanderos tradicionales de Sudáfrica). La palabra de uso común para identificar a todos ellos es «chamán», un término que procede del lenguaje de Siberia. Puesto que actualmente es muy habitual llamar chamán a cualquiera de esas personas que practican la medicina tradicional, lo mismo haré aquí.

Un chamán es alguien a quien se le ha llamado para algo superior; para un trabajo profundo con los otros ámbitos de realidad. No se trata de una llamada glamurosa; conlleva mucho trabajo duro y sacrificio. La mayor parte de las personas de las culturas indígenas no desean serlo, ya que no es un camino fácil en absoluto. El chamán realmente pertenece a los espíritus y a la comunidad; es una vida de servicio. La perspectiva chamánica consiste en que toda enfermedad implica algún tipo de problema con la realidad no ordinaria. Hablando en términos generales, podemos decir que hay tres tipos de problemas que se manifiestan en forma de enfermedad; los describimos en los párrafos siguientes.

Una persona puede haber perdido parte de su fuerza vital, energía, espíritu o alma; a esto se le llama **pérdida del alma.** Puede causar depresión, cansancio, agotamiento, confusión, sensación de no estar presente y otros problemas. Al remedio se le denomina rescate del alma.

---

* Una gran organización llamada Mankind Project reconoce este problema y ofrece enérgicas iniciaciones a la condición viril para los varones; véase www.mpk.org.uk. Tiene una organización hermana, Woman Within, que ofrece iniciaciones para mujeres; véase www.transitionseurope.com

** En África, los médicos brujos tradicionalmente ayudaban a las personas que habían recibido algún daño por parte de las brujas, quienes practicaban la magia negativa u oscura. Sin embargo, en el Reino Unido, en los últimos años, la palabra «bruja» la han reclamado quienes desean practicar los antiguos procedimientos paganos de esta parte del mundo, y no significa una persona que practique «artes oscuras».

En segundo lugar, la gente puede tener algún tipo de energía pegada a ella, pero que no le pertenece, no es suya. A esto se le llama **intrusión.** Puede conllevar dagas de energía negativa que nos lanzan, o nosotros mismos acarrear partes de la energía de otra persona que hemos tomado sin saberlo; o, lo que es más grave, lo que se llaman entidades que se adhieren a nosotros. Esas entidades parecen tener vida propia, pero succionan nuestra propia vida para sobrevivir ahí. La mayor que he visto nunca fue en un casino; era tan grande como una casa, y estaba implicada en conducir a las personas a la ludopatía. Esas entidades suelen estar relacionadas con las adicciones. Algunas parecen ser grandes globos de energía de emociones negativas, acontecimientos desagradables. A menudo se puede sentir la desagradable vibración o energía en un lugar donde han ocurrido cosas terribles. Las intrusiones pueden manifestarse como dolores en zonas específicas del cuerpo, sentirse sucio o asqueroso, tener malos sueños, miedo, e incluso la sensación de que está dentro de uno. Al remedio se le llama extracción.

En tercer lugar, hay problemas con nuestros antepasados. Considerados parte esencial de todas las tradiciones indígenas, nuestros antepasados han estado aquí antes que nosotros y quieren ayudarnos. Nuestro amor y honor por ellos los alimenta, los nutre y les demuestra dónde estamos, de forma que pueden ayudarnos en todo lo posible. Piensa durante unos minutos en tu propia familia; ¿sabes los nombres de tus abuelos y tus bisabuelos? ¿Cómo sientes tu genealogía familiar? ¿Estás orgulloso, avergonzado, enfadado, decepcionado? ¿Puedes sentir el amor y apoyo de quienes vinieron antes que tú, o te sientes desconectado de tus raíces? ¿Conoces algún asunto no decidido entre tus antepasados? ¿Cuáles son tus puntos fuertes heredados de tus antepasados? Son importantes temas chamánicos. Recuerda que, independientemente de lo que tus antepasados hicieran o no hicieran, sobrevivieron, y porque sobrevivieron tú estás aquí, con esta preciosa vida. En algunas tradiciones,* la palabra *antepasado* incluye todos los

---

* Como, por ejemplo, la tradición xhosa del sur de África. Para conocer más sobre esta tradición, véase la página web del sangoma John Lockley, www.african-shaman.com

espíritus que te ayudan, lo cual también incluiría a los dioses. Aquellos que tengan problemas con la palabra *dios* pueden pensar en los dioses como poderosas fuerzas naturales. Hay dioses y diosas de todo: fuego, agua, la Tierra, las estrellas, el arroz, el bosque, las montañas, etc. Es posible ofender a los dioses no honrándoles. Por otra parte, tenerles de tu lado es una buena idea. Mientras escribo esto, soy consciente de que todo esto se considera pura superstición y charlatanería por parte de la cultura dominante en Occidente. No parece que ya tengamos una cultura de «tal como siembres, así cosecharás». Nuestras acciones tienen sólo consecuencias físicas. Pero cuanto más me sumerjo en las prácticas y ceremonias chamánicas, más experimento el poder de trabajar de esta forma. Honrar y elogiar a nuestros ancestros, incluidos los dioses, consigue resultados.

Los sanadores chamánicos pueden eliminar intrusiones y expulsar entidades, devolver partes perdidas del alma y ayudar a recuperar las buenas relaciones con los antepasados. Algunos tipos de curación pueden considerarse chamanismo casero: el tipo de chamanismo seguro al que todo el mundo puede tener acceso. El viaje chamánico entra dentro de esta categoría. El viaje de sueño chamánico es un método fácil y seguro para que cualquiera aprenda a profundizar en la conexión con el mundo espiritual, y a ser consciente de los ayudantes y aliados. El viaje tiene lugar en el espíritu. Cuando se viaja, el cuerpo está cómodo y las cosas se disponen de forma que no perturben. El viaje al principio se siente como si ocurriera en la imaginación, como una visualización. Como mucho, se convierte en algo parecido a un sueño, una visión poderosa durante el estado de vigilia, en la que participamos totalmente, que no controlamos, pero dentro de la cual tomamos decisiones.

La gente puede viajar para encontrarse con lo que se llama su animal de poder. Tener una fuerte conexión con un animal de poder se considera esencial para la mayoría de los pueblos tribales. De hecho, algunos dicen que si tu animal de poder está contigo, no puedes morir. Los espíritus animales se suelen encontrar viajando al inframundo, al que se accede bajando por un túnel desde nuestro mundo (el mundo intermedio). Es algo como Alicia bajando por la madriguera del conejo, y saliendo en un mundo completamente nuevo en el que hay reglas distintas. Diversos animales nos ofrecen diferentes medicinas. Por ejemplo, los erizos están protegidos por sus espinas, por lo que pueden ser inocentemente amistosos y juguetones. Las zorras son astutas y buenas merodeando sin que se las vea. Los tejones son fieros y protectores, y también les gusta sacar raíces, lo cual les convierte en herboristas, curanderos del cuerpo. Las águilas, los azores y otros pájaros grandes de presa pueden volar muy alto y tener una vista excelente, por lo que pueden ver lejos, contemplar todo el conjunto, llevarnos muy alto dentro de los ámbitos espirituales.*

Ya habrás captado la idea. Los animales son, por supuesto, nuestros antepasados; probablemente en el sentido genético igual que el sentido chamánico. Les encanta ayudarnos. Los espíritus vegetales también están dispuestos a ayudarnos. De hecho, todo lo que necesitamos para nuestra supervivencia física procede de las plantas. Este hecho está oculto para la mayoría en nuestro mundo moderno, pero no es más que la verdad. Las plantas son extraordinariamente generosas con nosotros y nos aman, a pesar de lo mal que las tratamos. Podemos buscar plantas para todo tipo de ayuda: para nuestra mente y nuestro espíritu, para restaurar la armonía en nuestro cuerpo y para nuestras necesidades básicas de supervivencia (comida, cobijo, calor, producción de oxígeno). A los espíritus vegetales tradicionalmente se accede mediante el inframundo, además de directamente en el mundo intermedio aproximándonos a ellos y sintonizando con ellos.**

Los aliados y los espíritus de forma humana pueden también relacionarse con seguridad con una persona inexperta. Pueden encontrarse en cualquier parte, pero normalmente es en el llamado mundo superior, el ámbito celestial, al que accedemos subiendo desde la Tierra en nuestro cuerpo espiritual. Por supuesto, si subimos llegamos al espacio

---

* Hay varios libros sobre medicina animal. Por ejemplo, Jamie Sams y David Carson, *La identificación de la medicina: el descubrimiento del poder mediante los métodos de los animales*; y Lucy Harmer, *Descubrir tu espíritu animal*.

** Para aprender sobre las plantas como sanadoras, *Medicina espiritual vegetal: el poder curativo de las plantas*, de Eliot Cowan, es un buen comienzo. También las obras de Elizabeth Brook, entre ellas *El libro de las plantas de una mujer*.

y a otros planetas. Para llegar al mundo superior, debemos traspasar una barrera, que normalmente se presenta como una especie de membrana. (Esta membrana no existe en la realidad ordinaria; no chocarás con ella cuando viajes en avión. Hay que salir fuera del propio cuerpo, al ámbito de la realidad no ordinaria, para encontrarnos con ella). Una vez traspasada la barrera, estaremos en el mundo superior, un lugar extraño y maravilloso, lleno de todo tipo de paisajes.

También es posible viajar en la realidad no ordinaria dentro del mundo intermedio: podemos acudir con nuestro cuerpo espiritual a visitar amigos, a buscar objetos perdidos, a efectuar curaciones distantes, a comprobar la energía de un lugar o una persona, a ver si el visitante que esperamos va a llegar, a comprobar si han robado nuestro vehículo. El viaje chamánico tiene muchas posibles aplicaciones.

El chamanismo casero puede y debe practicarse por todas las personas. Todos nos beneficiamos si enriquecemos nuestras vías mediante el contacto personal con nuestros guías, aliados y antepasados. Algunas personas son propensas a llevar las cosas un poco más allá, y aquí es cuando se convierte en algo peligroso para nosotros, los habitantes de la modernidad. Tradicionalmente, el chamanismo profundo sólo lo practicaba quien tenía vocación, quien seguía un duro y peligroso programa de entrenamiento, que por lo general duraba años, con un maestro que a su vez se había iniciado por completo en una tradición ancestral que tenía sus raíces en el comienzo de los tiempos. Éste es el chamanismo profundo, y algunos de sus caminos siguen intactos. Sin embargo, en la actualidad muchas de las tradiciones ancestrales se han perdido. Ciertamente, nuestros propios métodos de europeos del norte los dispersaron ya, primero los romanos y después el cristianismo.* Esto significa que la mayoría de nosotros no tenemos acceso al verdadero chamanismo, vinculado a un antiguo linaje. Muchas personas practican en la actualidad la curación chamánica sin haberse iniciado en una tradición ancestral (yo misma). Existe un ámbito en el que no

----

* Algunas tradiciones permanecen, como por ejemplo el procedimiento de los maestros abeja y las señoras abeja. Véase el libro de Simon Buxton *El método chamánico de la abeja*.

hay problema: hay un campo intermedio, entre el chamanismo casero cotidiano, por un lado, y el peligroso y muy poderoso y profundo chamanismo, por otro. Es importante reconocer las limitaciones, y el practicante del chamanismo que no esté vinculado a una tradición antigua debe ser consciente de estas limitaciones y dificultades. Las prácticas chamánicas son técnicas sólo en parte. En gran medida, consisten en poder constructor. Independientemente de lo poderoso que sea un individuo, no es nada en comparación con el poder de un linaje antiguo y continuo.

Espero que esto haya abierto el apetito del lector para informarse más sobre chamanismo. Estos antiguos métodos son parte importante de nuestra existencia humana: sin ellos estaríamos en graves problemas. Hay varios libros excelentes en la lista de lecturas recomendadas para profundizar más, pero lo mejor que se puede hacer es dejar los libros a un lado y pasar todo el tiempo que se pueda en la naturaleza. Si el lector está interesado, le animo a que aprenda a viajar. Puede hacerlo solo, pero también encontrar un cursillo o taller al que asistir y aprender en grupo; es mucho más divertido, además de más seguro y efectivo.* ¡Disfruta del viaje!

---

* El lector puede visitar mi página web, www.thedreamingbutterfly.com y la de Lucy Harmer, www.innerelf.ch. O bien buscar en Internet la Custodia Sagrada, que ofrece excelentes talleres. Abre tu corazón y reza sinceramente para encontrar el maestro y el lugar adecuados para aprender, y los hallarás.

Recursos

A continuación ofrezco una lista de publicaciones y fuentes que considero útiles. Si el lector desea un libro de texto de anatomía y fisiología tradicional, le sugiero que visite una librería con una gran variedad, y que pase algún tiempo hasta encontrar uno que sea fácil de leer y le ofrezca la profundidad de información que necesite. Aquí, en primer lugar, mencionaré las publicaciones, ordenadas alfabéticamente por autor, seguidas de una lista de páginas web útiles. He utilizado *** para señalar mis libros favoritos, incluso capaces de cambiar la vida, para asegurarme de que el lector no los pase por alto.

Lecturas recomendadas

ALCAMO, I. Edwards, y BERGDAHL, John: *Anatomy Coloring Workbook*. Nueva York, Random House, 2003.

BALL, John: *Understanding Disease: A Health Practitioner's Guide*. Londres, Vermillion, 2005. Lectura obligada para cualquiera que desee entender el lenguaje de la medicina ortodoxa y lo que sucede en los tejidos de una persona con una enfermedad concreta.

BENOUSSAN, A., *et al.*: «Treatment of Irritable Bowel Syndrome with Chinese Herbal Medicine», *Journal of American Medical Association*, 1998; 280:1585-1589.

BIEL, Andrew R., y DORN, Robin: *Trail Guide to the Body: How to Locate Muscles, Bones and More*. Boulder, Colorado, Books of Discovery, 2005.

Blakey, Paul: *The Muscle Book*. Londres, Bibliotek Books, 1992.

BREGGIN, Peter: *Toxic Psychiatry*. Londres, HarperCollins, 1993.***

BROOK, Elizabeth: *A Woman's Book of Herbs*. Londres, Women's Press Ltd., 1992.

BROUGHTON, Ally: «Research in Herbal Medicine», *Herbal Thymes*, dic de 2007: 29-30.

BUHNER, Stephen H.: *The Lost Language of Plants: The Ecological Importance of Plant Medicines to Life on Earth.* VT Chelsea Green Publishing, 2002.*** Lectura esencial.***

—: *The Secret Teachings of Plants: The Heart as an Organ of Perception in the Direct Perception of Nature.* Santa Fe, Bear & Company, 2004.*** Lectura esencial.***

BUXTON, Simon: *The Shamanic Way of the Bee.* Londres, Destiny Books, 2004.

CHALKER, Rebecca: *The Clitoral Truth: The Secret World At Your Fingertips.* Nueva York, Seven Stories Press, 2002.

CHOPRA, Deepak: *Quantum Healing: Exploring the Frontiers of Mind/Body Medicine.* Nueva York, Bantam Books, 1989.*** [Trad. cast.: *Curación cuántica.* Plaza & Janés, 1997].

—: *Unconditional Life: Mastering the Forces That Shape Personal Reality.* Nueva York, Bantam Books, 1991.*** [Trad. cast.: *Vida incondicional.* Plaza & Janés, 1993].

CLAYTON, Paul: *Health Defense: How You Can Combine the Most Protective Nutrients from the World's Healthiest Diets to Slow Aging and Achieve Optimum Health.* Bucks, Accelerated Learning Systems Ltd. 2001.***

COUSENS, Gabriel: *Spiritual Nutrition: Six Foundations for Spiritual Life and the Awakening of Kundalini.* Berkeley, California, North Atlantic Books, 2005.

COUSINS, Norman: *Anatomy of an Illness.* Nueva York, W. W. Norton, 2005. [Trad. cast.: *Anatomía de una enfermedad o La voluntad de vivir,* Kairós, 1993].

COWAN, Eliot: *Plant Spirit Medicine.* Newberg, Oregón, Swan·Raven, 1995.***

DESMAISONS, Kathleen: *Potatoes Not Prozac, A Natural Seven-Step Dietary Plan to Stabilize the Level of Sugar in Your Blood, Control Your Cravings and Lose Weight, and Recognize How Foods Affect the Way You Feel.* Londres, Simon & Shuster, 2008.

DILLBECK, M. C., *et al.*: «The Transcendental Meditation Program and Crime Rate Change in a Sample of Forty-Eight Cities», *Journal of Crime and Justice*, 1981; 4:25-45.

ENGLAND, Pam, y HOROWITZ, Rob: *Birthing from Within*. Albuquerque, Partera Press, 1998.

FOX, Su, y PRITCHARD, Darien: *Anatomy, Physiology, and Pathology for the Massage Therapist*. Londres, Corpus Publishing, 2001.

FRANGLIN, Nora: *Keepers of the Soul: The Five Guardian Elements of Acupuncture*. Londres, School of Five Element Acupuncture, 2006. www.sofea.co.uk.

GAWAIN, Shakti: *Creative Visualization: Use the Power of Your Imagination to Create What You Want in Your Life*. Novato, California, New World Library, 2002.***

GODLEE, Fiona: «The Food Industry Fights for Salt», *British Medical Journal*, mayo de 1996; 312:1239-1240. www.bmj.com

GORDON, Rolf: *Are You Sleeping in a Safe Place?* Londres, Rolf Gordon, 1986. www.rolfgordon.co.uk.

GOVAN, Alasdair D. T., MACFARLANE, P. S., y CALLANDER, R.: *Pathology Illustrated*. Glasgow, Churchill Livingstone, 1986, segunda edición.

GRAHAM, Helen: *Soul Medicine: Restoring the Spirit to Healing*. Dublín, Newleaf, 2001.***

GRANDGIRARD, A., BOURRE, J. M., JULLIARD, R., *et al.*: «Incorporation of TransLong-Chain n-3 Polyunsaturated Fatty Acids in Rat Brain Structure and Retina», *Lipids*, 1994; 29(4):251-255.

GRAY, John: *Why Mars and Venus Collide*. Nueva York, HarperCollins, 2008.

HAMO, Sara: *The Golden Path to Natural Healing*. Jerusalén, The Natural House Publishing, 1990.

HARMER, Lucy: *Discovering Your Spirit Animal*. Berkeley, California, North Atlantic Books, 2009. www.innerelf.com

—: *Shamanic Astrology*. Berkeley, California, North Atlantic Books, 2009. www.innerelf.com

HARNER, Michael: *The Way of the Shaman*. San Francisco, Harper and Row, 1980.

Hay, Louise: *You Can Heal Your Life*. Santa Mónica, California, Hay House, 1994. [Trad. cast.: *Usted puede sanar su vida*. Books4pocket, D.L. 2011].

—: *Heal Your Body A–Z: The Mental Causes for Physical Illness and How to Overcome Them*. Santa Monica, California, Hay House, 1998. [Trad. cast.: *Sana tu cuerpo: las causas mentales de la enfermedad física y la forma metafísica de superarlas*. Urano, 2016].

Hicks, Angela, y Hicks, John: *Five Element Constitutional Acupuncture*. Ámsterdam, Elsevier, 2004.

Janov, Arthur: *The New Primal Scream–Primal Therapy Twenty Years On*. Los Ángeles, Abacus, 1991.

Judith, Anodea: *Wheels of Life: A User's Guide to the Chakra System*. St. Paul, Minnesota, Llewellyn Publications, 1988. [Trad. cast.: *Los chakras: las ruedas de la energía vital*. Robinbook, D.L. 1993].

Juhan, Deane: *Job's Body: A Handbook for Bodywork. Barrytown*. Nueva York, Station Hill Press, 1987.

Kenton, Leslie: *Passage to Power: Natural Menopause Revolution*. Londres, Vermilion, 1996.***

Kübler-Ross, Elisabeth: *On Death and Dying*. Abingdon, Routledge, 2009. [Trad. cast.: *Sobre la muerte y los moribundos*. Movimiento Cultural Cristiano, 2003].

Lamberg, Lynne: «Lack of Oxygen from Breathing Problems Linked with Poor Memory, Attention Deficit and Learning and Behavioral Difficulties», *Journal of the American Medical Association*, 2007; 297:2681-2682. www.wddty.co.uk.

Langevin, Helen M., y Yandow, Jason: «A Relationship of Acupuncture Points and Meridians to Connective Tissue Planes», *The Anatomical Record* [*Newanatomy Journal*], 2002; 269:257-265.

Layman, Dale Pierre: *Physiology Demystified*. Nueva York, McGraw-Hill, 2004.

Levine, Stephen: *Who Dies: An Exploration of Conscious Living and Conscious Dying*. Garden City, Nueva York, Anchor Press/Doubleday, 1982.***

Lipton, Bruce H.: *The Biology of Belief: Unleashing the Power of Consciousness, Matter and Miracles*. Santa Rosa, California, Mountain of

Love/Elite Books, 2005. *** Uno de los mejores libros que he leído.*** [Trad. cast.: *La biología de la creencia: la liberación del poder de la conciencia, la materia y los milagros*. La Esfera de los Libros, 2016].

Lovelock, James: *Gaia: A New Look at Life on Earth*. Oxford y Nueva York, Oxford University Press, 2000. [Trad. cast.: *Gaia, una nueva visión de la vida sobre la tierra*. Orbis, 1986].

MacDorman, Marian F., Declercq, Eugene, y Menacker, Fay: «Neonatal Mortality for Primary Cesarean and Vaginal Births to Low-Risk Women: Application of an 'Intention-to-Treat' Model», *Birth*, marzo de 2008; 35/1: 3-8(6).

Maddern, Eric, y Hess, Paul: *Death in a Nut*. Londres, Frances Lincoln Children's Books, 2005.

Mansfield, Peter: *The Bates Method*. Londres, Vermilion, 1994.

Marieb, Elaine: *Human Anatomy and Physiology*, sexta edición. Nueva York, Pearson Education, 2004. Es mi libro favorito por su visión detallada y profunda. [Trad. cast.: *Anatomía y fisiología humana*. Pearson Addison Wesley, 2008].

McCraty, Roland: *Physiological Coherence*. Monografía publicada por el Instituto HeartMath, 2003. www.heartrelease.com/coherence-1.html.

McTaggart, Lynne: *The Field: The Quest for the Secret Force of the Universe*. Londres, HarperCollins, 2001.***

—: *The Intention Experiment*. Londres, HarperCollins, 2007.*** [Trad. cast.: *El experimento de la intención*. Sirio, 2008].

McTaggart, Lynne (ed). *The Medical Desk Reference*. Londres, What Doctors Don't Tell You, 2000.

—: *The Vaccination Bible*. Londres, What Doctors Don't Tell You, 1998.

— (ed): *What Doctors Don't Tell You: A Review of Conventional Medicine and Safer Alternatives*. Monthly, varias ediciones. www.wddty.co.uk.

Menzies-Trull, Christopher: *Herbal Medicine: Keys to Physiomedicalism Including Pharmacopoeia*. Londres, Christopher Menzies-Trull, 2003.

MILLS, Simon, y BONE, Kerry: *Principles and Practice of Phytotherapy: Modern Herbal Medicine.* Edinburgo y Nueva York, Churchill Livingstone, 2000.

MOLLISON, Bill, y SLAY, Reny Mia: *Permaculture: A Designers' Manual.* Nueva Gales del Sur, Tagari, 1988.

MOORE, Thomas: *The Soul of Sex.* Nueva York, HarperCollins, 1998.*** [Trad. cast.: *El alma del sexo.* Plaza & Janés, 1999].

MORGAN, Marlo: *Mutant Message Down Under.* Nueva York, HarperCollins, 1994. [Trad. cast.: *Las voces del desierto.* Círculo de Lectores, 1997].

NUNEZ, J. L., y JURASKA, J. M.: «Study of Rats' Brains Indicates Brain Continues to Grow After Puberty», *ScienceDaily,* 2000. www.sciencedaily.com/releases/2000/04/000406091914.htm.

PAGELS, Heinz R.: *The Cosmic Code: Quantum Physics as the Language of Nature.* Nueva York, Simon and Shuster, 1982. [Trad. cast.: *El código del universo: el lenguaje de la Naturaleza.* Pirámide, 1989].

PEARSALL, Paul: *The Heart's Code: Tapping the Wisdom and Power of Our Heart's Energy: The New Findings About Cellular Memories and Their Role in the Mind/Body/Spirit Connection.* Nueva York, Broadway Books, 1999.

PERT, Candace: *Molecules of Emotion: Why You Feel the Way You Feel.* Nueva York, Scribner, 1997.

PETEK-DIMMER, Anita: «Does Systematic Vaccination Give Health to People?», *Aegis Switzerland,* 2002. http://www.whale.to/a/petek.html.

PHILIPS, Alan: *Dispelling Vaccination Myths: An Introduction to the Contradictions Between Medical Science and Immunization Policy. Nueva York,* Prometheus, 55 Hob Moor Drive, Holgate, York YO24 4JU UK, 2001. (Disponible en Helios Homeopathic Pharmacy, 01892 537254).***

POPE, Alexandra: *The Wild Genie: The Healing Power of Menstruation.* Binda, Nueva Gales del Sur, Sally Milner Publishing, 2001.***

PRIEST, A. W., y PRIEST, L. R.: *Herbal Medication: A Clinical and Dispensary Handbook.* Londres, C. W. Daniel Co., 1983.

RINPOCHE, Sogyal: *The Tibetan Book of Living and Dying*. San Francisco, HarperSanFrancisco, 1992. [Trad. cast.: *El libro tibetano de la vida y de la muerte*. Urano, 2015].

ROHRMANN, S., PLATZ, E. A., KAVANAUGH, C. J., *et al.*: «Meat and Dairy Consumption and Subsequent Risk of Prostate Cancer in a U.S. Cohort Study», *Cancer Causes Control*, 2007; 18:41–50. También MITROU, P. N., ALBANES, D., WEINSTEIN, S. J., *et al.*: «A Prospective Study of Dietary Calcium, Dairy Products and Prostate Cancer Risk (Finland)», *Intl J Cancer*, 2007; 120:2466-2473. (Estos dos estudios demuestran el vínculo entre los lácteos bajos en grasa y el cáncer de próstata).

SAMS, Jamie: *Sacred Path Cards: The Discovery of Self through Native Teachings*. San Francisco, HarperSanFrancisco, 1990.***

SAMS, Jamie, y CARSON, David: *Medicine Cards: The Discovery of Power through the Ways of Animals*. Santa Fe, Nuevo México, Bear & Company, 1988. [Trad. cast.: *Las cartas de la medicina*. Sirio, D.L. 2014].

SCHEIBNER, Viera: *Vaccination: 100 Years of Orthodox Medical Research Shows that Vaccines Represent a Medical Assault on the Immune System*. Santa Fe, Nuevo México, New Atlantean Press, 1993.

SEYMOUR, Percy: *The Third Level of Reality: A Unified Theory of the Paranormal*. Nueva York, Paraview Special Editions, 2003.

SHAHRIVAR, F., y VAN MARTER, L. J.: «Respiratory Distress in Caesarean Babies», *Archives of Disease in Childhood*, 1997; 77:F237-238.

SHARMA, Yubraj: «Vaccination–Controversy, Safety and Side Effects», *Positive Health*, julio de 2003; issue 90 (Positive Health Publications. Bristol).

SIGRIST, Deborah: *Journey's End: A Guide to Understanding the Dying Process*. Rochester, Nueva York, Lifetime Care, 2002 (Puede encargarse por teléfono: 585-214-1415, o Internet en www.LifetimeCare.org, o escribiendo a Journey's End, 3111 S. Winton Rd. Rochester, NY 14623-2608.

SINCLAIR, David, y DANGERFIELD, Peter: *Human Growth After Birth*. Oxford y Nueva York, Oxford University Press, 1998.

Somé, Malidoma: *Of Water and the Spirit: Ritual, Magic and Initiation in the Life of an African Shaman.* Nueva York, Putnam, 1994.***

Sulter, Aretha: *The Aware Baby: A New Approach to Parenting.* Goleta, California, Shining Star Press, 2001.*** [Trad. cast.: *Mi bebé lo entiende todo.* Médici, 2002]

Tobyn, Graeme: *Culpepper's Medicine: A Practice of Western Holistic Medicine.* Londres, Element Books Ltd, 1997.

Trickey, Ruth: *Women, Hormones, and the Menstrual Cycle: Herbal and Medical Solutions from Adolescence to Menopause.* Sídney, Australia, Allen & Unwin, 1998.

Upledger, John: *Your Inner Physician and You: Craniosacral Therapy and Somato-Emotional Release.* Berkeley, California, North Atlantic Books, 1997. [Trad. cast.: *Tu médico interno y tú.* Mandala, 1997].

West, Edda: «Is Fear of Fever Hurting Our Children?», *VRAN Newsletter,* enero-marzo de 2003. www.vran.org/news-art/articles/fear-of-fever.htm.

Wilson, Edward O.: *Biophilia.* Cambridge, Harvard University Press, 1990.

Wilson, Kathleen J. W., y Waugh, Anne: *Ross and Wilson Anatomy and Physiology in Health and Illness.* Londres, Churchill Livingstone, 1996.*** Otro de mis favoritos, ideal para buscar patologías, sistema a sistema.***

Withers, Joyce: *The Virgin Stones.* Manchester, Temple DPS Ltd., 2002.

Worsley, J. R.: *Classical Five Element Acupuncture. Volume III: The Five Elements and the Officials.* Warrick, J. R. & J. B. Worsley, 1998.

Yamashita, D., Jiang, H. Y., Le Prell, C. G., Schacht, J., y Miller, J. M.: «Post-Exposure Treatment Attenuates Noise-Induced Hearing Loss», *Neuroscience,* 2005; 134:633-642. Sobre los antioxidantes como tratamiento para la sordera producida por ruidos.

Young, Robert O.: *Sick and Tired: Reclaim Your Inner Terrain.* Londres, Woodland Publishing, 1999.

Páginas web recomendadas

www.acupuncture-coll.ac.uk. Para encontrar en el Reino Unido un profesional de los cinco elementos. [No disponible actualmente].

www.african-shaman.com. Sobre el sangoma John Lockley.

www.bluedeer.org. Para encontrar un practicante de la medicina espiritual vegetal en Estados Unidos.

www.breggin.com. La maravillosa página web de Peter Breggin.

www.btinternet.com/~andrew.murphy/asthma_buteyko_shallow_breathing.html. Sobre la respiración buteyko para el asma. [No disponible actualmente].

www.ccst.co.uk. Sobre la terapia craneosacral en el Reino Unido.

www.cheniere.org/books/aids/ch5.htm. Sobre el científico francés Louis Kervran, quien trabajó con elementos que se transformaban en otros elementos.

www.darkfield-microscopy. Sobre observar sangre viva con un tipo especial de microscopio.

www.drpaulclayton.com. Sobre el experto en nutrición Paul Clayton.

www.dulwichhealth.co.uk. Para comprar un Raditech, un aparato para ayudar a reducir el estrés geopático.

www.en.wikipedia.org/wiki/Development_of_the_urinary_and_reproductive_organs. Muestra fotografías de genitales de fetos en desarrollo.

www.ewg.org. Página web del Grupo de Trabajo Medioambiental, con buena información sobre contaminación farmacéutica y ambiental en Estados Unidos.

www.innerelf.ch. Página web de Lucy Harmer, sobre feng shui y limpieza de espacios.

www.leafcycle.co.uk. Sobre el leafu, la proteína procedente de hierba y ortiga, por Michael Cole.

www.lhmeridian.co.uk. Página web de Lorraine Horton, sobre la Escuela de Masaje Meridian, de Birmingham.

www.manchester.ac.uk. Sobre los aceites esenciales activos contra el estafilococo áureo resistente a la meticilina.

www.mkp.org.uk. El proyecto Mankind, de iniciación para los varones.

www.mnwelldir.org/docs/history/biographies/louis_pasteur.htm. Historia de Louis Pasteur.

www.nads.org. Página estadounidense de la Asociación Nacional para el Síndrome de Down.

www.newmedicine.ca. Sobre la polémica de la teoría y el tramiento del doctor Hamner contra el cáncer.

www.nimh.org.uk. Instituto Nacional de Herboristas Médicos, para encontrar un herborista en el Reino Unido.

www.ourworld.compuserve.com/homepages/dp5/sex2.htm. Sobre la partenogénesis. [No disponible actualmente].

www.plantspiritmedicine.org.uk. Para encontrar un practicante de la medicina espiritual en el Reino Unido. [No disponible actualmente].

www.rc.org. Sobre el asesoramiento de reevaluación.

www.rhs.org.uk. Sociedad Real de Horticultura, sobre árboles y el cambio climático.

www.sacredfirecommunity.org. Sobre fuegos sagrados y Tatewari.

https://www.sciencedaily.com/releases/2004/02/040217072523.htm. Universidad de Yale (2004, 17 de feb): el uso de tintes para el pelo aumenta el riesgo de linfoma no-Hodgkin.

www.sustainablehealthsolutions.co.uk. Receta para la infusión de semillas de lino. [No disponible actualmente].

www.thedreamingbutterfly.com. La página web de Pip Waller, que ofrece cursos sobre chamanismo.

www.theelders.org. Sobre los Global Elders.

www.t-m.org.uk. Sobre estudios de referencia acerca de la meditación.

www.transitionseurope.com. Woman Within, iniciación para mujeres.

www.upledger.com. Sobre John Upledger y la terapia craneosacral.

www.vran.org. Sobre la fiebre y las vacunas.

www.whale.to/cancer/last.html. Walter Last, *La Nueva Medicina del doctor Hamer*.

Introducción

1. Leo J. Lacasse, «Serotonin and Depression: A Disconnect between the Advertisements and the Scientific Literature», *PLoS Med* (2005; 2/12: e392). doi:10.1371/journal.pmed.0020392.

Capítulo 1: Una visión general sobre el cuerpo humano

1. Lynne McTaggart, *The Field: The Quest for the Secret Force of the Universe.*
2. Simon Mills and Kerry Bone, *Principles and Practice of Phytotherapy: Modern Herbal Medicine.*
3. Página web de la Royal Horticultural Society: www.rhs.org.uk/research/climatechange/trees, acceso feb. 2008.

Capítulo 2: La química de la vida

1. Heinz R. Pagels, *The Cosmic Code: Quantum Physics As the Language of Nature.*
2. Lynne McTaggart, *The Field: The Quest for the Secret Force of the Universe.*
3. *Ibid.*
4. Bruce H. Lipton, *The Biology of Belief: Unleashing the Power of Consciousness, Matter and Miracles.* [Trad. cast.: *La biología de la creencia: la liberación del poder de la conciencia, la materia y los milagros,* La Esfera de los Libros, 2016].
5. *Ibid.*

Capítulo 3: Células y tejidos. Histología

1. Bruce H. Lipton, *The Biology of Belief: Unleashing the Power of Consciousness, Matter, and Miracles.* [Trad. cast.: *La biología de la creen-*

cia: la liberación del poder de la conciencia, la materia y los milagros, La Esfera de los Libros, 2016].

2. James Lovelock, *Gaia: A New Look at Life on Earth*. [Trad. cast.: *Gaia, una nueva visión de la vida sobre la tierra*, Orbis, 1986].

3. Bruce H. Lipton, *The Biology of Belief: Unleashing the Power of Consciousness, Matter and Miracles*.

4. Las teorías de Karl Pribram, Kunio Yasue, Stuart Hameroff, Scot Hagan y otros están expuestas en Lynne McTaggart, *The Field: The Quest for the Secret Force of the Universe*, págs. 91-96.

5. MLA Universidad de Illinois en Urbana-Champaign. Un estudio con cerebros de ratas indica que el cerebro sigue creciendo tras la pubertad, *ScienceDaily* (12 abril, 2000). Acceso 2 de marzo, de www.sciencedaily.com/releases/2000/04/000406091914.htm.

6. De la Escuela de Masaje por Meridianos de Lorraine Horton, www.lhmeridian.co.uk.

7. Del excelente libro *Health Defense: How You Can Combine the Most Protective Nutrients from the World's Healthiest Diets to Slow Aging and Achieve Optimum Health*, de Paul Clayton.

Capítulo 4: Entre el interior y el exterior. La piel o sistema tegumentario

1. *Medical Research News*, martes, 21 dic. 2004, www.manchester.ac.uk.

2. Gracias a Lucy Harmer, del Innerelf Centre, Suiza, por esta información. Véase www.innerelf.ch.

Capítulo 5: Los huesos, los huesos… Los huesitos. El sistema esquelético

1. John Upledger, *Your Inner Physician and You: Craniosacral Therapy and Somato-Emotional Release*. [Trad. cast.: *Tu médico interno y tú*, Mandala, 1997]. Se puede encontrar más información en el Upledger Institute, upledger@upledger.com

Capítulo 7: El transporte. La circulación y la sangre en el sistema cardiovascular

1. Stephen H. Buhner, *The Secret Teachings of Plants: The Heart as an Organ of Perception in the Direct Experience of Nature.*
2. Simon Mills y Kerry Bone, *Principles and Practice of Phytotherapy: Modern Herbal Medicine.*
3. Véase la introducción de Graeme Toby en *Culpepper's Medicine: A Practice of Western Holistic Medicine.*
4. Paul Pearsall, *The Heart's Code: Tapping the Wisdom and Power of Our Heart's Energy: The New Findings About Cellular Memories and Their Role in the Mind/Body/Spirit Connection.*
5. Stephen H. Buhner, *The Secret Teachings of Plants: The Heart as an Organ of Perception in the Direct Experience of Nature.*
6. *Ibid.*
7. Reproducido con permiso. Lynne McTaggart, *The Intention Experiment.*
8. Stephen H. Buhner, *The Secret Teachings of Plants: The Heart as an Organ of Perception in the Direct Experience of Nature.*
9. Véase Paul Clayton, boletín de primavera de 2008, www.drpaulclayton.com
10. Investigación del Centro Médico de la Universidad de Maryland, presentada en la Sesion Científica del Colegio Americano de Cardiología, 7 de marzo de 2005, en Orlando (Florida).
11. De *The Medical Desk Reference,* editado por Lynne McTaggart.

Capítulo 8: El drenaje. El sistema linfático

1. De la página web de MLDUK, una organización de profesionales del drenaje linfático manual, www.mlduk.org.uk.

Capítulo 9: El ejército y los limpiadores. El sistema inmunitario

1. Sara Hamo, *The Golden Path to Natural Healing.*
2. Puedes leer sobre esto en Internet. Por ejemplo: www.mnwelldir.org/docs/history/biographies/louis_pasteur.htm.
3. Robert O. Young, *Sick and Tired: Reclaim Your Inner Terrain.*
4. Según *The Lancet* (2006; 368: 2395).

5. Edda West, «Is Fear of Fever Hurting Our Children?»

6. Anthony R. Torres, «Is Fever Suppression Involved in the Etiology of Autism and Neurodevelopmental Disorders?», *BMC Pediatr* (2003; 3:9).

7. Drs. Buehler y Wolff, citados por Anita Petek-Dimmer, «Does Systematic Vaccination Give Health to People?» (2002). Acceso el 13 junio de 2008 a www.whale.to/a/petek.html.

8. V. Chakravati, en *Annals of Tropical Paediatrics,* 1986, citado por Anita Petek-Dimmer, *ibid.*

9. K.-R. Kummer, en *Der Merkurstab,* 1992, citado por Anita Petek-Dimmer, *ibid.*

10. I. Rooth, en *The Lancet,* 1985, citado por Anita Petek-Dimmer, *ibid.*

11. Lewis, *et al.,* en *Clin Exp Allergy* (1998, 28/12:1493-1500); M. Paunio, en *JAMA* (2000; 283:343-346); S. O. Shaheen, en *The Lancet* (1996; 347:1792-1796). Citado por Anita Petek-Dimmer, *ibid.*

12. T. Ronne, en *The Lancet,* 1995, citado por Anita Petek-Dimmer, *ibid.*

13. Gracias a Hilary Butler, de la Sociedad de Concienciación sobre la Inmunización (2002). Estas referencias se recopilaron y publicaron en *Waves* (14/4). Accedí a ellas en mayo y junio de 2008, en www.vran.org/news-art/articles/fear-of-fever.htm. [Redirige a Vacune Choice Canada]

14. *Eur J Ped* (jun. 1994; 153(6):394-402). www.vran.org/news-art/articles/fear-of-fever.htm. [Redirige a Vacune Choice Canada].

15. *Infect Dis Clin North Am* (marzo 1996; 10/1:1-20. www.vran.org/news-art/articles/fear-of-fever.htm. [Redirige a Vacune Choice Canada]

16. *Family Practice* (1996; 13/2:179-181). www.vran.org/news-art/articles/fear-of-fever.htm. [No disponible actualmente: redirige a Vacune Choice Canada]

17. *Acta Paed Jpn* (agosto 1994; 36/4:375-378). www.vran.org/news-art/articles/fear-of-fever.htm. [Redirige a Vacune Choice Canada]

18. *Ped Infec Dis* (oct 2000; 19/10:983-990). www.vran.org/news-art/articles/fear-of-fever.htm. [Redirige a Vacune Choice Canada]

19. *Pharmacotherapy* (2000; 20:417-22). www.vran.org/news-art/articles/fear-of-fever.htm. [Redirige a Vacune Choice Canada]

20. «Take Two Aspirin, Prolong the Flu,» 2 En 2001, por Anne Burke, HealthScout Reporter (también informado por noticias médicas de Reuters). La cita está en el artículo del doctor Rickman, en *Arch Intern Med* (enero 2001, 8; 161:121-123). Acceso en junio de 2008, en www.vran.org/news-art/articles/fear-of-fever.htm. [Redirige a Vacune Choice Canada]

21. Christopher Menzies-Trull, *Herbal Medicine: Keys to Physiomedicalism Including Pharmacopoeia.*

22. Yubraj Sharma, «Vaccination–Controversy, Safety and Side Effects».

23. Y encontrado en Sara Hamo, *The Golden Path to Natural Healing.*

24. Véase Lynne McTaggart, *The Vaccination Bible*; Viera Scheibner, *Vaccination: 100 Years of Orthodox Medical Research Shows that Vaccines Represent a Medical Assault on the Immune System;* y Alan Philips, *Dispelling Vaccination Myths: An Introduction to the Contradictions Between Medical Science and Immunization Policy.*

25. Simon Mills y Kerry Bone, *Principles and Practice of Phytotherapy: Modern Herbal Medicine.*

Capítulo 10: Respirar. El sistema respiratorio

1. Gracias a Joyce Withers por su inspiración sobre esto. Véase su libro *The Virgin Stones.*

Capítulo 11: El acto de comer y el procesamiento de los alimentos. El sistema digestivo y la dieta

1. Kathleen DesMaisons, *Potatoes, Not Prozac: A Natural Seven-Step Dietary Plan to Stabilize the Level of Sugar in Your Blood, Control Your Cravings and Lose Weight, and Recognize How Foods Affect the Way You Feel.*

2. «Vegetarian Diets and Longevity,» *BMJ* (1996; 313:775-779). Citado en www.earthsave.org/health/rxhealth.htm.

3. «European Union Risk Evaluation of Potential Environmental Hazards from Low-Frequency Electromagnetic Field Exposure Using

Sensitive In Vitro Methods», *What Doctors Don't Tell You* (2006; 17/7).

4. «Teeth and Gums the Root Cause», *What Doctors Don't Tell You* (2009; 25/3).

5. Véase Candace Pert's *Molecules of Emotion: Why You Feel the Way You Feel.*

6. *Health Defense: How You Can Combine the Most Protective Nutrients from the World's Healthiest Diets to Slow Aging and Achieve Optimum Health,* de Paul Clayton.

7. *Ibid.*

8. Fiona Godlee, «The Food Industry Fights for Salt».

Capítulo 14: El cableado. El sistema nervioso

1. Bruce H. Lipton, *The Biology of Belief: Unleashing the Power of Consciousness, Matter and Miracles.* [Trad. cast.: *La biología de la creencia: la liberación del poder de la conciencia, la materia y los milagros.* La Esfera de los Libros, 2016].

2. Candace Pert, *Molecules of Emotion: Why You Feel the Way You Feel.*

3. Deepak Chopra, *Quantum Healing: Exploring the Frontiers of Mind/Body Medicine.* [Trad. cast.: *Vida incondicional.* Plaza & Janés, 1993].

4. Candace Pert, *Molecules of Emotion: Why You Feel the Way You Feel.*

Capítulo 16: Los pajaritos y las abejitas. El sistema reproductor

1. Ruth Trickey, *Women, Hormones and the Menstrual Cycle: Herbal and Medical Solutions from Adolescence to Menopause.*

2. Reproducido con agradecimiento de Stephen Buhner, de su excelente libro *The Secret Teachings of Plants: The Heart as an Organ of Perception in the Direct Perception of Nature.*

3. «The Inaccuracy of Antenatal Scans,» *The Lancet* (1998; 352:1568-1568,1577-1581). Acceso a www.wddty.co.uk.

4. Althea Sulter, *The Aware Baby: A New Approach to Parenting.*

Capítulo 17: Experimentar el mundo exterior. Los órganos de los sentidos especiales y el tacto

1. Acceso el 21 de julio, en www.wddty.co.uk.
2. Peter Mansfield, *The Bates Method*.
3. D. Yamashita, H. Y. Jiang, C. G. Le Prell, *et al.*, «Post-Exposure Treatment Attenuates Noise Induced Hearing Loss».

Capítulo 18: Desde recién nacido hasta anciano. Desarrollo y envejecimiento

1. David Sinclair y Peter Dangerfield, *Human Growth After Birth*.
2. Deepak Chopra, *Quantum Healing: Exploring the Frontiers of Mind/ Body Medicine.* [Trad. cast.: *Curación cuántica*. Plaza & Janés, 1997].
3. Deepak Chopra, *Unconditional Life: Mastering the Forces that Shape Personal Reality.* [Trad. cast.: *Vida incondicional*. Plaza & Janés, 1993].
4. Deepak Chopra, *Quantum Healing: Exploring the Frontiers of Mind/ Body Medicine*.
5. Yale University, «Hair Dye Use Increases Risk of Non-Hodgkin's Lymphoma», *Science Daily* (2004, feb 17). Acceso en julio de 2008, en www.sciencedaily.com/releases/2004/02/040217072523.htm.

Capítulo 19: Interrelaciones. Cómo se interconectan los sistemas (y todo)

1. Louise Hay, *Heal Your Body A-Z: The Mental Causes for Physical Illness and How to Overcome Them*.
2. *JAMA* (2007; 297:2681-2682), a través de www.wddty.co.uk.
3. E. O. Wilson, *Biophilia*.
4. Percy Seymour, *The Third Level of Reality: A Unified Theory of the Paranormal*.
5. www.psitech.net/wholelifetimes.htm. [No disponible actualmente].

Capítulo 20: Dejar el mundo físico. La muerte y el proceso de morir

1. Jamie Sams, *Sacred Path Cards: The Discovery of Self through Native Teachings*.

2. Sogyal Rinpoche, *The Tibetan Book of Living and Dying*. [Trad. cast.: *El libro tibetano de la vida y de la muerte*. Urano, 2015].

3. Malidoma Somé, *Of Water and the Spirit: Ritual, Magic and Initiation in the Life of an African Shaman*.

Capítulo 21: Una breve introducción a la patología occidental

1. Bruce Lipton, *The Biology of Belief: Unleashing the Power of Consciousness, Matter and Miracles*. [Trad. cast.: *La biología de la creencia: la liberación del poder de la conciencia, la materia y los milagros*. La Esfera de los Libros, 2016].

Capítulo 22: Hacia un paradigma holístico

1. Deepak Chopra, *Quantum Healing: Exploring the Frontiers of Mind/Body Medicine*. [Trad. cast.: *Curación cuántica*. Plaza & Janés, 1997].

2. «Pharmaceuticals Pollute U.S. Tap Water», 10 de marzo de 2008. Contacto: EWG Public Affairs (202) 667-6982, www.ewg.org.

3. A. Benoussan, *et al.*, «Treatment of Irritable Bowel Syndrome with Chinese Herbal Medicine».

4. Ally Broughton, «Research in Herbal Medicine».

Capítulo 23: La salud emocional. Las conexiones mente-cuerpo

1. Peter Breggin, *Toxic Psychiatry*, pág. 183.

2. *Ibid.*, pág. 20.

3. Véase libro de Breggin's, antes citado, y www.breggin.com

4. Acceso en julio de 2008, en www.heartrelease.com/coherence-1.html.

5. Stephen H. Buhner, *The Secret Teachings of Plants: The Heart as an Organ of Perception in the Direct Perception of Nature*.

6. Arthur Janov, *The New Primal Scream: Primal Therapy Twenty Years On*.

7. Candace Pert, *Molecules of Emotion: Why You Feel the Way You Feel*.

8. Peter Breggin, *Toxic Psychiatry*, pág. 211.

9. «The Transcendental Meditation Program and Crime Rate Change in a Sample of Forty-Eight Cities», *Journal of Crime and Justice* (1981; 4:25-45).

10. De un extenso artículo, en www.whale.to/cancer/last.html. Véase
    también www.hbci.com/~wenonah/new/hamer.htm.
11. Peter Breggin, *Toxic Psychiatry,* pág. 211.

**Apéndice A: Una breve introducción a la medicina tradicional
china de los cinco elementos. Un sistema holístico completo**
1. J. R. Worsley, *Classical Five Element Acupuncture. Volume III: The
   Five Elements and the Officials.*
2. Nora Franglin, *Keepers of the Soul: The Five Guardian Elements of
   Acupuncture.*
3. Candace Pert, *Molecules of Emotion: Why You Feel the Way You Feel.*

**Apéndice B: Causas espirituales de la enfermedad. La perspectiva
chamánica**
1. Michael Harner, *The Way of the Shaman.*
2. Malidoma Somé, *Of Water and the Spirit: Ritual, Magic and Initiation in the Life of an African Shaman.*

Índice analítico

Kervran, Louis, 41

Kübler-Ross, Elisabeth, 402

Kyi, Aung San Sui, 373

L

Lacteales, 166, 170, 230, 378-379

Lágrimas, 175, 243, 284, 354, 392,
    403, 444, 447, 465

Lamarck, Jean-Baptiste de, 21

Langevin, Helen, 126

Laringe, 28, 78, 106, 193-194, 298

Last, Walter, 10

Latido cardíaco, 29, 135, 139, 144,
    146-147, 392, 442

Leafu, 10, 216

Lectinas, 158

Lengua, 127, 160, 178, 224-225, 288,
    358

[lenguaje perdido de las plantas, El]
    (Buhner) - *The Lost Language of
    Plants*, 21, 37, 432

Lente, 350-352

Leptina, 77, 246, 249

Leucocitos, 156

Leucotrienos, 51, 213

Levine, Stephen, 403

Ligamentos, 47, 75, 78-79, 99, 111,
    113, 116-120, 126, 137, 168, 217,
    280, 340, 350, 352

Límites, mantener, 26

Limpieza de espacio, 387

Línea medial, 104

Líneas ley, 383-384

Linfocitos, 169, 182-183, 189, 305,
    370

Linfocitos-T, 305

Lípidos. *Véase* Grasas

Lipton, Bruce, 21, 59, 61, 295

Líquido sinovial, 117-119, 428

Lisosomas, 66, 68-69, 398

Lisozima, 175, 224, 354

Llorar, 175, 200, 284, 345, 354, 393,
    439, 444, 447-448

Lockley, John, 476

Lorenz, Edward, 375

Los mayores, 373

Lovelock, James, 66

M

Machel, Graca, 373

Macrófagos, 176, 418

Maddern, Eric, 400

Madera,
    elemento, 459, 462-463
    factor causante, 462
    Oficiales, 466-467

Maestros y señoras abeja, 479

Magnesio, 45, 162-163, 219-220, 259,
    357

Mala absorción, 231

Mandela, Nelson, 373

Mandíbula, 105-107, 109

Manos, 91-92, 104, 127, 296, 339,
    362, 395, 397, 422

Marin, Gilles, 306

Martillo, 355

Mcclintock, Martha, 93

McCraty, Roland, 148, 442

McTaggart, Lynne, 66, 73, 148, 269,
    382-383, 388

Pericardio, 81, 146, 203, 222, 236, 469

Período fetal, 336

Periostio, 78, 99-100, 116, 119, 125, 270

Peristalsis, 124, 225, 227, 229, 253, 370, 379

Peritoneo, 81, 146, 222, 236-237

Peroné, 107, 116

Persinger, M. A., 382

Pert, Candace, 64, 221, 229, 273, 295, 448, 461

Petidina, 342

pH, 47-48, 196, 200, 218, 226, 254, 256

Physiological Coherence (McCraty), 10

Piamadre, 270-271

Piel, 20, 32, 47, 59, 74, 85-97
    cáncer, 96
    estructuras de, 90-94
    funciones de, 26, 86
    interrelaciones con, 96-97

Pies, 88, 91-92, 105, 125, 168, 296, 304, 339, 362, 395, 397, 427, 463

Placa, 137

Placenta, 101, 145, 184, 237, 297, 339-341, 343

Plano
    coronal (o frontal), 104
    sagital (o medial), 104
    transversal, 104

Plantas,
    ADN en, 67, 111
    espíritus de, 473

Plaquetas, 27, 153
    sanguíneas, 156-157

Pleura, 81, 146, 193, 196-197, 199, 222, 236

Plexo solar, 307

Plutarco, 383

Pobreza, 368, 433-434

Polisacáridos, 49-50, 206

Pope, Alexandra, 320

Posesión, 471

Posición anatómica, 104-114

Posterior, definición de, 104

Potasio, 41-42, 45, 61, 63-64, 162, 219-220, 259, 265-266, 301

Potencial
    de acción, 265-267, 269
    de membrana, 265, 267-269
    de membrana en reposo, 42, 64
    graduado, 267
    postsináptico inhibitorio, 268

Pratchett, Terry, 414

Prebióticos, 234

Pregnenolona, 309

Presión
    hidrostática, 63
    osmótica, 48, 61, 63, 150, 218, 242
    sanguínea, 51, 137, 139, 141, 149, 151-153, 161-162, 213, 215, 240, 255-257, 259-260, 279, 281, 285, 333-334, 359, 369, 371, 381, 395

Probióticos, 233

Proceso transversal, 280

Progesterona, 212, 249, 256, 296, 302, 309, 311, 320, 324-325, 345, 367

Prognosis, 420, 452

Programa Star-Gate, 389

Smith, Paul H., 389

Sociedad, desequilibrios en, 59, 430

Sodio, 42-43, 45, 61, 63-64, 162, 219,
255, 257, 259, 265-266, 301

Soja, 208, 210, 213-214, 217, 254, 319

Somatostatina, 303

Sordera, 356

Sperino, Giuseppe, 117

Starfield, Barbara, 415

Steiner, Rudolf, 172, 372

Stern, Kathleen, 93

Súper machos, 315

Superior, definición de, 104

Supinación, 105

Sustancia(s) farmacéutica(s), 31, 64, 88,
137, 139, 152, 162-163, 167, 177,
180, 256-259, 286, 299, 340-342,
353, 356, 414, 418, 420, 430-433,
435, 437, 440, 445

Suturas, 105, 116-117

T

Tacto, 89-90, 94, 106, 176, 275-276,
333, 349, 361-363, 371, 395

Tálamo, 273, 275-276, 279, 360

Talco, 87

Tasa metabólica, 54, 246, 249, 318

Tatewari, 164, 178, 396

Tejido
adiposo, 77, 244- 245
areolar, 76
conectivo, 24, 27, 47, 57, 72,
74-81, 92, 99, 119, 124-126,
140, 146, 169, 194, 217, 222,
236, 278, 340, 419

elástico, 78, 101, 119, 135

epitelial, 24, 57, 73-75, 90,
135-136, 195, 221, 310

fibroso, 78, 116, 125, 278

muscular, 24, 26, 57, 82-83, 130,
139, 160, 163

nervioso, 24, 57, 83, 297

reticular,

Tejidos, tipos de, 73-83

Tendones, 28-29, 47, 78-79, 99, 101,
125, 130-131, 137, 197, 217, 279,
288, 398

Teoría de los gérmenes, 172

Terapia
craneosacral, 117, 270
de sustitución hormonal, 234, 299,
346
primaria, 447-448

Tercer ojo, 307-308

Termorreceptores, 279

Testículos, 293, 297, 302, 307,
309-311, 315, 326-329, 333,
371, 451

Testosterona, 212, 296, 302, 309-312,
315, 326, 367

Tetrayodotironina, 298

Tiamina, 52, 207, 220

Tibia, 107, 116

Tierra (elemento), 191, 459, 463-464,
470
factor causante, 463-464
Oficiales, 470

Tierra (planeta), 21-22, 25, 36, 39,
44-45, 66, 171, 191, 216, 256, 322,
387, 395, 405, 431, 458

Índice